U0396535

原著　阿希姆·M.洛斯克
Achim M. Loske

冲击波的医学和生物医学应用
Medical and Biomedical
Applications of Shock Waves

主译　孙岩军　陈恕求
主审　陈　明

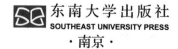

东南大学出版社
SOUTHEAST UNIVERSITY PRESS
·南京·

图书在版编目（CIP）数据

冲击波的医学和生物医学应用/（墨）阿希姆·M.洛斯克（Achim M. Loske）著；孙岩军，陈恕求主译.—南京：东南大学出版社，2022.5
书名原文：Shock Wave and High Pressure Phenomena
ISBN 978-7-5766-0024-7

Ⅰ.①冲…　Ⅱ.①阿…　②孙…　③陈…　Ⅲ.①冲击波-应用-医学-研究②冲击波-应用-生物医学工程-研究
Ⅳ.①R

中国版本图书馆CIP数据核字（2022）第004983号

江苏省版权局著作权合同登记
图字　10-2021-609

First published in English under the title
Medical and Biomedical Applications of Shock Waves
by Achim M. Loske, edition: 1
Copyright © Springer International Publishing AG, 2017 *
This edition has been translated and published under licence from
Springer Nature Switzerland AG.
Springer Nature Switzerland AG takes no responsibility and shall not be made
liable for the accuracy of the translation.

责任编辑：张慧　责任校对：韩小亮　封面设计：余武莉　责任印制：周荣虎

冲击波的医学和生物医学应用
Medical and Biomedical Applications of Shock Waves

原　　著：阿希姆·M.洛斯克（Achim M. Loske）
主　　译：孙岩军　陈恕求
出版发行：东南大学出版社
社　　址：南京四牌楼2号　邮编：210096　电话：025-83793330
网　　址：http://www.seupress.com
电子邮件：press@seupress.com
经　　销：全国各地新华书店
印　　刷：南京凯德印刷有限公司
开　　本：700mm × 1 000 mm 1/16
印　　张：25.25
字　　数：357千字
版　　次：2022年5月第1版
印　　次：2022年5月第1次印刷
书　　号：ISBN 978-7-5766-0024-7
定　　价：360.00元

本社图书若有印装质量问题，请直接与营销部调换。电话（传真）：025-83791830

怀着爱与感激之情献给我的家人。

《冲击波的医学和生物医学应用》编译人员名单

主　审　陈　明

主　译　孙岩军　陈恕求

副主译　王雅丽　高　照

译　者

孙岩军　陈恕求　王雅丽　高　照　刘春辉　卞菊花

张光远　奚诚玺　孙　超　周　昊　张力杰　殷锦霞

杨　瑜　姜　华　张晓文　吴剑平　许　斌　王奕铎

刘　宁　唐雪峰　孟保林

译者序

从 1980 年 2 月，德国慕尼黑，第一位病人接受了体外冲击波碎石机治疗；到同年的 12 月，美国 FDA 批准体外冲击波碎石机在人群中开展使用。这项革命性的新技术的飞速崛起，极大地改变了泌尿外科治疗尿石症的方式，并在一定程度上引领了医学界接受非侵入性医疗程序的道路。

Medical and Biomedical Applications of Shock Waves 为我们详细的介绍了冲击波的发展与临床应用，旨在让读者了解冲击波在医学和生物学中的应用，并为更安全、更有效的治疗和科学研究做出贡献。东南大学附属中大医院疼痛科以及泌尿外科临床医师团队投身到本书的翻译工作中，在他们字斟句酌之下，本书的全部编译、审校工作圆满完成。本书由南京舒普思达医疗设备有限公司独家赞助出版。

作为一本关于冲击波的专业书籍，本书对冲击波的医学和生物医学应用背后的理学原理进行了全面详细的描述。这使得本书不仅对临床医生具有重要意义，对在大学和实验室工作的学生、技术人员和研究人员也是有实用价值的指南。体外冲击波碎石技术作为当今伟大的医学进步之一，本书对其不断发展的技术和临床设备进行介绍，并对结石碎裂和组织损伤机制的研究也进行了系统介绍。本书也对冲击波在其它领域的应用以及相关临床研究成果和进展作了相关描述，包括骨科、创伤、肿瘤学、心脏病学、牙科、基因治疗等。

衷心的希望本书能够为临床工作者提供切实帮助，帮助读者进一步加强对冲击波在医学和生物医学应用中涉及的现象的理解，推动冲击波临床医用规范化发展。

2022 年 3 月

序

　　本书的目的是拓宽读者关于冲击波在医学和生物学中应用的知识范围，以及促进更安全、更有效的治疗和鼓励科学研究。对于专家来说，这可能会激发他们产生创新的想法，并向他们的同事和学生介绍新颖的课题。每一章都写得尽可能流畅、易于阅读，而不需要不时停下来查阅专业术语的含义。然而，很难决定哪些术语应被视为"专业"或"不简单"，以及哪些术语已出现在大多数学者的文献中。根据自身背景，读者可跳过本书的某些章节，保留它们作为参考，以查找已发表研究的具体数据或细节。

　　来自物理学、数学、生物学、医学、工程学和化学等多个领域的专家之间的合作是发展生物医学，改进和实施实验及临床协议的必要条件。这种对团队合作的需要增加了研究人员理解不同于其专业领域的概念的必要性；然而，学习过程可能会很困难，因为缺乏一份面向非专业人士的参考书目，并且需要花费大量的时间去接触不熟悉的课题。本书的目标之一是促进科学家之间的互动，例如，分子生物学家可能会和流体动力学专家进行一次富有成效的谈话，讨论如何利用声空化来对肿瘤细胞进行遗传转化。又或者，泌尿科医生可以和计算机工程师分析能预测体外碎石成功结果的算法。本书的一些章节也可作为撰写科学论文的参考。

　　有趣但也令人担忧的是，聚焦冲击波和径向压力波的临床应用早在所涉及的基本现象被完全理解之前就开始了。首次临床应用多年后发表的大量报道体外和体内实验的文章证明了这一点。科学界和临床设备制造商的根本责任是显而易见的。进一步研究以更好地理解压力波与活组织和细胞的相互作用必将带来更安全的疗法和新的生物医学用途。在世界范围内，研究冲击波相关课题的团队比以往任何时候都多，表明这仍然是一个很有前景的研究领域。

冲击波在生物医学上的应用令人着迷。我希望所有的读者都能从本书提供的见解中受益，并且像我享受写作一样享受阅读它。希望他们中的许多人能受到启发，进一步改善和加深对冲击波在医学和生物医学应用中所涉及现象的理解。

阿希姆·M. 洛斯克于

克雷塔罗市，克雷塔罗州，墨西哥

2016 年 9 月 17 日

前言

1980 年 2 月，首位患者在德国慕尼黑接受了碎石机治疗；1984 年 3 月，吉姆·林格曼（Jim Lingeman）在印第安纳波利斯的卫理公会医院治疗大量结石病人，同年 12 月，美国 FDA 批准在人群中普遍使用碎石机。这项革命性的新技术的惊人崛起，极大地改变了泌尿学界对待尿石症的方式，并在一定程度上引领了医学界接受非侵入性医疗程序的道路。在本书中，阿希姆·洛斯克（Achim Loske）不仅研究了碎石术，而且还研究了冲击波在当前医疗实践中的广泛应用，以及它们在未来的潜在应用。

在第 1 章中对主题进行简要介绍之后，第 2 章详细介绍了碎石机的发展历史，碎石机是第一个在医学上被广泛接受的冲击波临床应用。尽管在诊所中首次使用碎石机的德国医生们成功地治疗了许多患者，但美国泌尿外科协会 1981 年的年会拒绝了他们的摘要。尽管如此，碎石术很快被公认为治疗尿石症的首选方法。也许这项新技术最大的吸引力在于它的简单性，以及当时可用的替代方案，即取石术——一种侵入性外科手术，创伤大，需相当长的恢复时间，并且死亡率不低。碎石术是一种完全无创的治疗方法，可以远距离达到所需的治疗效果；病人在手术后很快就出院了，几乎没有任何副作用。几年之内，至少在美国，超过 80% 的不能自然排出结石的患者接受了碎石术。第 2 章还简要介绍了冲击波在医学中的其他应用。

本书对于目前医学冲击波领域的研究者有相当大的吸引力，而且对于那些可能希望涉及这一研究领域的学生和年轻学者，本书也应该是有趣并且有价值的。特别是，第 3 章详细介绍了基础物理和工程术语，以及了解如何利用冲击波治疗多种疾病所需的方法论。详细介绍的一个主题是如何对强冲击波进行测量。当这些波在水中传播时，它们通常会产生空化现象，这会破坏用于确定冲击波参数的传感器。文中介绍了不易受空化现象影响的水听器以及测量空化程度的技术。

如果要冲击波产生理想的医疗效果,就必须了解这些波是如何与物质,尤其是与肾结石和组织相互作用的。本主题在第4章中讨论,首先简要介绍冲击波的特性及其行为,如传播和衰减、反射和折射、衍射,以及它们与物质相互作用时产生的力和效应。其中最重要的效应是空化,它可以充当能量集中器。当冲击波所固有的负压在水中传播时,会形成一个蒸汽腔,该蒸汽腔随后塌陷,并将用于形成空腔的能量集中到一个非常小的空间区域。这种能量集聚可使能量提高11个数量级。因此,当冲击波与结石相互作用时,产生的空穴会在石头本身内部造成裂缝,从而使结石所能承受的应力减小,导致结石碎裂。当冲击波传播到结石中时,结石内部会产生剪切应力,这也会导致结石碎裂。有趣的是,经过多年的研究,空化和剪切应力在结石碎裂过程中的相关作用还不明确。两者都可能是手术成功所必需的。这一章对这些以及其他类似的效应做了详细说明。此外,在组织中也会产生类似的效应,对组织损伤的机制也进行了简要而详细的描述。

本书的大部分内容都致力于描述冲击波碎石这一主题,第5章针对这个主题进行了广泛讨论,对各种类型的碎石机进行了介绍,这些碎石机主要在产生冲击波的方式上有所不同。最初的Dornier HM3使用的是电火花冲击波源,这种电火花冲击波源有其不足之处,即使用几千次后必须更换火花塞,并且产生的冲击波重复性不太好。后来发展到压电冲击波源,再到电磁冲击波源,如今电磁冲击波源似乎是最受欢迎的。还有一个演变趋势是焦域变得更小,这是为了减轻患者所经历的疼痛,并增大冲击波峰值压。这些小焦域碎石机也可以在无麻醉的情况下使用。不幸的是,伴随着这一演变而来的是碎石效率的降低。虽然HM3只有少数仍在运行,但其仍然被认为是碎石机的金标准。这一章详细介绍了这些碎石机的类型及其优缺点。文中亦详细介绍了碎石机在泌尿外科的应用,包括其禁忌证和偶尔无效的原因。事实上,在美国,使用碎石机治疗尿石症的比例已经从80%下降到近50%。对于专业人士来说,也许最重要的是要有一个很好的方案,即可以最大程度地粉碎结石并使组织损伤最小的方法。例如,虽然使用更高的冲击波速率可以更快地完成治疗过程,但已有证据表明,较低的冲击波速率可以显著提高结石粉碎率。尽管大多数制造商都认为碎石机对组织损伤很小，但对动物的研究表明，其在高脉冲频率和高冲击波压强下使用时，会对肾脏组织造成相当大的损伤，尤其是对复发型结石患者进行多次治疗时。在这一章中，还对导致结石破碎的物理机制进行了透彻的说明，并对空化和剪切应力机制进行了详细的描述。最后，对碎石术的"失败模式"进行了有益的讨论，例如耦合膜上的气泡和治疗过程中患者的移动。

人们发现冲击波不仅是冲击波碎石技术的基础，而且可应用于病理学及治疗各种疾病。由于冲击波装置可以非侵入性地应用，因此对患者具有特殊的吸引力。Loske 在第 6 章中描述了大量此类冲击波应用，众多应用之中包括用于足底筋膜炎、骨损伤和关节炎、伤口愈合、皮肤美容、慢性盆腔疼痛综合征的治疗。其中最重要的应用之一是治疗心脏病。研究表明，冲击波直接作用于心脏缺血区域，可以引起血管发生和新血管生成，从而改善心脏功能。显然，空化引起的微创伤刺激了身体的修复机制，包括免疫系统。这是一个非常活跃的研究领域，对于对冲击波研究感兴趣的学生来说，本章是必读的。

最后一章展望了冲击波在未来的应用前景。在神经外科、无针注射、细菌转化和定点给药等领域有了引人注目的新发现。正如这一章所述，冲击波不仅能使药物渗透到细胞中，而且还能使遗传物质进入细胞核，然后这些细胞就可以表现出该物质的特殊功能。

本书应该成为参与这一特定领域研究的人的重要资源，不仅仅是因为它的 1 600 多篇参考文献提供了整个医学冲击波研究领域的地图。它也可以为想要在此领域建立知识库的新手提供帮助，因为它涵盖了理解这个主题所需的所有基本物理知识。它还从历史的角度展示了医疗技术是如何发展的。近来，以非侵入方式使用高强度声场的医疗设备［通常称为 HIFU（高强度聚焦超声）系统］被美国食品和药物管理局（FDA）批准用于治疗前列腺癌和原发性震颤等多种疾病。这些 HIFU 设备只是具有更长脉冲和更好成像效果的碎石机，这无疑是向早期碎石机的开发者，以及这项技术发展过程中的经验教训致敬。

劳伦斯·A. 克拉姆于

美国，华盛顿州，西雅图，华盛顿大学应用物理实验室

目录

第1章
引 言

在过去的 30 年中，冲击波的生物医学应用取得了巨大的发展，并在医学上得到了广泛的应用，为一些疾病安全有效的治疗奠定了基础。体外冲击波碎石术（ESWL 或 SWL），即无创地使用冲击波破坏体内形成的结石，在 20 世纪 80 年代初期彻底改变了尿路结石的治疗方法，并引发了大量的研究。随后，SWL 开始用于治疗胆囊结石、胆总管结石、胰管结石和唾液腺管中的结石。

多年来，临床设备的改进相当缓慢。改进的重点是人体工程学、用户便利性、自动化、成像和缩小设备尺寸，而不是冲击波与人体之间相互作用的基本原理。同时，基础研究使冲击波在医学和生物技术的各个领域产生了新应用。如今，体外冲击波疗法（ESWT）和辐射压力波疗法越来越多地被用于骨科和创伤科，例如治疗肌腱钙化和肌腱发炎以及促进骨折和伤口愈合。冲击波也被用于心脏病学中治疗冠状动脉疾病，并被提议用于治疗阴茎内有纤维斑块生长的患者，缓解慢性盆腔疼痛综合征，以及治疗勃起功能障碍和间质性膀胱炎。

研究者还研究了冲击波的杀菌作用，这一作用可在泌尿科中用于治疗慢性细菌性前列腺炎，也可用于一些工业领域。冲击波诱导的非侵入性药物和基因传递因其在癌症治疗和基因治疗中的潜在应用前景而引起了人们的极大兴趣。此外，最近关于冲击波介导的鱼类真菌遗传转化的研究结果可能会给生物技术的许多领域带来革命性的变化。

由于冲击波的生物医学应用涉及广泛的学科领域，因此大多数读者在某些领域有经验，而在其他领域则没有经验，所以，本书既适用于该领域的初学者，也适用该领域的专家。

本书第 2 章简要介绍了冲击波在医学上的应用历史，主要介绍 SWL 的早期应用。第 3 章讨论了在现场工作的每个人必须遵守的一些基本定义，以及生物医学应用中使用的聚焦冲击波和径向压力波的主要特征。第 4 章概述了冲击波与物质相互作用时所涉及的主要物理现象，包括冲击波对活体组织的一些生化效应。冲击波诱导空化是在 SWL 和 ESWT 过程中观察到的主要空化现象之一，也是冲击波灭活细菌、转染细胞和转化微生物的重要机制。冲击波产生的基本概念和体外碎石机的工作原理在第 5 章的开始部分有描述，随后介绍了治疗策略、禁忌证和改善 SWL 结果的建议，包括胆囊、胰腺、胆总管、唾液腺结石的碎石术。对 ESWT 感兴趣的读者将在第 6 章中找到一些临床应用的信息。文中还介绍了几种具有代表性的径向压力波源。最后一章介绍了冲击波在肿瘤学中的应用、冲击波介导的细胞转染、微生物的遗传转化以及冲击波的杀菌作用。还讨论了新的治疗方法，如去除牙齿生物膜、牙槽骨再生、根除牙周病原菌、通过冲击波降低牙齿活动度以及无针注射等。本书包含了大多数最新进展和研究主题，但也远非详尽无遗。科学和技术的进步发生得如此之快，以至于一本关于冲击波的生物医学应用等广阔领域的书永远都不可能做到全部内容都是最新的。

冲击波领域的物理学家可能会发现这本书有对与其他领域的科学家（例如医学家、分子生物学家、化学家和神经生物学家）合作有帮助。由于对冲击波物理学的误解在医生中仍然很普遍，因此物理学家有责任提供实用的信息并解释使用聚焦冲击波和径向压力波设备所涉及的现象。这本书可能有助于这个目的的达成。

本书虽然包括了临床应用的建议，但也没有任何一个章节可代替专业培训。培训必须包括由该领域专家提供的全面的理论和实践指导，绝不能被短期课程所取代。只要使用得当，遵循适当的方案并选择合适的患者，市场上大多数经认证的系统都能获得良好的效果。此外，随着技术的快速发展，这里描述的一些系统和方法可能不符合当前的技术水平，在临床实践中使用冲击波或径向压力波之前，读者有责任更新自己的知识。

在大多数章节中，都会讨论几篇研究论文，但本书并不打算对现有文献进行回顾，因此不可避免会有一些优秀的论文没有提及。文章的选择不仅基于对其科学质量的个人评价，还基于其在冲击波研究发展中的作用、向读者介绍特定主题和信息的可用性。同样，本书中只提及了少数具有代表性的医疗设备作为例子，而其他许多优秀的系统则没有提及。为了清晰起见，大多数图都是简单的伪色图。

希望在不久的将来，在最后一章中所描述的一些可能的冲击波应用将常规应用于临床。随着对冲击波与生物体相互作用所涉及的详细现象的理解不断深入，将出现新的、可能出乎意料的研究领域，使冲击波的医学和生物医学应用得以继续发展。

第2章
简要历史背景

由单个发明者构想出冲击波的第一个临床应用——体外冲击波碎石术（SWL）几乎是不可能的。与许多其他技术发展一样，杰出的科学家们也做出了贡献，他们恰好在准确的时刻致力于正确的课题。不管人们对于冲击波应用于医学有什么想法，都必须考虑到某一应用从实验室实验到产生临床原型需要很强的自信心，物理学家、工程师和医生之间的有效协调以及巨大的投资。毫无疑问，SWL为泌尿外科带来了革新，并将作为最杰出的技术发展成果之一在医学史上占有一席之地。

在证实了不用手术而通过冲击波将尿路结石粉碎的可行性后，下一步就是研究将其用于治疗身体其他部位的结石。通过尝试提高设备的效率并减少对受影响组织的损害，出现了许多以前从未想到的应用。几个研究小组专注于冲击波与活组织之间的相互作用，并开始发表多学科临床研究的结果。在许多国家／地区，使用冲击波治疗与骨科相关的疾病的人数很快超过了接受SWL治疗的患者人数。如今，冲击波在生物医学中的应用种类繁多，要彻底描述它们各自的历史发展将是一个巨大的工程。

本章总结了SWL的惊人发展，以及其他一些临床应用的兴起。欲了解更多信息，读者可查阅本书最后所附的参考文献（Brendel, 1986；Chaussy et al, 1987；Jocham, 1987；Lingeman et al, 1989；2003；Delius et al, 1990；Haupt, 1997；Lingeman, 1997；Loske et al, 1999；Thiel, 2001；Forssmann, 2006；Chaussy et al, 2007；Loske, 2007；Wess, 2009；Dreisilker, 2010b；Mittermayr et al, 2012）。

在第二次世界大战期间，冲击波与活体组织的相互作用成为人们感兴趣的话题。当反潜战武器在很远的地方被引爆时，对在水里游泳的漂流者肺组织造成严重损伤是经常发生的（Krause，1997）。研究主要聚焦于如何保护人体免受冲击波的伤害，而非冲击波有益的用途。有趣的是，利用冲击波分解人体内结石的概念由来已久。20 世纪 50 年代，Yutkin 发明了一种称为 URAT-1 的装置，利用内窥镜尖端两个电极之间放电产生的冲击波粉碎膀胱结石（Loske et al，1999；Wess，2009）。利用体外产生的压力波非侵入性地破坏结石的想法也很古老。它早在 SWL 成为现实之前就被构思出来了。在 20 世纪 40 年代，Lamport 和他的同事（1950）使用超声连续波照射胆结石 5 ～ 60 s 后成功地将其粉碎。Berlinicke 和 Schennetten（1951）、Mulvaney（1953）和 Coats（1956）也报道了类似的实验，然而，这项技术没有取得进展，主要是因为结石碎裂伴随着显著的组织损伤。

　　第一台体外冲击波碎石系统由 Hoff 和 Behrendt（1976）发明，并获得了专利。相关内容将在 5.2.1 节中描述，该系统与 20 世纪 40 年代提出（Rieber，1947）的第一台临床电液冲击波发生器非常相似。设计者推断在充油的椭球面金属反射器的内部焦点处由高压放电产生的冲击波会破坏脑部肿瘤（图 2.1）。该装置从未在临床上使用过，直到很多年后，用火花间隙法产生冲击波供体外应用的设想再次被提出。

　　在 20 世纪 60 年代初期的小型高速弹丸实验中，产生的冲击波就像撞击

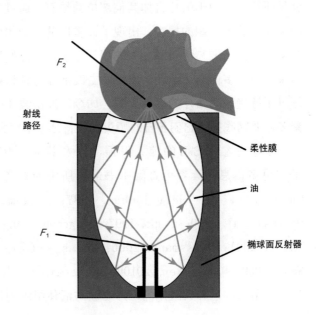

图 2.1　1947 年获得专利的火花隙冲击波发生器的原理图。与现在的电液冲击波源类似，放置在充油椭球面反射器第一焦点（F_1）处的两个电极之间放电产生冲击波，冲击波从反射面反射出来并聚焦到外焦点（F_2）。一层柔性膜将冲击波耦合到病人体内

（图中标注：F_2、射线路径、柔性膜、油、F_1、椭球面反射器）

图2.2　照片中的 Eberhard Häusler（左），是为体外碎石术的发展做出了开创性贡献的物理学家之一。另一位是在墨西哥经营多尼尔公司（Dornier）HM4 碎石机的泌尿科医师 Francisco Larrondo

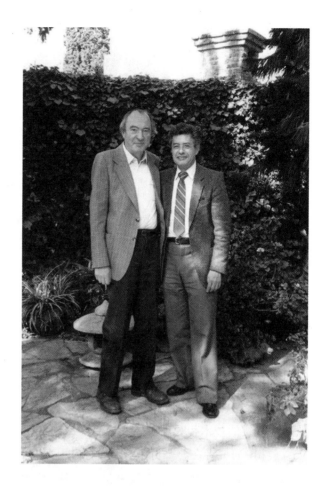

在卫星和飞机结构上的微陨石和雨滴所产生的冲击波一样。德国腓特烈港的多尼尔航空航天公司的工程师发现，这种疼痛类似于触摸受到冲击的实验装置中的目标时感受到的放电的感觉。测量表明，这种感觉不是由于电引起的。这种现象刺激了研究人员，促进其更好地了解冲击波对生物的影响。

　　德国萨尔布吕肯技术大学的 Eberhard Häusler（图2.2）为 SWL 的发展做出了开创性贡献（Häusler et al，1971）。在德国米尔斯堡的一家餐馆吃午饭时，Häusler 在与多尼尔公司的技术人员的讨论中第一次提出了利用冲击波摧毁肾结石的可能性。最初，Häusler 和多尼尔公司合作的目标是研究微小雨滴对金属结构的侵蚀（图2.3）。然而，不经手术而粉碎肾结石的想法是如此吸引人，不仅吸引了来自多尼尔公司的物理学家和工程师、根瑟·霍夫（Günther Hoff）、阿米恩·贝伦特（Armin

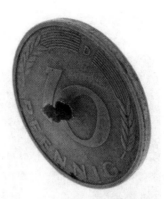

图 2.3　照片中为在德国萨尔布吕肯萨尔兰大学高速物理实验室被高速水滴打孔的一枚联邦德国 10 便士硬币。实验结果表明，单水滴在超音速下加速会对固体结构产生严重的损伤。（由 E. Häusler 提供）

Behrendt）和沃尔夫冈·赫普（Wolfgang Hepp），而且吸引了来自慕尼黑大学的医生，如泌尿科医生埃格伯特·施密特对其也充满热情（Wess, 2009）。多尼尔公司的前雇员奥瑟玛韦斯（1979—1987）在一篇题为《德·施韦本德病人》（*The Fluiting Patient*）的文章中评论道，好的想法总是简单的，至少是可回溯的。要进行 SWL，应在患者体外产生冲击波，并聚焦在肾结石上，直至其粉碎。这些碎屑会在排尿时被清除。尽管如此，从观点到现实的技术和医学挑战依然是巨大的。

最初，研究者在一个封闭的波导管内用高速（2 000 m/s）水滴（Häusler et al, 1971）产生的冲击波来破坏体外的肾结石。不久后，将水槽中的肾结石暴露在气枪产生的冲击波下（图 2.4）（Hepp, 1972），证明了冲击波破坏肾结石的可行性。1971 年，在德国物理学会的一次会议上，Häusler 报告了他的初步结果，并与萨尔布吕肯大学的泌尿外科医生 Manfred Ziegler 进行了研究。

由西德研发部赞助的联邦研究项目于 1974 年 1 月启动。Hoff 和 Behrendt 发展了通过半椭球面金属反射器焦点处的高压放电产生水下冲击波的原理（Hoff et al, 1976）。这种冲击波源安装在第一台实验碎石机 TM1 上。Christian Chaussy 是由 Walter Brendel 领导的慕尼黑路德维希·马克西米利安斯大学外科研究所的一名工作人员。他 1975 年开始在泌尿外科实习。在此期间，同一所大学泌尿外科主任埃格伯特·施密特（Egbert Schmiedt）接受了多尼尔公司的提议，研究冲击波对肾结石的影响。泌尿

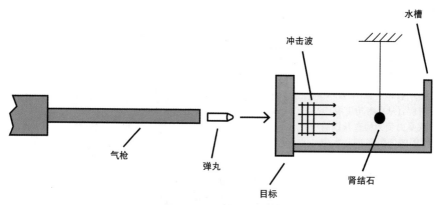

图 2.4 弹丸撞击目标产生水下冲击波的实验装置的示意图。冲击波在水中传播，破坏了悬浮在水槽内的肾结石。（由 C. Chaussy 提供）

科医生费迪南德•艾森伯格（Ferdinand Eisenberger）和多尼尔（Dornier）公司的物理学家伯纳德•福斯曼（Bernd Forssmann）研究了水下冲击波与细胞和组织的体内外相互作用（Chaussy et al，1976，1978，1979b；Eisenberger et al，1977）。Chaussy 建立了一种新的模型，将人肾结石植入健康狗的肾盂中，以便进行体内 SWL 治疗（Chaussy et al，1979a；Chaussy et al，1980）。人们在第二台体外碎石机（TM2）上测试了改进的冲击波源和超声 A 型扫描仪，但超声成像效果不理想，严重影响了项目的可行性（在 A- 或振幅模式下，超声换能器扫描患者身体，回声作为深度的函数显示在屏幕上）。另一个设备（TM3）配备了 B- 或亮度模式（也称为 2D 模式）超声。在这种模式下，传感器阵列用于获得穿过患者身休平面的二维图像。虽然对 TM3 进行测试的结果还不足以考虑临床应用，但它们对于获得足够的资金来保持研究项目的活力至关重要。进一步的实验室研究表明，使用两个独立的双平面 X 射线成像系统，可以实现结石的三维定位。在 TM4 中，超声成像被集成的 X 射线系统所取代（Chaussy et al，2007）。最初，碎石机有一个橡胶膜将冲击波耦合到动物体内；但是，其后的原型中使用了开放式水浴，因为冲击波通过膜的传播没有预期的那么有效。第一个用于动物研究的双轴 X 射线水浴模型于 1978 年完成。1978年和 1979 年进行了广泛的动物实验（Chaussy et al，1978，1979b），最终获得了开发第一个临床碎石机原型——多尼尔人体模型 1（HM1）（图 2.5）的资金。霍夫、赫普和福斯曼负责技术开发。

图 2.5 照片中为 Human Mode 1 (HM) 碎石仪 (Dornier MedTech GmbH. 韦斯林，德国)，它于 1980 年用于执行第一次体外冲击波碎石术。照片显示：(1) 右侧（从患者角度看）；(2) 双平面荧光检查系统的左侧图像增强器；(3) 水槽以及 (4) 患者担架。此台碎石机被捐赠给德国波恩的德国博物馆（Deutsches Museum）。（由 C. Chaussy 提供）

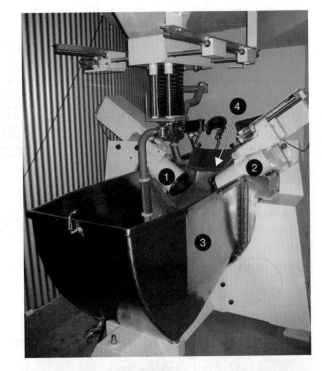

图 2.6 Christian Chaussy（右）用 Dornier HM1 体外冲击波碎石机指导 SWL 患者定位。照片显示了 (1) 和 (2) 双平面透视系统的两个图像增强器、(3) 不锈钢水管和 (4) 病人担架的支架。（由 C. Chaussy 提供）

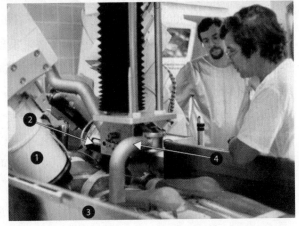

　　1979 年，第一台 HM1 被安装在慕尼黑路德维希·马克西米利安斯大学的外科研究所（Klinikum Grosshadern）（图 2.6）。在一组患有结石的志愿者身上测试了病人在水槽内的位置（Chaussy et al, 2007）。这台碎石机曾于 1980 年 2 月 7 日被 Christian Chaussy、Bernd Forssmann 及 Dieter Jocham 用于执行第一次 SWL。第一次试验实际上是在 1979 年底进

图 2.7 从左至右：Christian Chaussy、Egbert Schmiedt 和第一位 SWL 患者 Hans Dworschak，站在碎石机（Dornier MedTech GmbH，韦斯林，德国）旁。10 年前，多尼尔 HM1 在德国慕尼黑克林克格罗沙德恩进行了历史性治疗。（由 C. Chaussy 提供）

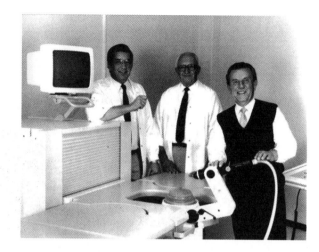

图 2.8 传说中的多尼尔人体模型 3（HM3）体外冲击波碎石机的照片，照片显示：（1）尚未置于治疗位置的双平面 X 射线系统的图像增强器，被放入水槽；（2）前位于担架上的患者。（由德国韦斯林 Dornier MedTech GmbH 提供）

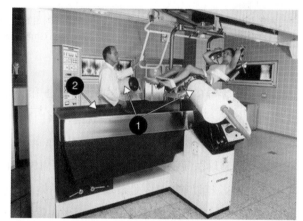

行的，但是，因为患者开始时漂浮在水槽中，不能按照要求跟随扫描架移动，所以在开始发射冲击波之前，必须中断程序。通过设计特殊的带子，把病人固定在伸展架上，使这个问题得到解决。在 1980 年的 SWL（Wess，2009）中，HM1 精确定位并成功碎裂了肾结石。图 2.7 是在第一次历史性治疗十周年时拍摄的照片。

这项新技术于同年年底发布（Chaussy et al，1980），泌尿外科界对此表示怀疑。Chaussy 及其同事提交给 1981 年美国泌尿科协会（AUA）会议的 SWL 初步结果的摘要未被接收。尽管如此，不久之后《泌尿学杂志》发表了 SWL 的首次临床经验（Chaussy et al，1982）。HM1 共治疗 220 例患者。第二种型号的碎石机 Dornier HM2 于 1982 年 5 月安装在慕尼黑大学

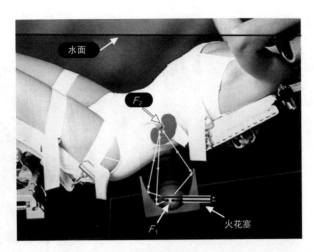

图 2.9 人体模型 3（HM3）体外冲击波碎石机的图像。冲击波是由水下放电在椭圆形金属反射器的内焦点（F_1）处产生的，并朝外焦点（F_2）聚集。固定的双平面 X 射线系统（未显示）可确保肾结石在 F_2 定位。（由德国韦斯林 Dornier MedTech GmbH 提供）

由 Chaussy 领导的首个碎石术中心。继 HM1 和 HM2 原型机之后出现了第一款商用体外碎石机 HM3（5.2.1 节）。第一台 HM3（图 2.8，图 2.9）于 1983 年安装于由费迪南德·艾森伯格（Eisenberger et al，1983；1985）管理的斯图加特凯瑟琳医院泌尿科。第二台设备于 1983 年 10 月安装在克林库姆格罗沙登。1985 年以前，HM3 是市场上唯一的体外碎石机。这是一个昂贵的高科技系统，由一个巨大的水盆、一个双平面荧光定位系统、一次冲击波发生器、一个病人定位装置、一个液压供应系统、一个水处理装置和一个控制柜组成。截至 1986 年，20 多个 SWL 中心在西德进行了 26 000 多次治疗。在世界范围内，大约 200 台多尼尔碎石机被安装，并进行了超过 250 000 次成功的治疗（Drach et al，1986），引发了泌尿系结石治疗的革命。多尼尔 HM3 被世界上许多学者认为是 SWL 的"金标准"（Cass，1995；Lingeman et al，1996；Graber et al，2003；Gerber et al，2005）。1998 年，HM3 仍然是美国使用最广泛的碎石机之一。在推出最初的型号之后，多尼尔发布了所谓的改良型 HM3，此型号和 HM4［一款带水垫的"干式"碎石机（图 2.10）］，能量较低，反射口径稍大，可产生更紧密的聚焦带（5.2.1 节）。

1978 年，Richard Wolf GmbH 公司（克尼特林根，德国）与萨尔大学和德国卡尔斯鲁厄大学合作，启动了一个名为"超冲击波"的研究项目。

图 2.10 人体模型 4(HM4)
体外冲击波碎石机的照片。
显示:(1) 双平面 X 射线
系统的图像增强器;(2) 水
垫;(3) 病人担架。(由德国
韦斯林 Dornier MedTech
GmbH 提供)。

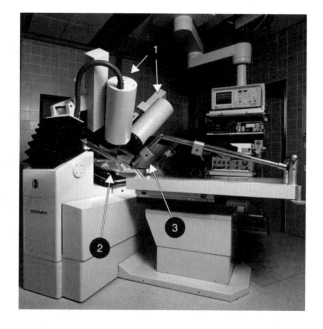

由赫伯特·舒伯特(Herbert Schubert)、赫尔穆特·沃斯特(Helmut
Wurster)和维尔纳·克劳斯(Werner Krauss)领导的该项目的主要目标是
研究基于压电的体外冲击波碎石的可行性。在对紧凑型压电碗进行了几次失
败的尝试之后,卡尔斯鲁厄大学的 Gunther Kurtze 和 Rainer Riedlinger 找
到了一个解决方案,将约 3 000 个小型压电柱放在一个由金属制成的自聚焦
球形碗上,该球形碗嵌入特殊的环氧树脂中,并通过一个高电压脉冲将其激
活(5.4.1 节)(Kurtze et al,1988)。1985 年 12 月,曼弗雷德·齐格勒
(Manfred Ziegler),托马斯·吉布哈特(Thomas Gebhardt)和迪特玛·涅
西乌斯(Dietmar Neisius)在萨尔大学医院首次用压电式原型 SWL 设备成
功地对一例肾结石患者进行了无麻醉治疗。最初的成功治疗方法导致人们在
1986 年设计了 Piezolith 2200 和 Piezolith 2300(Richard Wolf GmbH)碎
石机。它们是第一批可商用的基于压电的 SWL 系统(5.4.1 节)。Piezolith
2200 的新颖性基于实时在线超声定位系统,结合了具有大口径和短冲击波
焦距的冲击波源,可在无麻醉的情况下进行无痛治疗,并且几乎没有副作用
(Ziegler et al,1986,1988;Marberger et al,1988)。Piezolith 2200
连续实时在线超声成像的概念被许多其他制造商采用。之后由 Richard Wolf
GmbH 制造的型号,如 Piezolith 2500,集成了额外的 X 射线定位系统。几乎

与 Piezolith 2200 同步，由 EDAP（沃昂夫兰，法国）制造（Vallancien et al, 1988；Miller et al, 1989）的压电碎石机称为 LT01（5.4.1 节），其具有更宽的焦点区域。

即使沃尔夫冈·艾森曼格（Wolfgang Eisenmenger）在 20 世纪 60 年代初发表了电磁压力波源的设计，但扁平线圈电磁光刻机（5.3.1 节）直到 20 世纪 80 年代初才被开发出来（Eisenmenger, 1962；Wilbert et al, 1987；El-Damanhoury et al, 1991）。1986 年，德国伊兰根的 Siemens Healthcare GmbH 成功开发了第一台带电磁碎石机的 SWL 系统（Coptcoat et al, 1987）。在首次使用 HM1 进行 SWL 大约 3 年后，艾森曼格申请了一种电磁冲击波源专利，该电磁波源可产生自聚焦冲击波（Eisenmenger, 1983）。多年后，该系统在一款中国碎石机上实现了应用（5.3.4 节）（Eisenmenger et al, 2002）。

由于 HM3 和 HM4 是庞大的系统，因此几家公司开发了更小、更易于使用且价格更低的碎石机。Piezolith 2300（Richard Wolf GmbH）（图2.11），Lithostar（Siemens Healthcare GmbH，伊兰根，德国）（5.3.1 节），LTOJ 和 LT02（EDAP TMS，沃昂夫兰，法国）（图2.12），以及 Sonolith 2000（Technomed Medical Systems, 沃昂夫兰, 法国）是 HM3 最初的竞争对手。

在 20 世纪 80 年代末，胆囊结石用改良的肾脏碎石机治疗成功（Chaussy et al, 1989）。这导致了用于胆结石和泌尿系统结石的多功能设备的开发。具有超声波或荧光成像技术并具有多功能性，可改善患者定位和减少麻醉的第二代和第三代碎石机被开发出来。然而，根据一些研究者的说法，

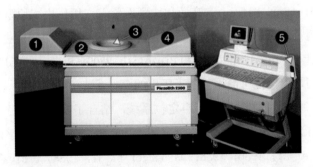

图 2.11 Piezolith 2300 压电体外冲击波碎石机的照片。显示：(1) 用于患者腿部的垫子；(2) 固定式治疗台；(3) 开放水浴；(4) 用于患者头部的垫子；(5) 手动超声探头。（由德国克尼特林根 Richard Wolf GmbH 提供）

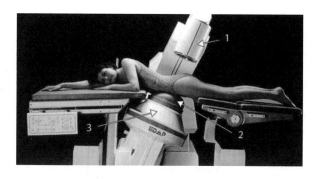

图2.12　LT02压电式体外冲击波碎石机的照片，显示：（1）带荧光系统的移动C型臂；（2）水垫；（3）带集成超声探头X射线源的冲击波发生器。（由法国沃昂夫兰 Courtesy of EDAP TMs 提供）

所谓的第四代碎石机用了将近20年的时间才取得比HM3更好的临床效果（Rassweiler et al，2005；Wess，2005；Nomikos et al，2007）。

如第5章所述，大多数现代碎石机可在无麻醉的情况下使用，具有荧光镜和超声波成像功能，并具有多功能性。其中一些碎石机可以安装在一个相对较小的空间中。

Direx Systems Corporation（马萨诸塞州，美国）向紧凑型体外冲击波碎石机迈出了第一步，推出了一种称为Tripter Compact的模块化装置（Servadio et al，1988）。将C型臂和治疗台耦合到冲击波发生器上，形成了一个更通用、更经济的系统。这个想法很快被其他制造商采纳（图2.13）。另一个由奥斯马·韦斯（Othmar Wess）和恩斯特·马林豪斯（Ernst Marlinghaus）在Storz Medical AG（特格维伦，瑞士）开发的巧妙系统是一种基于圆柱形而非柔性线圈的电磁冲击波源（Wess et al，1990）。如5.3.2节所述，圆柱形设计使用抛物面反射器而非声学透镜来聚焦冲击波。1989年这个装置成功地治疗了第一个病人。自那时起，世界各地已安装了约1 700台带有圆柱形线圈的Storz体外冲击波碎石机。

第一个成功治疗唾液腺结石的SWL患者（5.8节）是在压电肾碎石机上暴露在冲击波下的，因为当时还没有用于牙科的冲击波设备（Iro et al，1989）。

在日本，有人提出使用微量爆炸剂产生冲击波应用于生物医学中（Murata et al，1977；Watanabe et al，1977；Kaneko et al，1979；Watanabe et al，1983）。最初的研究是1975年在东北大学流体科学研究所的冲击波研

图2.13 Breakstone 100 紧凑型电液冲击波碎石机的照片（Breakthrough Medical Corp，盖瑟斯堡，马里兰州，美国）。(1) 冲击波源的水垫；(2) 水垫的空气出口；(3) 储水器；(4) 显示高电压设置的电压表；(5) 曲柄手柄以手动移动冲击波源并换火花塞。该设备须与患者治疗台和一个C型臂机相连

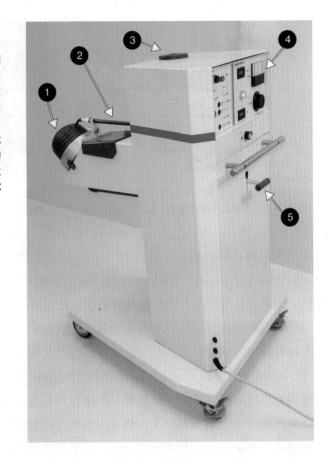

究中心进行的。Takayama 和他的研究小组将小的叠氮化铅颗粒悬浮在细棉线中，然后用激光束将其点燃以产生水下冲击波。1982 年，该研究结果促成了与同一所大学医学院的合作，以探索微爆炸 SWL 的潜力（Takayama，1993；Takayama et al，2004）。在体实验成功后（Kuwahara et al，1986），第一批患者于 1985 年接受了微爆炸体外碎石治疗（5.2.2节）。1987 年，日本卫生部批准该装置用于临床治疗（Kuwahara et al，1987）。

在 SWL 初期，并未预期将冲击波用于临床上治疗泌尿外科的其他三种疾病（第6章）：佩罗尼氏病（Butz et al，1998）、慢性盆腔疼痛综合征（Zimmermann et al，2005）和勃起功能障碍（Gruenwald et al，2012）。体内活体组织受到冲击波诱导发生的成骨反应被偶然观察到后，引发了使用冲击波治疗除碎石以外的适应证的想法（Graff et al，1988a，1989；Yeaman et al，1989）。Karpman 等人（1987）发表了第一批报道，

图 2.14 OssaTron 冲击波源的照片，该冲击波源是为骨科和创伤性疾病设计的（由瑞士伦维尔 High Medical Technologies, AG 提供）。

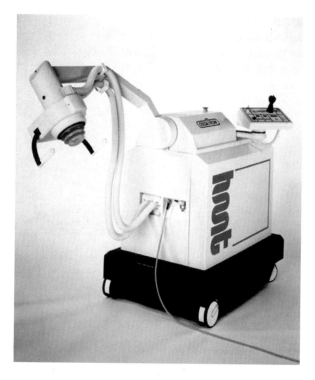

表明体外冲击波疗法（ESWT）用于改良全髋关节置换术之前，可能有促进水泥和组分去除的作用。Burger 等（1991）、Valchanou 等（1991）以及 Schleberger 等（1992）报道了 ESWT 在骨折延迟愈合和不愈合方面的开创性研究。第一个专门为骨科和创伤适应证设计的商用冲击波源叫 OssaTron（High Medical Technologies, AG，伦维尔，瑞士），于 1993 年上市（图 2.14）。FDA 分别于 2000 年和 2003 年批准了 OssaTron 冲击波疗法治疗慢性足底筋膜炎和网球肘。在随后的几年中，ESWT 的几种临床应用被开发（Thiel，2001）。每个应用程序都有其自己的历史，条件列表也在不断增长。例如对患有肩部腱病（Rompe et al，1995b；Haupt，1997）、足底筋膜炎（Dahmen et al，1995）、网球肘（Rompe et al，1995a）、足跟骨刺（Cosentino et al，2001）、跟腱病（Rompe et al，2008）的患者进行冲击波治疗，对患有痉挛性运动障碍的儿童（Lohse-Busch et al，1997）和橘皮组织患者进行 ESWT（Siems et al，2005）。ESWT 在促进伤口愈合方面也显示出惊人的效果（Qureshi et al，2011）。1998 年，人们使用改良的 Minilith SLJ（Storz Medical AG）电磁冲击波源（Belcaro

图 2.15 使用 50 sWT 功率径向压力波装置 (BTLLaboratorios de Tecnología，墨西哥) 治疗肱骨外上髁炎。(由 J. Lozano Pardinas 提供)

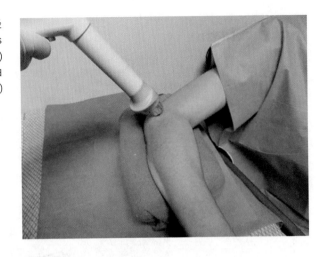

et al，1999）成功地完成了第一例无创冲击波溶栓治疗。1998 年，人们也开始采用体外心脏冲击波进行血运重建的初始治疗（Caspari et al，1999）。Modulith SLC（Storz Medical AG）具有经过特殊改良的电磁碎石机冲击波源，是首款用于治疗心脏缺血区域的商用冲击波设备(6.17节)。如今，冲击波已成为治疗慢性稳定型心绞痛的一种替代方法。

　　自 1999 年以来，不仅聚焦冲击波、散焦冲击波和平面冲击波，所谓的径向冲击波也被用于临床。径向冲击波源扩大了 ESWT 的适应证范围，尽管严格地说，此类设备产生的是径向压力波，而不是冲击波。如今，此类小型台式设备在医生办公室中很常见，可用于治疗各种领域，例如骨科学（图2.15）、皮肤病学、牙科学、神经病学、心脏病学和兽医学领域的疾病。

　　随着时间的推移，冲击波生物医学应用的发展正在扩展到越来越多的领域，描述相关发展史变得越来越困难。值得一提的是真菌的遗传转化。丝状真菌是生产抗生素、胰岛素、肝炎疫苗和抗凝剂等化合物的有价值的微生物；然而，这一过程只能通过将外源 DNA 插入它们的基因组来实现。不幸的是，标准方法的遗传转化效率低，重复性差。令人惊讶的是，几年前人们发现，在临床应用中，将真菌暴露于冲击波中是一种非常有效的转化方法。冲击波介导细菌（Jagadeesh et al，2004）和真菌（Magaña-Ortiz et al，2013）遗传转化的首次报道已经属于冲击波生物医学应用史上的另一个篇章，这一篇章在很久以前就出现在航空航天工业中，涉及雨滴撞击超音速飞机造成的损害问题。

第3章
冲击波的生物医学应用

3.1 引言

冲击波在声学、物理化学、航空航天空气动力学、材料科学、空间科学、地球科学、生命科学以及医学等多个领域发挥着重要作用。在不同领域中，冲击波的属性和某些定义也有所变化。大多数描述冲击波的文献都是专门为物理背景扎实的读者撰写的，而且这些文献涉及的冲击波多与超音速飞机有关。这种冲击波与临床上应用的冲击波并无明显关系，因此常使得非物理学领域的科学家感到困惑。一个物体，譬如一架飞机或一颗子弹以超音速飞行，物体前面的波受到激烈扰动，产生一种锥形冲击波阵面，即所谓的头波。当物体加速时，它与它前面的压力波会越来越近，直到物体与前面的压力波骤然相遇，引起剧烈的碰撞，空气被强烈压缩而形成冲击波，同时产生超声速飞机经过后能听到和感觉到的声爆。物体速度与声速的比值称作马赫数。应用于生物医学中的流体中的冲击波马赫数很低（接近1），因此有时也称其为弱冲击波。超声速飞机产生的锥形波与生物医学应用领域中的冲击波有相似之处，但产生机制并不相同。

本章将介绍生物医学用冲击波的基本属性，旨在为研究冲击波临床和实验应用的学生、医生、生物学家和科学家提供专业的指南。部分内容有助于减少读者对这一领域中常用定义的混淆。文中的方程式以最简形式呈现，对于没有特定数学背景的读者，即使将其跳过也不会影响对主要概念的理解。

此处所定义的物理参数可用于评价压力波源的输出；然而，对于它们能否正确评价体外冲击波碎石术 (SWL) 或体外冲击波治疗 (ESWT) 的效率、组织损伤、生物学效应和可能的治疗结果，目前仍存在争议。由于定义、使用水听器和耦合剂的不同，测量结果可能会有很大的差异。因此在比较压力或能量值之前，需描述测量所采用的方法。描述冲击波源特性的最普遍的标准是 IEC 61846 国际标准（《超声波学／压力脉冲碎石机／电磁场特性》，国际电工委员会，日内瓦，瑞士，1998 年第一版）。它由多个国家电工委员会组成的世界标准化组织所制定。尽管该标准是为体外碎石机（也称为碎石机）开发的，但如若无其他国际标准可用，此标准亦可用于 ESWT 系统。

进行临床冲击波源的比较需考虑几个参数。冲击波产生的物理机制和设计这些装置的目的也相当关键。一些冲击波源被研制出来用于从微观上引起导致组织再生的间质和细胞外反应。这些系统产生的能量比粉碎结石所需的能量低。描述冲击波所需的重要定义包括：峰值正压、峰值负压、上升时间、脉冲持续时间、每脉冲能量、能量流体密度 (EFD) 以及 -6 dB、5 MPa 聚焦带等，这些内容都将在本章中详细阐述。

3.2 压强和压力波

1971 年以来，压强的官方单位为帕斯卡 (Pa)，它等于 $1\ N/m^2$。但由于历史和现实的原因，一些其他的单位，如标准大气压 (atm)（$1\ atm \approx 101.325\ kPa$）、巴 (bar)（$1\ bar = 10^5\ Pa$）、磅每平方英寸 (psi)（$1\ psi \approx 6.895\ kPa$）也依然常用。在径向压力波源（也称为弹道源）的技术指标 (6.3 节) 中用巴来描述空气压缩机压强。但如果没有关于弹道装置模型的资料、或者没有所产生的压力波形以及所应用的 EFD (3.5 节) 的详细信息，这个压强值将没有任何意义。通常使用兆帕（$1\ MPa = 10^6\ Pa = 10\ bar$）来描述生物医学中冲击波源产生的压强场的压强变化幅度。因为可以通过压强计中被撑起的水银柱高度测量压强，所以压强值有时候也用毫米汞柱来表示（$1\ mmHg \approx 133.3\ Pa$）。血压的测量便是最常见的例子。

瞬时压强（p）定义为压强场中某一特定点压强与周围压强的差值。峰值正压（p^+）是压强场中任意点达到的最大压强值。类似地，峰值负压（p^-）是压强场中任意点舒张压的模（绝对值）的最大值，也常称 p^- 最大负压或峰值舒张压。尽管压力是垂直作用于单位面积上的力，为正值，但根据所

图 3.1 压力脉冲波形示意图，显示峰值正压 (p^+)、峰值负压 (p^-)、上升时间 (t_r)、纵波脉冲持续时间 (t_{FWHMp}^+)、正时间积分限 (T_P) 和总时间积分限 (T_T)。为了清楚起见，上升时间被拉长

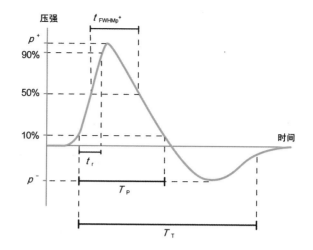

定义零点的不同，有时也描述为负值，譬如某个地区气压低于大气压，以大气压为参考，那么此地区气压将为负值。在有关冲击波的生物医学应用的描述中，如果某点的压强低于冲击波到达前的压强，则通常认为其压强为负值。比如，正压脉冲之后出现的波谷被定义为负压波。SWL 设备产生的 p^- 的绝对值小于 p^+；然而，舒张压脉冲一般比正脉冲持续时间长（图 3.2）。如果最大负压超过流体的内聚力或流体中的微粒的黏附力，就会出现气泡。这种现象称为空化现象（4.7 节）。在生物医学应用领域，空化现象通常由小空化核或微泡诱导发生。

在描述诸如 p^+ 之类的压强值时，需重点指出它是在特定地点记录的峰值正压（譬如图 3.2 所示的单个压强记录的峰值），还是冲击波源形成的整个压强场中的最大峰值正压（图 3.3）。这也同样适用于 p^- 的记录。

正脉冲持续时间、压缩脉冲持续时间或正脉冲宽度 (t_{FWHMp}^+) 定义为压强首次超过 p^+ 值 50% 时与压强最终降至该值以下时的时间间隔（图 3.1）。下标"FWHM"表示半峰宽。它后面应该跟一个小正号或"p^+"，以区别于 t_{FWHMp}^-，后者是指负脉冲持续时间。负脉冲持续时间鲜有报道，获得可靠的拉伸相位记录是复杂的，这将在本章最后一节中详述。

上升时间 (t_r) 是衡量波陡度的一个指标，定义为正压从 p^+ 值的 10% 上升到 p^+ 值的 90% 所需的时间（图 3.1）。p^+、p^-、t_{FWHMp}^+、t_r 的值取决于冲击波产生原理、聚焦机械装置、初始能量等因素。所有的记录都受到测量工具和使用程序的限制。

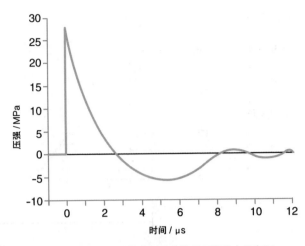

图 3.2 在电液体外冲击波碎石机焦点记录的典型冲击波的压强分布示意图

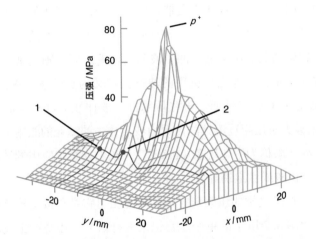

图 3.3 在垂直于冲击波源声束轴线的 xy 平面上记录的平均峰值正压值的图形。冲击波源的几何焦点位于 (0, 0) 处。图中 p^+ = 80 MPa 为整个压强场的平均最大峰值正压,(1) 对应于点(−10 mm, −20 mm)处测得的平均峰值正压,(2) 为(−10 mm, −10 mm)处的平均峰值正压。根据 IEC 61846 标准,EFD 由声场中 p^+ 最大的位置[比如在声学焦点(或称焦点)上]测得。几何焦点和声学焦点不一定重合。

  不论从学术上讲是不是冲击波,由体外碎石机(图 3.2)产生的短上升时间、宽频谱的非线性高压脉冲通常被称为冲击波。实际上,只有急剧的正压跃变才应该被称为冲击波阵面。负压峰值的波不像正压峰值的波那么陡峭,也没有"冲击"。在许多出版物中,用于体外压力波治疗的由弹道源产生的压力波(6.3 节)被称为冲击波,即使其压强变化幅度较小,且上升时间远远长于冲击波所需的时间。严格地说，只有在使波不发生扰动的力与使波发生扰动的力达到瞬时平衡时（即在能量吸收和非线性效应之间保持平衡时），压力脉冲才应称为冲击波。对于水中的冲击波，上升时间可以表示为 (Cleveland et al，2007)：

$$t_r = \frac{5}{\Delta p} \text{ ns} \cdot \text{MPa}, \tag{3.1}$$

压强变化的 Δp 单位为 MPa，t_r 单位为纳秒 (ns)。随着压强跃变的增大，上升时间缩短。根据该等式，50 MPa 水下冲击波上升时间为 0.1 ns. 相应的空间距离 Δx，即具有一定时间间隔（Δt）的两点之间的空间距离可由以下公式求得：

$$\Delta x = \Delta t c_0, \tag{3.2}$$

其中 c_0 为水中声速（约 1 500 m/s）。据此方程，上升时间 t_r 为 0.1 ns（$\Delta t = t_r$）时，空间距离 Δx 为 0.15 m。例如，图 3.2 所示的正脉冲压力波形，如持续上升时间为 2.6 μs，则其空间范围为 3.9 mm。在软组织中，压力波形被扭曲，其空间范围将增大 (Ueberle et al，2011)。

　　SWL 冲击波源发出的典型冲击波由一个持续 0.5～3 μs 的压缩脉冲、一个近似于 10～150 MPa 的峰值正压以及紧随着的一个持续 2～20 μs 的高达 30 MPa 的舒张脉冲构成（图 3.2）。理论上，t_r 的变化范围从小于 1 ns 到约 500 ns 之间。在 ESWT 设备中，t_r 的持续时间要更长。与超声波相比，冲击波具有更大的压强变化幅度（图 3.4）。因此，在研究时，必须考虑冲击波的非线性传播 (4.2 节)。

　　波束轴是从冲击波口径中心到几何焦点 F 的虚线 (3.4 节)。在大多数出版物中，波束轴被标记为 z 轴，xOy 平面为垂直于 z 轴的平面，xOy 平面中包含 F。如 5.2.1 节所述，对于装有椭球面冲击波反射器以集中能量的电液冲击波源来说，波束轴是一条穿过椭圆两个焦点的直线（图 3.5）。

　　与超声的单频声波相反，聚焦冲击波脉冲的频谱相对较宽，范围约为 15 kHz～100 MHz，然而大部分的能量分布在约 100 kHz～1 MHz。

图 3.4 (1) 体外冲击波碎石术中冲击波的压强分布图;(2) 典型诊断性超声脉冲的压力波形

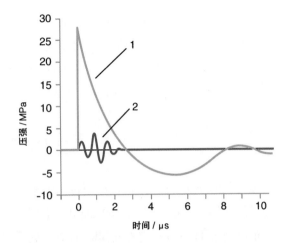

图 3.5 用于临床冲击波源的椭球面反射器示意图。高压放电或微爆炸在 F_1 处产生的冲击波被反射并集中到 F_2 处

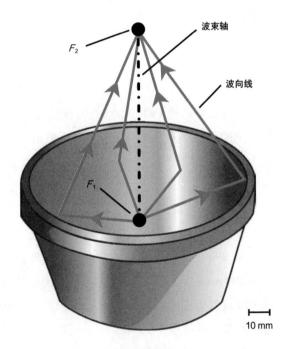

在除 SWL 之外的其他一些临床应用中（第 6 章），几个常见的术语是放射状冲击波、放射状冲击波治疗 (RSWT) 和放射状体外冲击波治疗 (rESWT)，尽管它们的表述并不规范，更合理的术语是体外压力波治疗或体外声波治疗。为了避免混淆，一些公司和学者采用体外脉冲激活疗法 (EPAT) 这一术语。通常情况下，径向压力波是在封闭的导向管内加速弹丸时产生

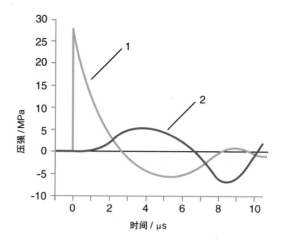

图3.6 (1)体外冲击波碎石术中冲击波的压强分布图,(2)体外冲击波治疗中放射状压力波装置产生(弹道源)的压力波波形

的(6.3节)。加速的弹丸撞击金属敷药器,将其动能转化为压力波,压力波向目标组织呈放射状辐射。如前所述,径向压力波的一个特征是其上升时间比聚焦冲击波长得多(图3.6)。对于某些适应证,径向压力波的优点是它们覆盖面积大,以至不需要超声辅助定位具体触发点,这使得医生能够在与患者对话时完成所谓的生物反馈治疗。

　　由于冲击波和径向压力波不同,因此它们的作用方式和对生物组织的影响可能也不同。Cleveland等(2007)用聚偏二氟乙烯(PVDF)水听器记录了DolorClast Vet径向压力波装置(Electro Medical Systems SA, Nyon, Switzerland)产生的压强场(3.6节)。压力脉冲通过薄膜传送到水箱中。非聚焦式和聚焦式治疗探头的压力波形是相似的,均由一个峰值压强达到8 MPa的持续4 µs的前导正压脉冲和一个负压波谷以及几个尖峰组成。与冲击波装置相比,该装置的-6 dB聚焦带(3.4节)不为雪茄状。在使用非聚焦式治疗探头时,聚焦区域是从接触器向外延展约40 mm,而使用聚焦式治疗探头时,则是延展约20 mm。通过测量压力脉冲的上升时间,作者得出结论:它们上升时间太长而无法成为冲击波,即使配备了聚焦式治疗探头,弹道源也不会产生聚焦冲击波。

　　模拟冲击波传播和聚焦的数值模型对于解释冲击波作用机理和设计更高效的冲击波源具有重要的价值。出于这个目的,碎石机脉冲通常采用以下模型(Church, 1989; Johnsen et al, 2008):

$$p = p_0 + 2p_s e^{-\alpha t} \cos\left(\omega t + \frac{\pi}{3}\right), \tag{3.3}$$

其中 p_0 为大气压或环境压强。对于 Dornier HM3 碎石机（5.2.1 节），以下值已经确定：$\alpha = 1.48 \times 10^8 \, \text{s}^{-1}$，$\omega = 1.21 \times 10^8 \, \text{r/s}$，$p_s = 35 \, \text{MPa}$。

3.3 功率与强度

声波的功率定义为声波在单位时间内所携带的能量，单位是焦耳/秒 (J/s)，也称为瓦特 (W)。波的瞬时强度 (I) 定义为单位时间垂直于其传播方向的单位面积所传递的声波能量。换句话说，I 是单位面积上的功率，或者说是波传递的能量通过垂直于其传播方向的特定区域的速率。它与压强变化幅度的平方成正比，其单位是瓦特每平方米 (W/m²)。假设介质是均质的（在各个方向上都是相同的），并且波源辐射均匀，对于球面波，其强度的变化与它到波源的距离的平方成反比。如果离波源的距离增加一倍，则波的振幅减少一半，其强度只有初始值的四分之一。为了测量声音强度，可采用对数函数模型。通常将声波的强度 I 与参考强度 I_0 进行比较，并定义强度级别为：

$$\beta = 10 \log\left(\frac{I}{I_0}\right) \text{dB}。 \tag{3.4}$$

在一些声学应用中，听力阈值 ($10^{-12} \, \text{W/m}^2$) 作为 I_0。尽管 β 是无量纲量，但仍以分贝 (dB) 为单位。在空气中参考频率为 1 kHz 时，与 0 dB 相对应的阈值强度为 $10^{-12} \, \text{W/m}^2$。除了下一节中将提到的 -6 dB 聚焦带，分贝通常不用于描述水下冲击波压强场。

对于平面波，波的瞬时强度 (I) 为瞬时压强 (p) 的平方与介质的特性声阻抗 (Z) 的比值：

$$I = \frac{p^2}{Z} \tag{3.5}$$

声阻抗 Z 也可以理解为声传导抗性,其数值为密度(ρ_0)和声速(c_0)的乘积。以水为例,它的声阻抗约为 $1.5 \times 10^6 \, \text{kg}/(\text{m}^2 \cdot \text{s})$。

3.4 聚焦带和渗透深度

由于存在不同的冲击波源聚焦带的定义,因此无论是报告压强测量值,设计实验或临床方案还是描述临床设备的性能,使用正确的术语都至关重要。从理论上讲,理想的体外碎石机可将所有能量集中于特定形状的结石,或者至少与该结石最大直径相仿的球体上(图 3.7)。这要求能量从各个方向接近结石,事实上这是不可能实现的。

在几何声学中,声波的处理方式与光学中处理光线的方式相似,当然这种简化的理论仅在某些情况下适用。几何焦点定义为来自冲击波源或通过聚焦元件(透镜或反射器)的假想射线会聚的点。根据几何声学,在电液体外碎石机中,F_2 是在 F_1 产生并从椭球面反射器反射的所有射线汇合的点(图 3.8)。得益于电液式 Dornier HM3 碎石机的普及,电磁式和压电式冲击波源的几何焦点有时也被称为 F_2,但其并无意义,因为只有当使用椭球面反射器来聚焦冲击波时,才会存在第二个焦点(5.2.1 节)。焦点的位置可以根据几何声学定律计算得出;然而在实际场景中,冲击波并不聚焦在一点(Eliasson,2007)。

图 3.7 示意图示:待治疗对象的一些组织将始终处于能量密度相对较高的区域

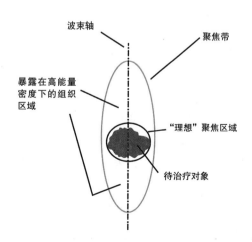

27

图 3.8 射线指示电液冲击波发生器中聚焦和非聚焦冲击波方向

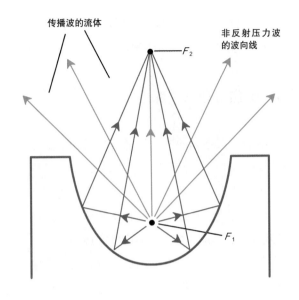

在冲击波源的整个压强场内记录 p^+ 的点称为焦点、动态焦点或声学焦点（压强分布的峰值，如图 3.3 所示）。由于存在非线性特性，该点与几何焦点通常不重合。此外，焦点的位置根据冲击波发生器的能量设置不同而变化。在整个压强场内记录 p^- 的点也可以用来描述冲击波源。它与记录峰值正压的点通常不重合。F^+（指 p^+ 的声学焦点）和 F^-（指 p^- 的声学焦点）之间的距离不是恒定的，取决于冲击波能量和聚焦装置等几个因素。如果不是特指，那么焦点就是峰值正压点。冲击波源的穿透深度通常被定义为从耦合面到声学焦点的距离。

对于生物医学应用，聚焦区域的最常用定义是（Wess et al，1997；gden et al，2001b；Cleveland et al，2007）：① -6 dB 聚焦带：为正相压强大于和等于 50% 的峰值压强 p^+ 的区域（图 3.9）；② 5 MPa 聚焦带：为压强超过 5 MPa 的区域；③ 10 MPa 聚焦带：为压强超过 10 MPa 的区域。体外碎石机产生的 -6 dB、5 MPa 和 10 MPa 聚焦带的形状与雪茄相似，沿波束轴方向的是长径（5.6.4 节）。建议所有体外碎石机制造商至少提供所能达到其冲击波源的 -6 dB 和 5 MPa 聚焦带尺寸的相应最小、中等和最大能量设置参数。

如前所述，-6 dB 聚焦带也称为半峰压聚焦带和半峰压聚焦区域，是由峰值压力一半的轮廓划分的区域。这个区域被称为 -6 dB 聚焦带是因为它

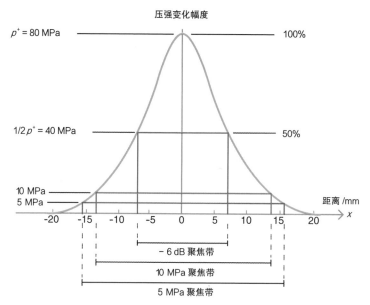

图 3.9　压强与垂直于冲击波震源束轴线的轴线距离的函数关系，显示了 -6 dB、10 MPa 和 5 MPa 聚焦带的大小差异。随机选择峰值正压 p^+ 为 80 MPa 作为示例

的等压线对应比最大值低 6 dB 处的压强。我们要注意，-6 dB 聚焦带是关于冲击波聚焦方式的记录，而不是聚焦区域能量的测定。对于冲击波碎石而言，认为 -6 dB 聚焦带为结石粉碎度最大的区域是一种误解。如图 3.9 所示，-6 dB 聚焦带之外区域的压强通常也足以粉碎结石。在该图中，峰值正压以 80 MPa 为例。-6 dB 聚焦带的体积大小取决于冲击波源的设计。通常，-6 dB 定义应参考峰值正压，有时也可以参考 p^-。

　　尽管 -6 dB 聚焦带已在制造商中广泛使用，但对于临床应用来说仍需更多信息来描述冲击波源产生的压强场，相较之下，5 MPa 聚焦带（也称治疗区）这一参数则更为方便。通常认为它与冲击波的治疗效果有关，并将它作为冲击波产生"临床效应"的正相压的上限。然而，5 MPa 的值尚缺乏科学证据的支持，而且也应考虑到更低能量的冲击波在碎石术以外的生物医学中的成功应用（Novak，2014）。德国冲击波碎石学会另外定义了 10 MPa 碎裂区，它包含在 5 MPa 治疗区之内（图 3.9）。该区域内的能量足以粉碎泌尿系结石（Wess et al，1997；Wess，2004）。随着冲击波发生器产生能量的增加，5 MPa 和 10 MPa 区域的尺寸都有所增大，而 -6 dB 聚焦带仍基本保持不变。

与 –6 dB 聚焦带类似，xOy 平面内正相压不小于 $50\% \, p^+$ 的区域称为 –6 dB 聚焦面积或 –6 dB 焦点截面积。一些作者还使用直径 12 mm 的区域来计算传递给"标准化"结石的能量。12 mm 焦点 ($F_{12\,mm}$) 的定义，正是基于传递到直径为 12 mm 的球形结石上的能量 (Wess，2013)。还有人提出了诸如崩解直径这样的参数 (Ueberle，2011)。它的大小是由体积决定的，与焦点粉碎相同结石的冲击波数量相比，粉碎一块"典型"结石所需的冲击波数量增加了一倍。

3.5 能量和脉冲

能量是指做功的能力。功率是指做功的速率，也可以定义为能量流，即能量的变化速率。能量、功和功率三者不应混为一谈。大多数冲击波源将电能储存在电容器组中，然后突然将其传送到所谓的电声换能器（例如，电液式、电磁式或压电式电声换能器）。产生的冲击波的能量与储存在电容器中的电能成正比，但由于换能器的类型和设计的不同，前者总是要小得多。

描述冲击波源的一个重要参数是能流密度 (EFD)，有时也称为能流、能量密度或脉冲强度积分 (PII)(Chitnis，2002；Clevel，2007)。它的单位是 mJ/mm^2，计算方式为声能除以面积，定义为单位面积每次脉冲所传递的声波的能量。冲击波的治疗效果在一定程度上取决于能量分布区域广泛还是集中，因此这种能流密度测定是必要的。记录各个点的压强分布，才能获得 EFD。由于许多体外冲击波治疗装置产生的用于冲击波碎石术的压强场具有圆对称性，因此使用极坐标较为便利。xOy 平面上特定点 (r, θ) 的 EFD 就是该点瞬时强度对时间的积分：

$$\text{EFD}^+(\text{EFD}) = \frac{1}{Z} \int p^2(r, \theta, t)\, dt, \tag{3.6}$$

其中 p 是瞬时声压。根据积分法的时间界限，可以对 T_P 进行积分计算得到 EFD$^+$，或者对 T_T 进行积分计算得到 EFD（图 3.1）。随着与聚焦元件（反射器或透镜）距离的增加，冲击波光束的横截面积减小，能流密度增大。与

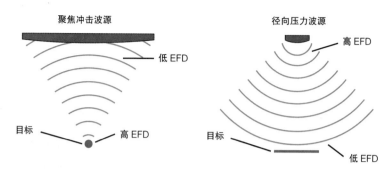

图 3.10　聚焦冲击波源和径向压力波源产生的压强场差异的示意图

此相反，体外冲击波治疗中使用的径向压力波从治疗探头径向传输到目标组织。在这种情况下，能流密度随着渗透深度的增加而降低，因为能量没有集中在治疗目标区域内（图 3.10）。

焦点处的每次脉冲能量通常通过在 −6 dB 聚焦面积上积分来近似估算：

$$E = \frac{1}{Z} \iint p^2(r, \theta, t)\,\mathrm{d}t\,\mathrm{d}S, \tag{3.7}$$

其中 S 是包含 F 的 xOy 平面的聚焦面积。

需要注意，压力波聚焦方式的不同会导致能流密度的不同，这就造成发射相同总能量 E 的两次冲击波源的 EFD 可能不同。而施加到电声换能器上的电能与所得到的能量值（如 EFD 和 E）之间的关系取决于非线性传播现象和冲击波源的聚焦机制，施加两倍的电能并不能产生两倍的 EFD。

峰值压相同时，与低能量冲击波相比，高能量冲击波能获得更好的碎石效果（Granz et al，1992）。冲击波能量是碎石的关键参数，而 EFD 与肾组织损伤有关，这将在第 5 章中解释。为了在不增加 EFD 的情况下获得较高的冲击波能量，制造商们已经将精力集中在扩大聚焦区域上面。据报道，冲击波碎石的典型 EFD 和总脉冲能量值分别约为 0.2 ~ 2.0 mJ/mm^2、10 ~ 100 mJ(Folberth et al，1992；Loske，2010)；但第 5 章中提及的 Modulith SLX-F2 connect(Storz Medical AG，特格维伦，瑞士) 和 Piezolith 3000(Richard Wolf GmbH，克尼特林根，德国) 这两种机器可能具有更大的 EFD 和总脉冲能量调节范围。

对于体外冲击波治疗而言，能流密度大约为 0.004 ～ 0.6 mJ/mm²；然而，对于阈值，全球尚无共识。不同学者对 EFD 分级标准尚未统一。Chow 等 (2007) 提出的低、中和高能流密度分级标准分别为：低于 0.1 mJ/mm²、0.1 ～ 0.2 mJ/mm² 和高于 0.2 mJ/mm²。Bannuru 和他的同事 (2014) 提出的标准分别为＜ 0.08 mJ/mm²、0.08 ～ 0.28 mJ/mm² 以及 0.28 ～ 0.60 mJ/mm²。Speed(2004) 报道的低能流密度为小于或等于 0.12 mJ/mm²，高能流密度高于 0.12 mJ/mm²。Cacchio 等人 (2006) 则提出低能流密度低于 0.10 mJ/mm²，高能流密度在 0.20 ～ 0.40 mJ/mm² 之间。

许多关于抑制肿瘤生长的文章报道了治疗中使用"高能"冲击波 (HESW) (Russo et al, 1986; Oosterhof et al, 1990a, b; Gamarra et al, 1993a, b; Oosterhof et al, 1996; Frairia et al, 2003; Canparo et al, 2006)。但"高能"一词有些许夸大，因为在这些研究中使用的能量并未超过标准冲击波碎石机发出的能量。

如前所述，在体外冲击波治疗中，区分冲击波和径向压力波尤为重要，后者峰值压更低，上升时间更长 (图 3.11)。此外将径向压力波当作"低能量"，将冲击波当作"高能量"来笼统地区分两者并不方便 (Schmitz et al, 2015)。

评估冲击波碎石能力的一个很好的指标是有效能量，称为 $E_{12\,mm}$ 或 E_{eff}(Granz et al, 1992)，其定义为每次冲击波通过焦平面内直径 12 mm 的区域传输的总能量（以 mJ 为单位）。如前所述，12 mm 被认为是可采用

图 3.11 体外冲击波治疗发生装置产生的压强曲线示意图

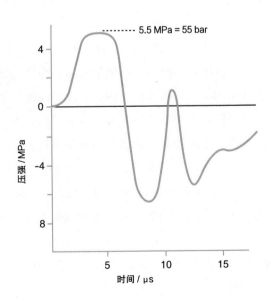

冲击波碎石处理的常规结石的横截面的直径。

有效能量是指在 12 mm 直径的截面上 EFD 的总和，即压力脉冲对时间以及面积进行积分计算所得。由于碎石机发射的压强场是围绕光束轴对称的，因此只要测量出通过焦斑的轴线上任一个点的压强就可以计算出能量。能量剂量（E_{dose}）定义为有效能量 $E_{12\,mm}$ 乘以冲击波数量 n。

如前所述，计算 EFD 需要记录压强场内各个点的波形。就弹道波源而言（6.3 节），要求水听器不仅能够记录高频率，而且还能够记录低频率（＜5 kHz），这样才能如实地记录通过组织模拟体传播的径向压力波。低强度高频振荡是由发射机内部的弹丸冲击产生，并与低频压力波叠加而成。但由于高频振荡穿透深度较短，所以影响很小（Novak，2014）。

Novak 提议将皮肤表面所承受的冲击量（J）作为比较不同弹道源的一个参数，计算方式为力在时间上的积分，单位是牛顿·秒（N·s）：

$$J = \int F(t)\,dt, \tag{3.8}$$

其中 $F(t)$ 是时间 t 的函数。与 EFD 一样，J 和组织的生物效应之间的确切关系尚无科学研究证明。J 可以用于比较不同的径向压力波源，但无法作为生物"有效性"的衡量标准。

3.6 声学空化效应和冲击波场的记录

在 20 世纪 80 年代，随着不同的碎石机制造商和碎石机型号的兴起，冲击波源的比较和评估变得尤为重要。体外冲击波碎石机的性能（5.6.12 小节）使用如下几种方法进行评估：例如记录焦点附近的压强场（Hunter et al，1986；Coleman et al，1989；Müller，1990），体外模拟碎石（McAteer et al，2003；van Cauwellaert，2004），捕获气泡破裂所产生的声响（4.7 节），将金属箔放置在冲击波中，使用激光散射和光纤透过率测量来获取气泡形成的时程（Huber et al，1994；Delacrétaz et al，1995；Jöchle et al，1996）和高速摄影记录（Huber et al，1999a）。本节仅介绍几个记录压力波形和空化效应的系统的基本物理原理。

生物医学领域应用的冲击波频率高、压强变化快，记录起来并不容易：首先需要频率覆盖范围广，上升时间达纳秒量级的传感器。其次要克服水听器表面的声波反射产生的干扰，因为微小的对准误差可能会影响结果。此外，想要如实记录临床应用中使用的冲击波的完整波形也并非易事，因为水听器和流体（水）之间的黏附性必须足够强以承受冲击波的拉伸脉冲。再者，传感器必须能够抵抗冲击波引起的微射流冲击而产生的点蚀作用（4.7节）。

要评估冲击波源，建议使用小于 1 mm 或小于 xOy 平面中 -6 dB 等压线最小宽度的五分之一的采样间隔。如果一个采样点与另一个采样点的 p^+ 值相差不超过 10%，则可以延长采样间隔。IEC 61846 定义了用于描述临床冲击波源产生的声场和压力波形的参数。如前所述，尽管这个标准是为体外冲击波碎石机设计的，但它某些时候也用于评估体外冲击波治疗的设备。该标准规定，用于生物医学冲击波测量的水听器的整体频率响应应保持在 0.5 ～ 15 MHz（±3 dB）之间。同时还要求有源元件的直径应小于等于 1 mm。用于评估 SWL 和 ESWT 冲击波源产生的压强场的商用水听器相对较少。

准确记录聚焦带的压力波形对于获得 EFD、t_{FWHMp+}、t_r、p^+ 和 p^-（3.2 节）等参数至关重要。虽然一些制造商提供了其机器内部压强测量值，但没有说明所使用的测量方法。这样的测量值对于比较临床设备的性能几乎没有价值。

一些研究者在开展 SWL 的早期就使用电容式水听器测量压力波形（Filipczynsky et al，1990）。电容式水听器抗干扰能力强，并可以根据电学测量结果进行直接校准，但却未能同时记录到冲击波尾部的负压相波形。几年后，Etienne 等人（1997）报告了使用简单、廉价的电磁水听器进行压强测量的结果。该装置依靠导体在磁场中每次冲击波的作用下振动产生的感应电动势进行测量（Filipczynsky，1969），并通过测量永磁体的磁场和导体中感应的电压进行校准。这款水听器的频宽限制为 17 MHz。

诸如瑞士 Kistler 仪器公司的 603B1 等已商用压电式压力传感器也很实用，但因为长达 1 µs 的上升时间，以及长达 5.5 mm 的敏感元件使其无法如实记录体外碎石机的压强场。尽管有局限，但这一类水听器易于操作，使用寿命长，测量结果可重复性好，因此它们已被用于初步测量。

聚偏二氟乙烯（PVDF）针式水听器是一种专门用于记录碎石冲击波常用的传感器（Imotec GmbH，D-5102 维尔塞伦，德国），开发于 1985 年（Müller et al，1985；Platte，1985；Müller，1987；Sommerfeld et al，1988；

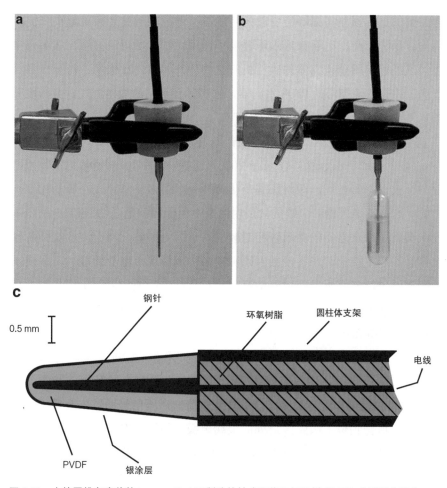

图 3.12 由德国维尔豪伦的 Imotec GmbH 制造的针式聚偏二氟乙烯 (PVDF) 水听器的照片： (a) 不带小瓶； (b) 装在一个充满液体的聚丙烯小瓶内 (图片来源： F. Fernández)； (c) 针式 PVDF 水听器的设计示意图。改编自普拉特 (1985)

Müller，1990)。其工作原理基于极化 PVDF 的压电效应，这种聚合物的分子在电极之间受到应力时，可以产生定向的静电荷。该水听器含有一个钢针，钢针的尖端覆盖着 PVDF 和银涂层，用环氧树脂粘在一个金属圆柱体支架上 (图 3.12)。尖端的直径约为 0.5 mm，传感器的上升时间约为 20 ns。缺点就是计量器尖端处的水 – 金属涂层形成的黏附力无法承受冲击波的拉伸作用。导致的结果就是低估了负脉冲的持续时间和幅度，因此，从针形水听器获得的压强记录用于计算能量值时，必须考虑这一点。此外，声空化作用产生的高速流体微射流 (4.7 节) 可能会损坏传感器的尖端。还应该考虑到的是，正相压强峰值引起的声响在拉伸脉冲到达之前可能尚未完全消失。尽管如此，由于针形水听器易于使用，结果可再现性强，多年以来它们已经普遍用于研究体外碎石机产生的体外和体内压强场。时至今日，市场上还有其他型号的 PVDF 水听器，它们具有不同的敏感直径、灵敏度和频宽（图 3.13）。

PVDF 膜式水听器非常适合记录碎石冲击波（Preston et al，1983；Schafer，1993；Maxwell et al，2006）。这些宽频传感器所依据的物理原理与针式水听器相同，即将压强变化转换为电信号。与针式水听器相比，它的优点是不会因钢针尖端的波反射而产生伪影；但是，由于 PVDF 的疏水性，其表面与水之间的黏附性相对较弱。正因为如此，冲击波的拉伸阶段在接触面产生空化，产生侵蚀并限制其如实地再现负脉冲的能力。膜式水听器相较于针式水听器能更好地再现碎石机产生的波形，但价格昂贵，且不像针式或者下文所述的光导纤维水听器那样容易清理，大多数研究小组仅将膜式水听器用于校准。

Granz（1989）开发了一种可靠的 PVDF 水听器，它将非金属化的敏感区和金属电极分开，即在靠近敏感区的 PVDF 上没有金属触点。冲击波在 PVDF 薄膜被极化和压电的区域产生交变电荷。声压信号通过电介质（如去离子水）耦合到位于敏感区之外的金属电极。该设备在大频率范围内进行了测试，灵敏度没有明显降低，可支持直径小至 1 mm 的待测区域。

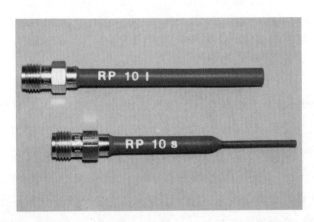

图 3.13　两个聚偏二氟乙烯 (PVDF) 针式水听器的照片。红色水听器 (RP 10I) 的敏感直径为 3 mm，灵敏度为 15 mV/bar。蓝色水听器 (RP 10s) 的敏感直径为 1 mm，灵敏度为 2 mV/bar。这两种型号的频宽从 1 kHz 到 3 MHz 不等（由德国洛伊滕巴赫 RP Acoustics e.K. 提供）

2006 年，西雅图华盛顿大学的一个研究小组发布了新型 PVDF 膜水听器的研究结果 (Maxwell et al, 2006)。该设备可进行多达 1 000 次碎石机冲击波测量，并且具有低信噪比。Kreider 等人 (2009) 研究中使用自制的线阵水听器同时测量单个碎石机冲击波的声场，该水听器由 20 个 PVDF 元件组成，每个元件长 4 mm，宽 0.5 mm。使用该水听器，无须对在单个位置对几次冲击波进行测量的结果求平均值，即可评估聚焦带的特性。根据作者的介绍，保护性涂层或浸泡在油中可以提高其设备检测结果的一致性。

如今，大多数压强测量设备都是光导纤维水听器 (Eisenmenger et al, 1991；Staudenraus et al, 1993；Wang et al, 1999a, b；Ginter et al, 2002；Parsons et al, 2006b；Ueberle et al, 2011；Kang et al, 2014)。在该系统中，光导纤维的头端浸入水中，用作压敏元件。由 W. Eisenmenger 和 J. Staudenraus 发明的光导纤维水听器 (FOPH) 具有频率范围宽、抗电磁干扰的优点，设备的运行基于声场的声压变化造成光纤尖端与流体（通常是水）界面处密度发生变化，进而使该处流体折射率发生改变 (Staudenraus et al, 1993)。如图 3.14 所示，激光耦合到光导纤维并从其尖端反射。光纤尖端声压依赖的密度变化导致折射率发生变化，该处反射光强度由光电探测器捕获并通过定向光纤耦合器转换为随时间变化的电压信号 (Krücker et al, 2000；Parsons et al, 2006 b)。建议对测量信号进行卷积和滤波。

FOPH 2000 型水听器水－玻璃的附着力足够强，因而该设备具有很高的时间和空间分辨率，适合测量负压脉冲，设备见图 3.15 (Staudenraus et al, 1993；Hamilton et al, 1997)。据厂家介绍，它的测量范围为 -60 ～ 400 MPa，压强精度为 ±0.7 MPa，灵敏度为 2 mV/MPa。另一个优

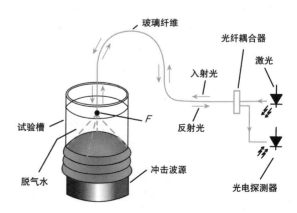

图 3.14　光导纤维水听器 (FOPH) 工作原理示意图

图 3.15 光导纤维水听器的照片，显示(1)光纤支架，(2)光纤盒，(3)信号输出和(4)滤波后记录的压力波形。由于光纤太细，在这张照片上看不到。（由德国洛伊滕巴赫 RP Acoustics E.K. 提供）

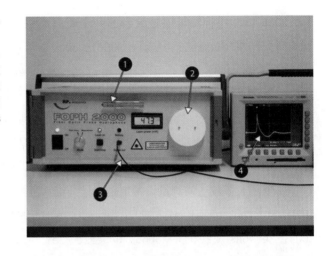

点是有源区的直径（空间分辨率）只有 100 μm。因为 FOPH 2000 可以用作测量标准，无须参考其他设备校准，所以该设备可自我校准 (Staudenraus et al，1993)。该设备的主要缺点是成本高，且光导纤维的强度可能无法承受测量中压强变化和空化效应。如果纤维尖端断裂，必须使用制造商提供的纤维切割工具进行切割和剥离，之后必须再次校准并将该设备重置。操作过程虽简单，但较耗时。设备中光纤长达 20 m，因而至少可以进行 400 次修复。光纤水听器在测量聚焦碎石机冲击波时经常会损坏，所以该设备更适合记录平面或径向压力波源产生的压力波形。光纤的正确校正对 FOPH 的精度至关重要。压强峰值小于 2 MPa 的冲击波则不建议使用光导纤维水听器进行测量。在空化液体中，可能会记录到信号振幅的巨大变化，但是任何类型的压强探头都会发生这种情况。测试箱内气泡破裂可对纤维造成损害，对箱中的水进行除气可以减少这类情况，亦可提高设备性能。Zijlstra 等（2008）报道，添加少量的乙酸，可以减少空化和不同激发之间的差异。

Granz 等人（2004）提出了光斑水听器 (LSHD) 的概念，以替代 FOPH 中易碎的光导纤维。LSHD 原理同 FOPH 一致，但是，LSHD 的活动表面为玻璃块（厚度约 30 mm），因而可以承受更强的冲击波和空化作用。它与 FOPH 一样，反射光束的强度通过压强变化引起的水折射率变化进行调制。玻璃块的上表面必须与冲击波源的焦轴垂直对齐。

埃尔朗根大学的物理学家和西门子医疗有限公司（埃尔朗根，德国）的工程师共同开发了一种 LSHD，它由部分浸入水中的石英玻璃块和一侧聚

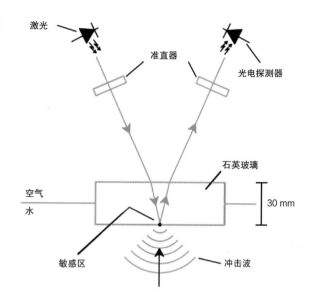

图 3.16 光斑水听器 (LSHD) 工作原理示意图

焦并反射的激光组成（图 3.16）。石英玻璃与水的良好黏附性防止了玻璃 - 水界面发生空化。半导体激光穿过光纤，通过透镜以大约 15° 的角度穿过玻璃块，到达玻璃块出口侧的光斑直径约 50 μm，也就是敏感区 (Ueberle et al，2011)。反射光通过第二块透镜聚焦并耦合到光电二极管中。该水听器符合 IEC 61846 标准，且被验证与 FOPH 一样精确。如遇到玻璃表面部分损坏的情况，只需将光点沿玻璃 - 水界面移动到未损坏的区域即可继续测量，与使用 FOPH 需要修复光纤相比，明显缩短了测量时间。使用 FOPH 和 LSHD 对冲击波碎石的波源进行比较，结果表明，在高能环境下，LSHD 的峰值负压更高，这可能是由于石英玻璃对水有强烈的黏附性，并且在低能和高能设置下的峰值正压一致性良好 (Smith et al，2012)。采用 Rad 等人提出的后处理技术，LSHD 对高压的测量结果也更为可靠。使用 LSHD 时的不便之处在于，总是需要将其放置在水面上，而冲击波源必须置于水槽的底部，即冲击波束必须垂直作用于水听器上。另一个缺点是上升的气泡可能会被玻璃块吸附并产生干扰。此外，如果需要沿垂直方向（z 轴）进行压强测量，则必须调整水位。

上述水听器虽可以记录弹道压力脉冲源发出的压力波形，但仍需要标准化的方法。Ueberle 和 Rad 在 2012 年开发了一种无水装置来记录弹道冲击波源产生的压力波形，该方法可用于服务和生产过程中的质量控制。治疗探头通过 5 mm 硅层耦合到压力传感器。在商用弹道冲击波源上使用该系统，当以高于 2 Hz 的频率产生前 10 ~ 20 个脉冲时，系统具有很大的输出变化。通过比较水下压强测量和干性压强测量的结果，证明该实验装置是量化弹道压力脉冲源的一种可靠的解决方案。通过改变装置的脉冲频率和气压，就可以像在水中一样精确地记录压力波形。此外，因为不接触水，该装置可避免空化现象。

压强测量和压强场可视化对压力波源的评估都大有益处。冲击波传播和气泡动力学可以使用光学技术进行可视化，例如纹影摄影（Kolacek et al，1988；Carnell et al，1995a，b；Settles，2001；Yamamoto et al，2014），结合阴影成像的高速光弹技术（Xi et al，2000；Xi et al，2001；Zhou et al，2003；Oshita et al，2012），全息干涉计量学（Takayama，1983；Hosseini et al，2004）和面向背景的纹影技术（Yamamoto et al，2015）。例如，图 3.17 显示了一个暴露在水下冲击波中的小丙烯酸圆柱体的与光弹性应力成像相结合的纹影照片序列。之所以选择 20 mm 直径的圆柱体，就是考虑它与肾结石大小相当。电磁冲击波源（Storz Medical AG）产生的峰值正压约为 70 MPa 的水下冲击波从图像顶部撞击圆柱体。一旦冲击波接近圆柱体，其内部就会出现应力（图 3.17b）。冲击波通过后产生的小气泡在所有图像中都可显示为黑点。图 3.17g 和 h 中可见的白色细圆圈即为气泡破裂后产生的球形二次冲击波。典型的色纹图像见图 3.18。该图中正负压强变化以不同的颜色显示，以便于理解。空化气泡在原始冲击波通过后产生二次冲击波，该冲击波从图像的底部传播到图像的顶部。

被动空化探测（PCD）是一种研究冲击波源焦点研究气泡动力学的常用方法（Coleman et al，1996；Bailey，1997b；Cunningham et al，2001；Bailey et al，2005；Chitnis et al，2006；Tu et al，2007；Collin et al，2011；Wan et al，2015）。超声波传感器可以在不干扰空化场本身的情况下记录空化产生的声发射，然后对接收到的信号进行处理，以获得不同类型空化的频率分量。聚焦式和非聚焦式 PCD 都很实用。聚焦式探测系统记录的冲击波源聚焦带空间特异性和敏感度都很高，非聚焦式探测的空间特异性和灵敏度相对较低，但可以从较大体积的空化场发送信息。

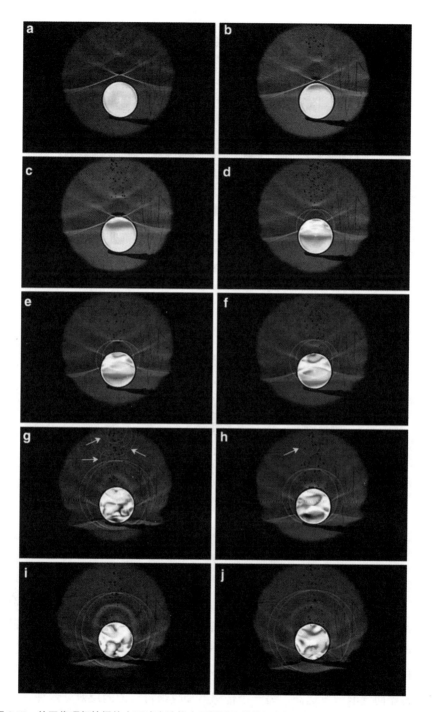

图 3.17　从图像顶部拍摄的水下冲击波撞击丙烯酸圆柱体 (直径 20 mm) 的照片序列，显示了不同相位的反射波。不同的色彩显示圆柱体内部的应力模式。在图像 (g) 和 (h) 中可以观察到冲击波引起气泡破裂而产生的第二冲击波（箭头示）。空化气泡用黑点区分。技术：纹影结合光弹应力成像 (照片来源：瑞士特格维伦 Storz Medical AG 的 O. Wess 和 J. Mayer)

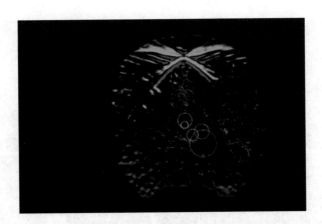

图 3.18　冲击波聚焦在电磁冲击波源焦点附近，在水中产生空化作用。破裂的气泡（下部）会产生第二球面冲击波（圆圈示）。技术：彩色纹影。红色示正压梯度，绿色示负压梯度（摄影：O. Wess 和 J. Mayer，Storz Medical AG，特格维伦，瑞士）

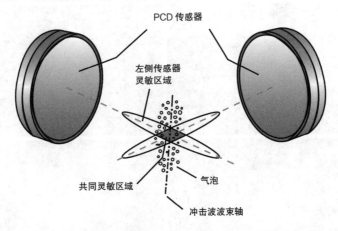

图 3.19　双被动空化探测器示意图，该探测器用于记录水下冲击波源聚焦区域产生的空化声发射。改编自 Cleveland 等人（2000 b）。

其他研究者（Cleveland et al，2000 b）使用了所谓的双被动空化检测设备（DPCD），即两个近乎正交的聚焦传感器来定位空化事件。这种装置的优点是，产生的灵敏体积很小（几个立方毫米），并且两个探测器可同时捕获该灵敏体积内的气泡发出的信号（图 3.19）。还有一种方法是使用一个传感器向气泡云发送波，另一个传感器接收来自气泡的反射，这种方法被称为主动空化探测（ACD），已经过测试被用于研究生物医学中的气泡动力学（wan et al，2015）。空化探测的一个有趣特征是可对体内气泡活动进行记录。

第4章
冲击波与物质的相互作用

4.1 引言

  冲击波与物质的相互作用是一个广阔的、涉及多学科的领域,尽管在理解所涉及的现象方面已取得了长足的进步,但仍有许多问题需要解答。这里讨论的几个主题普遍被作为仅涉及该特定主题的书名。本章是为各个学科的大学生、院士和科学家而写的,因此,笔者会尽可能地少使用术语,虽然可能某些词汇或方程式并不是对所有读者来说都浅显易懂,但这不会妨碍读者理解主要概念。文中将就相关主题关主题为读者进行概述,但不会像教科书一样逐步解释,同时文中还会纳入一些非常规设计和研究结果来丰富全书内容。与本书主旨最相关的是泌尿系碎石机制,以及压力脉冲对暴露于其中的·骨结构和软组织的影响。在生物医学应用方面,冲击波通过时产生的次级效应比冲击波本身带来直接影响更为重要。冲击波介导的细胞转染、微生物的基因转化以及冲击波的杀菌作用将在第7章中讨论,虽然这些主题也会涉及冲击波与物质(细胞)的相互作用。

  在体外冲击波碎石术(SWL)出现的前几年,关于冲击波与尿路结石和活体组织相互作用的研究很少。令人惊讶的是,甚至在临床上引进 HM3 碎石机(Dornier MedTech GmbH,韦斯林,德国)的多年后,还没有完整的相关解释。现今,人们普遍认为碎石的主要机制是散裂、空化效应、周向压缩、应力效应、疲劳效应、超聚焦,这些机制协同而非独立发挥作用(Zhou et al,2004a, b),其中一部分在治疗开始时发挥重要作用,而另一部分在接下来的过程中更重要。

研究体外冲击波疗法（ESWT）治疗期间冲击波和径向压力波与生物组织的相互作用是一项不小的挑战。不同的压力波形会产生不同的生物应答，使得情况更加复杂，所涉及的现象还需要进行基础研究才能更好地解释。冲击波引起的组织损伤是复杂的物理和生化机制共同作用的结果，重要的是，如果使用不当，冲击波或压力脉冲源都可能导致严重伤害。本书中不包括压力波与物质相互作用的详细分析，仅讨论一小部分已发表的研究。某些特定的冲击波和径向压力波对组织的影响将在第 6 章中讨论。

4.2　传播和衰减

机械波，诸如声波、地震波、超声波以及冲击波都有一个源，能产生扰动，且是能量转移的一种方式。通常，机械波通过介质交替压缩扩张传播，影响分子的压强、密度和速度。传递给介质的部分能量被转换，从而产生分子的振动，并扩散到整个介质。初始能量是在分子间转移的，所有的机械振动都基于分子间力提供的恢复力。为了发出周期波，振动源必须以特定的频率振动，例如众所周知的谐波，就是振幅恒定的正弦波。机械波可以是横向的也可以是纵向的，如果干扰垂直于传播方向，则波为横波。某些类型的横波被称为剪切波，剪切波仅通过固体传播，因为液体和气体中分子之间的相互作用太弱，无法传播剪切力。纵向波产生于与其传播方向平行的干扰。声波和冲击波是纵波，即可在所有状态的物质中传播的密度变化。每种冲击波都会引起介质压缩和膨胀（疏松），从而改变介质密度。

与谐波声波相反，冲击波是非连续的尖波，由于能量在几微秒内在相对较小的空间内释放，冲击波通过时，压强、密度、温度、熵（衡量系统无序性的指标）和粒子速度（分子的速度）会突然改变。这是一个不可逆的过程，且根据热力学第二定律，通过冲击波阵面后熵会增加。

所有状态的物质中都观察到了冲击波的存在（Ben-Dor et al，2001）。声压 p（由波引起的压强变化）、波通过后产生的密度变化 ρ 和声波通过介质的声速 c_0 根据以下方程式相互关联（Cleveland et al，2007）：

$$p = \rho c_0^2。 \tag{4.1}$$

p 和 ρ 实际上随波的传播而变化。高振幅的压力脉冲,例如冲击波,会出现所谓的非线性效应(图 4.1)。由于波的速度随着压强的升高而增加,因此低压下的子波运动速度要比高压下的子波慢。如果初始压强差足够高,

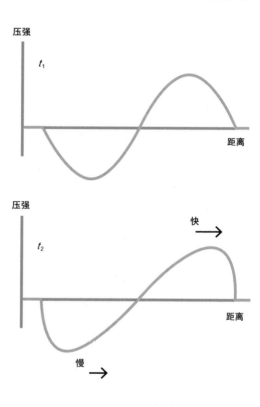

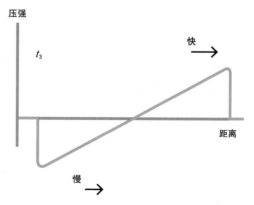

图 4.1 压力波通过介质从左向右传播的三个时刻 t_1,t_2 和 t_3 的非线性失真。波峰传播快于波谷导致波形扭曲且波前斜率变大,在 t_3 时,斜率将变为无穷大,但是,能量吸收会阻止波像水波一样爆发。波到达斜率几乎无限大的瞬间所需的距离称为冲击形成距离

波峰会呈锯齿状，并且压力脉冲会转换为冲击波，也就是说，当压强曲线不再累积时，压缩脉冲会转换为冲击波，此时，斜率几乎是无穷大。但是，由于能量吸收也趋向于无穷大，因此波不会像水波那样"破裂"。一方面，非线性效应使冲击波变陡；另一方面，能量吸收（热黏性效应）使它们趋于平滑，因此斜率将保持近乎无穷大，直到波峰不再传递任何能量为止。冲击波的厚度与振幅成反比，只要非线性效应和能量吸收之间保持平衡，就可以认为冲击波的强度是固定的。通过冲击波源的焦点后，冲击波就会发散，振幅减小。

机械波的传播速度取决于多个因素，其中最重要的是介质的弹性、密度和温度。由于固体中分子之间的引力高于液体，因此波在固体中的传播速度比液体中快。随着温度的升高，波的传播速度也会增加，因为在较高的温度下，分子移动速度更快，彼此之间碰撞的频率更高。液体中机械波的传播速度取决于体积模量（4.5 节），即介质的弹性特性和密度（介质的惯性特性）。

临床冲击波发生器可以在换能器释放能量后立即产生冲击波（类似电液波源和微爆炸波源），或者通过非线性失真（例如自动聚焦的压电波源或电磁冲击波源）在压强作用下产生向焦点传播的冲击波脉冲（第 5 章）。在使用声透镜聚焦能量的电磁源中，能量通过透镜后会形成冲击波阵面。所有冲击波源都会在三维空间里生成压强场，这些压强场可以通过记录该场中不同位置的压强曲线来表示（图 3.3）。在生物医学应用领域，冲击波通常在流体介质（通常是脱气的水）中产生，通过开放水浴、耦合垫或耦合凝胶的方式实现向生物组织的传播。

压强测量结果表明，冲击波的分布受组织影响不大，体内波形与体外记录的波形类似，但在碎石机的焦点处正压强变化幅度减小了约 $20\% \sim 30\%$（Delius et al, 1987; Cleveland et al, 1998）。在软组织中，径向压力波的压强和能流密度（EFD）迅速减小，这与压强和能量衰减相对较小的聚焦冲击波恰恰相反。

当冲击波通过介质传播时，高频分量比低频分量衰减大，降低的压强可以用下面的等式估算

$$p = p_0 \mathrm{e}^{-bdf^m}, \tag{4.2}$$

其中 p_0 代表初始压强变化幅度，d 是深度（以 cm 为单位），b 和 m 是常数，f 是频率。大多数生物组织的 m 值介于 1 和 2 之间。与医用超声波相比，冲击波的一个优势是它们的频谱包含较低的频率（主要能量分量约为 500 kHz），因此，冲击波的穿透力相对较高。然而，与冲击波阵面相关的高频比拉伸相的低频分量衰减得更快，因此正压峰值比冲击波的拉伸相衰减得更快。压力波穿过冲击波源的膜而导致的能量衰减很少，但在临床实践中，膜的皱褶和冲击波在缓冲垫和患者之间的气泡处的反射可能会显著影响冲击波的传播（Jainf et al，2007；Neucks et al，2008；Bohris et al，2012）。这部分内容将在 5.6.8 节中阐释。

　一些数值模型已被用来模拟临床设备产生的冲击波的传播（Krimmel 2010），这是一项巨大的挑战，因为冲击波是非线性的，且不易用有限元技术建模。最初，大多数模型都是为模拟 Dornier HM3 碎石机中冲击波的传播而建立的，基于二维 Khokhlov-Zabolotskaya-Kuznetsov（KZK）方程的模型已成功预测了临床冲击波源产生的压强场（Averkiou et al，1999）。KZK 方程考虑到了非线性、衍射和吸收等因素，也与压强测量的结果相吻合。其他作者（Zhou et al，2006）应用压强测量数据扩展了该方法，引入了所谓的等效反射器的概念。欧拉方程也被用以对冲击波传播进行建模（Tanguay et al，2001，2003），Ginter 等人（2002）开发了一个非线性的全波计算模型来进行场量预测并报告了两种冲击波源的结果，这两种冲击波源分别是由 Richard Wolf GmbH（克尼特林根，德国）制造的自聚焦压电换能器（5.4.1 节）和 Storz Medical AG（特格维伦，瑞士）制造的圆柱形带有抛物面反射器的电磁换能器（5.3.2 节）。分析比较溶液和压强测量值，两者显示出良好的一致性，它们的非线性模型（包括冲击波的非线性陡化和传播）基于理想流体的流体动力学通用方程，可用于研究治疗性冲击波源。Zhang 等人（2009）通过求解守恒形式的轴对称欧拉方程开发出了一个精确的模型，可模拟压电体外碎石机产生的冲击波的传播，证实了焦点的位置（3.4 节）与几何焦点不同。Fagnan（2010）使用高分辨率有限体积方法，通过求解流体中的拉格朗日形式的等熵欧拉方程和骨骼中的线性弹性，研究了 ESWT 中的冲击波传播，该模拟的一个有趣的特征是求解了一个三维方程组，并且可以处理复杂几何形状的骨骼内产生的切应力。

4.3　反射和折射

　　像其他压缩波一样，冲击波在经过声学特性有变化的声学界面时可能会发生反射、折射、衍射和散射。与本书内容相关的是冲击波在刚性壁上和在自由边界处的反射。声阻抗相似的边界（例如水和软组织的边界）对冲击波的影响很小，即水下冲击波可以在能量损失很小的情况下耦合到患者体内，因为水和软组织的声学特性相似。然而，诸如气泡之类的低密度腔会阻碍冲击波的通过。

　　当冲击波击中金属反射器、声学透镜或遇到患者体内的空气腔、肾结石或骨性结构时，一部分被反射，一部分被折射。当冲击波通过边界时，其速度发生变化并发生折射，从而改变传播方向。声阻抗差异巨大的界面有软组织-尿路结石或软组织-肺腔边界，空气和生物组织之间密度的巨大差异是生物医学应用在液体中发出冲击波的原因之一。

　　几何声学定律表明入射波的入射角等于反射角，但仅在低压环境中适用（Whitham，1959）。对于撞击在金属反射器上的水下冲击波，反射角大于入射角（Müller，1987），且这种差异会随着入射角的增加而增大。图 4.2 显示，在反射器的最深处，入射角几乎等于反射角：但对于到达反

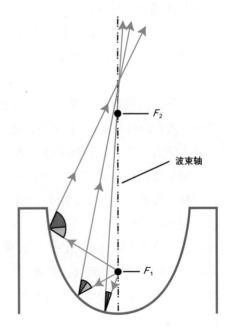

F_2

波束轴

F_1

图 4.2　椭球面反射器的示意图表明，入射角越大，反射冲击波阵面的角度会增大。射线垂直于入射和反射的冲击波阵面。为清楚起见，图中放大了入射角和反射角之间的差异

射器上部的射线，反射角会增加，从而阻碍它们到达 F_2。在大多数用于生物医学领域的冲击波源中，这种影响很小，且在 F_2 附近聚焦的冲击波接近波束轴处的能量密度更高，足以补偿。因此，此区域中压力和速度增加，能使靠近轴的冲击波阵面变平。这种现象使聚焦带移向反射器，反射器下部产生的波沿其表面传播到上边界可能会引起严重的干扰，在选择材料和设计应用于电液冲击波发生器的反射器的形状时这一点应纳入考虑（Wess，1984）。

当压力脉冲从等渗溶液、尿液或组织等声阻抗低（对电导率有抵抗力）的介质进入声阻抗高的介质（肾结石或骨头）时，传输能量低于入射能量，但是，透射波的压强变化幅度比入射波的大。正如预期的那样，声阻抗高的肾结石能比声阻抗低的肾结石更好地反射入射波（Bhatta et al，1989）。

在声阻抗为 Z_1 的介质和声阻抗为 Z_2 的介质间，声波的反射系数 R 和透射系数 T 为

$$R = \frac{p_r}{p_i} = \frac{Z_2 - Z_1}{Z_2 + Z_1}, \tag{4.3}$$

和

$$T = \frac{p_t}{p_i} = \frac{2Z_2}{Z_2 + Z_1}, \tag{4.4}$$

其中 p_i、p_r 和 p_t 代表入射波、反射波和透射波的压强变化幅度。这些简单的方程式仅对法线入射有效，如果在特殊情况下，波的传播方向与界面垂直时，强度反射系数 R_I 和强度透射系数 T_I 定义为：

$$R_I = \frac{I_r}{I_i} = \frac{(Z_2 - Z_1)^2}{(Z_2 + Z_1)^2}, \tag{4.5}$$

和

$$T_I = \frac{I_t}{I_i} = \frac{4Z_2 Z_1}{(Z_2 + Z_1)^2}, \tag{4.6}$$

其中 I_i、I_r 和 I_r 代表入射、反射和透射强度。交界处入射波强度（I_i）的绝对值等于透射波强度 I_t 与反射波强度 I_r 之和。根据等式（4.3）—

（4.6），当声波从低声阻抗介质传播到高声阻抗介质（$Z_1 < Z_2$），例如从组织（$Z \approx 1.6 \times 10^6 \, \text{kg} \cdot \text{m}^{-2} \cdot \text{s}^{-1}$）进入皮质骨（大多数骨骼的外壳 $Z \approx 5.9 \times 10^6 \, \text{kg} \cdot \text{m}^{-2} \cdot \text{s}^{-1}$），透射波的压强变化幅度大于入射波的压强变化幅度，但是透射波的强度小于入射波的强度。如果波从高声阻抗区域传播到低声阻抗区域，例如波从肾结石的背面（Z 在 $2 \times 10^6 \sim 5 \times 10^6 \, \text{kg} \cdot \text{m}^{-2} \cdot \text{s}^{-1}$）进入软组织或尿液（$Z \approx 1.4 \times 10^6 \, \text{kg} \cdot \text{m}^{-2} \cdot \text{s}^{-1}$），则传输波的压强变化幅度小于入射波的压强变化幅度。关于冲击波反射的进一步讨论可以参考文献（Blackstock，2000；Ben-Dor et al，2001；Eliasson，2007）。

等式 4.4 也可用于计算测试瓶传递的压强，这对于细胞悬浮液的体外冲击波暴露非常重要（第 7 章）。此外，用于体外实验的测试瓶的设计对模拟体内条件也非常重要，有助于更好地理解压力波的刺激如何转换为生物细胞信号（Holfeld et al，2014a）。通常，交界处传输的压强 p_t 等于入射压强 p_i 乘以传输系数 T。对于暴露于水下冲击波的测试瓶，冲击波将通过两个界面——水（W）-容器（C）界面以及容器-水（细胞悬浮液）界面，通过两个界面传输的压强可以通过以下公式获得（Dietz Laursonn et al，2016）：

$$p_t = p_i \frac{4 Z_\text{W} Z_\text{C}}{(Z_\text{W} + Z_\text{C})^2} \, 。 \tag{4.7}$$

4.4　衍射

指向大小等于或小于其波长口径的声波可能会出现在不同的方向，这种被称为衍射的现象在光波中也会出现。然而，声波的波长与我们日常生活中许多物体的尺寸类似，因此声波的衍射更加频繁，同时声波也可以转弯。衍射会产生雪茄状的聚焦带，是阻止冲击波聚焦到某一点的原因之一（Cleveland et al，2007）。

在设计冲击波源时应考虑到衍射效应。例如，调整电液碎石机（5.2.1 节）的反射器孔处的衍射波会改变到达聚焦带的压力波形。Zhou（2012）在 Dornier HM3 反射器的外部安装了一个扩展板来干扰衍射波（图 4.3），该设备由八个波状泡沫制成的梯形部分组成，再附着到一块有机玻璃支持板上。选择泡沫是因为它是一种吸声材料。用光点水听器进行压强测量（3.6节）显示，峰值正压（p^+）和 -6 dB 聚焦带没有变化，但是，安装边缘扩展器后，拉力波的持续时间大大缩短，最终减少了冲击波引起的空化，被动空化检测也验证了这一点。我们比较了在有扩展器和无扩展器的条件下，冲击波对纤维素中空纤维制成的血管模型造成的损伤。用未安装扩展器的反射器破坏血管模型，在 20 kV 的放电电压下（80 nF 电容），需要约 30次冲击波以造成损伤；安装边缘扩展器后，相同电压下 300 次冲击波未造成任何损坏。无论有无边缘扩展器，体外肾结石模型破碎效率均相当。

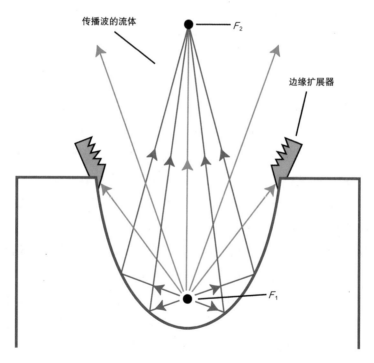

图 4.3　如 Zhou（2012）提出的，射线指示电液冲击波发生器中聚焦冲击波的方向。该 Dornier HM3 冲击波发生器的反射器上安装有由吸声材料制成的边缘扩展器，该设备由 8 个梯形部件组成

4.5 压缩、撕裂和剪切力

所有材料都有一定程度的弹性，外力作用才能改变它们的形状，但内力会抵抗变形。在脆性断裂过程中，物体在破裂之前只吸收很少的能量。与此相反，韧性断裂涉及塑性变形，例如，胆结石相对易延展，并可通过塑性变形吸收冲击波能量。这就是为什么与肾结石相比，SWL 治疗胆结石效果较差的原因之一（Maglinte et al，1991）。

在研究固体变形时，有两个重要的概念：应力（单位横截面积上作用于对象的力）和应变（施加应力后物体变形的程度）。物体上施加的应力超过某个阈值时，物体就会破裂，但是，如果施加的应力不大，则应变将会与应力成正比。应力与应变之比称为弹性模量，它取决于材料的特性以及施加应力的方式。固体对其长度变化的机械抵抗力通过杨氏模量测定，即拉伸应力与拉伸应变之比。物体对切应变的抵抗力由剪切模量确定，剪切模量定义为剪切应力与剪切应变之比。物体对体积变化的抵抗力通过体积模量，即体积应力除以体积应变来测量。机械波在固体内的传播速度受体积模量的影响，但有时也可用体积柔量，即体积模量的倒数来替代。

泌尿系结石 SWL 结局的变异性很高，原因之一是碎石取决于结石的大小、方向、形状、化学成分和内部结构。肾结石的形状和特性多种多样（Singh et al，1990）。它们可能由尿酸、胱氨酸钙、一水合草酸盐和二水合草酸盐、磷酸氢钙或磷酸氢镁铵（MAPH）组成，每个泌尿系结石都有独特的形状、组成和晶体结构。含有磷酸钙或草酸钙的结石很常见，尿酸和胱氨酸结石出现概率较低。由尿液析出的晶体构成的结石通常较脆弱，它们通过有机物沉积结合在一起，积聚在肾脏内面。具有不均质的层状结构的结石比均质结石更易碎，而感染性结石通常与尿路感染相关。

由于泌尿系结石的物理和化学性质差异很大（图 4.4），因此标准化的肾结石模型在体外和体内研究中非常重要（图 4.5）。特定冲击波碎石机的碎裂效率采用多种石材模型来描述。不同的材料，例如熟石膏、石膏、Vel-mix 石材（Kerr Division of Syborn Corp.，罗穆卢斯，密歇根州，美国）和各种陶瓷已被用于制造人造结石（Vakil，1991；Favela et al，2005；McAteer et al，2005b；Gutiérrez-Aceves et al，2006；Hurtado et al，2007；Gutiérrez et al，2008；Nyame et al，2015）。还制造

图 4.4 泌尿系结石，显示结石的形状和成分的多样性。（图源：A. Sánchez）

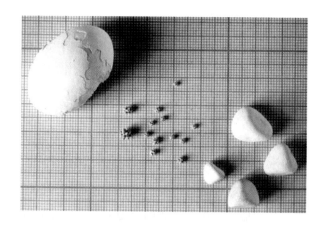

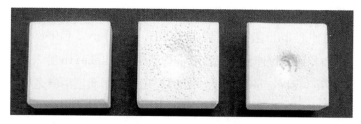

图 4.5 三个（30 mm×30 mm×14.3 mm）AST 110 结石模型（High Medical Technologies，克罗伊茨林根，瑞士）承受冲击波之前（左）和暴露于电液（中）与压电冲击波源（右）产生的500 次水下冲击波之后的照片

了由尿酸、胱氨酸、草酸钙、磷酸氢钙和磷灰石构成的结石模型，其致密中心被均质基质包围，并用螺旋计算机断层扫描（CT）测试了其衰减系数（Bachmann et al，2000）。Nyame 及其同事（2015）描述了用于测试 SWL 的冲击波源的模型，强调了不同的制造方法。

在体外碎石过程中，不仅要考虑结石的结构，结石的方位也会影响碎石机制（Cleveland et al，2005）。在 SWL 早期，p^+ 被认为是结石崩解的最重要参数，传入结石中的正压力脉冲的振幅与治疗效果相关。然而体外实验表明，其他参数对结石崩解的影响更大。根据 Whelan 和 Finlayson 的文章，肾结石可抵抗高达 18 MPa 的压强（Whelan et al，1988），Wang 等人（2002c）报道，尿路结石的抗压强度约为 3.2～6.2 MPa。

虽然水仅传播纵波，但在体外碎石的过程中，在结石内部不仅观察到了纵波也观察到了横波。SWL 开始时，结石内部的压强变化会产生拉伸应力和剪切力，剪切力可使尿路结石分层，在应力超过阈值的地方会出现

第一道裂缝，尿路结石受压缩和拉伸会导致微型裂缝扩张和内聚力丧失
（Lokhandwalla et al，2000），结石内部冲击波的反射也促进小裂缝产生。
当这些裂缝充满液体（尿液）时，空化作用（4.7节）会促进结石从内部
开始崩解（Sass et al，1991），应力波导致结石破裂主要发生在治疗开
始时，而空化作用则在其余阶段起作用（Zhu et al，2002）。

研究人员用数值模拟法和高速光测弹性法研究了 SWL 期间肾结石中的
弹性波传播和裂纹萌生（Cleveland et al，2005；Sapozhnikov et al，
2007；Wijerathne et al，2010）。Xi 等（2001）发表了冲击波暴露期间
在环氧树脂样品中观察到的应力波图像，并分析了熟石膏石像中的裂缝性
状后得出结论，横波是裂缝形成的原因。Kredrinskii（1997）用数学模型
表明，聚焦拉伸而非压缩波时可以实现碎石。Cathignol（1998）也报告说，
与常规冲击波相比，拉伸波加正压脉冲碎石更有效。Lewin 等人（1990）、
Bailey（1997a）和 Carnell 等人（1997）还研究了负压后继之以正压（泄
压冲击波）的影响，据 Evan 等人（2002）报道，这种类型的冲击波几乎不
会造成组织损伤。

4.6 霍普金森效应

因为大多数泌尿系结石是由脆性材质构成，比起张力，它们对压力的
承受能力更强。最初的压缩冲击脉冲转换为结石内部的反射拉伸波后，结
石更易发生断裂。如果冲击波撞击到声学柔性界面上，例如从高阻抗介质
（结石）传播到低阻抗区域（尿液或软组织），两者之间的边界处会反射
出大量能量，反射波拉伸，即高振幅负压脉冲沿与原始入射冲击波相反的
方向传播（图4.6）。根据声学定律，如果第二介质的声阻抗低于第一介
质的声阻抗，则正压脉冲被反射后会变为负压，入射波和反射波相叠加，
并且两个波的净效应足够在解理平面处拉伸产生裂缝，例如成核作用和微
裂缝的形成共同导致结石分解。垂直入射平坦的声学柔性界面时（可能发
生在肾结石模型中），破裂面与冲击波传播方向正交，这种现象被称为散
裂或霍普金森效应（Hopkinson，1914；Häusler，1985；Whelan et al，
1988；Delius et al，1988c；Xi et al，2001；Gama et al，2004；

图 4.6 冲击波暴露期间尿路结石散裂（霍普金森效应）示意图。通过叠加入射波和反射波，使结石远端附近产生劈理面。在实际情况下，压力波的形状和振幅都会变化

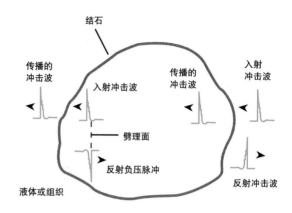

Sapozhnikov et al，2007）。霍普金森效应是 SWL 初期的重要碎石机制，也可能在结石内部界面，即结石内部的细小裂缝和充满流体的空腔中发生。图 4.7 是暴露于冲击波之前和之后的圆柱形肾结石模型的照片，在图 4.7b 中可以看到位于结石的后侧（冲击波出口侧）的典型散裂现象。

存在一个发生散裂的最小结石尺寸（Xi et al，2001），一旦碎片小于此，其他机制例如声空化（4.7 节）将继续粉碎它们。结石远端表面与散裂碎片之间的距离取决于其密度和压力波形，结石越坚硬产生的碎片越大，冲击波作用时间越短产生的碎片越小。Cleveland 等人（2002）报道，当碎片直径变成 3 ～ 4 mm 时，散裂将不再发生。但是，这也取决于结石的形状和冲击波的入射角。正压峰值高会产生强烈的散裂效果。而骨性结构不像泌尿系结石一样易碎，所以其抗散裂能力更强（将在 4.13 节中讨论）。

4.7 声空化

沸腾或空化可在液体中形成气泡。空化的定义是在温度无明显变化的情况下将液体的压强降低到阈值以下而使液体内部出现结构断裂的过程，而沸腾是在压力无明显变化的情况下通过升高液体的温度来使液体内部出现结构断裂的过程。液体高速流动会产生空化现象，一般情况下伴随大量气泡生成和塌陷。

声空化是声波驱动的液体中气泡的生长和破裂。负压阶段使气泡增长，而静水压和正压会导致惯性塌陷。

图 4.7 (a) 完整的肾结石模型的照片，用于研究体外碎石机制并评估冲击波源的性能。(b) 体外暴露于水下冲击波后，如 (a) 所示的结石模型靠冲击波出口一侧出现散裂

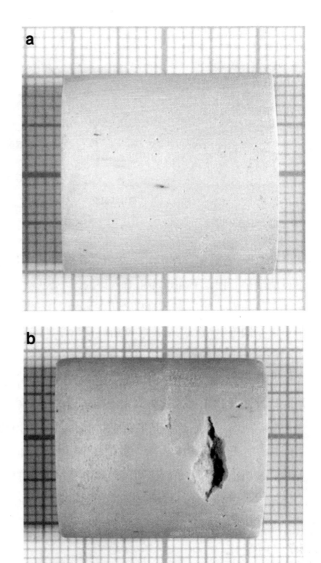

　　瞬态空化会腐蚀船舶的螺旋桨、液压设备、燃油喷嘴、阀门和溢洪道（Blake et al，1987）。当然它也有一些有利的用途，例如超声清洗、药物运输入胞和组织损毁术分解。在空化组织损毁术中，短压力脉冲能在换能器焦点处维持一团小气泡，将组织分解成亚微米级的碎片（Xu et al，2004；Parsons et al，2006a；Maxwell et al，2012；Simon et al，2012；Vlaisavljevich et al，2014）。生物医学应用中不会发生稳定空

化，比如在充满液体的烧瓶内的声场中发生的气泡振荡（Gaitan et al，1992；Leighton，1994；Brennen，1995）。在这种情况下，气泡悬浮在脱气的流体中并在驻波场的波腹中振荡。每次塌陷时，气泡都会发出短暂的闪光和压力脉冲。与瞬态空化相反，该现象具有高度可重复性，气泡不会破裂，且该过程可同步重复。

由于大多数液体中都存在成核位点，因此空化阈值通常比理论预测的小得多。在生物医学应用中，空化现象发生通常不是因为液体分子会破裂，而是由于液体中含有容易发生空化现象的成核位点，即容易产生气穴的地方。只要张力大于相对静压力和表面张力，流体中的气泡就会增长。径向压力波和聚焦冲击波都可能发生声空化，该现象已被深入研究并应用于体内外碎石，以及促进药物和遗传物质的传递。它还涉及对组织、细胞和微生物的期望与非期望作用（Crum，1979，1988；Crum et al，1986；Coleman et al，1987a；Fischer et al，1988；Vogel et al，1988；Church，1989；Delius et al，1990a，1998；Field，1991；Choi et al，1993；Vakil et al，1993；Rink et al，1994；Brennen，1995；Delacrétaz et al，1995；Wiksell et al，1995；Leighton，1994；Bailey，1997b；Lifshitz et al，1997；Zhong et al，1997b，1999a；Evan et al，1998a；Williams et al，1999；Young，1999；Zhu et al，1999；Carstensen et al，2000；Akhatov et al，2001；Sokolov et al，2001；Zhu et al，2002；Pishchalnikov et al，2003；Arora et al，2005；Bailey et al，2005；Chitnis et al，2006；Iloreta et al，2007；Klaseboer et al，2007；Tu et al，2007；Johnsen et al，2008；Chen et al，2010；Loske，2010；Kreider et al，2011b；Zhong，2013；Angstman et al，2015；Császár et al，2015；Lukes et al，2016；Wan et al，2015）。

当冲击波的正压分量到达时，冲击波源焦点附近原有的气泡会被压缩，在这种称为强制塌陷的快速压缩过程中，气泡内部的压强会急剧增加。冲击波通过后，压缩的气泡内部的极高压强和冲击波的后张相会促使气泡快速增长，迫使每个气泡周围的液体向外流动。每个气泡的回弹会向周围液体释放强大的瞬间压强，该压强会发展成冲击波阵面。随着气泡体积的增加，气泡内部的压强会降低，直到它们开始剧烈的惯性塌陷。某些情况下，气泡塌陷时会产生高速流体微射流和二次冲击波。在生物医学应用中，由冲击波引发的气泡会在大约 200～700 μs 后膨胀破裂（Kodama et al，2000；Evan et al，2002；Bailey et al，2005）。虽然已使用高速相机分析气泡动力学，但由于对它们出现的确切地点缺乏了解，记录工作很困难。一篇 1940 年代发表的文章曾提出气泡塌陷过程中的液体喷射排放（Kornfeld et al，1944），然而首次研究在固体边界附近塌陷的水下气泡中超声微射流形成的人是 Naudé 和 Ellis（1961）。

气泡越大，塌陷越剧烈。气泡的动力学特性取决于几个因素：驱动压力波形、溶解气体的含量、蒸气压、黏度、表面张力、液体温度以及充当空化核的气体微泡或微小固体内核微气泡的存在。随着流体黏度的增加，空化发生减少。在较高的温度下，黏度降低，气泡更容易形成，但是，由于气泡内部的蒸气压较高，气泡塌陷的剧烈程度减小。气泡的塌陷还取决于与固体边界的接近程度（Church，1989）。在自来水中，气泡的标准半径大约为 3 μm，而在尿液中气泡标准半径大约为 1 μm～1 mm。图 4.8 中以 Gilmore-Akulichev 方程建模，显示了水中单个球形气泡在典型碎石机冲击波作用下的动力学（de Icaza-Herrera et al，2015）。

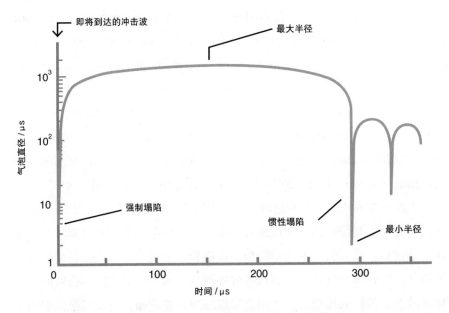

图 4.8　水中气泡接受碎石机冲击波（p^+ = 100 MPa）后半径（初始半径 R_0 = 0.07 mm）变化的数值模拟图。在气泡突然强制塌陷后紧接着膨胀和第二次塌陷，第二次塌陷发生在冲击波到达的 t = 0 后约 290 μs 处。气泡体积会多次反弹（未完全显示）直至达到平衡。（由 M. de Icaza-Herrera 提供）

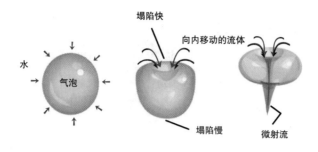

图4.9 冲击波通过后，微气泡在水中塌陷并发出微射流的示意图。因为交界面（未显示）靠近气泡的底部，所以气泡从顶部渐渐凹陷，形成漏斗形的突起，并在边界方向上形成流体微射流。改编自 Wess（2004）

　　如果气泡在尿路结石之类的刚性边界附近膨胀，水流将改变其径向方向，使其沿着边界向外移动。气泡开始塌陷时，边界和气泡之间水的流速比气泡另一侧水的流速慢。边界处的压强下降更快，因为填充最初被气泡占据的空间的水流更少，这种压强差促使气泡向边界移动。边界引起的流动阻力导致气泡的塌陷是不对称的（图4.9）。气泡一侧流体的向内加速度比另一侧大得多，从而形成了穿过气泡向边界喷射的高速微流体射流（Lauterborn et al，1975；Shima et al，1977；Crum，1979，1988；Blake et al，1987；Coleman et al，1987a；Zhong et al，1993；Blake et al，1997；Lauterborn et al，1998；Philipp et al，1998；Brujan et al，2002，2008；Ohl et al，2003；Klaseboer et al，2007；Sapozhnikov et al，2007）。

　　向内移动的气泡壁与微射流之间的碰撞十分剧烈，以至于它能产生压强可高到达300 MPa 的二次冲击波。该冲击波有助于 SWL 期间结石的崩解，但其影响只局限在小距离范围内（Brujan et al，2008）。流体射流的半径通常约为气泡半径的十分之一（Kodama et al，1998）。图4.10展示了冲击波通过水下的一些有趣的细节，正压梯度显示为红色，负压梯度显示为绿色，冲击波从图像的底部传播到顶部，从而导致气泡增大和破裂。

　　Matula 等人（2002b）运用光散射技术对冲击波通过后的单个气泡的振荡进行了直接测量，在考虑蒸汽捕获的前提下，他们的数字模拟结果与观察结果十分吻合。发生蒸汽捕获是因为塌陷过于迅速，以至于气泡内的蒸汽没有足够的时间逸出，在某些情况下，蒸汽捕获可以防止气泡在塌陷

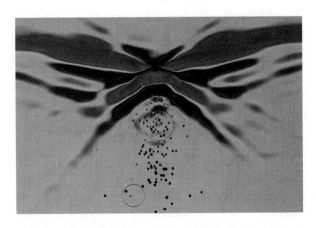

图 4.10 在水中聚焦的冲击波场的细节。负压区域产生了空化气泡（黑点），气泡增大并塌陷，辐射出球形冲击波。技术：彩色纹影光学。正压梯度以红色显示，负压梯度以绿色显示（摄影：O. Wess 和 J. Mayer, Stovz Medical AG, 特格维伦，瑞士）

时破裂。根据他们的研究结果，羟自由基的形成与气泡中捕获的水蒸气的量有关。

Chitnis 和 Cleveland（2006）测量了肾结石区域模型附近由碎石导致的气泡塌陷而引起的声发射，得出的结论是：在结石表面，微气泡坍塌会产生与入射冲击波相同数量级的峰值压。Philipp 等人（1993）运用高速摄影技术研究了水下冲击波诱导气泡塌陷过程中微射流的形成，并记录了冲击波源焦点处速度超过 70 m/s 的流体射流。他们的实验结果与 Gilmore 模型的计算结果非常吻合。微射流可能撞击相邻的空化气泡，从而使其塌陷得更快。根据冲击波的速率，下一次冲击波到达时，前一次冲击波空化作用所产生的核可能依然存在。图 4.11 显示了冲击波诱导的流体微射流在圆柱状肾结石模型上产生的点蚀。

空化是粉碎抗压和抗剪切力极强的尿路结石（例如胱氨酸、磷酸氢二钙二水合物或磷酸氢钙结石）的最重要的机制（Wang et al，1993）。图 4.5 显示了体外水下暴露于由电液和压电冲击波源产生的相同数量的冲击波后，矩形标准化肾结石模型产生的凹坑（第 5 章）。空化产生的凹坑在两种冲击波处理后的结石上都很明显，但凹坑的直径和深度不同。

在空化过程中，能量聚集到小区域会产生巨大的能量密度，进而产生自由基，同时产生超过 5 000 K 的温度（Morgan et al，1988）。这些小区域的特征是在很小的空间里有很高的温度和压强，并且通常不会影响整

图 4.11 图 4.7a 所示人造结石模型冲击波入口侧的照片，显示了体外暴露于水下冲击波后声空化引起的点蚀

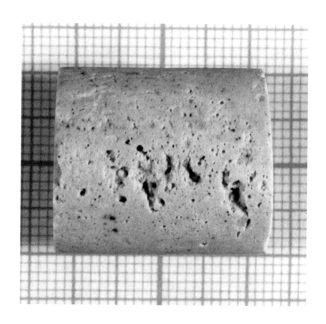

体温度。氧自由基可以使酶失活、DNA 降解并导致细胞凋亡。Choi 及其同事（1993）指出，在距气泡塌陷处约 2 mm 远的地方，释放的压强约为 100 MPa。

气泡塌陷引起的二次冲击波可以为 SWL 和 ESWT 过程中出现的某些现象做出解释。通过增加静水压或黏度，或通过改变压强分布来抑制声空化会显著降低碎石效率，这一事实证明了这一现象在 SWL 过程中的重要性（Bailey，1997b；Delius，1997；Vakil et al，1993；Xi et al，2000；Pearle，2002）。静水压增加时，由于气泡不能自由膨胀，空化现象会减少，体外实验也证明了这一点，通过施加过量静水压可减少悬浮液中红细胞的裂解（Williams Jr et al，2002）。

即使没有边界，气泡也可能不对称地塌陷。在这种情况下，流体微射流会沿着冲击波传播的方向发射，但是，只有非常靠近物体的气泡才能对物体造成损伤。这种现象被认为与体外细胞膜通透性有关（7.4—7.6 节）。

因为气泡塌陷引起损伤和粉碎结石的原理不同，所以原则上可以在提高碎石效率的同时减少组织损伤。空化诱导的微射流和二次冲击波被认为有助于 SWL 过程中结石的崩解，而小血管破裂是由管腔内空化泡的膨胀引起的（Zhong et al，2001a,b），微射流不太可能对小血管造成伤害，因为如果气泡尺寸过小，则能发出微射流的不对称气泡塌陷可能不会发生

（Philipp et al，1993）。如同本书5.5.3节中所述，Zhou等人（2004b）提倡使用改良的碎石机压力波形在不降低碎石能力的同时抑制管腔内气泡膨胀。

被限制在狭小空间内且无液体包绕的尿路结石较难粉碎，因为气泡的膨胀会受到周围组织的限制（Zhong et al，1998a），而且，软组织含有的空化核也比体液少（Carstensen et al，2000；Zhong et al，2001b；Freund，2008）。为了使空化作用能够损坏结石，结石表面至少有一部分必须暴露于流体（尿液、血液、生理盐水）中。SWL时，最好在结石周围创建一个充满流体的"膨胀室"。

我们使用聚焦被动接收器和B型超声获得了组织内空化的证据（Coleman et al，1996；Zhong et al，1997a，b）。Bailey及其同事（2005）报道了体内冲击波治疗期间肾实质中的空化现象，他们在不到100次的冲击波后检测到了肾脏内尿液中的空化现象。他们还报道了在治疗过程中气泡的数量会增加，并且如想在组织中观察到空化作用，需要十倍量的冲击波。这些实验是在没有肾结石的动物体内进行的，我们有理由相信结石碎片的存在将使更多的气泡成核。此外，悬浮颗粒上可能会出现微型气泡，当暴露于冲击波时，这些微气泡可以充当空化核。Borkent等人（2007）表明，疏水性和波纹状聚合物颗粒可增强空化作用，而光滑和亲水性的颗粒可降低空化作用。

SWL治疗开始时，原有的空化核几乎不产生气泡，随着治疗的进行，结石碎片和空化泡的残留物会提供越来越多的空化核。Cleveland等人（2000b）使用所谓的被动空化检测（PCD）来研究冲击波引起的气泡的生长和塌陷，如3.6节所述，该技术基于通过聚焦换能器记录来自流体中振荡气泡的微射流发射。Tu等人（2007）用B型超声研究了体外和体内冲击波引起的空化现象，分析了不同能量和速率的冲击波通过后的气泡动力学，如预期的那样，在更高的能量或速率下，可观察到较大的回声区域，即气泡活动增强。

几种数值模型已被提出以模拟生物医学应用中由冲击波源产生的气泡塌陷动力学（Church，1989；Ding et al，1996；Zhu et al，1999；Tanguay et al，2001，2003；Sapozhnikov et al，2002；Arora et al，2005；Brujan et al，2005，2011；Yang et al，2005；Klaseboer et al，2006；Liebler，2006；Klaseboer et al，2007；Turangan et al，2008；Johnsen

et al，2009；Canseco et al，2011；Kreider et al，2011a）。用于研究
生物医学应用中冲击波作用下的气泡动力学的两个常用的方程是瑞利－普莱
塞（Rayleigh-Plesset）方程和吉尔莫（Gilmore）方程（Plesset，1949；
Gilmore，1952；Plesset et al，1977；Prosperetti，1984）。Rayleigh-
Plesset 方程描述了不可压缩流体中自由气泡的动力学，将液体质量和动量
的守恒方程结合并在径向坐标上进行空间积分，可以得到球对称气泡半径
的二阶常微分方程。该方程已被扩展应用于研究黏弹性材料中的气泡，还
可以分析被黏弹性材料包围的液体中气泡的动力学（Allen et al，2000；
Emelianov et al，2004；Yang et al，2005；Church et al，2006）。但该
方程仅考虑了理想情况，即暴露在均匀压强下不可压缩流体中的气泡。尽管
如此，Rayleigh 理论已被成功地用于研究碎石机冲击波通过后的气泡动力学，
因为在大多数情况下，结石比冲击波源的聚焦带小（Howle et al，1998）。

Gilmore 方程的一个优点是，与 Rayleigh-Plesset 方程相反，它考虑
了气泡周围液体的可压缩性，并且很好地模拟了惯性塌陷（Prosperetti
et al，1986）。建立该模型最初是为了研究与生物医学截然不同的应用场景，
例如水下爆炸（Gilmore，1952）。其主要假设条件是气泡半径小于压力波
形的波长，气泡始终保持球形，并且气泡周围的流体是等熵的。该模型也
考虑到了气泡内外气体扩散的问题。Church（1989）成功地使用吉尔莫尔－
阿库利切夫（Gilmore-Akulicher）公式研究了受到冲击波作用的水下气泡
的动力学，该模型预测单个球形气泡对如式 3.3 所述的水下冲击波的径向
响应，由下式给出（Church，1989；Choi，1993）：

$$R\left(1-\frac{U}{C}\right)\frac{dU}{dt}+\frac{3}{2}\left(1-\frac{U}{3C}\right)U^2 = H\left(1+\frac{U}{C}\right)+\frac{RU}{C}\left(1-\frac{U}{C}\right)\frac{dH}{dR} \qquad (4.8)$$

在这个等式中，R 是气泡半径，U 是气泡壁速度，而 C 是气泡壁处的声
速，由下式给出：

$$C = \sqrt{C_l^2 + 6H} \qquad (4.9)$$

其中 $C_l = 1\,509.7\,\text{m/s}$，$H = H(p)$ 是液体的焓。焓是所谓的状态函数，
定义为系统的内部能量加上系统压强和体积的乘积。在这种情况下，H 可
以计算为：

$$H(P) = \int_{P_\infty}^{P} \frac{\mathrm{d}p}{\rho} \tag{4.10}$$

其中 p_∞ 是"无干扰压强"，P 和 ρ 是随时间变化的压强和液体密度。例如，Gilmore-Akulichev 模型预测，暴露于 50 MPa 的压缩脉冲中，上升时间为 40 ns，紧接 -10 MPa 气压槽的气泡将在约 20 ns 内塌陷，随后发生爆炸性膨胀，气泡半径将从大约 3 µm 增加到 1 mm，直到发生第二次更剧烈的塌陷，气体将在第二次塌陷发生之前从水中扩散到气泡中（Leighton，1994）。

缺乏对称性使冲击波通过后气泡塌陷的理论分析变得复杂。有趣的是，Lauterborn（1998）报道了空化泡的塌陷导致了多重冲击波发射以及与主要微射流方向相反的第二射流（逆向射流）的形成。Johnsen 和 Colonius（2006）公布了数字化模拟的结果，该结果考虑了液体中非球形气泡爆缩所产生的压力波。两年后，同一团队报道了与冲击波引起的塌陷相关的气泡动力学和破坏潜能的系统研究（Johnsen et al，2008）。

许多已发表的研究都只涉及单个气泡，然而，实际情况下通常存在多个气泡，并且它们之间复杂的相互作用会强烈地影响它们的动力学。Arora 等人（2007 年）报道，如果碎石场中的微气泡浓度从每毫升 40 个核增长至 400 个核，则气泡寿命将增加约 50 µs。Lauterborn 和 Kurz（2010）以及 Yuan 等人（2011）从理论和实验层面研究了两个微气泡及其流体射流形成之间的相互作用。如果气泡是同相生成的，则它们的相互作用类似于在刚性壁附近振荡的单个气泡的动力学，但如果它们异相振荡，轴向射流则会沿相反方向发出。

许多学者已经通过数值模拟、压强测量、阴影成像、被动空化检测以及广泛的体内体外实验证明了操纵波形控制冲击波引起的空化的潜力（Delius et al，1988；Ding et al，1994；Loske et al，1996，2001；Zhong et al，1997a，b；Prieto et al，1999；Sokolov et al，2001，2003；Zhong et al，2001a；Loske et al，2002b，c，2004b，2005；Sankin et al，2005；Tham et al，2007；Canseco et al，2011；de Icaza-Herrera et al，2015；Lukes et al，2016）。已经证明，如果在前一个冲击波产生的气泡开始塌陷之前发出第二个冲击波，则气泡塌陷和微射流发

射可以得到显著增强（Bailey，1997b）。两次冲击波（称为串联冲击波）之间的最佳延迟取决于几个因素，例如流体的性质和压强分布。此外，由于声空化是多气泡现象，因此最佳延迟不易确定。数值分析表明，第二个冲击波的振幅可以小于第一个（产生气泡的）冲击波，并且仍然有效（Bailey，1997b；Canseco et al，2011）。通常，串联冲击波定义为在大约 10～900 μs 延迟时间内产生的两个连续的冲击波。

用串联冲击波源时要考虑组织损伤的问题，然而，如上所述，体内气泡的膨胀受到组织的限制，且大多数哺乳动物组织的空化核很少（Zhong et al，1998a，2001；Carstensen et al，2000；Sokolov et al，2003；Handa et al，2007；Freund，2008）。通过适当调整延迟时间，串联冲击波可以在提高碎石效率的同时减少治疗时间和组织损伤（Fernández et al，2009b）。一些学者提出了不同的方案来利用冲击波引起的空化并将串联 SWL 引入临床实践，例如将复合和双焦点反射器用于电液冲击波源（Loske et al，1996，2001；Bailey，1997b；Zhong et al，1997b，1999a，b；Prieto et al，1999；Loske et al，2004b），使用反射器插件减少组织损伤（Zhong et al，2001b），双相反射器（Bailey，1997b；Loske et al，2001），双火花系统（Zhong et al，1997b），压电串联冲击波源（Loske et al，2002b，c，2005；Arora et al，2005；Fernández et al，2005，2009a，b），电磁冲击波发生器（Pierre et al，2008），以及电液和压电串联冲击波源（Xi et al，2000；Zhou et al，2004b）。上述某些技术很有希望应用于临床设备。在 SWL 的临床应用中，在下一个串联冲击波，即下一对冲击波发射之前，将经过一段相对较长的空窗期（约 1 s），预期与单脉冲冲击波一样，降低串联冲击波的频率将会提高治疗效率。

在修正实验冲击波源和设计新的 SWL 设备之前，数值模型有助于研究气泡动力学并评估新型压强分布的潜在碎石效率。冲击波通过后单个气泡所达到的最大半径或第二次塌陷（惯性塌陷）时的气泡半径（图 4.8）已被用作间接测量气泡塌陷能量的方法（Field，1991；Iloreta et al，2007；de Icaza-Herrera et al，2015）。气泡膨胀得越大，其最终（惯性塌陷后）半径就越小，真正的气泡塌陷会越剧烈。应用这种方法论的一个例子是设计所谓的修正串联冲击波，即标准碎石机冲击波后继的具有相对较长的正（和负）脉冲持续时间压力波（图 4.12）。在两个碎石机冲击

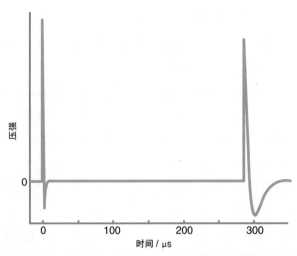

图 4.12 修正串联冲击波的压强分布图，由标准碎石机脉冲和后继的具有相对较长的正负脉冲持续时间的压力波组成

波组成的串联冲击波压强分布曲线中，第二个冲击波的正相位比气泡塌陷时间短，因此，第二冲击波的负压脉冲在塌陷期间到达，从而降低了其强度。在第二次塌陷时，由于整个塌陷过程中存在正压，因此，使用修正后的压强分布可以测得更小的气泡半径。此外，增加第二个脉冲的 t_{FWHMp^+}（第 3.2 节）可以在较大的延迟范围内促进气泡塌陷（Canseco et al，2011）。

Gilmore - Akulichev 方程还表明，使用 t_{FWHMp^+} 相对较长的压力脉冲可以增强结石内部的应力和空化，该脉冲在两次延迟 20 μs 的初始冲击波之后（de Icaza-Herrera et al，2015）的数百微秒内到达结石处。Tham 等人（2007）模拟串联冲击波的传播来研究极短的延迟效应对肾结石碎石的影响。他们的结果表明，结石内部的应力波根据冲击波之间的延迟而彼此相长或相消。主要结论是，在冲击波治疗的初始阶段，可以使用延迟短至 20 μs 的串联冲击波将肾结石分解成几大块。这些短延迟的串联冲击波在空化无法碎石（即结石没有液体包围）的情况下可用，比如可用于输尿管结石。图 4.13 显示了 Tham 等人（2007）提出的两次冲击波，以增加结石内部的应力，紧接着是 t_{FWHMp^+} 延长的压力脉冲，以增强气泡的塌陷强度。使用这种压强分布方式，数值模拟预测第二次冲击波不会在膨胀的早期逆转气泡的增长，因此理论上两种碎石机制（应力和空化）可以同时增强（图 4.14）。在临床设备，尤其是压电冲击波源中应用如图 4.13 所示的压强分

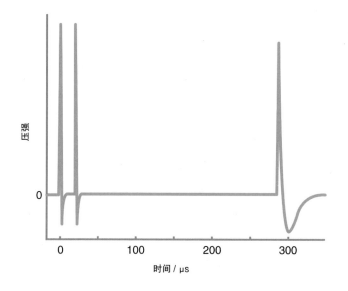

图 4.13 两个延迟 20 μs 的标准碎石机脉冲的压强分布图，其后是正负脉冲持续时间相对较长的压力波

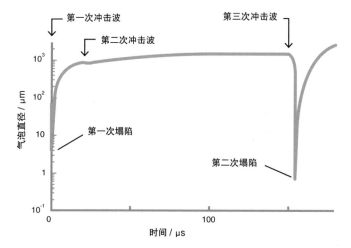

图 4.14 数值模拟图，显示了暴露于图 4.13 所示压强分布的水中气泡半径的变化（初始半径 $R_0 = 0.07$ mm）。在第一次冲击波到达（$t = 0$）后大约 155 μs 发生第二次塌陷。（由 M. de Icaza-Herrera 提供）

布是可行的。体外和体内试验将揭示添加 20 μs 延迟的脉冲是否可以显著改善碎石效率。

串联冲击波和双脉冲冲击波等术语有时可以互换使用；然而，双脉冲冲击波可能产生过长的延迟而无法作为串联脉冲使用。如本书最后一章所述，串联冲击波不仅有助于改善 SWL，而且还可以增强冲击波的杀菌效果（Alvarez et al，2008），并提高遗传转化（Loske et al，2011，2014）、细胞转染和癌症治疗的效率（Lukes et al，2014）。

4.8 挤压效应

挤压效应（也称环周挤压）在 SWL 中有助于碎石（Eisenmenger，2001；Eisenmenger et al，2002；Eisenmenger et al，2007；Sapozhnikov et al，2007）。它的原理是冲击波在结石周围液体中的波速低于结石内部的弹性波速。当冲击波从液体（尿液）传播到肾结石之类的固体结构时，速度会从 1 500 m/s 增加到 2 000～6 000 m/s。因此，结石内部的冲击波阵面始终位于在结石外部传播的冲击波阵面之前，并且对结石施加周向压力（图 4.15）。在这个效应下，结石内部的张应力会导致碎裂，并且随着治疗的进行，在结石碎片上也会产生相同的效应。由于大多数结石的碎裂强度相对较低，因此峰值正压小于 30 MPa 的冲击波就足以使它们碎裂。关于 SWL 挤压效应的碎石作用的早期研究资料促使一些厂商设计具有更大焦域和更低压强的体外碎石机（Eisenmenger et al，2002）。

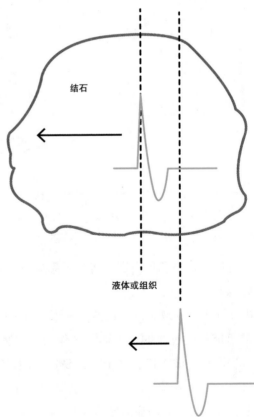

图 4.15 冲击波从右向左传播穿过肾结石的示意图，其传播速度高于冲击波阵面沿相同方向经结石周围的液体或组织传播的速度

Cleveland 等（2005）建立了一个解释冲击波的透射、反射、模式转换、衍射等的碎石模型。Sapozhnikov 等（2007）使用该模型进行了完整的体外仿真碎石测试，结果证实了剪切波在结石的边缘产生，并受到结石中挤压波驱动而产生最大应力。

4.9　其他碎石机制

疲劳是材料反复受到应力作用时会发生普遍现象。金属疲劳现象已经被广泛研究，这种现象同样会出现在受到冲击波作用的泌尿系结石中。经过冲击波反复地压缩和拉伸，结石内部会出现微小的裂缝。结石的不均质性导致了疲劳的持续发生。由于结石可耐受的应力会随着施加的冲击波数量的增加而减小，因此，即使完整结石可以承受的最大应力高于碎石机冲击波的压缩和拉伸应力分量，结石也可能破裂（Lokhandwalla et al，2000）。

在碎石过程中还可能出现超聚焦和共振两种现象，但是它们对碎石效率的影响很小。研究表明根据结石的组成和形状，结石的某些部分可能会将冲击波集中到受应力作用强的小区域从而导致结石碎裂。当结石与外部振动力同相振动时就会发生共振。由于碎石机的冲击波具有较宽的频谱，因此某些频率可能与泌尿系结石的固有频率相吻合，从而增强泌尿系结石内部的振动并促进解理面的形成。

4.10　辐射压

如上所述，机械波携带能量，并因此对其传播路径上的物体施加压力。如果平面波垂直作用于物体表面，并且该物体表面是理想的吸收体，那冲击波施加在表面上的辐射压与该波的强度成正比。对于理想的反射面，施加在表面上的辐射压将是所吸收能量的两倍。在实际情况下，由于部分波被反射，部分波被吸收，所以辐射压介于前述的值之间。此外，如果入射波不是平面波，则须考虑其他现象，此时用来计算辐射压的公式更加复杂（Beissner，1987；Torr，1984；Sapozhnikov et al，2013）。尽管如第 5 章所述，冲击波的辐射压在临床应用中没有显著影响，但一种新的采用短时聚焦超声脉冲辐射压来定位肾结石的装置已经被开发并测试（Shah et al，2010b，2012；Sorensen et al，2013；Harper et al，2014，2016）。

4.11 声致发光

声致发光现象是压强变化的流体由于其中气泡的生成和破裂而产生电磁辐射的过程（Walton et al，1984）。它可以分为两种类型：单气泡声致发光现象（SBSL）和空化场声致发光现象（CFSL）。SBSL是上文提及的一种现象，指的是稳定的空化产生的声致发光现象，即被局限于液体中的单个气泡发出的光（Gaitan et al，1992；Matula et al，1997）。CFSL由多气泡声空化场，例如为某些临床应用设计的冲击波源所产生的空化场发出（Matula et al，1997）。在这种情况下，大多数气泡在冲击波通过后会破裂，空化场产生的声致发光现象也称为多气泡声致发光现象（MBSL）。

Coleman等研究发现声致发光现象与电液碎石机聚焦带中气泡塌陷产生的声发射有关（Coleman et al，1992，1993），但是对碎石效果的影响很小。然而，声致发光现象可以提供冲击波引起空化的重要信息（Matula et al，1998；Wang et al，1999b）。此外，声致发光可能与冲击波的其他生物医学用途有关。

由于在流体中受到冲击波作用的气泡的塌陷速度很快，所以该过程几乎是绝热的（没有热量传递到气泡外部）。气泡内部气体分子之间的排斥力导致气泡停止塌陷。此时气泡内部的温度非常高，产生足够大的能量使分子分解，当分子重组时会发出紫外线。Matula及其同事（2002a）研究了受压气泡塌陷和惯性塌陷中产生的声致发光和声化学现象。根据他们的结果，气泡在受力压缩过程中的温度要高于随后发生的惯性塌陷过程中的温度。Kamath等人报道了对气泡动力学和声致发光的详尽的理论研究（1993）。Cochran等（2001）研究了声致发光与细胞膜通透性和活力之间的关系。在1994年出版的由Leighton编写的有关气泡动力学的书籍、1999年由Ohl等人发表的综述以及2015年由Crum编写的指南中可以找到有关声致发光更多的专业信息。

4.12 SWL 引起组织损伤的机制

组织损伤是一种至今尚未被完全了解的复杂现象。在 SWL 过程中，活体组织会受前述大多数机制影响。SWL 引发组织损伤的能力取决于冲击波源、能量、压强分布、耦合装置、冲击波的路径、年龄、性别、体重指数（BMI）和患者的健康状况以及碎石的部位。然而，在本书第 3 章中提到的物理参数不足以对冲击波引起的这些生物效应做出准确的描述。

许多人已经研究了冲击波与组织以及模拟组织的相互作用（Delius et al，1987，1988a，c，1990a；Woodruff et al，1987；Abrahams et al，1988；Fischer et al，1988；Jaeger et al，1988；Neisius et al，1989a，b；Recker et al，1989；Brümmer et al，1990；Mayer et al，1990；Clayman et al，1991；El-Damanhoury et al，1991b；Evan et al，1991，1998a，b，2003；Kaji et al，1991；Ryan et al，1991；Rassweiler et al，1993；van Leeuwen et al，1993；Roessler et al，1993；Delius 1994；Raeman et al，1994；Anderson et al，1993，1995；Sarica et al，1996；Howard et al，1997；Willis et al，1999；Miller et al，2002；Chen et al，2010，2012；Connors et al，2012）。在 SWL 中，冲击波能量与结石裂解相关，同时一些学者认为 EFD 是造成组织损伤的最重要因素之一，Bergsdorf 等人（2005a）的关于离体灌注肾的体外研究就证实了这点。

体外研究表明，冲击波可能会导致细胞膜的通透性增加（7.4 节）、细胞破裂、线粒体肿胀、波形蛋白结构改变、胞质中的囊泡和细胞核变化 等（Russo et al，1986；Randazzo et al，1988；Bräuner et al，1989；Kohri et al，1990；Clayman et al，1991；Lifshitz et al，1997）。空化和剪切应力被认为是冲击波引起的组织损伤的主要机制（Lokhandwalla et al，2001）。Freund 等人（2007）认为剪切力能引起微脉管系统断裂，导致肾脏和周围组织的出血和水肿。Evan 及其同事（1998b）的研究发现 SWL 诱发从肾乳头延伸到皮质的肾损伤，可能影响大多数患者的肾功能。Munver 等人（2002）报道冲击波可能在肾皮质中引发氧化应激。大多数冲击波会损害肾单位和肾脏的中小型血管。其他研究者（Rubin et al，1987）在 SWL 治疗后患者的 CT 扫描中发现了包膜下血肿、包膜下积液、肾内血肿、肾周软组织绞痛和肾窝筋膜增厚。根据其他报道，在所有接受 SWL 的患者中，有 24%～85%患者的磁共振成像（MRI）和 CT 显示肾实质和包膜下血肿（Kaude et al，1985；Baumgartner et al，1987；Rubin et al，1987；Littleton et al，1989；Evan et al，1991）。血肿出现的概率会随着患者年龄的增长而增加（Dhar，2004）。严重并发症例如胃肠道损伤较少出现（Maker，2004）。

声波通过活体组织传播时会引起组织的快速压缩和膨胀，这可能会产生热量、空化、压缩、剪切和发生结构变化。组织吸收能量而产热，即声能转化为热能。热能的大小取决于声波辐射的强度、波形和组织的类型。幸运的是在 SWL 和 ESWT 过程中对软组织的热损伤可以忽略不计（Filipczynsky et al，1991；Ueberle，2011）。

冲击波阵面穿过软组织可能会在其后方引起物质流（Kodama et al，2000）。湍流或声流可在液体与固体或气体与固体界面处发生。如前所述，如果冲击波从声阻抗较高的介质向声阻抗较低的介质传播，反射压强变为负，即正压力脉冲被反射为负脉冲。例如冲击波穿过肺部气腔时，由于大部分能量都在组织 - 空气界面处反射，会出现强大的应力并且导致组织破裂（Dalecki et al，1997；Raeman et al，1994）。此外，如果耦合效果差，即碎石机的水囊与人体间留有气泡，则冲击波进入部位可能发生皮肤伤害，但是通常会在几天内自发消失。

目前大多数关于冲击波介导的组织损伤的体内研究都基于 Dornier HM3 碎石机。分析这些结果时，应注意到其他体外碎石机产生的组织损伤可能有差异。如前所述，临床应用的冲击波源焦点处的峰值压可高达 150 MPa。即使该压强仅在很短的时间内起作用，软组织完全可以承受如此高的压强变化。能量足够的冲击波会粉碎尿路结石，但也会造成组织损伤，当提高冲击波能量以增强碎石能力时，副作用发生的风险也在增加。肾损伤和长期副作用取决于 EFD 和电击波数（McAteer et al，2009）。

最初关于冲击波引起的组织创伤的动物研究表明，大鼠腹部以及离体肝脏、肾脏和肠暴露于冲击波时不会引起病理改变；然而，当大鼠的胸部暴露于冲击波时会发生严重的肺损伤（Chaussy et al，1986；Chaussy et al，1976）。Chaussy 及其同事（1976）发现冲击波聚焦在狗的肾脏或植入的肾盂结石时，只会对肾脏组织造成轻度和短暂的组织损伤。在体研究显示冲击波作用于于犬的肝脏和胆囊引起的瘀斑（血液外溢）最少。在犬的胆囊受到冲击波作用后，能观察到压力相关的肺组织损伤（Delius et al，1987）。使用电液冲击波源，处于距焦点不到 150 mm 的冲击波路径上的犬出现了严重的肺出血。与这些观察结果相反，在人类中使用电液碎石机实施胆道 SWL 不会引起肺出血（Sackmann et al，1988；Sauerbruch et al，1989）。

尽管早期实施 SWL 时人们认为冲击波不会引起肾脏损伤，也不会产生不利的远期并发症，但越来越多的研究表明冲击波可能会造成一定程度的肾脏组织损伤，包括轻度血尿、包膜下或肾周血肿、肾血管挛缩以及在极少数情况下会发生大出血（Evan et al，1998b；Connors et al，2000；Evan et al，2007；McAteer et al，2008）。冲击波引起的组织损伤可能导致组织缺氧并促进氧化应激。几乎每个患者在接受 SWL 治疗后，血管内皮损伤部位都会发生炎症反应，肾小球滤过率（GFR）和肾血流量（RPF）会降低。研究者在冲击波治疗 30 min 后的肾实质中发现了炎症细胞（Banner et al，1991；Evan et al，1998b；Evan et al，1996b）。Sarica 等人（1996）报道由缺血再灌注介导的氧化应激可能是 SWL 继发肾损伤的原因。Clark 等人（2009）报道 SWL 造成的早期损伤位于血管，随后破损的血管中的血液积聚在肾实质中，进而产生局部缺血和氧化应激。

在高频率冲击波下，空化引起组织损伤的风险增加。SWL 的常见副作用是肾脏组织损伤导致血尿。老年患者、儿童和高血压患者更容易出现肾脏损伤所导致的并发症（Janetschek et al，1997；Lifshitz et al，1998；Willis et al，1999）。很多文献报道了在 SWL 后出现的短暂性血尿、肾脏肿胀和肾功能的暂时丧失（Woodruff et al，1987；Fischer et al，1988；Evan et al，2007）。一般认为血尿是肾脏皮质和髓质出血、肾小管扩张和肾小球出血引起的。如果正确实施 SWL，与肾脏相邻的器官不会受到影响（Abrahams et al，1988；Hill et al，1990）。

人的肾实质抗拉强度相对较低（Kodama et al，2000），在 SWL 期间可能会发生组织破裂。根据 Köhrmann 等人（1995）和 Piper 等人（2001）

发现焦散较小、峰值压较大的体外碎石机导致的血肿发生率高。但最近的研究包括大量接受焦散较小碎石机治疗的患者（Modulith SLX-F2，Stovz Medical Aci，特格维伦，瑞士），出现有症状的肾周血肿的概率很低（0.34%）（Razvi et al，2012）。引发并发症的主要危险因素包括术中高血压和抗凝／抗血小板药物。

有关肾脏冲击波损伤的大量资料来自猪和犬的实验（Banner et al，1991；El-Damanhoury et al，1991b；Willis et al，1996；Blomgren et al，1997；Connors et al，2000，2012；Sapozhnikov et al，2001；Shao et al，2003；Handa et al，2007，2009b；Evan et al，2008）。El-Damanhoury 等人（1991b）与 Rassweiler 等人（1993）分别报道了在猪与犬模型中峰值压与肾脏损伤的相关性。在对猪模型的研究中发现，肾乳头特别容易受到冲击波的损害。一些研究者开发了标准化的体外肾脏模型以评估由 SWL 引起的组织损伤（Köhrmann et al，1994；Bergsdorf et al，2005a）。尽管体外实验揭示了组织损伤的主要机制，但仍与临床情况存在不同。体外研究发现 EFD 影响肾血管病变，肾损伤不直接受 p^+ 和焦域尺寸的影响（Häcker et al，2010）。其他研究者用体外肾脏模型进行研究并报道了不同剂量依赖性的形态学改变，例如对髓质中小静脉的损害和皮质小动脉破裂（Rassweiler et al，1993），凝胶和血管模型也已用于模拟组织和血管（Kodama et al，2000；Brujan et al，2001a，b；Zhong et al，2001b）。

Matula 等人（2002a）报道组织的氧化损伤可能由冲击波引起的气泡破裂产生的自由基和受伤部位的再灌注引起的。Delvecchio 等人（2003）将猪肾脏的右下极暴露在冲击波下，并分析了治疗过程中肾皮质内氧化应激的标志物。他们的目的是分析在远离冲击波应用部位的同侧部位或对侧肾脏中是否可以发现细胞损伤的证据。研究发现，在碎石机的焦点处检测到最高水平的氧化应激，远离治疗部位的氧自由基活性也在增加，表明存在有害的整体效应，这可能与肾脏的血管收缩有关，从而导致缺血再灌注损伤。

Connors 等人（2012）使用猪模型评估 Modulith SLX-T 体外碎石机（Storz Medical AG）产生的体内组织损伤。健康的肾脏暴露在功率水平9、频率为 2 Hz 的 2 000 或 4 000 次冲击波下，或频率为 1 Hz 的 2 000 次冲击波下。在冲击波治疗前后 1 h 评估 GFR 和 RPF，并进行肾实质出血的组织学分析和形态计量学定量分析，将结果与 Dornier HM3 的类似研究的数据进行比较（Connors et al，2009b）。即使可以观察到 Modulith 产生了从皮层到延髓的更集中、更严重的病变，病变大小与 HM3 以 2 Hz 的 2 000 次冲击波治疗的肾脏没有显著差异。作者认为尽管 Modulith 碎石机造成的损伤更为明显，但这并不意味着这种损伤更为严重。事实上 Connors 及其小组设置 Modulith 的功率等级产生的 p^+ 值比 HM3 高得多。在较低的功率设置下，研究中的 Storz 装置所引发的形态损害很可能较小。此外在实际 SWL 时，位于碎石机焦点处的是结石而不是健康组织，这对于焦距较小的碎石机尤为重要。此外，妨碍直接比较的另一个事实是，Modulith 产生非常一致的脉冲，而 HM3 则产生很大的压强波动和每次冲击之间的聚焦带的运动。使用 Modulith 将冲击波的数量加倍并不能显著增加病变区域的大小。治疗后肾功能均下降，并且两种冲击波源的下降水平相似。与 HM3 一样，将 Modulith 的冲击波频率从 2 Hz 降低到 1 Hz 也不会减小病变区域的大小。

众所周知，超声激发的微气泡可能引起血管破裂（Ye et al，2006；Miao et al，2008）。为了产生某些生物效应，控制空化是很方便的，冲击波引起的气泡膨胀以及气泡破裂期间血管的内陷可能会引起血管损伤。关于空化如何在组织内发展的更详细的知识对大多数生物医学冲击波应用有参考价值。如前所述，空化是最重要的结石粉碎机制之一，但它也可能在 SWL 期间造成细胞和组织的损伤（Delius et al，1990a，b，c，1998；Coleman et al，1993；Huber et al，1994；Coleman et al，1996；Carstensen et al，2000；Cleveland et al，2000b；Sapozhnikov et al，2001；Zhong et al，2001b；Evan et al，2002；Zhu et al，2002）。朝向冲击波源的焦点汇聚的冲击波的负相位可能超过尿液或血液中空化的阈值，从而导致气泡增大和塌陷。幸运的是大多数哺乳动物软组织只有很少的空化核。此外，由于冲击波在组织中传播时上升时间增加，活组织内部的空化现象减少。Karlsen 等人（1991）观察到出血与动脉、毛细血管和静脉的损伤有关，在肠系膜血管破裂后发现血管壁受损（Chen et al，2011）。Zhong 及其同事（2001b）发表的一项实验研究表明，与大血管相比，小血管发生破裂的风险更高。空化似乎是直径约 8 ～ 30 μm 的血管破裂而引起肾损伤的原因（Weber et al，1992；Cleveland et al，2012），组织损伤涉及的气泡直径估计为 1 ～ 100 μm（Coralic，2014）；然而血管系统仅包含很少的空化核，因此气泡的增大和塌陷是随着 SWL 开始就出现的（Carstensen et al，2000）。根据 Coralic（2014）的研究，在开始 SWL 治疗时，空化核的密度（直径不大于 1 μm）约为每升血液 2.7 个。但是，随着冲击波数量的增加，气泡分裂会增加空化核的数量。Evan 及其同事（1998b）报道，大约在 1 000 次冲击后就可以检测到广泛的空化信号。血液汇集可能是血管空化的前期表现（Shao et al，2003）。冲击波通过尿液后，很容易形成气泡，但在数百次冲击波后才能观察到组织空化现象（Bailey et al，2005）。只要组织内部的空腔很小，就不会形成液体微射流，不会引起可观察到程度的损伤。

Williams 和他的同事（1999）的体外研究将红细胞暴露于电液碎石机的静水压最高 120 atm 的冲击波中抑制气泡的形成。实验检测到明显的细胞裂解，表明损伤是由于空化以外的机制引起的。由于体内观察到的空化现象少于体外，因此本研究中观察到的非空化机制可能是体内实验报道的细胞破坏的重要原因。作者认为，冲击波诱导细胞裂解可能是由于剪切作用，即组织运动的差异。另一个小组还研究了在无空化环境下聚焦冲击波对孤立的红细胞的伤害。他们的结果验证了剪切诱导细胞裂解的假说（Lokhandwalla et al，2001；Lokhandwalla et al，2001）。一些研究者已经研究了控制空化以减少组织损伤的可行性（Arora et al，2005），减少碎石机冲击波的拉伸分量，从而产生声空化来减少血管损伤（Zhu et al，1999）。一种可操作的方法是使用声学二极管。Zhu 等人（2004）报道使用声学二极管时，小血管破裂模型所需的电击次数会大大增加。该设备由两个固定在金属环上以形成空腔的透声膜组成，对空腔施加部分真空，以使两个膜接触。冲击波的正压力脉冲几乎没有反射地通过两个膜，因为两个膜之间没有间隙。然而，冲击波的负相将膜分开，产生很高的声阻抗差，从而大大降低了拉伸波的传输。在 SWL 中使用这种二极管之前，必须对其进行校准，以确保激波尾负相的降低不会降低碎石效率。

在冲击波治疗期间使用超声造影剂可能会显著增加血管损伤。超声造影剂中微泡（变性蛋白的外壳）大小约为 1 ～ 10 μm。然而，在临床冲击波聚焦装置产生的压强下，气泡会在具有直径小于 20 nm 的空化核的血管中经诱导形成（Zhong et al，1998a）。Dalecki 及其同事（1997）研究了小鼠体内超声造影剂对低振幅压力脉冲产生的出血的影响，发现造影剂的空化核显著增加了组织损伤。其他研究表明，使用反相或串联延迟的冲击波可以减少组织损伤（Zhong et al，2001a；Evan et al，2002）。
Matlaga 等人（2008）在猪体内进行了广泛的体内实验，以评估当脉管注射空化核（聚苯乙烯微球）时，Dornier HM3 碎石机引起的出血性病变的空间分布。他们的研究结果显示，损伤的广泛分布表明 HM3 所提供的负压超过了离光束轴很远的空化阈值。

使用数值分析研究组织中的冲击波与气泡相互作用是困难的。Kobayashi 等人（2011）模拟了几个软组织边界附近的非球形气泡塌陷，并报道了在组织边界处入射冲击波的反射波是气泡破裂加速或减速的主要原因。Freund 等人（2009）使用数值模拟研究了微射流与黏性液体的相互作用。根据他们的结果，与软组织相当的黏度显著抑制了空化诱导的微射流的渗透，但是产生的剪切应力可能会破坏细胞。Coralic（2014）提出一种数值方案来模拟气泡在自由场和血管仿真模型里的三维塌陷，并分析了其在血管损伤中的作用，他认为直径小于 1 μm 的气泡不太可能使血管破裂，但是随着 SWL 的进行，可能会出现足以使血管破裂的气泡。

冲击波引起的剪切应力可能会导致肾脏组织损伤，但是单次冲击波并不能产生足够的剪切力来破裂组织。Freund 等人（2007）使用仿真模型研究了剪切力对肾脏组织的影响，其中髓质内的小管和血管被表示为被黏性流体包围的弹性壳。如果冲击波的传递速率高于组织的松弛时间，则破坏组织的应力会在肾脏组织中产生累积效应。

为了评估 SWL 是否会导致胰腺内分泌细胞损伤从而导致糖尿病（DM）进展，Wendt-Nordahl 等人（2007）分析了接受了冲击波治疗的近端输尿管或肾结石患者的血清淀粉酶、脂肪酶、胰岛素、葡萄糖、C 肽和胰高血糖素水平。对照组是接受了冲击波治疗的输尿管远端结石患者，研究结果表明对冲击波治疗后上述观察指标的血清水平没有变化，从而证实了 SWL 对胰腺组织的外分泌和内分泌功能没有影响。这项研究表明随着 DM 的持续发展，SWL 不太可能导致胰腺损伤，与对易患 DM 的猪动物模型进行实验得到的结果相似（Handa et al，2014，2015a，b）。

为了测试在体外碎石机的作用下空化是否会产生对生物有害的紫外线和 X 射线，Vona 等人（1995）将气态水暴露于由压电冲击波源产生的 10 次冲击波中（p^+ 约为 43 MPa），并用光电倍增管测量的超声发光现象。同时将高能光子转换为可见的混合光暴露于不同数量的冲击波中，测量发光强度并将其与背景和蒸馏水发光读数进行比较。他们的研究结果认为存在紫外线辐射（约 250 nm）的发射，并验证了高能光子的产生。

操作者可以选择本书第 5 章介绍的方法来最大限度地减少 SWL 引起的肾脏损伤，例如调整 SWL 期间缓慢的冲击波输送速度、缓慢增加 SWL 期间的冲击波能量以及在治疗开始时使用预防性冲击波然后短暂停顿。

4.13 ESWT 期间冲击波与组织的相互作用

如前所述，如果冲击波到达边界，例如肌肉－骨骼或组织－空气界面，则会发生波反射并且可能会出现预期或非预期的现象。组织损伤的类型和严重程度以及聚焦冲击波引起的预期效果可能与未聚焦冲击波或径向压力波产生的效果不同。对于冲击波和径向压力波在临床上的新用途，必须进行广泛的研究来确定治疗范围以提高治疗效率，同时最大程度地减少组织创伤和继发效应。

正如在 SWL 期间发生的情况，压力脉冲与活性组织的相互作用取决于几个因素，其中有些可以控制，有些则不能。ESWT 期间施加到组织的总能量、频谱、施加的压强曲线以及脉冲重复频率可能会影响治疗效果（Dreisilker， 2010c）。大多数研究表明冲击波对组织的影响主要取决于 EFD 和冲击波的数量，然而到目前为止在细胞水平上关于冲击波参数与相应的结果之间的关系尚无共识。压力波穿过患者身体的路径，能量在患者体内的耦合，压力波源的治疗区域以及充分瞄准也至关重要。

ESWT 的效果与对机械刺激的生物反应有关（Suhr et al，2012；Bloch et al，2014；D'Agostino et al，2015）。与直接和间接压力波相关的现象都会产生生物反应，生物组织具有感知不同类型压力并将信息传递到细胞系统的能力。在肌腱、骨骼肌、软骨，内皮和结缔组织中已观察到机械转导现象。机械转导涉及将物理刺激转化为生化信号的过程（Jaalouk et al，2009），机械性感受器使骨细胞对机械刺激做出反应，将生物物理刺激转换为可改变基因表达和细胞适应性的生化信号（Moalli et al，2000）。已知作用在暴露于冲击波的组织上的压缩力和张力会增加微循环，从而增强该区域的新陈代谢，通过改变膜的渗透性并促进应力纤维的发育来促进愈合过程。冲击波会刺激成骨细胞即负责骨骼愈合和新骨骼生成的细胞，以及成纤维细胞即负责结缔组织愈合过程的细胞。

组织再生、新血管形成和过度刺激镇痛被认为是一系列分子事件的结果。有一些冲击波诱导的生化作用已被报道，其中包括超极化和Ras（参与细胞内信号传递的蛋白质）激活（Wang et al，2001d，2004a），细胞间间隙的诱导（Seidl et al，1994）和非酶型一氧化氮的合成（Gotte et al，2002）。许多报道集中在冲击波效应上，例如神经和轴突再生（Hausner et al，2012），氧化应激和炎症的减少（Clark et al，2011），内皮毛细血管连接的增强（Sansone et al，2012），胶原基质的变化（Bosch et al，2009），以及干细胞或祖细胞的募集和分化（Sun et al，2013）。肌腱病变可与钙沉积有关，在这种情况下，冲击波可促进钙的吸收从而减轻疼痛并改善肌腱功能。

冲击波引起的空化气泡会破坏钙化沉积物并刺激轴突从而引起镇痛作用。Schelling及其同事（1994）进行的离体实验表明冲击波使神经兴奋。有趣的是，只有在浸没神经的器官浴槽中存在微小气泡时才能观察到这种现象，这表明该现象是由声空化引起的。如3.5节中所述，径向压力波的EFD随着距震源距离的增加而迅速减小。因此，径向压力波治疗过程中，由空化作用引起的组织损伤预计将减少。但是这取决于施加的脉冲数、能量和所使用的设备。Kiessling等人（2015）试图将该现象与径向压力波对人类胚胎的影响相类比，将卵内的鸡胚暴露于不同剂量的径向压力波中。他们的结果表明处理后死亡的胚胎数量呈剂量依赖性，在存活的胚胎中观察到严重的先天性缺陷。

Väterlein等人（2000）使用宏观的放射学和组织学检查证明2 000次冲击波的ESWT（EFD=1.2 mJ/mm^2）不会对未成熟家兔的关节软骨造成重大损害。其他学者报道ESWT可能会损害内皮组织，增加血管壁通透性，并因此增强细胞因子的扩散，从而促进愈合（Ogden et al，2001a；Wang et al，2002a，2003b；Speed，2004；Wang，2012）。冲击波触发有丝分裂活动，将纤维化组织重塑成新的软骨和骨骼的证据也是重要发现（Chen et al，2004）。

最近的体外实验表明，冲击波的剂量依赖性效应会导致Ⅰ型和Ⅲ型胶原蛋白（细胞外空间中所含的主要蛋白质）基因和转化生长因子TGF-β1基因表达增加，随后是一氧化氮（NO）的产生和胶原蛋白的合成（Chao et al，2008；Vetrano et al，2011）。还已知冲击波会刺激老化组织中的成骨和软骨形成（形成软骨的过程）。Yu 等人（2010）报道 ESWT 促进大鼠成骨细胞的黏附和迁移。

冲击波治疗会引起一些蛋白上调，比如血管内皮生长因子（VEGF）（Meirer et al,2007）、骨形态发生蛋白（BMP）、成骨蛋白（OP）（Wang,2012）、氮氧化物结合蛋白（Ito et al, 2009；Wang,2012）。在应用冲击波后，胎盘生长因子 (PGF) 水平也有所上调 (Meirer et al, 2007；Aicher et al, 2006)。PGF 可以增强 VEGF 的血管生成活性。

骨骼具有感知外部机械力以控制骨骼形成的机制，力被骨细胞检测到并转化为化学反应。这些细胞释放出分子，这些分子诱导成骨细胞或破骨细胞（在骨骼修复过程中负责骨吸收的细胞）活性来改变骨骼（Klein-Nulend et al，2013）。剪切应力还可以通过打开机械敏感离子通道，释放异源三聚体 G 蛋白、蛋白激酶和其他信号分子来影响细胞中的机械感受器。触发信号级联反应，从而导致基因表达中的力依赖性变化（Wang et al，2009d）。Huang 等人（2013）研究了机械力如何调节整联蛋白介导的过程和其他机械传感器，例如间隙连接、半通道、细胞靶向和分子靶向，在包括 ESWT 在内的各种疗法中的作用。有关冲击波和径向压力波对组织的生物学作用，D'Agostino 等（2015）发表的评论中包含了更多信息，其中包括了从机械性刺激到愈合的全过程。

冲击波对骨骼和骨髓的影响已经在体外和体内被研究了多年（Graff et al，1988a，1989；van Arsdalen et al，1991；Forriol et al，1994；Delius et al，1995a；Ikada et al，1999；Kusnierczak et al，2000；Moalli et al，2000；Wang et al，2001d，2002a，2003a，2008a；Chen et al，2004；McClure et al，2004b；Sathishkumar et al，2008；Tischer et al，2008；Suhr et al，2013；Kertzman et al，2015）。骨头由于其晶体组成和高比例的胶原蛋白基质而对冲击波具有一定的抵抗力，由于它们的拉伸强度和压缩强度相差不大，因此不能认为它们是脆性的。但是骨小梁（松质骨）的声阻抗要比软组织的声阻抗高得多（Robinson et al，1978），因此冲击波反射产生的拉力可能引起微裂纹。研究者还认为声空化会引起骨小梁微骨折和组织间隙，已证明冲击波会在兔股骨上引起骨膜下出血，并在骨髓腔内引起多发性小梁骨折。冲击波处理后，观察到新骨的形成导致相当大的皮质增厚（Delius et al，1995a）。

由于骨骼的声阻抗高于骨水泥的阻抗并且骨骼与水泥之间没有化学键合，冲击波可使翻修置换术中的水泥松动。已经有学者提出了术前施加冲击波的方法（Weinstein et al，1986），然而冲击波可能会释放出骨髓颗粒从而引起脂肪栓塞（Braun et al，1992）。

皮质骨的声阻抗比组织高大约五倍，这对冲击波对皮质骨作用结果具有重要的影响。冲击波可能会在骨膜（覆盖所有骨骼的膜）和骨髓中引发剂量依赖性出血以及局部细胞死亡，从而导致血运重建。因此冲击波作用会刺激巩固部位新的骨骼和组织形成，但是需达成启动愈合过程需要的最小声能。如第6章所述，Valchanou和Michailov（1991）的开创性研究报道了82例在不同位置出现延迟或慢性骨折不愈合的患者中的70例发生了骨结合，随后Schleberger和Senge的文章证明了用冲击波治疗假关节病后，其中四分之三的病例中出现了骨折愈合，有关该实验的其他一些研究也已发表（Schleberger et al，1992）。

众所周知，物理刺激激活内源性疼痛控制系统，冲击波可能会抑制疼痛信号在感觉神经中的传递（Huang et al，2000；Ohtori et al，2001；Takahashi et al，2003）。到目前为止，涉及冲击波介导的疼痛缓解的详细机制还未明确，新生血管的形成（新血管形成）似乎参与了这一过程（Furia，2005），对P物质（疼痛信息传递到中枢神经系统的重要传递者）的代谢的影响可能加强ESWT的镇痛作用（Maier et al，2002）。Andersson等人（2011）报道，在兔肌腱病模型中跟腱过度使用时，P物质会加速肌腱组织中的细胞增生和血管生成并加重肌腱炎（腱周围鞘炎）。其他研究者发现，在体内实验中施加于兔股骨远端的冲击波（$EFD = 0.9 \, mJ/mm^2$）可导致24 h后P物质的基础分泌增加，冲击波治疗后6周，由于神经末梢的部分变性，P物质的分泌减少（Maier et al，2003）。

ESWT用于肌肉治疗是手动触发点治疗的替代方法。主要目标是减轻疼痛和肌肉张力，但是所涉及的详细机制仍需要进一步探索。人们认为，在肌肉治疗中一些重要的冲击波诱发机制包括改善血液循环，稀释血管神经活性物质，释放P物质，释放和合成一氧化氮，使C纤维（一种携带感觉信息的神经纤维）变性，生物机械转导以及破坏已损伤的肌纤维。当肌腱病变与相关的肌肉一起治疗而不是单纯进行局部治疗时，治疗效果最好（Gleitz，2011）。

肌腱病的治疗是最常见的 ESWT 治疗（参见第6章）。关于 ESWT 是否直接激活肌腱细胞，或者冲击波是否能控制肌腱病中发生的细胞外基质（ECM）稳态的致病性变化，目前还尚未达成共识。在对兔进行体内 ESWT 实验后，观察到肌腱细胞中可逆的炎症反应以及在骨腱连接处的新血管增生，这与促血管生成调节因子的释放和增殖细胞抗原有关（Rompe et al，1998b；Wang，2003）。

Antonic 等人（2012）报道，在冲击波处理软组织后不仅组织灌注和氧合增加，而且组织脉管的通透性也受到影响。作者发表的概述中介绍了冲击波对炎症反应级联成分的作用以及血管和细胞对冲击波治疗的反应。

低 EFD（0.03 mJ/mm²）的冲击波已成功用于抗炎治疗。有人提出在肌腱和肌肉组织的治疗中，冲击波触发抗炎反应的分子机制是细胞中 NO 生成量增加，而 NO 作为一种血管舒张剂，在炎症过程中发挥重要作用（Mariotto et al，2005，2009）。NO 水平升高和随后对 NF-κB（活化的 B 细胞的核因子 κ - 轻链增强剂）活化的抑制作用可解释冲击波对组织炎症的促进作用。NF-κB 是一种蛋白质复合物，参与细胞对外部刺激的反应。在动物细胞中，人们发现它控制着 DNA 转录和细胞存活。

如前所述，已知冲击波会促进新血管形成，改善血液供应和组织修复机制（Wang et al，2002a，2003a）。Aicher 等人（2006）发现冲击波可改善循环内皮祖细胞的募集，这对患有慢性缺血性疾病（血液供应减少）的患者有益。ESWT 在伤口上提供治疗效果的机制仍不清楚。一些学者报告说，冲击波介导的皮肤伤口愈合是通过抑制促炎途径以及巨噬细胞和嗜中性粒细胞的浸润来实现的（Davis et al，2009；Kuo et al，2009；Zins et al，2010；Contaldo et al，2012）。根据 Sukubo 等人的体外研究（2015），巨噬细胞暴露于冲击波可抑制 M1 巨噬细胞促炎特性的诱导，并促进与巨噬细胞替代激活协同作用的抗炎特征的获得。

在患有慢性盆腔疼痛综合征（CPPS）的患者中，ESWT 被认为可以通过阻断神经冲动，过度刺激疼痛感受器，血运重建以及减轻痉挛来减轻疼痛（Marszalek et al，2009；Zimmermann et al，2009）。一种假说是，当冲击波穿过组织时会产生细胞外破坏，从而破坏局部神经末梢（Ogden et al，2001b）。

第 5 章
冲击波碎石术

5.1 引言

冲击波碎石术（SWL），也称为体外冲击波碎石术（"litho"意为结石，"tripsy"意为压碎），是采用冲击波粉碎结石的技术，它是目前临床上唯一可以通过非侵入性手段碎石的技术（Tiselius，2013a）。而其他常采用的碎石方法包括：输尿管镜手术（URS），将内窥镜经尿道进入输尿管，并借助气压弹道、超声碎石、激光碎石以及取石网篮取出结石。经皮肾镜取石术（PNL）是针对较大或坚硬肾脏结石碎石取石的一种方法，它在超声或 X 线引导下对肾脏进行穿刺造瘘，同时借助气压弹道、超声或激光等粉碎结石。此外还有逆行输尿管软镜碎石取石术（RIRS），它采用具有一定弯曲度的内窥镜即软镜经膀胱和输尿管进入肾脏，在肾脏内运用激光进行碎石。SWL 也被用于粉碎患者体内其他部位的结石，如胰、胆囊和唾液腺结石。体外冲击波碎石的目的是在对组织器官最小的伤害范围内粉碎结石。

在具有历史性意义的 HM3 型体外碎石机（Dornier MedTech GmbH，韦斯林，德国）推出的几年时间后，所谓的第二代碎石机出现在了市场上。其中最具代表性的碎石机分别是 Piezolith 2300（Richard Wolf GmbH，克尼特林根，德国）和 Lithostar（Siemens Healthcare GmbH，埃尔朗根，德国）。第二代碎石机冲击波源口径更大，这使得 SWL 治疗仅可在静脉镇静的情况下进行。此外，第二代碎石机使用小型水浴装置或水垫来代替巨大的水浴缸，以此将冲击波耦合传播到患者体内。第三代多功能碎石机可产生更高的峰值压，同时具有更小的焦域尺寸。然而，艾森曼格

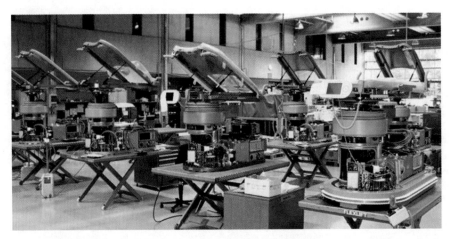

图 5.1 瑞士特格维伦的 Storz Medical AG 生产的体外冲击波碎石机

（Eisenmenger，2002）等人于 2002 年发表的有关宽焦低压碎石机的第一批临床结果使一些制造商的兴趣转向了宽焦的碎石机（Pishchalnikov et al，2013）。但也正如本章后面所述，即使经过了这么多年的发展与应用，关于碎石机最佳焦域尺寸和压力波形的争论仍然没有达成共识。

如今，临床上有数千种体外碎石机在使用。各种型号碎石机的系列化生产也是世界范围内众多公司的常态（图5.1）。而在购买新的碎石机之前，应由专家委员会对碎石机的多个方面进行综合分析，包括设计、价格、预算、医院设施、维护成本、制造商提供的服务、技术条件、成像系统、辐射防护、碎石效率、多效性、冲击波源、病人群体、麻醉要求、同行既往经验以及已发表的临床研究结果等等。对某个碎石中心很理想的碎石机可能对另一个中心来说并不十分适用；但是，对于市面上大多数的体外碎石机来说，只要受过良好培训的泌尿科医师正确使用它们，加上严格患者筛选以及完善诊疗流程，就可以获得良好的效果（Hanna，2013）。

体外碎石机可能在有些地方不同，但它们核心组成是一致的。均由冲击波源即电声换能器、超声和／或 X 射线成像装置、耦合装置和患者治疗床组成（图5.2）(Evan et al，2004；Bailey et al，2006；Cleveland et al，2007；Lingeman，2007；Loske，2007；Rassweiler et al，2010；Semins et al，2010；Tailly，2012，2013a；Tiselius，2013a）。绝大多数碎石机具有通过水垫实现的冲击波耦合装置、用于泌尿系诊断和

图 5.2　Piezolith 3000
plus（三重聚焦）的照片，
(1) X 射线图像增强器；
(2) 同轴冲击波源；
(3) 内置超声扫描仪；
(4) X 射线监视器。
（由德国克尼特林根的
Richard Wolf GmbH 提供）

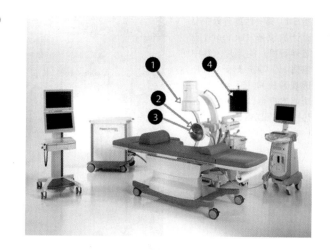

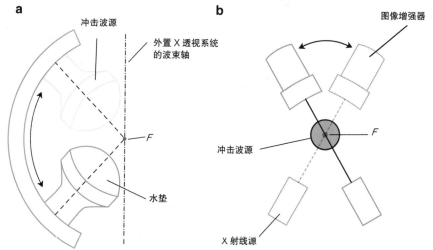

图 5.3　（a）冲击波源和（b）Piezolith 3000 体外碎石机的透视系统的同轴系统配置示意图。
（Richard Wolf GmbH，克尼特林根，德国）

治疗的多功能 C 型臂式 X 射线装置、图像处理系统和触摸屏用户界面等模块化系统。一些碎石机的定位系统不需要与治疗头相连接。此外，同轴系统也已得到普遍应用，即冲击波束轴和 X 射线或超声波束具有共同焦点的配置（图 5.3，图 5.4）。在许多碎石机中，可移动的是患者治疗台，而不是冲击波源。X 射线定位的工作台可在所有三个空间轴上移动以使结石处在冲击波源的焦点上。还有许多体外碎石机本身是多功能工作台，不单单为 SWL 设计，还可用于泌尿外科手术，诸如放置支架或进行 URS 等。

图 5.4　第一台具有等中心设计的设备（Lithoring 电液碎石机）的照片，其中包括（1）冲击波源，（2）透视系统和（3）*xyz* 轴多功能治疗台。（由意大利热那亚 MEDAS s.p.a. 提供）

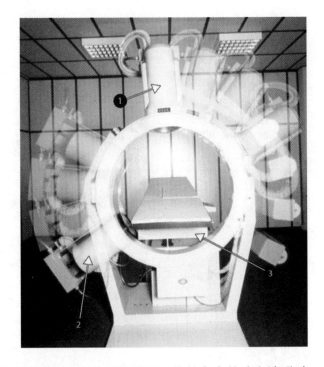

　　较准系统后，适当调整患者体位并对准结石，体外产生的冲击波通过水浴或充满水的软垫以微弱的衰减传导至人体中的结石上并使其破裂。通常情况下需要数百到上千次不等的冲击波才能将一块结石完全粉碎。在泌尿系统 SWL 中，结石碎片通过尿路排出体外，患者在接受冲击波治疗后 48 h 内即可恢复正常生活。完全清除所有结石的时间取决于结石的大小和位置。如第 4 章所述，结石的粉碎主要由应力效应、剪切效应、挤压效应和空化效应导致。根据碎石机的不同，通常每个疗程以 0.5～2 Hz 的脉冲频率施加大约 2 000～4 000 次冲击波（Bailey et al，2006）。

　　冲击波源是碎石机的主要元件。它的设计会影响 SWL 的许多重要方面，例如运行成本、效率、潜在的组织损伤程度和麻醉需求。所有的冲击波源都有其优缺点，具体取决于其特定用途和所安装的系统。临床使用的大多数碎石机使用电液、电磁或压电冲击波源。其中一些是自动聚焦的，还有一部分则使用聚焦装置，例如声透镜或硬性反射器。还有为研究目的设计的特殊的冲击波源和实验碎石机，其中一些带有可互换的反射器（图 5.5—图 5.8）（Coleman et al，1989；Prieto et al，1991；Cleveland et al，2000a；Lukes et al，2012a；Oshita et al，2014）。这些系统对于

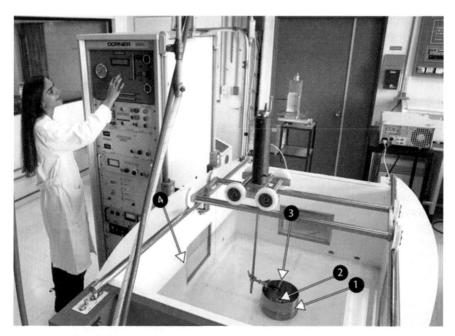

图 5.5 UNAM 应用物理和先进技术中心冲击波实验室的电液研究冲击波发生器的照片，其中包括（1）不锈钢椭圆形反射器，（2）火花塞，（3）固定在 xyz 轴定位器上的夹子，以及（3）水位。控制台的上部属于图 5.9 所示的 HM3 冲击波发生器，下部则容纳此处所示设备的控件。（摄影：F. Fernández）

图 5.6 不同形状（椭球面和抛物面）的不锈钢反射器，该设计用于图 5.5 所示的冲击波源

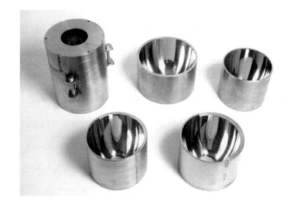

研究冲击波在不同材料（包括组织和细胞培养物）中的传播有非常重要的作用。例如：记录压强曲线，使用高速摄影技术研究空化效应和结石模型粉碎过程，并在控制良好的实验室条件下进行各种体内外实验。

文献中报道的大量动物和人类研究中使用的是实验性的 Dornier XL1 或临床 HM3 型碎石机。由于最初的 Dornier 冲击波源的普及，许多实验

图 5.7 (a) UNAM 应用物理
与高级技术中心冲击波实验
室的电液研究用冲击波发生
器的照片，其中 (1) 带有观
察窗的水槽，(2) 不锈钢反
射器，(3) 激光指示器支撑
装置，(4) 进水口，(3) 出水
口和 (4) 控制面板。为了清
楚起见，用于将样品放置在
压强场内的 xyz 轴定位器未
包含在内。(b) 带有三个可
调节激光指示器的椭圆形不
锈钢反射器的照片。（设计
和摄影：S, Tacher）

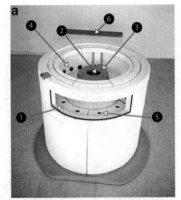

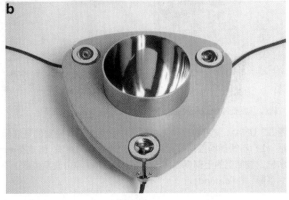

装置被设计用来模拟 HM3 产生的压强分布（图 5.8）(Coleman et al,
1989；Prieto et al, 1991；Cleveland et al, 2000a；Loske et al,
2003)。其他研究小组则改进标准冲击波源或调整它们以适用于实验碎石
机（图 5.9，图 5.10）(Zhong et al, 1997b, 1999b, 2011；Xi et al,
2000；Zhong et al, 2001a；Loske et al, 2002；Loske et al, 2002b,
c, 2003；Zhou et al, 2004b；Pierre et al, 2008；Fernández et al,
2009b)。使用小型水槽与商用冲击波源配合以评估其性能或研究各种冲击
波引起的现象的研究也相当常见（图 5.11）。

　　由于临床上针对泌尿系的冲击波碎石术的普及率和成功率均很高，本
章将主要探讨泌尿外科 SWL 技术。而 SWL 在胆囊、胰腺和唾液腺结石碎石
中的运用也将会被讨论。略过对技术细节的描述（这些信息可以在书末列
出的参考文献中查阅或直接从 SWL 设备的制造商处获得），本章的目的在
于向不熟悉该领域的读者介绍所涉及的物理现象以及自从冲击波首次临床
应用以来所出现的最重要的发展。

图 5.8 美国华盛顿大学应用物理实验室基于 HM3 的研究型碎石机的照片。(1) 椭圆形反射器，(2) 电容器充电单元，(3) xyz 轴定位器。（由 M. Bailey 提供）

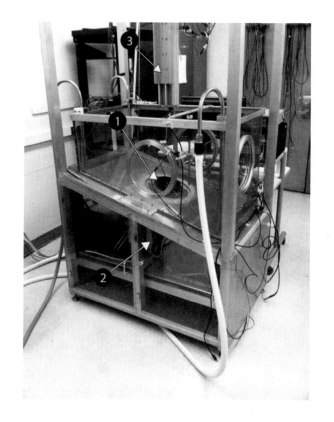

本节中提到的某些技术从未真正转化到实际生产中，而仅仅用于实验设备。尽管如此，因为它们可能会从基础科学的角度引起人们的兴趣，并助力新系统和应用程序的开发，所以也做了描述。所述的设备中的某些组件，例如超声扫描仪、C 型臂式 X 射线装置和治疗台并非专属于特定的冲击波发生器。对于每次冲击波产生原理，只阐述一到两种代表性碎石机。一些旧模型具有重要的历史意义，成为所有与冲击波生物医学应用有关的研究者们都应了解的常识的一部分，因此本部分也做了描述。所提供的针对 SWL 治疗的建议，大多基于冲击波产生的物理原理。而对一些仍在研究阶段的方法和设备的评论和描述，不仅是为了告知读者，也鼓励广大读者以创新的思想为开发更安全、更有效的疗法做出贡献。

尽管已经有大量的冲击波源和碎石机问世，但仍需要进行基础研究以充分了解 SWL 期间引起结石粉碎和组织损伤的现象，从而提高治疗效果并降低复震率。

图 5.9 UNAM 应 用 物 理
和高级技术中心冲击波实
验室基于 HM3 的研究用
碎石机（Dornier MedTech
GmbH，韦斯林，德国）
照片，图示 (1) 冲击波发生
器，(2) 椭圆形反射器，(3)
水位和 (4) *xyz* 轴定位器。
（摄影：F. Fernández）

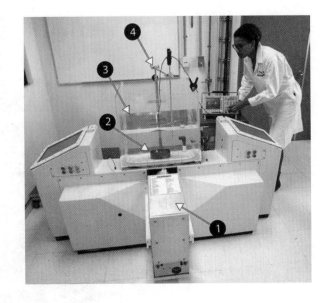

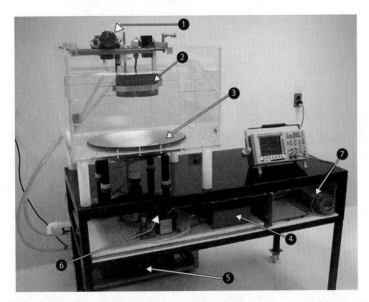

图 5.10 UNAM 应用物理和高级技术中心冲击波实验室基于 Piezolith 2501 的研究用冲击波源
（Richard Wolf GmbH，克尼特林根，德国）照片，其中显示（1）*xyz* 轴定位器，（2）隔热的
水冷却线圈，（3）压电冲击波源，（4）火花隙驱动器，（5）水冷却系统的一部分，（6）电容器，
以及（7）脉冲发生器。（照片：F. Fernández）

图 5.11 (a) 紧凑式 Sigma 冲击波碎石机（德国韦斯林 Dornier MedTech GmbH）的照片，(1) 小型水质测试箱，(2) 用于在水箱内放置肾结石模型的网片，(3) 冲击波源，(4) 水垫和 (5) 超声波扫描仪。(b) 基于 Piezoson 100 Plus (Richard Wolf GmbH，克尼特林根，德国) 冲击波装置的实验设备的照片，显示 (1) 将一个小瓶放在水箱内的焦点处，(2) 水准仪，(3) 耦合膜，(4) 冲击波源，(5) 耦合膜在水面上的反射映象，(6) *xyz* 轴定位器，以及 (7) 电源和控制单元。（摄影：F. Fernández）

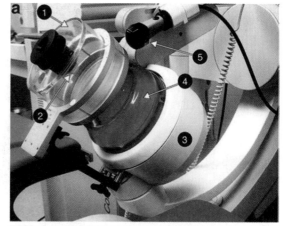

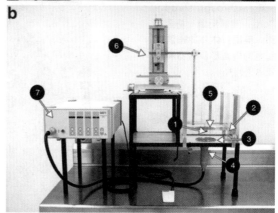

5.2　电液式体外碎石机

电液式冲击波波源是最早应用于临床的波源。如第 2 章所述。在引入 SWL 之前很久就有人想到了通过在椭圆形金属反射器的一个焦点处通过高压放电产生可聚焦的水下冲击波的方法，以用于医疗目的（Rieber，1947）。如今，单火花隙冲击波源和双火花塞装置已用于各种临床应用和研究中。

图 5.12　浸入水中的两个电极之间的高压放电照片。（摄影：A. Sánchez）

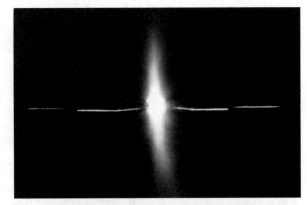

图 5.13　Breakstone 100（Breakthrough Medical Corp.，盖瑟斯堡，马里兰州，美国）体外冲击波碎石机的椭圆形反射器和火花塞的照片

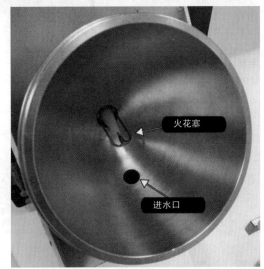

火花塞

进水口

5.2.1　单火花隙冲击波源

　　电液式冲击波发生器通过在浸入水中的两个电极（图 5.12）之间放电（15～30 kV）产生水下冲击波（图 5.12），电极位于最靠近椭球面金属反射器的焦点（F_1）上（图 5.13）。高压电源将能量存储在一组电容器中（通常在 40～100 nF），通过触发开关将大量能量突然注入水下火花隙放电。发生电介质击穿，并且在大约 20 000 K 温度条件下产生快速膨胀的等离子体气泡。这伴随着强烈的可见光和紫外线的产生（图 5.14）。

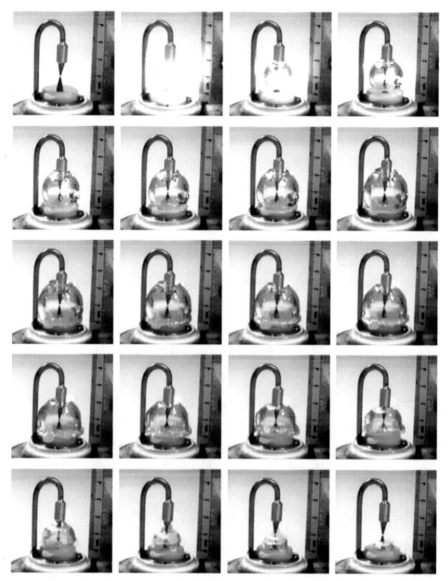

图 5.14 两个电极（电容 80 nF，电压 16 kV）之间的水下放电的高速摄影序列（图像之间时间间隔为 156.8 μs）。该序列从左上角开始，自左向右继续，直到右下角结束。（摄影：E. Fernández）

在非常短的延迟时间内，电极之间的电流很低，直到火花塞上的电压由于电击穿而突然下降。由于水的性质，以及电极形状的不同，从一次放电到下一次放电的滞后时间可能会有很大变化。等离子体膨胀会产生类球形的冲击波阵面，该冲击波阵面是从反射器反射回来的由 F_1 发出的各向同性辐射，聚焦在通常称为 F_2 的第二焦点上（图 3.5）。由于材料的声阻抗与反射能量有关，SWL 的反射器通常由例如黄铜或不锈钢等具有高声阻抗的材料制成。

水下放电的峰值电流非常高（10 ～ 20 kA），主要取决于释放的能量和电路的电感。冲击波几乎是从等离子体形成开始产生的。由于产生冲击波阵面需要机械功，且能量以辐射的形式耗散，损失了大部分电能，经热传导损失的能量则少得多。据估计，在电液式体外碎石机中，电容器中存储的总能量中只有约 5% 到达肾结石（Coleman et al，1989）。由于电击穿等强度取决于电极之间水的电导率，建议按照制造商的说明调节冲击波源内部水的电导率。

由于许多原因，椭圆形反射器的设计至关重要。其中之一是其形状与治疗时患者的疼痛有关：较大的孔在冲击波进入部位产生的疼痛较小。第一代冲击波源具有椭圆形的反射器，其半短轴与半长轴之比在 0.5 ～ 0.6。为了减轻疼痛，设计第二代碎石机的反射器时该比例约为 0.75。球形冲击波从刚性椭圆形表面反射出来的物理过程很复杂。但是，假设反射系数与入射角无关，则可以很好地近似计算焦点区域中的能量密度。

冲击波源（不仅电液式）将电能存储在一组电容器中，因为在短时间内需要大量能量。可以通过 $E = 0.5 CU^2$ 来计算存储在电容器中的能量 E（以焦耳为单位），其中 U 是以伏特（V）为单位的电压，C 是以法拉（F）为单位的电容器的电容。此能量与冲击波的能量之间存在一定关系，但是，传递到火花隙的电能不应该直接看作测量冲击波"效率"或"功率"的量度。

一次电介质击穿后，会产生一个以上的冲击波。一小部分发散的、未经反射的冲击波阵面（图 3.8）在反射脉冲之前到达 F_2。这股直接非反射压力脉冲对粉碎结石的贡献不明显。反射的冲击波在超前的非反射波之后到达 F_2，之后是另一个非反射和反射的脉冲，这些脉冲是由等离子气泡在 F_1 处塌陷产生的。在 Dornier HM3 中，直接和反射冲击波之间的延迟约为 30 μs。有证据表明，最初的聚焦冲击波是造成大部分结石分解粉碎的直接原因。由空泡在 F_2 处剧烈破裂引起的其他冲击波也被记录（Bailey et al，2005；Pishchalnikov et al，2005；Chitnis et al，2006）。这些冲击波是由靠近焦点的气泡塌陷产生的，并非电液碎石机所独有。

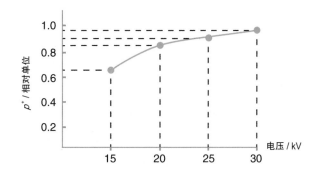

图 5.15　电液碎石机的放电电压与在焦点处产生的峰值正压的关系

　　电液冲击波源发出持续时间很短的宽带压力脉冲。聚焦带的位置和形状可能会略有不同，具体取决于放电电压。但对于大多数生物医学用途，这应该不是主要问题，因为这些设备的聚焦带相对较大。电压的增加将使冲击波的上升时间（t_r）减少。放电电压和峰值正压（$p+$）之间的关系不是线性的。当电压增加时，$p+$ 最初会迅速上升；但是，当电压增至约 20 kV 以上时，随着电压的升高，峰值正压会缓慢增加（图 5.15）。体外结石模型的破碎实验表明，无论结石的物理性质如何，将发生器电压从 16 kV 增加到 20 kV 均可提高碎石效率。但是，将电压从 20 kV 增加到 24 kV，碎石效率并没有明显的改善（Loske，2010）。

　　冲击波进入患者体内的压强曲线以及患者的治疗效率、疼痛和组织损伤在一定程度上取决于反射器的设计、放电电压、电容、传感器的电感、电路、水的电导率、耦合装置和电极的形状等（Loske et al，1993；Bailcy ct al，1998，1999）。电液装置产生的冲击波的形成时间比压电式冲击波源或电磁式冲击波源短。测得的上升时间大约为 30 ns；然而，由于水听器的局限性，该值被高估了。从理论上讲，电液冲击波源产生的冲击波的形成时间可以短于 1 ns（Chitnis，2002）。如上所述，电极之间在 F_1 处的高压放电会产生强烈的可见光和紫外线（UV）辐射，其峰值在大约 55 ~ 150 nm。在大多数体外碎石机中，这种辐射几乎完全被反射器内部的水和覆盖冲击波源的薄膜所阻挡。

　　电液冲击波源的优点是由电击穿产生的等离子体膨胀速度快、设计相对简单以及成本低。使用火花隙冲击波源的碎石机的其他优点是它们的分解效率更高和患者复震率低；缺点是高压电击穿产生的噪音，以及由于电极头的腐蚀而需要时常更换火花塞。患者和碎石机操作者应戴上保护性耳机。一些电液冲击波源的口径较小，可能会引起患者皮肤疼痛。此外，应该考虑到电极之间的电击穿会产生相对较强的电磁场，在极少数情况下可能会导致心律不齐。因此，火花隙碎石机有时会影响患者的心动周期。由于火花抖动，F_2 处产生的 $p+$ 偏差高达 30％（图 5.16）（Coleman et al，1989；Prieto et al，1991），也被认为是不利条件。然而，由于在大多数临床治疗中需要数百次冲击波，因此压强变化是平均的，没有明确的相关性。

如前所述，Dornier HM3 体外冲击波碎石机（图 2.8，图 2.9）是同类产品中第一个应用于临床的设备。

HM3 是多年来使用最广泛的体外碎石机，被称为金标准（Cass，1995；Preminger，1995；Lingeman，1996；Lingeman et al，1996；Graber et al，2003；Gronau et al，2003；Gerber et al，2005；Loske，2007）。HM3 现在已被更小、更便宜且更易于使用的碎石机所取代。然而，它仍然

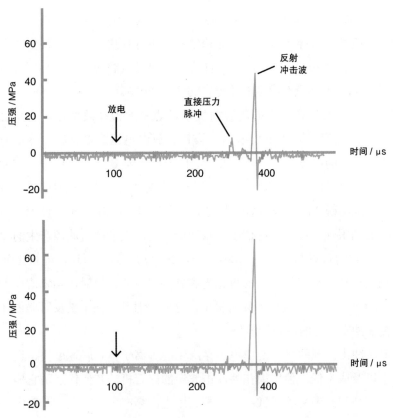

图 5.16　使用 PVDF 声压水听器从电液冲击波源在相同放电电压下产生的连续冲击波中获得的两个压强记录。箭头指示火花隙被触发的瞬间

图 5.17 用来对 HM3 碎石机的水进行去离子和脱气处理的水处理设备（Wiegand GmbH，埃特林根，德国）的照片，其中包括（1）脱气罐，（2）去离子罐，（3）将水抽到水槽的脱气机电机；（4）真空电机和在脱气机罐中产生真空的泵；（5）混合阀；（6）脱气机罐的输入阀；（7）连接到水浴缸的输出端，以及（8）滤水器。（照片：F. Fernández）

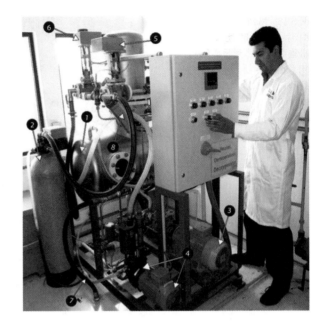

是一个参考标准，一些学者提到，许多新型的碎石机还没有达到 HM3 的结石排尽率（Chan et al, 1995；Fuselier et al, 1999；Teichman et al, 2000；Graber, 2003；Lingeman, 2003；Portis, 2003；Gerber, 2005；Weizer et al, 2007；Argyropoulos et al, 2007；Bach et al, 2011a）。令人惊讶的是，将 HM3 引入市场这么多年后，仍然有报道将 HM3 与现代碎石机进行比较（Zehnder et al, 2011）。第一台碎石机是一个巨大的装置，包括一个装有特殊水处理装置处理过的去离子水和脱气水的水槽（图 5.17）、一个病人平台和一个电液冲击波源。使用两个成 90°角排列的 X 射线系统实现结石定位。即使 HM3 是非常成功的碎石机，它也有缺点，例如需要两个 X 射线装置、大型水浴箱和昂贵的火花塞。C 型臂式 X 射线透视系统的出现、将冲击波耦合到患者中的小型注水垫以及基于其他物理原理的冲击波源将作为新的解决方案。反射器的口径小（140 mm）和相对较高的压强值导致皮肤和冲击波路径的能量密度较高，因此采用 HM3 的 SWL 在全身或脊椎麻醉下进行。HM3 和 HM4 的改进版具有较弱的冲击波发生器和具有较大口径（170 mm）的反射器，因此大多数治疗都可以在镇痛条件下进行（Graff et al, 1988b）。HM4（图 2.10）是 Dornier 人体体外碎石机系列（Tailly, 1989, 1990, 1999）的最新式碎石机。它使用水垫替换水槽来将冲击波耦合到体内，因此需要的空间更小。

图 5.18 Medilit 碎石机的图片, (1) X 射线源, (2) 水垫, (3) 椭圆形反射器和 (4) 图像增强器。（由捷克共和国布尔诺 Medipo ZT s.r.o. 提供）

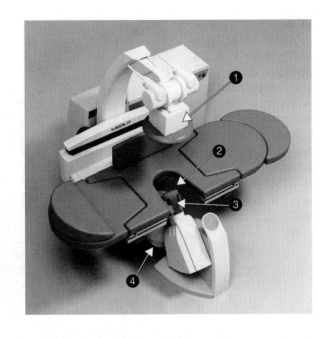

典型的现代电液碎石机是 Medilit 碎石机，由捷克共和国布尔诺的 Medipo ZT s.r.o. 制造（图 5.18，图 5.19）。该设备设计用于泌尿系、胆囊和胆总管结石的 SWL，但也可以对患有各种骨科疾病的患者进行治疗。整个过程由计算机控制，并在控制室中进行操作，从而保护员工免受辐射和放电产生的噪声的影响。放射和超声成像同时运行，从而减少了连续治疗监测期间的辐射剂量。冲击波的产生与心电图（ECG）的 R 波同步，也可与患者的呼吸同步。水垫内的水是经过脱气处理并加热的。为了减少火花塞的磨损，电极尖端之间的间隙通过计算机驱动的机制进行调节。使每个火花塞可用于治疗更多患者，并且可以更低成本更换。与许多其他碎石机一样，要在三个维度上定位结石，需要获得两个不同的放射图像。此后，使用光标在显示器上突出显示结石，患者将自动移至正确的位置。该设备的第一个商用系列是 Medilit M5；然而，捷克共和国最常用碎石机是 M6(Král et al, 2010)。M7 也正在使用中，新版本（M8）即将发布。这些型号的主要区别在于舒适度和易操作性。但是，所有版本都使用 1980 年代后期捷克共和国科学院等离子物理研究所开发的同一次冲击波源。放电电压可以在 5～15 kV 之间连续变化。在最大电压下，$p+$ 大约等于 50 MPa。-6 dB 聚焦带为雪茄状，直径为 9 mm，长度为 38 mm。冲击波源的焦距为

图 5.19 Medilit 碎石机冲击波源的照片，显示了没有火花塞和水垫的椭圆形反射器。（由捷克共和国布尔诺 Medipo ZT s.r.o. 提供）

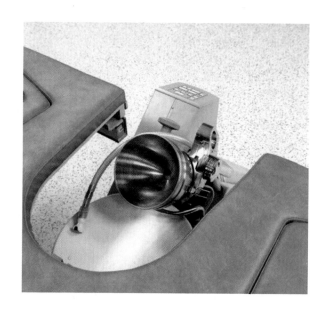

140 mm。这些测量值由制造商根据 IEC（国际电工委员会）的标准获得。

耶拿医学技术有限公司（耶拿，德国）开发了具有创新设计的电液冲击波源 LithoSpace（图 5.20）（Hartung et al，2010）。紧凑而通用的冲击波头无需机械刚性连接即可连接几乎所有手术台和 C 型臂。治疗完成后，可以将系统折叠到"停放位置"或者移开。也支持放射和超声实时可视化。为了将冲击波源固定到 X 射线 C 型臂上，在图像增强器与 C 型臂上安装了光学标记面板（图 5.21）。用立体摄像机来检测两个标记板反射的光，计算机据此计算冲击波探头的相对位置。可以将类似的装置用于超声成像（图 5.22）。电液冲击波源提供了市场上最大的 -6 dB 聚焦带之一（160 mm×20 mm×20 mm）。根据制造商的不同，峰值压 p^+ 和 p^- 可以分别在大约 26～38 MPa 和 -3.6～-5.0 MPa 之间变化。这些测量值是使用 500 型光纤探针水听器（FOPH）（RP Acoustics，洛伊滕巴赫，德国）获得的。冲击波的产生频率为 0.5～5 Hz。高达 220 mm 的穿透深度充分考虑了治疗肥胖患者的治疗。LithoSpace 还可以进行其他体外冲击波疗法（ESWT），例如治疗股骨头坏死、网球肘、足跟骨刺和钙化肩膀等。

为了延长电极的使用寿命，导电火花塞问世（Cathignol et al，1991；Bourlion et al，1994）。将电极浸没在电解液即高导电性的氯化钠（NaCl）水溶液中，则能量会在更短的时间内传递到介质中，这是由等

图 5.20　LithoSpace 基本版本的照片。(1) 触摸屏，(2) 耦合压力，(3) 水垫，(4) 立体摄像机，(5)X 射线图像上的叠加治疗体积，(6) 反射板以及 (7) 冲击波源。（由德国耶拿 Jena MedTech GmbH 提供）

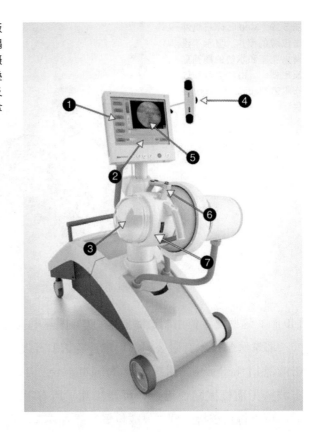

图 5.21　示意图显示了 LithoSpace 冲击波源（Jena MedTech GmbH，耶拿，德国）与 X 射线 C 形臂的非接触式耦合。为了确保结石位于聚焦区域内，红外光由立体相机系统发送，并被固定在图像增强板上和冲击波源上的光学标记板反射

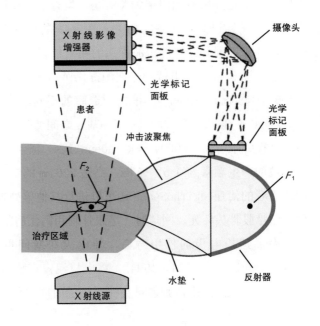

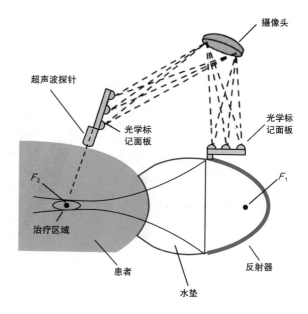

图 5.22　用超声成像将结石放置在 LithoSpace 冲击波源（Jena Med Tech GmbH，耶拿，德国）的聚焦带中的布置示意图

摄像头

超声波探针

光学标记面板

光学标记面板

F_2

F_1

治疗区域

患者

水垫

反射器

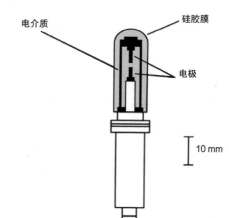

图 5.23　Cathignol 及其同事（1991）设计的导电火花塞的示意图

电介质

硅胶膜

电极

10 mm

待时间和放电电流振荡幅度的减小引起的。电极和电解质被包裹在硅质外壳中（图 5.23）。电路的其余部分类似于上述电液冲击波源。与标准电液火花塞相比，其优点是，冲击波总是在同一位置产生，并且压强范围受到限制。此外，与标准的电液火花塞相比，电极头的磨损降低至原来的 1/50(Cathignol et al, 1991)。由于放电发生在控制良好的电解溶液中，因此该过程不依赖于冲击波头内部的水质（图 5.24）。根据 Broyer 等人的研究（1996），电声转换效率从标准电液火花塞的约 5.5％提高到 11％。使用这些改进的火花塞进行的 SWL 有时也称为导电碎石术（ECL）。

图 5.24 Sonolith i - sys 碎石机的椭圆形反射器和导电火花塞的照片。（由法国沃昂夫兰 EDAP TMS 提供）

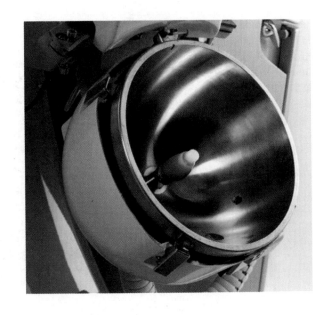

第一款具有导电冲击波源的体外碎石机（Sonolith）是由 Technomed Medical Systems（沃昂夫兰，法国）与法国国立卫生与医学研究所（INSERM）合作开发的。紧随其后的是 Sonolith Vision，与其他碎石机相比，它粉碎小结石的能力提高，结石再处理率明显降低（Pemberton et al，2006）。根据 Nomikos 及其同事（2007）的研究，Sonolith Vision 的术后结石排尽率（SFR）高于 Cass（1995）使用未改装的 HM3 处理单肾结石的报告。

　　基于导电技术的两种现代代表性碎石机是 Sonolith i-sys（图 5.25）和紧凑型 Sonolith i-move（图 5.26），由 EDAP TMS（沃昂夫兰，法国）分别于 2007 年和 2010 年投放市场。导电火花塞内部的溶液使得电极在其寿命内可精确放电并产生 25 000 次冲击波，从而产生可重复的聚焦带。自动压强调节器可永久性地调节电压以提供所需的压强，从而调节由电极磨损而引起的变化。与大多数现代碎石机类似，冲击波头上覆盖有一层柔性硅膜。Sonolith i-sys 的焦距为 170 mm，但由于硅膜的柔韧性，这一数值可以达到 210 mm。这可以治疗非常肥胖的患者。i-move 碎石机的焦距短 10 mm。与 i-move 的反射器口径（约 250 mm）相比，安装在 i-sys 中的反射器的口径也更大（约 290 mm）。制造商报告说，根据 IEC 61846 标准，使用 PVDF 针状水听器测得的 Sonolith i-sys 和 Sonolith i-move −6 dB

图 5.25　Sonolith i-sys 碎石机。(a)(1) 冲击波源，(2) 超声探头，(3)X 射线图像增强器和 (4) 超声和荧光检查仪的照片。(b) 显示 (1) Visio-Track 系统的红外热像仪和 (2) 自由线手持式超声探头的照片（由法国沃昂夫兰 EDAP TMS 提供）

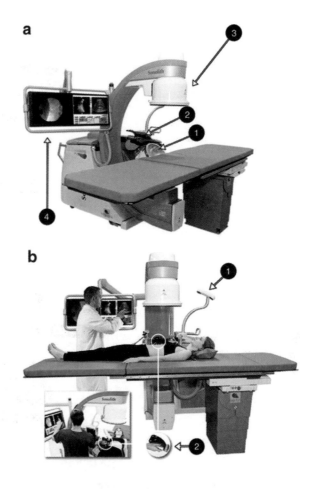

聚焦带的大小为 $3.2\,mm \times 2.6\,mm \times 22.4\,mm$ 和 $3.5\,mm \times 2.6\,mm \times 35\,mm$。它们的峰值正压范围为 $111 \sim 129\,MPa$（i-sys）和 $107 \sim 144\,MPa$（i-move）。在两个模型中，峰值负压力脉冲的幅度均不超过 $12\,MPa$。由于冲击波源设计的变化，两个导电碎石机传递的最大能通量密度略有不同（i-sys：$1.27\,mJ/mm^2$。i-move：$1.36\,mJ/mm^2$）。超声和 X 射线成像可以同时进行。在 2010 年，两个机型均采用了 Visio-Track 系统。使用时，可以用空间感应的超声探头来定位结石（图 5.25b，图 5.27）。

　　手持式探头顶部的四个小反射球的位置通过三维红外立体视觉进行检测，并由计算机进行记录。触摸屏幕上的结石图像后，治疗台会自动移动，直到结石位于 F_2 处，从而减少了荧光检查的使用并减少了 X 射线暴露（Abid et al，2013，2015）。实时跟进将保持结石位于焦点处。

图 5.26 Sonolith i-move
碎石机的照片, (1) 冲击
波源, (2) 红外摄像机,
(3) 超声监测仪和结石的
三维重建。（由沃昂夫兰
EDAP TMS 提供, 法国）

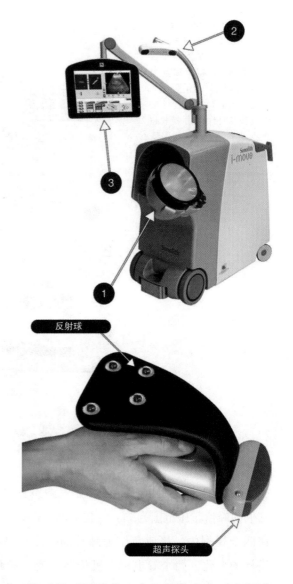

图 5.27 EDAP Visio-
Track 系统的手持式超声
波探头。（由法国沃昂夫
兰 EDAP TMS 提供）

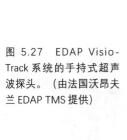

反射球

超声探头

开始时压力波为拉伸脉冲，然后是正压脉冲，它们单独产生，在标准
冲击波之前或之后产生延迟，这被认为是一种提高体外碎石机效率的方法
（Cathignol et al，1998）。这种方法很有前景，因为相比于压应力，
肾结石更容易受到拉力的破坏 (Kaneko et al，1979)。可以使用具有压力
释放功能的电液冲击波源取代刚性反射器来获得相变压力波形（图 5.28）
(Müller, 1987; Bailey, 1997a, b; Bailey et al, 1998, 1999; Loske
et al, 2002)。如 4.3 节所述，界面处的反射导致入射波的阻抗减小，从

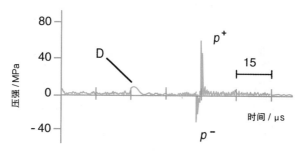

图 5.28　用 PVDF 针状水听器在实验电液冲击波发生器的压力释放反射器的第二焦点处记录的压力波形。在反射负（p^-）和正（p^+）压力脉冲之前约 30 μs（D）记录未反射压力脉冲

而使反射波产生了相位变化。由于必须在水和软质释压材料之间的界面处保持能量平衡，因此会发生相变。如果在边界处损失的能量可忽略不计，则反射波和透射波的强度之和等于入射波的强度。来自刚性反射器和压力释放反射器的压力波在幅度、持续时间和形成时间上相似，但波形不同。压力释放反射器尚未在临床上使用，但在动物实验中可减少空化和组织损伤（Evan et al，2002）。

　　已有研究评估了由双火花序列驱动的单个电液冲击波源的可用性（Bailey，1997b）。如 4.7 节所述，串联冲击波可以改善 SWL 临床结局，但是要使传统的水下单火花隙电液冲击波发生器产生的冲击波的延迟小于 10 ms 是无法实现的（Lukes et al，2015）。使用带有第二个电容器充电单元的实验性电液冲击波发生器进行测试，该发生器以 200 μs ～ 4.2 ms 的延迟产生两次放电。使用 40 nF、80 nF、120 nF 和 160 nF 的电容进行放电。在双脉冲模式下，两个电容器组的电容始终设置为相等。高速数码相机记录到了水下放电。电击穿后，电极之间的等离子气泡达到最大直径约需 1.2 ～ 2.5 ms，并且需要大致相同的时间才能崩溃。图 5.29 显示了两个水下放电的照片序列，其时间延迟为 1.56 ms。第二次放电发生在第一次电击穿产生的气泡消失之前。小于 10 ms 的延迟不能生成两个分开的冲击波阵面。尽管如此，用于电液冲击波源的复合反射器仍可用于产生短于 10 ms 的延迟串联波。另一个有应用前景的替代方法是采用多通道放电冲击波源（5.5.4 节）。

　　已有不同研究小组对复合反射器进行测试（Loske et al，1996；Bailey，1997b）。Zhong 及其同事（1997b）为实验型电液冲击波发生器设

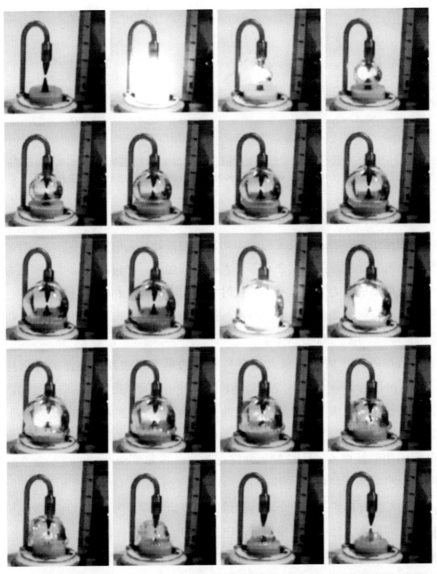

图 5.29 两个电极（电容 160 nF，电压 16 kV）之间的两个水下电子放电的高速摄影序列（图像之间时间间隔为 160.5 μs），时间延迟为 1.56 ms。该序列从左上角开始，并从左到右继续，直到右下角结束。第一放电发生在第二幅图像之前不久，第二放电发生在第十幅图像与第十一幅图像之间（摄影：E. Fernández）

计了一种复合反射器，该复合反射器由两个黄铜椭圆面组成，两个焦点之间的距离相同，并且半长轴和半短轴的距离不同。在 F_1 处产生的球形冲击波会被一个表面部分反射，而其余的冲击波阵面会被反射器的另一部分聚

图5.30　Zhong 等人 (1997b) 设计的具有双反射椭球面的研究用电液冲击波源的示意图

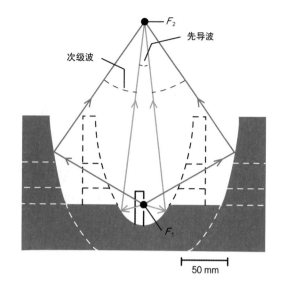

焦。两个反射的冲击波都以大约 70 μs 的延迟向 F_2 会聚。如图 5.30 所示，内部反射面设计为三层。第一和第二冲击波的能量可以通过增加层来改变。当使用三层时，冲击波仅从内部反射器反射出来。在这种情况下，反射器的几何形状与 Dornier HM3 碎石机的反射器相同。作者报道，使用 HM3 几何体获得的体外碎石效率与使用两个反射面获得的体外碎石效率没有统计学上的显著差异。其原因可能是当使用两个反射面时，在 F_1 处释放的能量被分为两部分。

　　具有两个第二焦点的反射器也已经过实验测试 (Prieto et al，1999)。如图 5.31 所示，将具有不同焦距的两个椭圆形反射器扇区连接在一起，形成一个"双焦点"反射器。与标准碎石机反射器相比，双焦点反射器不是旋转对称的。在 F_1 处产生的冲击波分为两部分，一部分汇聚到 F_2，另一部分汇聚到 $F_2{'}$。设计的目的是在空间和时间上逐步消除 F_1 放电所产生的冲击波。双焦点反射器的一个扇区与原始 HM3 反射器具有相同的几何形状。另一部分的设计使第二焦点分离成相隔 35 mm。F_2 和 $F_2{'}$ 附近的压强记录显示了两次冲击波的叠加情况。将体外碎石的结石碎块、普通结石与 HM3 反射器产生的结石碎块进行比较。在某些情况下，从双焦点反射器反射的冲击波比从 HM3 反射器反射的冲击波能更有效地破坏标准的肾结石。一些人认为，新型反射器在结石内部引起了交替的压缩和膨胀，从而产生了小的裂缝。有趣的是，在最大压强区域并没有更好的碎石效果，这

图 5.31 在将两个椭圆形表面连接在一起以形成双焦点反射器之前，它们具有不同的焦距的示意图。改编自 Prieto et al (1999)

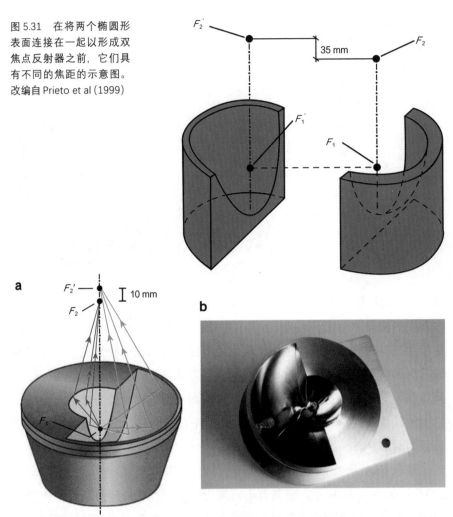

图 5.32 （a）研究用不锈钢双焦点反射器的示意图和（b）照片，该反射器设计用于安装在 Tripter Compact 电液碎石机（Direx Systems Corporation，坎顿，马萨诸塞州，美国）上

证明碎石不仅取决于压强变化幅度。

几年后，在 Tripter 紧凑型碎石机（Direx Systems Corporation，坎顿，马萨诸塞州，美国）上测试了一种特殊设计的双焦点反射器（图 5.32），并将其与标准椭圆形反射器进行了比较（Loske et al，2004b）。选择 Tripter Compact 是因为它的设计可以很容易地将一个反射器更换为另一个反射器。双焦点反射器的外形尺寸与标准反射器的外形尺寸相同。一个扇区的半长轴为 97.6 mm，半短轴为 45.1 mm。另一个扇区的半长轴为

136.5 mm，半短轴为 101.3 mm。标准 Tripter Compact 反射器从 F_1 焦点到 F_2 的距离（178 mm）等于从 F_1 焦点到 F_2 和 F_2' 连线中点的距离（图 5.32a）。体外结石模型破碎测试结果显示，双焦点反射器能比标准反射器更有效地破坏结石模型。但是，这些结果仅当石头被流体（水）包围时有效。将结石浸入模拟人体组织的胶状物中时，未观察到标准反射器和双焦点反射器的破碎效率差异。将使用标准反射器后观察到的体内组织损伤与双焦点反射器引发的损伤进行比较。宏观评估和组织病理学发现显示，双焦点反射器并未比常规反射器引发更多的组织损伤。压强测量表明，两次冲击波以约 52 μs 的延迟到达动态焦点。有趣的是，这种 52 μs 的延迟介于 Zhou 等人（2003）建议的 2 ～ 10 μs 范围之间，以抑制组织损伤的发生，而 200 ～ 600 μs 的延迟则用于加剧气泡破裂 (Loske et al,2002b,c)。复合反射器的主要缺点是，对于两次冲击波之间的不同的时间延迟，需要不同的反射器。

为了减少空化引起的对血管的损害，Zhong 等人（2001a）改用了 Dornier HM3 碎石机的反射器，该反射器配有薄壳状插件，覆盖了大部分原始反射器，仅在底部保留一小部分（图 5.33）。插件和原始反射器的 F_1 焦点重合；但它们与 F_2 焦点相距 5 mm。因此，从椭圆形镜片反射的冲击波在自 HM3 反射器底部反射的冲击波之前大约 4 s 到达。结果，所产生的压力波的尾随负向拉伸分量被部分抵消，从而防止了空化气泡的膨胀。这种设计可使组织损伤降至最低，同时不会增加结石碎片。如将在 5.5.3 节中解释的，几年后，这种反射器插件与压电环形阵列被结合使用（图 5.34）。

串联冲击波由标准的碎石机冲击波和相转化波组成（图 5.35），已

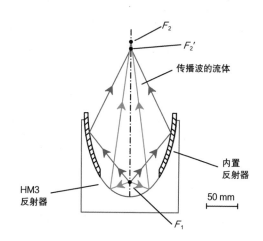

图 5.33 用反射器插件实现的 HM3 冲击波源的示意图。改编自 Zhong 等人（2001a）

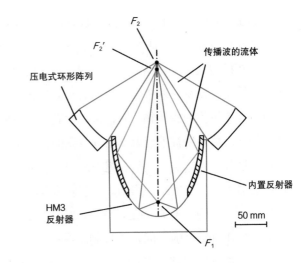

图 5.34 带有反射器插件和压电冲击波发生器的HM3冲击源的示意图，该压电冲击波发生器由围绕反射器布置的 6 个元件组成。改编自 Zhou 等（2004b）

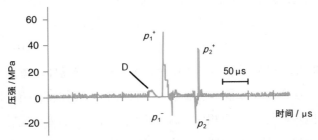

图 5.35 用 PVDF 针式水听器在双相反射器 F_2 焦点处记录的压力波形，显示了直接的非反射冲击波的到来（D），随后是标准的碎石机冲击波和相变的压力波形

在使用双相反射器的实验型电液碎石机上完成了测试（Loske et al，2001）。该反射器是通过将制作材料不同、具有不同长轴和短轴的两个椭球体连接在一起而制作成的（图 5.36）。反射器的一半由不锈钢制成，其余部分由聚氨酯泡沫制成，后者是 Bailey（1997a）于此前提出的压力释放材料。由反射器的刚性部分反射产生的超前正脉冲压缩微气泡，而其负相则有助于气泡膨胀。在一定的延迟之后，第二脉冲的负脉冲促使气泡进一步膨胀。这种膨胀的惯性似乎非常强，以至于第二个负脉冲之后的压缩相（p_2^-）无法逆转气泡膨胀。对肾结石模型的体外碎石和点蚀的分析表明，在某些情况下，由两个相位反转脉冲组成的串联冲击波比用 HM3 反射器产生的传统冲击波更有效。原则上，改变一个或两个扇区的轴长可以提高这种反射器的效率。然而，找到脉冲之间的理想延迟以增强大多数尿路结石

图 5.36　通过将由不同材料制成的、具有不同长轴和短轴的两个椭球体连接在一起而获得的双相反射器的示意图。反射器的一半由不锈钢制成，另一半由压力释放材料（聚氨酯泡沫）制成

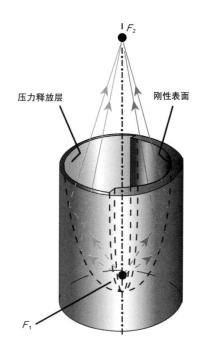

的粉碎效率将是一个不小的挑战。此外，若要临床应用，则需要使用比聚氨酯泡沫更耐久的材料。

5.2.2　双火花隙冲击波源

　　Bailey（1997a）是第一个研究两次冲击波之间的间隔时间如何影响声波空化的学者。他用一对共焦的椭圆形反射器（既可以两个都是刚性的，也可以是一个刚性另一个是压力释放材料的）来研究影响空化的因素。他还考虑了反射器之间的不同角度带来的影响。基于 Gilmore – Akulichev 公式的数值模型和实验结果表明，根据脉冲之间时间延迟的不同，第二个脉冲可能会减少或增加气泡破裂的能量。

　　具有两个火花隙的冲击波发生器的其他设计也已经过测试。Faragalla 等人（2004）注册了描述一种具有多次冲击波源的碎石机的专利。

　　为了证明在 SWL 期间强制空化气泡塌陷以改善结石粉碎效果的控制优势，Zhong 等人（1997b）设计了一个实验装置，在 Dornier XL1 碎石机的 F_2 焦点附近放置了第二个火花塞。第二火花塞位于 F_2 下方，与水平面成 45°角，周围没有反射器（图 5.37）。其目的是产生球形冲击波，该冲击

图 5.37　由 Zhong 等人（1997b）设计的带有两个电极的研究冲击波源示意图

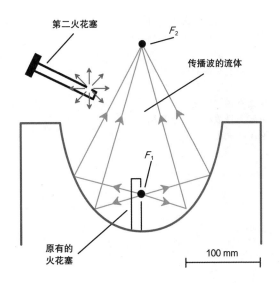

波在原始 XL1 发生器产生的冲击波之后到达 F_2。作者使用高速摄影证明，即使没有实心边界，气泡的塌陷也是不对称的，并且，产生的微射流是沿着冲击波的方向辐射的。XL1 产生的冲击波和二次冲击波之间的 400 µs 延迟将气泡塌陷引起的液体射流引向结石，使体外碎石效率提高了 43%。因为粉碎结石所需的冲击波更少，所以这种双火花系统也可以减少组织损伤。

为了产生同时的冲击波并减少空化现象的发生，Sokolov 和同事（2000，2001，2003）设计了一对以 Dornier HM3 为模型的对立共聚焦电液冲击波源（图 5.38）。两次冲击波的同时到达增加了 F_2 焦点处的压强。可以通过高速摄影观察到增强的空化现象，对薄铝箔的损坏分析证明了这种现象，铝箔位于 F_2 并与两个反射器的对称轴对齐。该模型同时取得了更好的肾结石模型体外碎石效果。用聚焦水听器记录气泡动力学，并与基于 Gilmore 方程的数值分析进行了比较。

目前研制完成的一种电液体外冲击波碎石机，具有两个相同的共聚焦反射器，其中一个安装在治疗台下方，第二个安装在可移动的 C 型臂上，并在体外、体内以及肾和输尿管上段结石的患者身上进行了测试评估（Sheir et al，2001，2003a，2005）。通过将反射器轴的角度调整为 90°，可以获得最佳的体外碎石结果。与单脉冲冲击波相比，同步双脉冲冲击波对猪肾脏的体内组织损伤更少。即使在 14 kV 处产生 3 000 次双脉冲（6 000 次冲击波）后，也仅观察到最小程度的肾脏损害。Sheir 和同事（2007）

图 5.38　由两个共焦冲击波发生器组成的研究双脉冲冲击波源的示意图。改编自 Sokolov 等（2001）

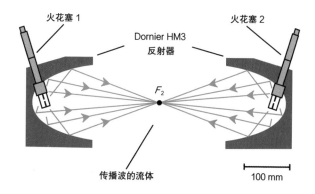

得出结论,将 240 例阴性单肾结石患者随机分为两组,通过双头碎石机(FMD,洛顿,弗吉尼亚州,美国）或碎石机 S（Dornier MedTech GmbH,韦斯林,德国）进行 SWL 治疗。在安全性和有效性方面,同步双脉冲 SWL 在临床效果上优于标准 SWL。

受双重火花隙系统潜在优点的启发,第一台紧凑型碎石机的制造商 Direx Systems Corporation（图 5.39）开发了 Duet 碎石机（图 5.40）,并在其上安装了两个共焦电液冲击波源。彼此之间的夹角约为 76°。碎石机可以在同时、交替或单脉冲模式下操作。最初的体外实验结果令人鼓舞,而且实验结果提示同时和交替模式会比单脉冲冲击波更有效地破碎肾结石体内模型（Greenstein et al,2004）。Handa 等（2007）研究了改装置对猪肾脏功能、形态的急性期影响,并得出结论,以同步模式递送临床剂量冲击波产生的肾脏反应与 HM3 碎石相似。在另一项测试 Duet 碎石机的体内实验中,Handa 及其同事（2009b）报道,以交替模式递送临床剂量电击波只会使肾形态学损伤更小及出血灶较小。根据他们的结果,从两个冲击波源发出冲击波并不一定危险,即使以 240 次 / 分冲击波的总速率发射,也不会对肾脏造成明显的形态损伤。在功率为 10 的交替模式下以 2 Hz 的频率产生 2 400 次冲击波（每个冲击波源产生 1 200 次冲击波）。同时,用 Dornier HM3 在相同的冲击波速率和 24 kV 的放电电压下（Handa et al,2007）传递 2 400 次冲击波,将冲击波递送给模型后,前者观察到的功能肾体积（FRV）为后者的五分之一。因为治疗条件不同,即使不能直接比较 FRV,这也是令人鼓舞的结果。Direx 仍在生产双冲击波源碎石机,但是新模型（Duet Magna）已经用电磁冲击波源代替电液冲击波源（5.3.3 节）。

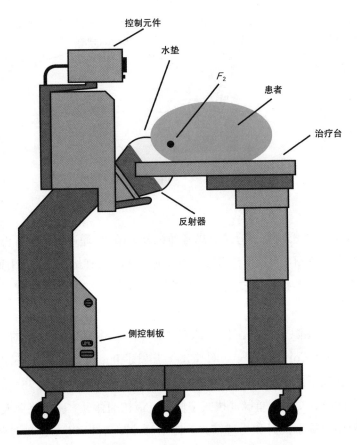

图 5.39 Tripter 紧凑型电液体外冲击波碎石机的示意图（Direx Systems Corporation，坎顿，马萨诸塞州，美国）。此处未显示的 C 型臂荧光透视仪很容易连接到系统

5.3 电磁碎石机

1962 年，Eisenmenger 发布了电磁冲击波发生器（electromagnetic shock wave emitter，EMSE），其物理学原理为利用电磁换能器产生冲击波。在 1980 年代早期，开发了用于 SWL 的电磁冲击波发生器（Wilbert et al，1987）。如今，有四种不同设计的电磁冲击波源可供临床使用：扁平线圈、圆柱形线圈、圆锥形线圈和自聚焦系统。电磁碎石机产生的压力波是高强度超声波，在高能量设置下，这些波在向碎石机的焦点传播时会转变为冲击波。发生这种情况是由于聚焦产生的非线性失真（注：由于晶体

图 5.40 Duet 碎石机的照片
（Direx Systems Corporation,
坎顿，马萨诸塞州，美国），
显示了两个注水前的共焦电
液冲击波源，其弹性膜覆盖
了反射器

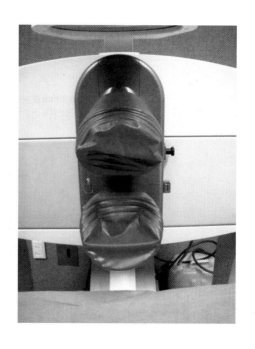

管特性曲线非线性引起的波形失真）。电磁冲击波源的一个优势在于，冲击
波的产生是高度可重复性的。扁平线圈系统的脉冲间差异约为 2%（Coleman
et al，1989）。其他优势包括其可以使用的能量范围广，并且冲击波源的
寿命长（超过 100 万次冲击波）。电磁冲击波源产生的噪声比电液碎石机产
生的噪声小得多。Tuncer 等人（2014）在一项前瞻性研究中评估了使用电磁
Compact Sigma 碎石仪（Dornier MedTech GmbH）行 SWL 治疗对患者听力状态
的影响，并得出结论，使用该设备行 SWL 不会对听力功能产生有害影响。

5.3.1　扁线圈冲击波源

　　在扁平线圈碎石机中，强大的脉冲电流通过圆形铜线圈，该线圈与导
电金属膜相对，由薄绝缘层隔开。施加在线圈上的高压放电（16 ～ 22 kV）
在金属膜中感应出快速变化的磁场和涡流，从而导致膜发生类似于爆炸的
偏转。其物理原理类似于扬声器。一些设计使用次级线圈来引发膜片振
动。膜的突然运动在波的传播流体（例如：脱气水）中产生压力波。压力
波形取决于所产生的电流脉冲以及螺线管和隔膜的特性。普通压力波由具
有双凹形的聚苯乙烯声透镜（图 5.41）聚焦。在振动膜附近，透镜具有

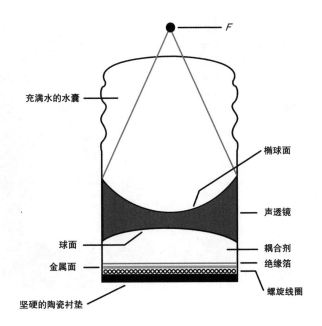

图 5.41 扁平线圈电磁冲
击波源示意图

充满水的水囊

椭球面

声透镜

球面

耦合剂

金属面

绝缘箔

螺旋线圈

坚硬的陶瓷衬垫

球面，而在振动膜的远端是椭球面。在焦点处产生冲击波，其上升时间约为 100 ns，其聚焦区域相对较小，焦点处峰值正压 p^+ 高达 100 MPa。该系统产生的正压力脉冲的上升时间比电液碎石机更长（Coptcoat et al，1987），并且波形包括尾随的正压振荡（图 5.42）（Bailey et al，2006）。与本章所述的其他冲击波源一样，可使用充满水的硅胶垫将冲击波耦合到患者体内。水需经过脱气和去离子处理。也可以使用其他波传播流体。基本电路类似于电液冲击波源。电磁冲击波源的一个优点是它们在脉冲之间的重复性很高。但是，根据 Mishriki 1994 年的说法，在其使用寿命内，电磁冲击波源正压脉冲的最大峰值可能下降多达 50%。平面电磁冲击波源相对较小，因此可以集成到多功能治疗系统中。如今，SWL 最常使用的波源即电磁冲击波源。

西门子医疗集团（Siemens Healthcare GmbH）与德国美因茨大学（University of Mainz）是电磁冲击波源临床应用的先驱。具有双平面 X 射线系统和两个电磁冲击波源的第一台西门子碎石机（Lithostar）投放市场已有很多年（Mobley et al，1993）。在第二代机型（Lithostar 2 Plus）中，透镜直径增大，焦距从 113 mm 增加到 120 mm，聚焦带减小（Vandeursen et al，1993；Loske，2007）。因此，能量分布于更大的表

图 5.42 在扁平线圈电磁体外冲击波碎石机的焦点处记录下的典型压强曲线，揭示出存在一个相对强的二次压缩波，其峰值振幅出现在超前冲击波到达后约 10 μs

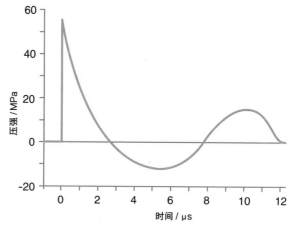

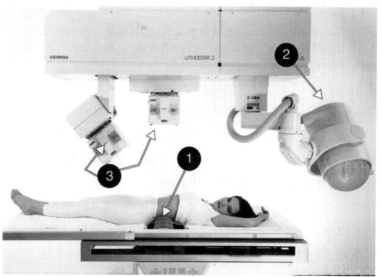

图 5.43 带有三个电磁冲击波源的 Lithostar 2 Plus 碎石机的照片，显示（1）左下方的台下冲击波源，（2）带有在线超声扫描仪的头顶冲击波源，以及（3）X 射线源。（图片由德国埃尔朗根的 Siemens Healthcare GmbH 提供）

面面积，并聚焦于结石中的更小区域。这种变化使最大 EFD 从 $0.24\,\text{mJ/mm}^2$ 增加到 $0.60\,\text{mJ/mm}^2$。Lithostar 2 Plus（图 5.43）还可以在顶部模块上安装集成超声波的冲击波头，以补充两个不稳固的冲击波头，从而简化了尿路、胰、胆囊以及胆管结石 SWL（Rawat et al，1990）。在最大发电机电压（9 级）下，在顶置模块的焦点处用 PVDF 水听器（Imotec GmbH，维尔塞伦，德国）测得的 p^+ 值约为 64 MPa。这是不稳定的冲击波源在其最大发生器电

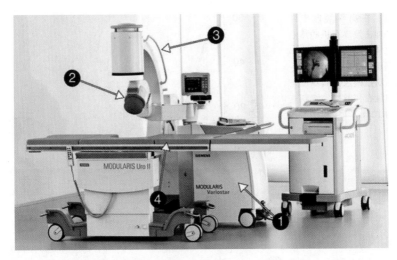

图 5.44 （1）Modularis Variostar 移动治疗仪照片，（2）电磁冲击波源与（3）Arcadis 多功能移动 C 型臂耦合，以及（4）Modularis Uro 内窥镜。（图片由德国埃尔朗根 Siemens Healthcare GmbH 提供）

压（19 kV）处记录的正压峰值的两倍（Vergunst et al，1989）。

更新的扁平线圈电磁碎石机是 Modularis Variostar（Siemens Healthcare GmbH）。它是一种具有内窥镜治疗台，集成式荧光镜引导系统和冲击波源的移动设备，其焦距为 140 mm，波束角为 48°（图 5.44）。冲击波装置可以固定在不同的角度，并用于治疗肾结石的台下治疗体位，以及治疗输尿管、膀胱和胆管结石的台上体位，患者始终处于仰卧体位。超声和 X 射线定位均可进行。激光引导的校正方便了对冲击波装置、治疗台和 C 型臂的调节。在每个疗程结束时均会记录并显示输送给患者的总能量。根据制造商使用西门子和德国埃尔兰根大学医院开发的光点水听器（light spot hydrophone，LSHD）获得的数据（Granz et al，2004），峰值压（p^+）设置值从 11 MPa 开始，最高约为 59 MPa。最大能量等于 113 mJ。Hassouna 及其同事（2011）使用 Modularis Variostar 治疗了超过千例肾或输尿管结石患者。研究表明，成功率很高，总体效率商（EQ）（5.6.12 节）为 0.66。该碎石机被认为是治疗尿路结石，尤其是直径小于 20 mm 的结石的一种非常有效的工具，也可用于 ESWT。

为增强焦点区域的空化作用，扁平线圈电磁冲击波源也不断被改进，例如串联冲击波发射以及对声透镜的修改。Pierre 等人（2008）改进了西门子Modularis-Litho冲击波发生器，以制造在12.5 kV放电电压下产生的冲击波，并于大约1 ms后即在17 kV下产生第二冲击波。体外碎石效率（定义为小于2 mm的碎屑所占百分比）在使用750次串联冲击波后得到改善；然而，在较低剂量下差异无统计学意义。

如前所述，电磁冲击波源产生的压力波形的特征是次级压缩波的发射（图5.42）。该脉冲是线圈中电流振荡的结果，其幅度小于超前冲击波。但是，其振幅足以抑制主冲击波引起的空化气泡。由于，如4.7节所述，空化作用是SWL期间的主要碎石机制，而第二压力脉冲降低了电磁装置的碎石效率。为了解决这个问题，现已经提出了一种改良的镜片（Zhong et al，2011；Mancini et al，2013；Neisius et al，2014）。新型透镜在靠近膜的表面上，即透镜的球面上具有环形凹槽（图5.45）。凹槽能产生一个压力脉冲，该脉冲在镜头主要部分产生的超前冲击波之后不久到达焦点。这是因为脉冲通过凹槽传播的速度较慢。它所产生的冲击波没有非预期的第二压力波，因为当压力波离开透镜并朝着公共焦点会聚时，脉冲叠加可以消除冲击波。而为了补偿由破坏性波叠加引起的能量损失，必须将冲击波源的电压增加几千伏。由于增加电压会将峰值正压最高的点移向冲击波源，因此将新镜头的几何焦点设置为比原始焦点向上几毫米。这种调整的结果是，新透镜的声聚焦点在高输出电压下接近结石，从而在提高碎石效率的同时降低组织损伤的风险，而无须改变碎石机的主要设计。体内

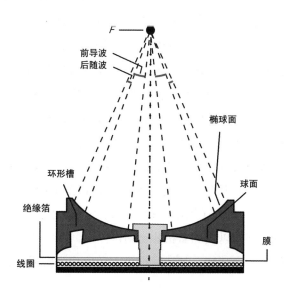

图5.45 一种新型透镜的示意图，该透镜旨在改进SWL期间的结石粉碎效率。（摘自Neisius et al，2014）

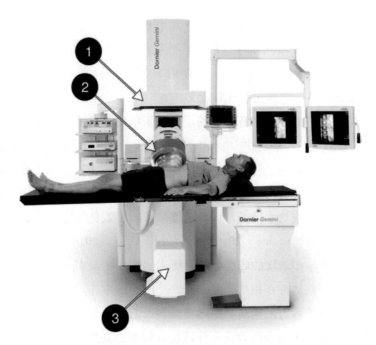

图5.46　Dornier Gemini 电磁冲击波碎石机和泌尿科工作站的照片，其中显示（1）平板探测器，（2）冲击波源，（3）X射线源。（图片由德国韦斯林 Dornier MedTech GmbH 提供）

和体外研究均表明，在西门子 Modularis 冲击波头上使用这种新镜头，其结石粉碎效率得到改善，组织损伤最小（Mancini et al，2013；Neisius et al，2014）。压强测量表明，新镜头产生的压强曲线与 Dornier HM3 相似。

　　Gemini（Dornier MedTech GmbH）是另一种具代表性的最新一代电磁冲击波碎石机（图5.46）。其两个监测仪的位置可变，从各个方向均可连接患者，C型臂的轨道式运动以及治疗台的设计不仅支持 SWL 和 URS，而且支持经皮肾镜取石术（PCNL）。从 SWL 切换到泌尿外科腔内操作甚至无须患者移动。最重 250 kg 的负载能力和 170 mm 的最大穿透深度适用于肥胖患者的治疗。在 X 射线 C 型臂旋转过程中，可以无障碍地观察到结石，从而实现连续的结石跟踪。由于冲击波源可以围绕患者旋转，因此不管结石在任何位置，患者都可以保持舒适的仰卧姿势。操作员可以在 AP（前后）和 CC（颅尾）投影 X 射线图像上标记要治疗的结石。然后，患者自动移动以使碎石机焦点对准结石。等中心超声和结石实时监测是该设备的另一个功能。制造商提供大图像增强器或具有大视野和三个电磁冲击波源的平板探测器。220f XXP、220f XXP HP 和 140f FarSight 冲击波发生器的最大 EFD 分别为 1.9、1.6 和 0.86 mJ/mm²，最大 $E_{12\,mm}$（3.5 节）分别为 110、110 和 62 mJ。根据制造商的说法，对于 220f XXP，p^+ 的变化范围为 49～90 MPa；对于 220f XXP HP，p^+ 的变化范围为 49～77 MPa；对于 140f FarSight，p^+ 的变化范围为 9～53 MPa。根据 IEC 标准，所有压强测量均使用 FOPH（RP Acoustics）进行。同时还提供了一个从冲击波源内部监视耦合膜的摄像机，这对于确保进入患者的冲击波路径中没有气泡存在可能是至关重要的，具体细节将在 5.6.8 节中介绍。

5.3.2 圆柱线圈冲击波源

如第 2 章所述，不使用声学透镜的电磁冲击波源是由瑞士特格维伦的 Storz Medical AG 开发并获得专利的（Wess et al，1990；Köhrmann et al，1995；Wess，2012）。如图 5.47 所示，在一个充满水的抛物线形金属反射器内部布置了一个圆柱线圈和一个金属膜。磁场感应一出现，膜片就立刻从线圈径向加速离开线圈。该设计类似于普通线圈冲击波源，然而，在这种情况下，声脉冲垂直于射束轴线放射状射出。经抛物面反射器反射后，圆柱压力波同心聚焦在冲击波源的焦点 F 上，并且根据能量设置可增强为冲击波。圆柱状冲击波源的主要优点是可以在不降低冲击波能量的情

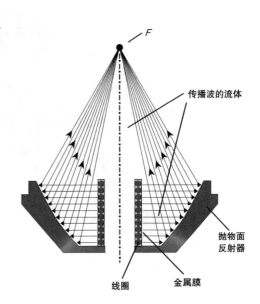

图 5.47　由瑞士特格维伦 Storz Medical AG 开发的圆柱线圈冲击波发生器的示意图

况下将轴向超声波扫描仪或轴向 X 射线定位合并到空心圆柱体中。它还允许设计具有大光圈和焦深的系统，并提供广泛的能量设置。还开发了可变焦域的冲击波源（Häcker et al，2005；Leistner et al，2007；Häcker et al，2010）。

Choi 等人（2011）研究了圆柱电磁冲击波发生器螺线管周围的金属膜和绝缘膜厚度的影响。根据他们的结果，当膜具有最小的测试厚度（50 μm）时，可产生最大冲击波。

这种类型的碎石机的一种现代示例为 Storz Modulith SLX-F2 connect，这是一种泌尿科工作站，即使在治疗过程中操作员也可以在两个焦域尺寸之间进行选择（图5.48）。通过改变脉冲持续时间实现焦域尺寸的变化。大聚焦带（50 mm×9 mm）适合于治疗肾结石，而小聚焦带（28 mm×6 mm）则建议用于输尿管结石。能量 E_{12mm} 可以在 $11 \sim 154$ mJ 之间变化。在小病灶模式下，可提供 $5 \sim 150$ MPa 的峰值正压；在大病灶模式下，可将 p^+ 调节在 $5 \sim 90$ MPa 之间。制造商根据 IEC 61846 标准，使用

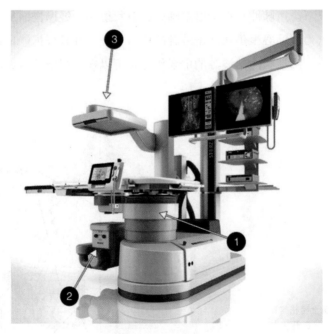

图 5.48　Modulith SLX-F2 connect 电磁体外冲击波碎石机和泌尿科工作站的照片，显示（1）带有超声波的冲击波源，（2）X 射线源，（3）动态 X 射线（430 mm×430 mm）平板探测器。（图片由瑞士特格维伦 Storz Medical AG 提供）

光纤水听器进行所有压强测量。由于冲击波源的口径较大（300 mm），患者皮肤上的能量密度相对较低，从而最大限度地减少了对止痛药的需求。无须更换姿势，患者即可治疗左肾或右肾。泌尿科医师可以自行选择是使用小聚焦带还是大聚焦带。由于肾结石可能更大，并且有移动的可能，因此建议采用较大的聚焦带设置来治疗，以降低肾脏的峰值压。坚硬的和嵌顿的输尿管结石可以在较高的峰值压强下碎裂，而不会出现输尿管损伤。Modulith SLX-F2 connnect 的另一个特点是集成了 X 射线、超声成像以及一个自动系统，可通过在触摸屏上敲击结石图像来轻松地定位结石。圆柱状冲击波源的一个优点是，冲击波和轴向超声波沿着相同路径穿过组织。超声换能器可显示出障碍物，例如肋骨或积气器官。同时也可进行 X 射线和超声成像。体重不超过 225 kg 的肥胖患者通过使用焦深为 180 mm 的可选治疗源也可以进行治疗。一体式的患者保护膜可为患者提供舒适、安全和稳定的支撑，并且有利于治疗幼儿而无须对治疗台做进一步改动。在 Elkoushy 等人（2011）发表的一项研究中，Modulith SLX-F2 碎石机的 EQ 为 0.66（5.6.12 节）。De Sio 等人（2007）发表了一项研究，纳入 233 例接受 SWL 治疗的有症状的孤立性肾或输尿管结石患者。一个疗程后肾结石和输尿管结石的治疗成功率分别约为 84% 和 83%，其总体 EQ 为 0.64。在文献中可以找到更多使用这种碎石机获得的临床结果（Tiselius，2008；Zehnder et al，2011；Razvi et al，2012）。

最近，Wang 等人（2016）报告了使用 ANK Medical Equipment（深圳，中国）制造的圆柱线圈冲击波发生器的改进型反射器进行测试的结果。如图 5.49 所示，标准抛物面反射器分为四个部分。每个节段可以从线圈上移开，同时保持对称轴相同。数值模型和压强测量结果表明，通过将扇区移离线圈，可以扩大冲击波源的聚焦带。使用新的设计记录到了更低的 p^+ 和 p^- 值。与原始设计中记录到最大负压的点的位置相比，记录下的 p^- 压强场中的光点似乎更靠近焦点，即它从焦点前的点移向几何焦点。基于牛顿第二定律和胡克定律的弹性动力学方程，作者利用有限差分时域方程对结石内部的冲击波引起的应力进行了评估。此外，吉尔莫尔公式（Church，1989）描述了一个直径 3 μm 气泡的动力学，并使用五阶 Runge-Kutta-Fehlberg 方法和步长控制算法（Zhu et al，1999）对其进行了求解。数值模拟与实验结果之间的一致性很好，压力波形和沿束流轴及垂直于束流

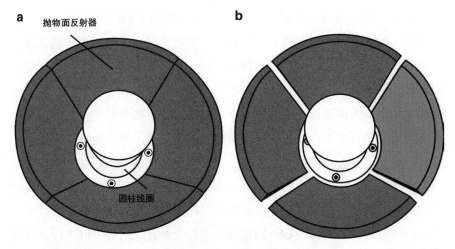

图 5.49　Wang 等人（2016）提出的修改后的圆柱线圈冲击波发生器示意图，用于扩大聚焦带、改变峰值正压与峰值负压的比率以及将峰值负压的位置移向几何焦点。（a）显示构成标准抛物面反射器的四个片段，（b）显示偏移的片段

轴的压强分布均已报道。体外碎石实验用熟石膏制成的球形石模型（直径10 mm）进行。覆盖有乙烯基胶带的铝箔在传统和新式的装置中暴露于冲击波中，以分析由空化作用引起的点蚀和凹陷损伤。箔以 1 Hz 的频率暴露于冲击波中 100 次。空化活动最常发生在距几何焦点 10 ~ 30 mm 的区域。如果将扇区移离对称轴，碎石效率可提高 1.8 倍。该设计的优点是可以通过移动反射器扇区来调整压缩压强与拉伸压强的比率。

5.3.3　锥形线圈冲击波源

锥形线圈电磁冲击波发生器是相对较新的设计。类似于前一小节中所述的系统，线圈被布置在金属反射器内；然而，在这种情况下，线圈不是圆柱状的，并且反射器是改良的抛物面反射器。依照这种方案，冲击波源可以设计出相对更小的口径及更大的聚焦带。Duet Magna（Direx Systems Corporation）为带有两个共焦锥形电磁冲击波源、波源彼此之间成 36°角的碎石机（如图 5.50 所示），于 2010 年发布。它在每次冲击波源内部配备了在线超声波扫描仪，并具有模块化的紧凑型设计（图 5.51）。在整个治疗过程中可以实现超声实时成像以及同步 X 射线和超声成像。来自各制造商的荧光透视设备也可以连接到系统。在同步模式下此碎石机的操作

图 5.50　Duet Magna 碎石机的两个锥形线圈冲击波发生器之一的照片，冲击波源未覆盖乳胶膜。（图片由美国马萨诸塞州坎特伯雷 Direx Systems Corporation 提供）

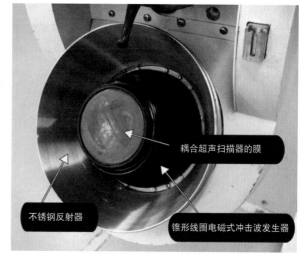

耦合超声扫描器的膜

不锈钢反射器

锥形线圈电磁式冲击波发生器

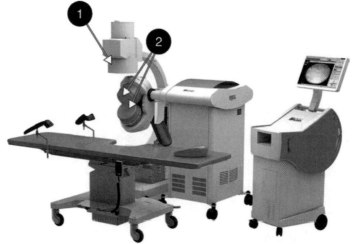

图 5.51　Duet Magna 体外碎石机的照片，显示（1）X 射线图像增强器和（2）两个共焦电磁冲击波源（图片由美国马萨诸塞州坎特 Direx Systems Corporation 提供）

优点是 -6 dB 聚焦带不再是雪茄形，而是两个雪茄体叠加而成的形状。

　　具有这种形状的焦点区域更接近于理想焦点（图 3.7），并且由于暴露于高冲击波能量下的组织较少，因此预计产生的组织损伤更少。为了获得对称的聚焦体积，两次冲击波源应相等。焦点附近的压强分布图如图 5.52 所示。与相同高度的圆柱线圈相比，锥形线圈具有更大的压力脉冲发射面积，并且可以减小冲击波源的口径。Duet Magna 冲击波源的口径为 220 mm。

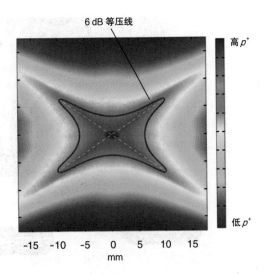

图 5.52　在同时发射两个电磁冲击波源后，在 Duet Magna 碎石机焦点附近产生的压强分布的二维图像。根据该图右侧的垂直图例，颜色表示峰值正压变化。以 6 dB 等压线为边界的区域内每个点的压强等于最大峰值正压的 50％或更高。（图片由美国马萨诸塞州坎特伯雷 Direx Sysetms Corporation 提供）

这种双头碎石机的另一个特点是，当需要更换两个电磁换能器之一时，其软件会提醒用户。在所有双头碎石机中，确保两个水垫的良好连接至关重要，并且需要专业知识。锥形线圈冲击波源并非仅供双头碎石机使用。Direx Integra 碎石机使用单个锥形线圈冲击波发生器。

5.3.4　自聚焦冲击波源

德国斯图加特大学开发的自聚焦电磁冲击波源的工作机制类似于扁平线圈系统。布置在球形凹面上的螺旋线圈排斥安装在线圈上方的铜膜片（图5.53）。膜的突然运动会产生压力波，该压力波会聚到装置的中心（F），并在 F 附近增强成冲击波（Staudenraus，1991；Eisenmenger et al，2002）。该系统产生大的聚焦体积和相对较低的压强。与其他体外冲击波源一样，通过充水的垫子，可以将冲击波耦合到体内。该设计的优点包括减轻疼痛和组织创伤。较大的焦距体积可在瞄准目标时提供较大的误差范围。斯图加特大学和中国苏州的锡鑫医疗器械有限公司联合开发的第一代自聚焦电磁碎石机投入使用后，报告了鼓舞人心的临床结果。冲击波源作

图 5.53　自聚焦电磁冲击
波源示意图

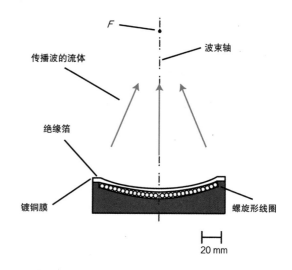

传播波的流体

波束轴

绝缘箔

镀铜膜

螺旋形线圈

F

20 mm

为台上装置集成到紧凑型碎石机中。超声探头安装在发生器外壳上，可以绕发生器轴移动（Loske，2007）。因为能量分散在大面积皮肤上，该系统产生较低拉伸压强（约 -5 MPa）和较少疼痛。人们认为，它的大焦距体积可以通过圆周压缩来增强碎石作用（4.8 节）。低压和相对较少的冲击波可达到较好的临床效果（Eisenmenger et al，2002）。在这些治疗过程中使用的低冲击波频率可能有助于提高 SWL 效果（5.6.5 节）。

如今，苏州锡鑫医疗器械有限公司（Suzhou Xixin Medical Instruments）提供的 CS-2012A-3 移动式碎石机具有 10^6 次激发的使用寿命，2014 年 9 月被 FDA 批准（Rassweiler et al，2014）。到目前为止，中国大约有 200 台扁平线圈碎石机正在运行。碎石机的焦距为 145 mm，可以很容易地与大多数当前使用的 C 型臂和超声系统耦合。沿光束轴的聚焦区域长度约为 95 mm，直径约为 10 mm。对于介于 7.0 ～ 10.5 kV 之间的发电机电压，正负压峰值范围分别约为 8 ～ 40 MPa 和 -3 ～ -4 MPa。这些测量值是由制造商根据 IEC 61846 标准获得的。

5.4　压电碎石机

皮埃尔（Pierre）和雅克·居里（Jacques Curie）兄弟在 1880 年证明，对某些材料施加机械应力会产生电，这种现象称为压电效应。不久以后，

图 5.54 施加电场之前 (a) 和之后 (b) 的压电元件示意图。长度的增加在图中被夸大了。当施加外部电场时，用于生物医学应用的压电晶体高度会改变 ±0.1%

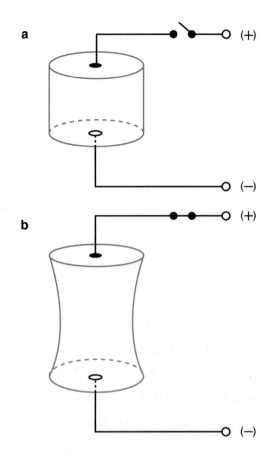

加布里埃尔·利普曼（Gabriel Lippmann）从数学角度推导出了逆压电效应，即将高压峰转换为机械应变，用以产生压力脉冲，从而用于多种生物医学应用。这两种现象在许多研究和工业领域中都起着重要作用，例如无损检测、声纳定位和测距、传感器的生产、光学组件的聚焦、原子力显微镜的构造、微量天平和压电马达。常见的压电陶瓷是钛酸钡和锆钛酸铅。这些材料的一个重要优点是使用寿命长。当对它们施加电脉冲时，多晶压电陶瓷元件的尺寸会突然改变几微米（图 5.54）。当这些元件与流体接触时，它们的快速膨胀会产生压力脉冲，然后是拉伸阶段。根据冲击波源的设计，可将数十到数千个这种元件安置在一个表面上。产生的压力波形取决于多种因素，例如换能器前部的绝缘材料、其后侧的背衬材料、压电元件的形状以及电激发脉冲（Dreyer et al，2000）。

5.4.1　自聚焦冲击波源

如第2章所述，1978—1985年，压电冲击波源最初是由位于德国克尼特林根的 Richard Wolf GmbH 公司、萨尔大学以及卡尔斯鲁厄大学共同开发。这些换能器可通过对安装在球形凹形铝面内表面上的压电元件上的镶嵌图案施加约5～10 kV 高压电以产生压力波（图5.55）。在大多数设备中，该装置放置在充满液体的空腔内，并用与患者皮肤接触的薄膜密封。（高压电刺激下）每个压电陶瓷元件将膨胀几微米，从而产生一个向装置中心（F）传播的压力脉冲。所有压力脉冲的叠加和非线性效应都会在 F 附近产生冲击波。如果使用球形装置，则该系统是自聚焦的，不需要透镜或反射器。由脉冲发生器驱动的火花隙触发开关或高压晶闸管被用于控制冲击波的放电速率。类似于电液装置，压电冲击波源的电路主要由电容器充电单元和放电控制系统组成。压电波源依赖于非线性声传播在焦点附近产生冲击波。用于 SWL 的压电冲击波源的主要优点是使用寿命长（超过100万次冲击波），并且由于换能器具有出色的聚焦能力，因此术中无须镇痛。此外，对患者的电磁辐射低，因此不会触发 ECG。压电冲击波源的另一个优点（不仅限于 SWL）是可以通过更改压电陶瓷元件的励磁来调整压力波。它们的高再现性便于研究（第7章）和评估发射的压强场。与使用液电冲击波源进行的测量不同，这不需要记录压强取平均值。

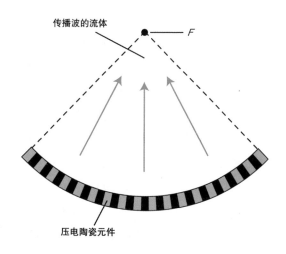

图5.55　单层压电冲击波源示意图

在 SWL 早期，最受欢迎的压电碎石机 Dornier HM3 的竞争对手是 Piezolith 2300（Richard Wolf GmbH，克尼特林根，德国）。它于 1986 年上市（图 2.11）。其压电冲击波发生器具有 3 400 个压电陶瓷晶体（长 5 mm，直径 6 mm），安装在具有大口径（约 500 mm）的自聚焦凹形碗状铝背衬（半径约 350 mm）上，并嵌入环氧树脂使其在患者皮肤上形成低 EFD，在焦点处形成高 EFD。由于其聚焦带较小，可以减少组织损伤，当然，最重要的还是精确定位。较小的聚焦区域也同样适用于治疗胰腺、胆总管和唾液腺中的结石。与 HM3 相比，此移动设备的显著优势是其水浴锅较小。压电开放水浴碎石机也适合作为研究设备（Fernández et al，2009a，b，2013）。对 Piezolith 2300 的前身 Piezolith 2200 和改良的 HM3 的比较表明，两种碎石机的成功碎石率和辅助治疗方法的数目均相似；然而，许多用 Piezolith 2200 治疗的患者往往需要不止一个疗程的 SWL（Rassweiler et al，1987，1989）。压电系统的一个优点是几乎无须麻醉，而对于 HM3，大多数患者都需要麻醉。其他学者也报道了压电碎石机良好的治疗效果（McNicholas et al，1989；Ruoppolo et al，1989；Tombolini et al，1989）。Piezolith 设备的竞争对手是法国公司 EDAP Technomed 制造的 LT01 和 LT02 压电碎石机（图 2.12）（Vallancien et al，1988；Miller et al，1989；Ryan et al，1991；Tan et al，1991；Wang et al，1993；Anderson et al，1995；Kim et al，1997；Lee et al，2005）。理查德·沃尔夫有限公司（Richard Wolf GmbH）生产的第一台具有原位 X 射线和超声定位功能的压电冲击波碎石机 Piezolith 2500 于 1990 年面世。后该设备被 Piezolith 2501 取代，该型号设备中的定位单元可用于诊断。一般认为，大多数压电冲击波源的大尺寸是一个缺陷，主要是因为它们不适合集成到多功能系统中。如本节后面所述，Richard Wolf GmbH 使用双层冲击波源（Piezolith 3000）有效地解决了这一问题。

压电冲击波源，尤其是具有由单个脉冲发生器驱动的压电元件阵列的冲击波源的另一个优点是可以发出专门设计的声压场（Cathignol et al，1995；Tavakkoli et al，1997；Chitnis et al，2008）。使用这些设备，可以设计不只是由光源的几何参数确定的聚焦带。为增强结石内部剪切波而产生的包绕结石的冲击波阵面也已经通过了实验测试（Chitnis et al，2008）。

图 5.56 使用单层压电冲击波源生成具有可变时间延迟的两个水下冲击波的电路简化图

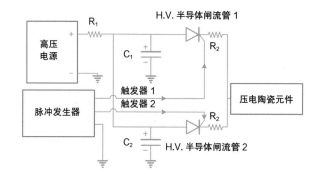

前两个压电串联冲击波发生器基于 Piezolith 2300 冲击波源（Loske et al，2010）。其中一种设计用于体外研究（Loske et al，2002b，c），另一种用于评估体内串联冲击波的效率（Fernández et al，2009a，b）。由于这些冲击波发生器的电容器无法在不到 5 ms 的时间内用常规电源充电，因此成倍增加了部分电路（图 5.56）。高压电源为两个电容器（每个 0.5 μF）充电，这些电容器一直保持充电状态，直到触发第一触发器并将存储的能量向压电元件放电为止。在一定延迟后激活第二触发器，可产生第二冲击波。可变延迟（50～950 μs）可以调整，通常以 1～2.5 Hz 的频率发射串联冲击波（Fernández et al，2005）。为了比较常规冲击波和串联冲击波的体外碎石效率，将标准化的矩形和球形肾结石模型放在装满水的小聚乙烯袋中，置于实验装置的焦点处进行实验（Loske et al，2002b）。对于串联冲击波，在延迟 400 μs 时，矩形结石模型的质量损失明显高于单脉冲冲击波。对于球形结石模型，在 200 μs 和 250 μs 的延迟下，串联冲击波可获得更高的碎石效率。随后的研究以健康的兔子为模型，比较了单脉冲冲击波和串联冲击波对体内肾脏组织的伤害（Loske et al，2005）。组织病理学分析证实，标准冲击波与串联冲击波对肾组织造成的损伤程度类似。造成这种现象的原因似乎是空化核在软组织中较少出现。此外，由于体内气泡的膨胀受到组织的限制，因此软组织中的气泡塌陷不如水或尿液中的气泡塌陷剧烈。将家兔用于此项研究是因为它们被视为评估冲击波造成肾脏损伤的有效动物模型（Karalezli et al，1993；Gunasekaran et al，1989）。

为了证明在 SWL 期间液体包围结石的重要性，将小结石模型插入离

图 5.57　由基于 Piezolith 2501（Richard Wolf GmbH, 克尼特林根,德国）的串联冲击波发生器在 4 kV 处发出的压强曲线。两次放电都在示波器屏幕上显示为尖峰, 不应与压力脉冲相混淆

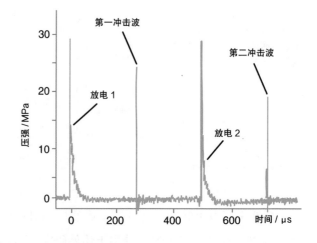

体猪肾实质中, 并暴露于单脉冲或串联冲击波中（Fernández et al, 2009a）。在植入前, 将第一组中的结石放置在充满水的手指套中, 而第二组中的结石则在没有液体包裹的情况下被植入。仅在第一组中, 串联冲击波的碎石效率比标准冲击波高得多。在 250 μs 的延迟下获得了最佳结果。这项研究的结果证实, 串联冲击波可通过增强声空化作用（acoustic cavitation）来改善碎石效率。

下一步进行体内治疗以评估将串联冲击波用于 SWL 的可行性（Fernández et al, 2009b）。50 只兔子的左肾实质中均植入小的人造肾结石。结果证实了在单脉冲和串联 SWL 中, 围绕结石的流体的重要性。此外, 使用串联 SWL 可以缩短 50% 的治疗时间。当然, 在串联冲击波用于临床之前, 需要进行更多的研究。

前述系统所取得的成功促使人们设计了另一种串联体外冲击波源, 用于体外研究, 包括基于 Piezolith 2501 传感器（Richard Wolf GmbH）的微生物实验（第 7 章）。将带有 xyz 轴定位器的有机玻璃水槽放置在冲击波发生器的顶部。电容器充电元件与先前描述的类似。水冷系统被设计为将焦点周围的温度降低到 1℃。使用聚偏二氟乙烯（PVDF）针状水听器（Imotec GmbH）在放电电压为 4 kV 的情况下, 分别在焦点处记录到了分别约为 26 MPa 和 -2.5 MPa 的平均正负压力脉冲。在串联模式下, 第二冲击波的正相和负相分别比前导冲击波的正压和负压变化幅度小约 26% 和 14%。用该冲击波源记录的典型压强曲线如图 5.57 所示。

图 5.58 双层压电冲击波源示意图

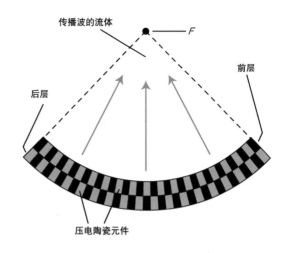

如前所述，双层压电冲击波发生器是由理查德·沃尔夫有限公司（Richard Wolf GmbH）开发（Dreyer et al，2000；Riedlinger et al，2002）。这些冲击波源是组装式 Piezolith 3000 体外碎石机和专为 ESWT 设计的便携式 Piezoson 100 plus 的主要元件（Ginter 和 Krauss，2007；Ginter et al，2010）。两个压电陶瓷层安装在碗状球形背衬上（图 5.58）。每层均由独立的高压电路激发。精确的晶闸管电源开关可确保在后层收到放电后很短的时间内前层也能收到。因此，由两层产生的脉冲在冲击波源的表面上叠加。与旧的单层模型相比，每一层产生的压力脉冲的叠加补偿了由于平面尺寸较小而造成的压强损失。双层冲击波源的优点是其重量轻，并且压电陶瓷层之间的延迟可以根据特定的临床需求而调整。延迟的变动会加宽焦点区域并减小峰值压强的变化幅度。与单层压电冲击波发生器一样，其噪声水平也很低。

现代的代表性压电碎石机是图 5.2 所示的 Piezolith 3000 plus（三重聚焦）。它具有等中心设计，包括患者治疗台、双层技术的冲击波传感器（口径 270 mm、焦距 165 mm、聚焦角 74°）和 X 射线 C 型臂。轴向超声波扫描仪可以连续监测冲击波耦合、碎石情况和患者运动。双重同步实时成像以及超声或 X 射线屏幕导航以及从二维图像到三维矢量定位的自动坐标转换都是可行的。可以使用三种不同的焦点设置（F_1、F_2 和 F_3）为特定位置、大小和组成的结石调整压强场。使用 F_1 设置可实现精细聚焦和高能量密度。具有三重聚焦的 Piezolith 3000 和 Piezolith 3000 plus 的 F_1 设置对应于第一代机型（Piezolith 3000）的标准设置。在这种情况下，两层的作用是叠加的，因此冲击波源表面的压强最大。在 F_2 和 F_3 模式下，背面层分别在正面层之前 $1.8\,\mu s$ 和 $3.5\,\mu s$ 被触发。F_3 设置旨在降低峰值压和降低 EFD，以确保"软"处理。对于 F_1 和 F_2 设置，焦点处的总能量大致保持恒定。制造商根据 IEC 61846 标准在 Piezolith 3000 plus 上使用 FOPH（RP Acoustics）记录的压强测量结果表明，峰值正压 p^+、EFD 和 5 MPa 聚焦带内的总能量可能分别为 $7 \sim 125\,MPa$、$0.1 \sim 3\,mJ/mm^2$ 和 $3 \sim 240\,mJ$。对于 F_1、F_2 和 F_3 设置，-6 dB 聚焦带在直径分别约为 $3.7\,mm$、$4.8\,mm$ 和 $8.7\,mm$ 时被认为具有雪茄的形状。Neisius（2006）进行的体外结石体碎裂测试表明，如果能够确保精确瞄准，那么具有高冲击波能量密度的小聚焦带会比具有大聚焦带更有效。在输尿管中治疗结石时应考虑到这一点，因为输尿管对冲击波创伤的抗性更高。此外，输尿管结石在呼吸过程中移动较少，更易于定位。

Bölles（2014）使用三重聚焦的 Piezolith 3000 分析了 288 例 SWL 上尿路结石患者的结果。所有治疗均以 F_1 设置开始，方法是将能量增加到每个患者的疼痛阈值。经过 500 次冲击波后，选择了更大的聚焦带。输尿管结石用 F_2 聚焦治疗，肾结石用 F_3 聚焦治疗。治疗中无须镇痛、镇静或麻醉，而是通过轴向超声对结石进行定位。荧光镜检查协助将焦点定位于输尿管结石处。使用 F_2 和 F_3 聚焦带时，可以进一步提高能量水平，因为与使用较小的 F_1 聚焦设置时相比，患者反馈其疼痛更轻。所有患者均接受了排石治疗，以协助 SWL 后结石碎片通过。直径小于 $10\,mm$ 的输尿管和肾结石的 EQ、改良 EQ（5.6.12 节）、再治疗率和 SFR 分别为 0.72%、0.56%、1.15% 和 92.2%。将 2014 年 Bölles 报告的结果与 2002 年 Müller 发表的结果进行比较，很明显，用具有三重聚焦的 Piezolith 3000 比用仅具有较小 F_1 聚焦带的原始 Piezolith 3000 治疗更有效。当使用小的聚焦带时，呼吸可能导致结石移出目标区域并影响治疗效果；当然，使用改进的定位技术和麻醉操作可以弥补这一问题。使用 F_1 在儿童身上获得了出色疗效（Goktas et al, 2011）。使用 Piezolith 3000 获得的其他令人振奋的结果可以在文献中找到（Neisius, 2006; Wang et al, 2009a）。

理论上，双层冲击波头可能适合于产生串联冲击波（Ginter et al,

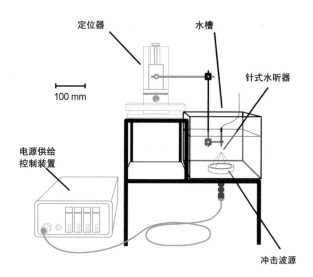

定位器　　　　水槽

针式水听器

100 mm

电源供给
控制装置

图 5.59　基 于 Piezoson
100 plus 的 研 究 设 备
（Richard Wolf GmbH，
克尼特林根，德国）的示
意图

冲击波源

2007）。这种可能性用 Piezoson 100 plus 冲击波头评估（图 5.59），并
由 Lukes 等人（2015）报道。第一份压强记录是通过仅激发超声波发生器
的前层来获得的，第二组测量是通过仅激发后层来完成的；第三组是在制
造商设定的延迟下使两层都工作时获得的。在每种模式下评估了三个强度
级别。在标准模式下获得最大压强变化幅度。如预期的那样，当关闭前层时，
由后层产生的压强明显小于仅由前层产生的压强变化幅度。尽管 Piezoson
100 plus 是为 ESWT 设计的（6.2 节），但在以下五个不同模式下分别评估
了其体外结石模型的破碎裂效率：单独操作后层，单独操作前层，标准模
式和两个串联模式（后层在前层之前激活，前层在后层之前激活）。对于
两种串联模式，分别测试了 100 ～ 800 μs 之间的七个不同延迟的效果。两
种串联模式下的碎裂系数均显著小于标准模式下的碎裂系数，这表明改变
此冲击波源中各层激发之间的延迟不会提高碎石效率；当然，这些结果都
应使用针对 SWL 设计的 Piezolith 3000 plus 冲击波头来确认。但是，如
果两层都在几百微秒的延迟下触发，同时又保持其原始时间延迟，则双层
压电冲击波源能为 SWL 提供串联冲击波。

　　其他一些学者将 Piezolith 3000 转换为在任意时间独立触发两层，并
分析了串联冲击波经过脱气和去离子水后的气泡簇动力学（Arora et al，
2005）。结果表明，气泡的形成对冲击波持续时间范围内的延迟有很大影响。
如果延迟增加，则第二冲击波会改变空化簇的空间形状。对于更长的延迟，

也就是说，当第二冲击波到达后，由第一冲击波产生的气泡簇已经塌陷时，气泡碎片充当新的空化核，能产生更大的气泡。这些结果表明，双层技术不仅可以用于 SWL，还可以用于其他生物医学应用，例如 ESWT、细胞转染和微生物的遗传转化等（第 6—7 章）。

5.4.2　非球形压电冲击波源

在大多数压电冲击波源中，压电元件安装在球形盘上，当然也有不同的设计。冲击波源的压电陶瓷元件布置在非球形背衬上，也可用于其他医疗应用。平面和线性压电冲击波源可用于 ESWT，将在第 6.2 节中进行描述。其他冲击波源使用环形或圆柱形压电陶瓷换能器来发射径向压力波，与电磁冲击波源相同，该径向压力波由抛物面反射器聚焦。

5.5　其他冲击波源

人们已经开发出了用于生物医学应用的不同于电液冲击波源、电磁冲击波源和压电冲击波源的冲击波发生装置。激光冲击波源可用作研究工具，微爆炸碎石机已用于 SWL，预计未来多通道放电碎石机将投放市场。冲击波源旨在提高碎石效率，同时减少 SWL 期间的组织损伤，组合式电液和压电冲击波源也相继被提出。

5.5.1　激光冲击波源

过去，聚焦激光脉冲已用于产生冲击波并研究空化现象（Bell et al, 1967；Vogel et al, 1988；Vogel et al, 1996a, b；Berthe et al, 1997；Noack et al, 1998；Akhatov et al, 2001；Brujan et al, 2001a, b；Hosseini et al, 2004；Brujan, 2008；Lauterborn et al, 2013）。Felix 等人（1971）发表了第一篇关于激光诱导的液体分解和空化的详尽的分步描述。几年后，Hentschel 等于 1982 年发表了有关激光产生的空化气泡动力学的经典报告。Lauterborn 等（2013）还描述了聚焦在液体中的激光脉冲的物理特性，讨论了气泡动力学。他们的研究包括测量气泡在边界附近坍塌时发出的冲击波。类似于火花隙系统，将激光束聚焦在水中会发生电介质击穿、等离子体形成、冲击波发射和空化，只有很少一部分入射光能转换为机械能以产生冲击波。如果激光弱聚焦，则沿光轴会形成许多气泡。激光诱发的冲击波仅在 SWL 研究中得到了应用，然而，使用纤维输尿管软镜进行体内激光碎石术变得非常普遍（Rink et al，1992，1995；Vogel，1997；Zhong et al，1998b）。既往已经进行了激光体外碎石机的可行性研究。Andreev 等（1992）报道了使用光声冲击波发生器进行的体外碎石试验。将脉冲钕玻璃激光器对准具有高光吸收系数的薄液体表面的发生器窗口，从而加热液体，辐射压力脉冲。由于吸收液的边界为球形（半径 30 mm），因此产生了聚焦的冲击波。需要打碎的结石被放置于球形液体箔的中心。

Sankin 及其同事（2008）采用实验和数值计算的方法，利用掺钕钇铝石榴石激光器（波长 1 046 nm，脉冲持续时间 5 ns）研究了水中光学击穿产生的冲击波在截断的椭球面黄铜反射器的第一焦点（F_1）处的聚焦。如同在液电冲击波源中，在 F_1 处产生的冲击波向 F_2 会聚。作者报道的 p^+ 和 p^- 值分别约为 26 MPa 和 −3 MPa。与火花隙系统相比，激光产生的等离子体气泡在 F_1 处破裂后，记录的冲击波振幅与光学击穿产生的初始冲击波振幅相似。在液电冲击波源中，由等离子体气泡在 F_1 处破裂产生的冲击波比原始冲击波弱。这可能是由于火花塞的存在导致了 F_1 处的等离子气泡的非球形塌陷。与电液系统相比，另一个重要区别是激光冲击波源的 −6 dB 焦域较小。激光冲击波源被用于研究设备中以产生空化作用，并可能产生可重复的压力脉冲。然而，其成本很高，使其不太适用于商用碎石机。此外，在高能量下，等离子体被拉长，从而扩展声能并限制焦点处峰值压的增加。

5.5.2 微爆炸冲击波源

Murata 等人（1977）和 Kaneko 等人（1979）在日本进行了微炸药生物医学应用的早期研究。随后冲击波研究中心与日本东北大学医学院合作研究了微爆炸 SWL 的可行性（Takayama，1993）。在体内实验成功之后，于 1985 年使用微爆炸碎石机对首例上尿路结石患者进行了治疗（Kuwahara et al，1986）。将 10 mg 叠氮化铅丸放置在最接近焦点（F_1）的椭球面金属反射器上，产生球形冲击波，该冲击波从镜面反射出来，并像在电液冲击波碎石机中那样聚焦（Kuwahara et al，1987）。将每个炸药弹丸连接

图 5.60 第一个微爆炸体外冲击波碎石机示意图，显示患者坐在水浴槽内的电动活动椅上。改编自 Kuwahara 等（1987）

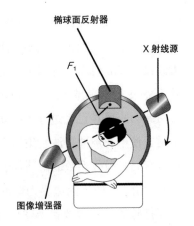

到金属管上，然后将管子插入反射器放置在 F_1 处。弹丸通过与 18 V 电池连接的引燃桥引爆。其缺点是在每次产生冲击波之前必须手动更换管道。在治疗过程中，患者坐在水槽内的椅子上（图 5.60）。通过使用 C 型臂 X 射线机获得两个 X 射线图像来实现结石定位。椅子可以沿三个相互垂直的轴电动移动。根据结石的大小，每个疗程会产生 50 ～ 300 多次冲击波。所有患者均采用硬膜外麻醉。治疗后三个月的 SFR 为 82%；然而，有 27% 的患者需要联合经皮和或经尿道碎石术治疗。

Honda 等人（1989）发表了另一篇关于微爆炸 SWL 的报告。采用日本 Yachiyoda 公司制造的 SZ-1 碎石机，总共进行了 66 次上尿路结石的冲击波治疗。碎石机使用 10 mg 叠氮化银颗粒作为能源。根据结石的大小，需要 100 ～ 400 次冲击波，并且不需要麻醉。SWL 后三个月，57% 的患者无结石。SWL 后有 4% 的患者需要经尿道碎石。Saiko 等（1994）报道了该公司生产的新型碎石机 SZ-5 000 的性能。该设备包括超声和荧光透视成像系统。用大约 350 次冲击波对 16 处肾盂结石、5 处肾盂输尿管连接部结石、9 处输尿管上段结石、1 处输尿管中段结石、3 处输尿管下段结石进行了碎石治疗。体外微爆炸碎石术（EML）后三个月的 SFR 为 85%。SZ-5 000 不仅可以用于粉碎尿路结石，Ise 等（1995）还报道了使用该装置治疗 30 例胆囊结石患者的研究。根据结石的类型，SFR 在 40% ～ 100% 之间，并且副作用和并发症较轻。

微爆炸产生水下冲击波是可靠的，并且对于某些实验目的可能具有优势。但是它在临床实践中并未得到推广。在 F_1 上自动更换微炸药是一项技术挑战，并且将炸药存储在医院带来了其他不便。

5.5.3　组合冲击波源

为了优化 SWL 期间的碎石效果，Xi 等（2000）在 HM3 碎石机的椭圆形反射器周围设置了八个单独的盘状压电元件。该装置产生第二压力脉冲以增强由初始冲击波引起的气泡的塌陷。HM3 反射器和压电阵列安装在装有脱气水的有机玻璃水槽内。每次冲击波传感器都有其高压脉冲发生器。通过对基于 HM3 的冲击波源的火花隙放电，压电阵列可以在预定的延迟时间内点火。八个压电换能器在 15 kV 的电压下产生的峰值正压约为 8 MPa。该压力脉冲强度不足以在体外粉碎结石模型。但是，如果第二压力脉冲在由电液冲击波源（24 kV）产生的超前冲击波产生的气泡塌陷期间到达，则碎石效果得到显著改善。使用组合式冲击波发生器粉碎肾结石模型，成功率最多可增加 80%。此技术升级以及 5.2.1 节中（Zhong et al，2001a）介绍的反射器插件，被应用于一个单一的基于 HM3 的双冲击波系统（Zhou et al，2004 b）。以前用于减少血管内部伤害的反射器插件未做任何改动。在 HM3 反射器周围安装了六个压电复合材料的球面凹陷部件，中心谐振频率为 230 kHz（图 5.34）。压电段由单独的高压发生器驱动，产生大约 13 MPa 的独立第二冲击波。由于其压强变化幅度较小，因此预计该波不会增加组织损伤。此外，压电超声波源的焦距远小于 HM3 反射器的焦距，因此，仅会在结石周围的一小部分区域引发气泡塌陷加剧。该系统的主要缺点是需要两次冲击波源。

5.5.4　多通道放电冲击波源

多通道放电冲击波源通过水下脉冲放电产生圆柱压力波（Lukes et al，2008，2014）。圆柱形金属电极（直径 60 mm，长 100 mm）上覆盖有一层薄薄的多孔陶瓷层并浸入高导电性水（15 ～ 20 mS/cm）中，会产生大量的低电流脉冲放电通道。每个排放通道都通过液体向金属抛物面反射器传播。反射器的焦点位于其口径上方 70 mm 处。电极用作阳极，反射器用作接地电极（图 5.61）。在预放电阶段，陶瓷电极层上的电场重新分布。电压在 20 ～ 30 kV 之间时不会产生火花／电弧放电。电路主要由为 0.8 μF 电容器充电的高压直流电源，以及用于控制放电速率的火花隙开关和触发单元组成。高导电性水与陶瓷层之间的电导率和介电常数的差异使电极表

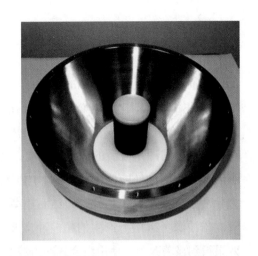

图 5.61　不锈钢抛物面反射器和涂覆有多孔陶瓷层的圆柱形电极的照片，该设计用于采用多通道放电产生聚焦冲击波。（由 P. Lukes 提供）

面的电场强度增加，从而促进了整个电极上放电通道的产生。每个排放通道的长度均小于 1 mm（图 5.62），并在液体中产生半球形压力波。这些波的叠加产生从垂直于圆柱轴的复合电极传播的圆柱形压力脉冲。压力波被抛物面反射器聚焦，在焦点附近增强成冲击波。如图 5.63 所示，该设备由被聚酯薄膜分隔的两部分组成。下部装有高电导率溶液，上部装有自来水。通过产生更高功率密度的等离子体，可以通过增加水的电导率来获得更高的压强（Sunka，2001；Stelmashuk et al，2012）。这些冲击波源产生的压强曲线类似于电液冲击波发生器，但峰值正压更高，焦距很小。Lukes 和同事使用光纤水听器（FOPH 2000，RP Acoustics）记录了多通道放电冲击波源的压强测量值。在 21 kV 的放电电压和 0.8 μF 的电容下，记录的正压为 $p^+ = 372$ MPa，持续时间为 1.5 μs。负压相的峰值振幅为 -17 MPa，持续时间为 2 μs（Lukes et al，2014）。在焦点 F 的高度以垂直于反射器轴 1 mm 步长记录的压强测量结果表明，-6 dB 聚焦带的直径为 0.5 mm，也就是说，在距反射器轴线距离不足 0.25 mm 处，压强幅度下降到 p^+ 的 50%。

　　多通道放电冲击波发生器也已被用来发射串联冲击波（Stelmashuk et al，2006；Sunka et al，2006；Lukes et al，2014）。如图 5.64 和图 5.65 所示，系统使用两个直径不同的圆柱电极。对两个电极施加高压放电，或者使用两个电容器和两个电源通过两个火花隙分别施加电压，或者同时使用一个触发开关和一个电容器同时施加高电压放电。下电极的直径为 90 mm，长度为 17 mm、上电极的直径为 60 mm，长为 55 mm。如在单脉冲多通道放电冲击波发生器中一样，两个金属电极都覆盖有薄的多孔陶瓷层。在这种布置中，产生了两个连续的冲击波，它们聚焦在一个共同的焦点上，并且波之间的时间延迟以微秒计。第二冲击波的正峰值振幅可以达到 100 MPa，而稀疏相下降到 -80 MPa（Lukes et al，2014）。

　　使用串联多通道放电冲击波发生器，可以通过改变电极的几何形状、电容器的电容、放电电压和盐溶液的电导率，在一定程度上调整两个聚焦冲击波的压强分布。在冲击波源的下部。第一和第二冲击波之间的时间延迟可以通过电子方式调节，也可以通过改变一个或两个电极的直径来调节。设计不同的抛物面反射器，也就是改变从电极到焦点的距离，可以实现进

图 5.62　浸没在导电水中的覆盖多孔陶瓷层的圆柱形金属电极表面的多通道脉冲放电照片。（由 P. Lukes 提供）

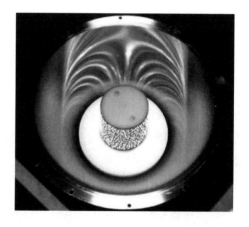

图 5.63　多通道放电冲击波源示意图，它由圆柱形复合电极组成，该复合电极涂有多孔陶瓷层，沿着抛物面反射器的对称轴放置，以将水下冲击波会聚在焦点 F 处。改编自 Lukes 等（2015）

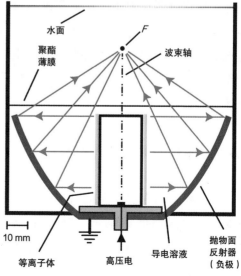

图 5.64 多通道放电串联冲击波源的示意图，该源由两个圆柱形复合电极组成，这些复合电极涂有多孔陶瓷层，沿着抛物面反射器的对称轴放置以会聚水下冲击波。改编自 Lukes 等（2016）

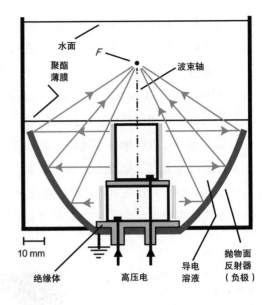

一步的变化。使用上述电极直径，路径长度相差 15 mm，这对应于第一冲击波和第二冲击波到达 F 的时间大约有 10 μs 的延迟。图 5.66 显示了在焦点 F 处记录的压力波形，两次冲击波之间有 10 μs 的时间延迟。压强测量和纹影摄影显示，当第二冲击波在前导冲击波之后 8 ～ 15 μs 发出时，在焦点区域观察到一个复杂的压强场。F 处的压强记录显示了一个大振幅的稀疏波（Stelmashuk et al, 2006; Sunka et al, 2006; Lukes et al, 2014）。

在不久的将来，多通道放电冲击波源可能被引入临床应用中。具有多通道放电冲击波发生器的体外碎石机已经研制成功，并正在捷克共和国科学院等离子体物理研究所进行测试。与上述装置相反，新颖的多通道放电体外碎石机不使用两个分开的组件，一个组件带有盐溶液，而另一组件带有水。取而代之的是，碎石机的水槽仅充满盐水，患者的皮肤直接与其接触。

5.6 泌尿科的冲击波碎石术

尿石症，即在泌尿系统内任何部位形成尿路结石的疾病，是大多数国家医疗系统的重要问题。国际流行病学数据表明，可能由于肥胖症和代谢综合征的患病率升高，全球范围内尿石症正在增加（Menon et al,

图 5.65　带有两个圆柱形电极的不锈钢抛物面反射器的照片，两个圆柱形电极上涂有多孔陶瓷层，旨在通过多通道放电产生聚焦的串联冲击波。（由 P. Lukes 提供）

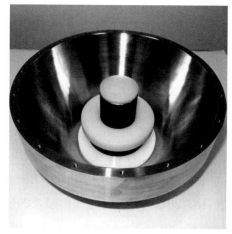

图 5.66　在多通道放电冲击波源（电容 0.8 μF，电压 30 kV）的焦点处，用 PVDF 针式水听器记录的串联冲击波（时间延迟为 10 μs）的压强曲线。大约 148 μs 之后，第一冲击波到达 F。改编自 Lukes 等（2014）

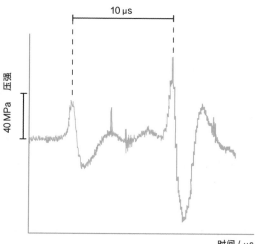

1998；Stoller et al，2000；Kerbl et al，2002；Pearle et al，2005；Curhan，2007；Sas et al，2010；Turney et al，2011；Knoll et al，2013）。在美国，肾结石影响了高达 10% 的人口（Scales et al，2012）。1976—1994 年，尿路结石的患病率从 3.8% 增加到 5.2%（Stamatelou et al，2003）。根据美国国家健康与营养检查调查（NHANES）的数据，该数字从 1994 年的 5.2% 进一步增加到 2008 年的 8.9%（Scales et al，2012）。德国在 2000 年期间，50～64 岁所有的男性和女性中分别约有 9.7% 和 5.9% 的人患有尿路结石，复发率约为 42%（Hesse et al，2003）。

在 1980 年将 SWL 引入临床之前，具有长恢复期的开放手术（取石术）是肾结石唯一治疗方法。如今，开放手术在泌尿系统结石疾病的治疗中极为罕见，不仅 SWL，微创技术也几乎可以清除所有泌尿系结石。

在过去的 30 年中，微创内窥镜取石改变了治疗结石的临床实践。虽然有经皮肾镜和输尿管镜碎石术，SWL 仍是大多数直径小于 15 mm 的肾结石的主要治疗方法，并且是治疗近端结石和直径小于 10 mm 的输尿管中段结石的替代方法，因为它使患者承受较少的麻醉，更加安全且微创（Taillyet et al，2008；Chi-fai，2009；Bergsdorf et al，2010；Bach et al，2011a，2012；Buchholz et al，2011；Bader et al，2012；Rassweiler et al，2012；Paonessa et al，2014；Chaussy et al，2015；Schnabel et al，2015）。SWL 仍然是碎石术中唯一的非侵入性治疗方式，并且仍占全球所有泌尿系结石治疗方案的一半以上（Bach et al，2011）。使用不同的碎石机、碎石成功定义和碎石方案使得报告的成功率差异很大（Renner et al，1999；Rassweiler et al，2001；El-Assmy et al，2006a；Galvin et al，2006；Matlaga et al，2009；Steinberg et al，2010；Elkoushy et al，2011；Abid，2014）。事实证明，SWL 是治疗高危患者和不能进行其他手术患者的一种选择（Tiselius et al，1999；Chaussy et al，2012；Tiselius et al，2012）。Chaussy 等（2014）推荐 SWL 作为最大直径不超过 20 mm 的不透射线（钙）和胱氨酸结石的首选治疗方式。SWL 对小儿患者也很安全（Goktas et al，2011；Ozgür et al，2016；Akin et al，2014），是老年患者最适当的选择（Sighinolfi et al，2008；Philippou et al，2012）。众所周知，输尿管镜碎石术的 SFR 高于 SWL，但是也伴随着更多的潜在并发症和更长的住院时间（Aboumarzouk et al，2012）。SWL 的另一个优点是可以使用静脉内镇静剂或进行最低程度的麻醉，并且有更大的可能性不需要输尿管支架。此外，不应将经皮技术（对直径大于 20 mm 的结石选择的治疗方法）和 SWL 视为相互竞争关系。两者的组合可以更具优点。欧洲泌尿外科协会推荐 SWL 作为治疗直径小于 20 mm 的肾盂、肾上盏或中盏结石，直径小于 15 mm 的肾下盏结石以及直径小于 10 mm 输尿管上段结石的首选方法，其成功率从 60％到 90％不等（Türket et al，2015）。德国指南（Miernik et al，2012）和美国泌尿科协会（AUA）建议将 SWL 作为几种结石的主要治疗方式。其结果取决于几个因素，例如结石的大小、形状和组成，结石嵌顿，冲击波发生器，成像系统，解剖异常，充液腔的存在，冲击波的频率和能量，SWL 前的准备工作，最后不能不提的是操作员的专业知识。如果对患者进行了适当的筛选，那么 SWL 清除结石的成功率可能会很高（Montag et al, 2010）。

术前检查通常包括肾脏超声、非增强常规 CT 平扫（NCCT）、抗凝曲线，血细胞计数和尿液分析以及尿液培养，很少需要使用静脉肾盂造影术（使用造影剂进行 X 射线检查以获取有关肾脏系统的解剖结构和功能的信息）。

5.6.1 禁忌证

SWL 的禁忌证是急性尿路感染或尿毒症、肾癌、结石远端梗阻，危及生命的心脏问题、未纠正的凝血异常和活动性肾盂肾炎。冲击波路径中存在肺组织、肿瘤、病理改变或动脉瘤也属于禁忌证（Chaussy et al, 2014）。如果患者更倾向于采用 SWL，只要结石负荷很小，即使坚硬的结石（如透钙铁石和胱氨酸结石）也不作为 SWL 的禁忌证（Chaussy et al, 2014）。肾脏畸形、肾功能不全、高血压、脊柱畸形和患者的精神状态受损，以及无法合作可考虑作为禁忌证。

建议患者在 SWL 前几天停用抗凝剂、含阿司匹林的产品和非甾体抗炎药，以使凝血因子恢复正常值。怀孕为禁忌证，因为透视检查和冲击波对胎儿可能产生不利影响。有一些临床结果表明，在妊娠早期，超声引导的肾结石 SWL 不应引起担忧（Asgari et al, 1999）。然而，这项研究的作者承认，应评估更大范围以确认 SWL 在妊娠期肾结石治疗中的安全性和长期作用。

在某些情况下，冲击波治疗期间患者可能会出现心律不齐，但是可以通过心电同步触发 SWL 进行控制，即将激波发射与 R 波（心动周期的不应期）同步。儿童对同步触发装置冲击波发射的需求较少。Shouman 等（2009）通过非同步触发 SWL 治疗 14 岁以下儿童的阴性肾结石。研究结果表明，非同步触发体外冲击波碎石术对儿童是安全的。治疗结果与先前研究的同步触发 SWL 相当。建议对已有心律不齐的患者进行心电图监测（Kataoka, 1995）。心脏起搏器通常不被认为是禁忌。但是，带有起搏器的患者需要特别注意。如果谨慎监测，可以对主动脉瘤患者进行 SWL（Thomas et al, 1991）。已带有自动植入式心脏复律除颤器的患者成功接受 SWL 治疗，但是应特别注意，并且进行术后评估以确保设备的正常功能很重要（Venditti et al，1991；Vassolas et al，1993；Küfer et al，2001）。在 SWL 之前，应咨询心脏病主治医生。出于安全原因，植入的心脏复律除颤器需要在治疗前关闭，并在治疗后立即打开。建议在 SWL 期间连续记录 ECG。Platonov 等人（2008）已经报道了有关的循证指南。最后，应该指出的是，胱氨酸或一水草酸钙结石、直径大于 20 mm 的结石、下极结石和集合系统梗阻（肾盏憩室、肾盂输尿管连接处梗阻和马蹄肾）可能会导致 SWL 术后碎石效率低或结石清除率低。

5.6.2 小儿患者

众所周知，成年男性比女性更容易受到尿石症的影响。然而，在儿童中，男女发病率相同（Menon et al，1998）。据文献报道，SWL 治疗儿童尿路结石是安全且成功的。Fayad 及其同事（2012）报告发现接受 SWL 治疗的儿童的肾脏发育情况同未接受 SWL 的对照组相比没有明显差异。Villányi 等（2001）通过测量 SWL 后 2h，以及第 1、2、8、15、30 和 90 d 血液中的钠、钾、尿素、肌酐、C 反应蛋白、尿电液解质、尿酶活性以及 β_2 微球蛋白的排泄量，研究冲击波对儿童肾功能的短期影响。超声未检测到肾脏的形态学变化，肾脏功能、血清参数或尿电液解质也未见明显变化。但是，天冬氨酸转氨酶、碱性磷酸酶、乳酸脱氢酶和 β_2 微球蛋白的排泄量升高表明近端肾小管功能障碍和细胞破坏。2 周后酶水平恢复正常。这项研究的重要结论是两次 SWL 疗程之间的间隔应至少为 2 周。

儿童 SWL 的显著优势是输尿管更具弹性，有助于碎石通过（Chaussy et al，2014）；然而，据报道，在成年人中结石的大小是决定结石清除率的关键因素（Tan et al，2004；Wadhwa et al，2007）。大多数学者建议将 SWL 用于儿童（Newman et al，1986；Thomas et al，1998；Marberger et al，1989；Abara et al，1990；Starr et al，1992；Myers et al，1995；Cohen et al，1996；Lingeman，1997；Kroovand，1997；Lifshitz et al，1998；Jayanthi et al，1999；Choong et al，2000；Elsobky et al，2000；Schultz-Lampel et al，2001；Alapont et al，2002；Rodrigues Netto et al，2002；Ather et al，2003；Muslumanoglu et al，2003；

Tan et al, 2004; Wese et al, 2003; Aksoy et al, 2004; Demirkesen et al, 2006; Shokeir et al, 2006; Skolarikos et al, 2006; Da Cunha Lima et al, 2007; Nomikos et al, 2007; D'Addessi et al, 2008; Griffin et al, 2010; Lottmann et al, 2010; Straub et al, 2010; Goktas et al, 2011; Ozgür et al, 2016; Akin et al, 2014）。但是，在小儿 SWL 期间，重要的是要考虑到冲击波通过的是更薄的柔软皮肤，与成人相比损失的能量更少。对于儿童，建议能流密度低于 $0.5\,mJ/mm^2$。Hammad 等人（2009）发表了一项关于小儿上尿路不同部位 SWL 的有效系数（EQ）（5.6.12 节）的研究，以及对儿童 EQ 的修改建议。

一些碎石机需要针对儿童使用进行某些改良。可以将外部扫描仪替换为 5 MHz 的扫描仪。某些型号还提供带有反射器的儿童用光圈。Lithoskop（Siemens Healthcare GmbH）电磁碎石机包括带特殊龙门架的儿科套件（Loske，2007；Lanski et al，2010）。由于其聚焦带较大，因此在将标准的电液碎石机用于儿童时需要注意，并且应考虑到非反射压力波（图3.8）可能会导致组织损伤。应特别注意保护肺部以免冲击波通过。这在治疗肾脏上盏结石时至关重要。可以使用声阻抗低的材料（例如聚苯乙烯或泡沫）来实现屏蔽。如果患者太瘦而无法对准结石，则可能需要使用盐水袋将冲击波源从结石上移开。但是，应注意避免在冲击波路径上产生气泡。

5.6.3 肥胖患者

穿透深度取决于碎石机的类型、型号和制造商。了解穿透深度很重要，尤其是在治疗肥胖患者之前。肥胖和极度肥胖分别定义为体重指数（BMI）大于或等于 30 和 $40\,kg/m^2$。具有大而硬的结石的肥胖患者获得较高 SFR 的可能性较低。据报道，与儿童 SWL 相反，在治疗肥胖患者时，皮肤到结石的距离（SSD）较大会降低获得成功结果的可能性（Pareek et al，2005b；Patel et al，2009；Graversen et al，2011；Wiesenthal et al，2011）。此外，肥胖可能是 SWL 的禁忌证，因为患者过重且体位摆放困难。极度肥胖的患者只能使用几种碎石机治疗，并且碎石成功率并不高。如果 SSD 超出了治疗垫到焦点的距离而无法将过度肥胖患者的结石放置在焦点上，建议沿着所谓的爆炸路径，即冲击波源的光束轴放置结石（图

5.67）。根据碎石机的不同，沿着光束轴的冲击波能量可能足够使离焦点几厘米的结石破裂（Whelan et al，1988）。幸运的是，如今可以使用的碎石机的最大穿透深度为 170 mm（Chaussy et al，2014）。在现今肥胖患者比例不断增加的社会中，这一点很重要。例如，Mezentsev（2005）治疗了患有肾盂肾脏结石的过度肥胖患者，3 个月总体 SFR 为 73%。

经验表明，SSD 可以预测 SWL 结果（Patel et al，2009）。由于 SSD 可通过非增强常规 CT 平扫（NCCT）轻松测量，显示出肥胖倾向和脂肪分布，因此它可能是做出治疗前决策的有价值的工具。Park 等（2012）发表了一项研究结果，以确定通过计算机断层扫描（CT）获得的 SSD 和经 SWL 治疗泌尿系结石（直径 5 ～ 20 mm）所获得的 SFR 之间的关系。治疗成功被定义为冲击波治疗后 6 周内进行 CT 扫描或 X 射线检查发现结石消失。统计分析表明，治疗成功组的 SSD 比失败组短得多。多元逻辑回归分析的结果表明，SSD 是 SWL 结石清除率的唯一显著独立预测因子，当 SSD 大于 100 mm 时，SFR 显著降低。根据阿克曼等（1994）结果，BMI 和结石数量是 SWL 预后的第二项显著预测指标。

Ng 及其同事（2015）进行了逻辑回归分析，以评估患者的年龄、冲击波频率、结石大小、平均结石 CT 密度（MSD）、SSD、肾皮质厚度（KT）、肌肉厚度（MT）和组织厚度（ST）是否可预测治疗结果。该项研究纳入 200 多名接受 Sonolith Vision 碎石机（EDAP TMS）治疗的具有直径 5 ～ 20 mm 肾结石患者。正如预期的那样，研究结果表明，结石体积和 MSD 可能有助

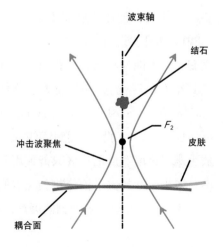

图 5.67　在过度肥胖患者的 SWL 期间，沿"爆炸路径"放置的肾结石的聚焦和离焦定位示意图

于预测 SWL 治疗的结果。但是，与其他研究者研究结果相反，在多变量分析中，SSD 与成功的 SWL 无关。研究显示 KT 影响治疗结果，而 MT 和 ST 则不影响。该研究的主要结论是，较大的 KT 值是 SWL 成功的有利因素。从物理角度来看，有理由相信 SWL 的成功与沿冲击波路径的组织组成有关。

为了避免暴露于电离辐射中，已提出了生物阻抗分析（BIA）作为替代方案。该技术使用低频电流来测量整体电阻。Graversen 等（2011）使用身体阻抗分析仪前瞻性收集了 52 例在同一碎石机上进行 SWL 治疗的患者的身体数据。结石大小、脂肪质量百分比（FMP）、BMI 和 SFR 相关。BIA 和 BMI 与成功密切相关；但是，由于无法准确评估其余 15 位患者在 SWL 后成功或失败，因此该研究仅纳入了 37 位患者。在另一项研究中，Hwang 等（2014）报道，当患者的 BMI 大于 $25 \, kg/m^2$ 时，输尿管结石 SWL 的失败是可以预测的。Wiesenthal 等（2010）研究了 MSD 和 SSD 对 422 名具有直径小于或等于 20 mm 的孤立的肾或输尿管结石患者 SWL 成功的影响。结果表明，MSD 高于 900 亨氏单位（HU）（5.6.10 节）和 SSD 大于 110 mm 是显著预测指标。

过去，STS 碎石机（Medstone International, Inc., 尔湾, 加州, 美国）成功治疗了结石距焦点达 40 mm 的肥胖患者（Thomas et al, 1993）。另一个用于治疗过度肥胖患者的碎石机是西门子 Lithoskop 及其 Pulso 冲击波源。利用了其加长焦距、160 mm 的穿透深度和高能量输出的优势（Bergsdorf et al, 2005b）。在大多数情况下，建议在腹部上部放置腹部压缩带（Tiselius et al, 2012）。研究表明，它们不仅可以减少由呼吸引起的结石运动，而且可以减少肥胖患者的 SSD（Argyropoulos et al, 2007）。

5.6.4　焦域尺寸

如前所述，关于体外碎石机理想聚焦带的争论尚未解决。造成这种情况的一个原因是，视焦域大小，不同的效应似乎起着至关重要的作用。剪切力和散裂是焦域较小的碎石机的主要破碎机制，而圆周挤压在焦域较大的冲击波源中起着至关重要的作用。体外实验和弹性波在肾结石中传播的模型显示，结石内部的应力随着 -6 dB 焦域的增大而增加（Cleveland et al, 2005; Sapozhnikov et al, 2007）。

电液冲击波源产生的聚焦带较大，而压电装置产生的聚焦带最小（图

4.5)。除本节所述的自聚焦电磁冲击波源外，大多数电磁碎石机会产生聚焦带，其聚焦带的大小介于电液碎石机和压电碎石机所产生的聚焦带之间（图5.68）（5.3.4节）。

为了通过施加较少的冲击波并将冲击波能量基本集中在结石上来减少组织创伤，一些制造商设计了产生相对较大压强变化幅度和较小聚焦带的冲击波源（Moody et al，2001）。产生较小聚焦带的碎石机可在最低限度麻醉下进行治疗；但是，在使用这些碎石机时，精确的定位至关重要。

由于呼吸会引起结石移位，因此将冲击波的发射与呼吸运动同步，以及采用自动结石跟踪系统可能会有所帮助（Cathignol et al，1995；Dawson et al，1996）。

在1990年代，几份报告表明新的碎石机未能达到预期的成功（Knapp et al，1988；Tan et al，1991；Bierkens et al，1992；Krishnamurthi et al，1995；Grenabo et al，1997；Eichel et al，2001）强化了恢复使用具有宽聚焦带的冲击波源的理念，这种冲击波源模仿了Dornier HM3的压强曲线（Pishchalnikov et al，2013）。MPL-9000X（Dornier MedTech GmbH）可以与两种类型的火花塞（标准火花塞，以及电极尖端偏离焦点5 mm，使F_2聚焦区域扩大的火花塞）一起使用。

治疗区大的低压碎石机包括LithoSpace（Jena Med Tech GmbH，耶拿，德国），LithoGold LG-380（MTS Medical UG，康斯坦茨，德国）和CS-2012A-3（苏州锡鑫医疗仪器有限公司）。Qin等（2010）研究了焦域尺寸和压强变化幅度对体外碎石的影响，方法是修改原始的Dornier HM3反射器的几何形状，以产生峰值压高，波束窄的碎石场。将常规反射器的碎石

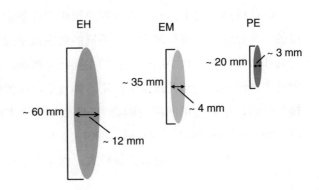

图5.68 电液（EH）、电磁（EM）和压电（PE）冲击波碎石机的聚焦带。−6 dB聚焦带的形状类似于雪茄，此处显示长度和直径

效率与在 HM3 上使用改良型反射器得到的碎石效率进行比较，他们证明了在低压条件下采用较宽的焦域可获得更好的碎石效果。众所周知，声能与碎石有关。在该实验中，两组中的结石模型都暴露于相同的声能下。

一些碎石机，例如 Piezolith 3000（Richard Wolf GmbH）和 Modulith SLX-F2 connect（Storz Medical AG），可以调节出多个焦域尺寸。一般建议是使用大聚焦带设置治疗肾结石，并使用小聚焦带治疗输尿管结石。幸运的是，现代的成像系统有助于精确地定位患者，如果定位准确，则小病灶模式似乎对治疗肾结石和输尿管结石均有利。

有关 -6 dB 聚焦带大小的信息不足以描述压强场。根据其定义（3.4 节），-6 dB 聚焦带包括压强等于或高于峰值正压的一半的区域，而与绝对峰值压无关。因此，峰值正压 p^+ 为 90 MPa 的冲击波源可能与 p^+ 为 50 MPa 的信号源具有相同的 -6 dB 聚焦带。

如果没有特别规定，则聚焦带的定义与最大峰值正压（p^+）有关；但是，它不一定与产生临床疗效的区域一致。如第 3 章所述，基于最大峰值负压（p^-）的聚焦带可能也有一定参考价值。因为冲击波的负相位会影响气泡动力学，所以由负压幅度确定的聚焦带可能是碎石效率的更好指标。通常，基于 p^+ 和基于 p^- 的聚焦带不一致。在电液冲击波源中，产生最大峰值负压的点并非恰好位于 F_2，而是更接近 F_1，并且可以将结石放在碎石机的几何焦点前面几毫米来提高碎石效率。

5.6.5 冲击波频率

即使大多数碎石机每分钟可以发出不少于 240 次的冲击波，也不建议将高频冲击波用于治疗。较高的冲击波发射频率会增强空化作用，而冲击波源的高能量输出会延长空化气泡的寿命（Delius et al，1987；Huber et al，1998，1999a；Sapozhnikov et al，2002；Tanguay et al，2003；Weizer et al，2007）。Paterson 等人（2002）和 Pishchalnikov 及其同事（2006a）报道了以较低频率的冲击波粉碎肾结石模型所需冲击波较少的事实。Lifshitz 等（1997）表明，在高频率冲击波下，放置在体外碎石机焦点处的铝箔的损坏程度显著减轻。用高速相机和 B 模式超声波记录的气泡动力学表明，靠近结石或结石碎片的区域在较高的冲击波频率下，冲击波的拉伸相显著降低，因为空化核在一次冲击波和另一次冲击波之间持续存在。即使这些空化核不会减弱冲击波的正向波，紧随其后的低压槽也会使空化泡产生。这需要来自负向波的能量，从而减小其振幅及空化效率以粉碎结石。

Greenstein 和 Matzkin（1999）证明，使用 15、20 和 22.5 kV 的电液冲击波发生器，对比频率为 90、120 和 150 次 / 分冲击波，在冲击波频率为 60 次 / 分时，体外碎裂球形结石模型（平均直径 9.5 mm）所需的冲击波要少得多。30 次 / 分和 60 次 / 分冲击波的体外碎石效率没有统计学上的显著差异。Madbouly 等（2005）前瞻性地将 150 例单个肾或输尿管存在直径不超过 30 mm 的结石患者随机分组，以 60 次 / 分冲击波或 120 次 / 分冲击波的频率接受 SWL，得出结论：在总冲击波数较少的情况下，与高频率 SWL 相比，低频率 SWL 与更高的治疗成功率显著相关。在一项随机双盲研究中，Pace 等人（2005）发现，冲击波频率为 60 次 / 分时比 2 Hz 时 SWL 效果更好，特别是对于直径 10 mm 或更大的结石，发病率没有任何增加。Chacko 等（2006）报道，对于直径为 10 ～ 20 mm 的孤立性肾结石，低频比高频产生更好的治疗效果。但是，对于直径小于 10 mm 的结石，这种差异变得不那么显著。另一项研究报告了 134 例上尿路射电不透明性结石患者接受 1 Hz 和 2 Hz SWL 治疗，发现低频 SWL 比高频 SWL 能更好地粉碎结石，尤其是小结石和肾结石（Kato et al，2006）。在一项统合分析中，Semins 等人（2008）发现冲击波频率为 1 Hz 时比 2 Hz 时患者 SWL 成功率更高。最近，Lee 和 Moon（2011）还报道了冲击波频率为 1 Hz 时治疗患者的效果优于冲击波频率为 2 Hz 时。Koo 等（2010）在无麻醉或镇静的条件下，用多 Lithotripter S 碎石机（Dornier MedTech GmbH）对 102 例上尿路射电不透明结石患者进行门诊碎石治疗，比较了冲击波频率为 70 次 / 分时与 100 次 / 分时的 SWL 治疗效果和成本效益。他们的结论是，较低的冲击波频率显著提高了治疗效率，并降低了获得临床成功所需的额外手术费用。Gillitzer 及其同事（2009）比较了插入麻醉猪的肾盂中的标准化人工肾结石的碎石效率，并在 Lithoskop 碎石机（Siemens Healthcare GmbH）上以 1 Hz 和 2 Hz 的频率用 3 000 次冲击波对其进行了处理。肾切除后，将所有碎石过筛并称重。结果表明，低频冲击波产生的碎石明显小于冲击波频率 2 Hz 条件下进行 SWL 后获得的碎石。两组中肾血肿形成的情况相当。

由于声空化可能会导致组织损伤，因此不仅冲击波的数量（Delius et al，1988b，1990a，c），冲击波的频率（Delius et al，1988d）也会影响组织损伤。以高频冲击波（15 Hz）作用于狗的肾脏进行研究后发现，高频冲击波会导致显著的肾脏损伤（Delius et al，1990b）。几年后，Evan及其同事（2007）证实，降低冲击波的频率可以显著减轻 SWL 期间的肾脏损伤。值得一提的是，这种效果似乎取决于聚焦带的大小。根据 Connors 等人（2012）发表的体内研究，对于 HM3 型碎石机而言，降低冲击波频率可以有效地减轻组织损伤，然而当使用聚焦带较小的 Storz Modulith SLX 碎石机时，降低冲击波频率并不能有效减轻组织损伤。

由于担心用双波源碎石机以高频冲击波行 SWL 可能导致组织损伤增加，Handa 等人（2009b）使用 Duet 碎石机（Direx Systems Corporation）评估了以 120 次 / 分频率、交替模式产生的 2 400 次冲击波治疗的猪肾的损伤情况，发现肾脏组织和功能受到的影响最小。

使用低频冲击波已成为一种常见的做法（Yilmaz，2010；Schnabel et al，2015）。但是，也有报告表明，在某些情况下，冲击波的频率没有想象中的重要。一个例子是 Davenport 等人（2006）发表的一项研究，作者比较了在 104 例患者中使用 Dornier 碎石机，以 1 Hz 或 2 Hz 频率冲击波对无并发症的单个肾结石进行 SWL，发现两组的治疗结局之间无明显差异。Mazzucchi 及其同事（2010）将尿路结石患者随机分为两组。一组接受 1 Hz 的 3 000 次冲击波治疗，另一组患者接受 90 次 / 分的 4 000 次冲击波治疗。作者将成功定义为治疗后 3 个月无结石复发或检测到直径小于或等于 3 mm 的残留碎石。部分碎裂的定义是结石尺寸显著减小，但残留碎石直径等于或大于 3 mm。他们的研究表明两组之间的结石清除率没有显著差异。此外，Nishiyama 等（2014）进行了一项研究，通过分析使用 Dornier 碎石机以 30、45、60 和 80 次 / 分冲击波治疗的 247 例输尿管结石患者的治疗结果来确定最佳冲击波频率。他们得出的结论是，低频冲击波下治疗的结石减少情况和清除效果与较高频率冲击波下相似。

SWL 期间的室性心律不齐并不常见，一般而言，冲击波的传导率可独立于患者的心律进行调整；但是，如上所述，对于有心律不齐和室性早搏的患者，应避免行 SWL 治疗（Ganem et al，1998）。

5.6.6　电压递增和冲击波数

碎石机术语的一致性已成为存在多年的一个问题（Tolley et al，1991）。应避免采用标准的治疗方案，即使用高能量设置和固定数量的冲击波以保证结石粉碎，因为这样可能会使患者受到过度治疗。在比较治疗方案时，应注意功率、电压和强度等术语，因为不同的碎石机可能会产生大相径庭的压力波形。一种不适当的做法是仅根据电压或强度设置以及冲击波的数量来表示给予患者的"剂量"。电压设置只能在相同型号的碎石机之间进行比较。

通常情况下，很难确定碎石完成的时间。目前，荧光透视和超声成像系统对于结石的定位是可靠的，但总的来说还不够清晰，无法确定治疗终点。监测结石粉碎的反馈系统是潜在的解决方案（5.6.9节）。

众所周知，高的正压峰值不一定会产生更好的碎石效果（Chuong et al，1992；Granz et al，1992；Teichman et al，2000；Eisenmenger，2001）。而且，高电压可能不与高碎石率相关。所产生的冲击波的能量是通过改变储存在该冲击波源的电容器或电容器组中的电能来调节的，通常通过调节电源电压来实现。然而，不同的机器中，工作电压与冲击波能量之间的关系也是不同的。即使冲击波产生机理相同，仅比较电压设置也可能是毫无意义的，因为冲击波能量还取决于其他几个参数，例如总电容、电阻和冲击波源的设计。与电压设置相比，整体压力波形、EFD 和聚焦带形状对预测碎石效率更为重要。在 1980 年代初，HM3 是唯一可用的碎石机，通常只报道冲击波源的电压设置和释放冲击波的数量。由于市场上出现了不同型号的碎石机，因此必须定义其他参数才能比较 SWL 方案和设备。

如今，人们一致认为，碎片化与声波能量的相关性比其与峰值正压的相关性更好（Granz et al，1992；Eisenmenger，2001）。根据多年的经验，对于肾结石，E_{12mm}（3.4 节）建议使用 $100 \sim 130$ J；对于输尿管结石，建议使用 $150 \sim 200$ J（Rassweiler et al，2011）。在一项体外研究中，Smith 等（2012）发现，决定碎石效率的因素是作用在结石上的平均压强而不是绝对峰值压。

建议使用所谓的电压梯度变化或功率递增来保护肾脏免受组织损伤并提高碎石效率，因为结石的粉碎不仅取决于总声波能量，而且取决于能量如何传递到结石（McAteer et al，2003，2005a）。体外肾结石模型碎裂实验显示，逐渐增加冲击波源上的电压会促进结石粉碎（Zhou et al，2004a；Maloney et al，2006）。此外，体内实验证实，电压递增也可以减少血管损伤（Evan et al，2003；Evan et al，2007）。Demirci 及其同事（2007）用 Compact Delta 碎石机（Dornier MedTech GmbH）治疗了 50 例患者后，评估了常规和递增 SWL 治疗尿路结石的效果。第一组患者接受 13 kV 电压产生的冲击波。第二组患者采用 11 kV、12 kV、13 kV 电压各产生 500 次冲击波的处理方案。两组的最大冲击波数限制为 3 000 以内。治疗 8 周后，递增 SWL 组治疗成功率明显高于标准组。Lambert 及其同事（2010）发表了一项前瞻性随机试验，对 45 位结石中位大小为 8 mm 的患者进行了一项前瞻性随机试验以研究递增电压和固定电压对结石粉碎效果和肾损伤的影响。患者被随机分为两组，一组使用 DoLi 50 碎石机（Dornier MedTech GmbH）产生的 2 500 次冲击波（18 kv），另一组使用包含 500 次 14 kV 冲击波、1 000 次 16 kV 冲击波和 1 000 次 18 kV 冲击波的方案。为了评估肾脏损害，分析了尿液中的 β_2 微球蛋白和微白蛋白。电压递增组中约 81% 的患者在治疗后一个月无结石；常规治疗组中只有 48% 的患者无结石。此外，SWL 后 1 周，微白蛋白和 β_2 微球蛋白之间存在显著差异，这表明使用电压递增方案似乎对组织损伤具有保护作用。

如今，能量递增协议在 SWL 中很常见（Brown et al，2014；Schnabel et al，2015）。仅对于抗蚀性极强的结石，例如胱氨酸和一水草酸钙结石，才建议几乎从治疗开始就使用高压设置。在这种情况下，从一开始就使用高能量的目标是诱导结石产生裂缝，这些裂缝可能会被液体填满，从而产生空化作用。结石破裂后应减少能量。有趣的是，在猪中进行的体内研究表明，与固定电压相比，SWL 期间电压梯度变化可减少组织损伤。然而，从低电压或高电压开始会导致产生相似大小的病变（Connors et al，2009a，b）。

电压递增对治疗结果的影响取决于碎石机的类型和具体的临床病例。如图 5.15 所示，对于电液冲击波源，在高于 20 kV 的电压下，峰值正压会缓慢增加（Chitnis，2002）。此外，随着电极尖端的磨损，火花隙增大，导致压强变化。对于某些火花塞，建议在处理开始之前通过在最低电压设置下放电燃烧约 100 次来对电极进行预处理（Coleman et al，1987b；Loske et al，1993）。

一次 SWL 治疗中，合适的冲击波数量取决于几个因素，例如患者的 BMI、冲击波源、结石大小、组成成分及其位置。为避免过度治疗，一般建议使用相对较少的冲击波，并保持较低的碎石机强度设置。如果在患者选择、结石定位、电压递增、冲击波耦合等方面都能做到谨慎，那么在低能量、低频冲击波下就能取得良好的治疗效果。另一种建议是在 SWL 之前用预防性冲击波处理肾脏（5.6.7 节）。

5.6.7 预防性冲击波

1996 年，有报道称冲击波会降低猪的肾小球滤过率（GFR）和肾血浆流量（RPF）（Willis et al, 1996）。几年后，同一作者证明 RPF 不依赖于电压设置（使用 Dornier HM3，电压在 12 ~ 24 kV 之间）（Willis et al, 2002）。有趣的是，研究也发现不论接受过冲击波治疗还是未接受过治疗，肾血流量均减少。这包括双侧肾脏的 RPF 降低（Thomas et al, 1988；Eterovic et al, 1999）。体内实验表明，这种现象是由肾脏神经介导的，而不是由暴露于冲击波的肾脏释放的循环血管收缩剂介导的。Delvecchio 等（2003）对幼年雌性猪进行了体内冲击波治疗，发现远离治疗区域的部位自由基活性增加。作者得出的结论是，他们的观察结果可能是由冲击波治疗中肾脏血管收缩引起的缺血再灌注损伤导致。几年后，SWL 对猪肾脏的另一个令人惊讶的研究结果（Willis et al, 2006）被报道。对于第一组猪，将肾脏其中一极暴露于 HM3 碎石机在低压（12 kV）下产生的 2 000 次冲击波，引起血管收缩，但没有出血性病变。第二组定位肾脏其中一极用 24 kV 电压下产生的 2 000 次冲击波进行处理。第三组猪对肾脏其中一极用 12 kV 电压下产生的 2 000 次冲击波进行处理，随后更改电压为 24 kV，将另一极暴露于相同数量的冲击波。同预期猜想一致，仅在一个肾极采用 24 kV 电压产生的冲击波治疗的肾脏中观察到严重的出血性损伤。但是，在将另一极暴露于 24 kV 电压产生的 2 000 次冲击波之前，在一极采用 12 kV 电压产生的冲击波治疗的肾脏中几乎没有观察到肾脏组织损伤。为了找到触发上述损伤效应的最小电压阈值，Willis 等人（2006）使用 12 kV 电压产生的不同数量的预防性冲击波进行了测试。由于在 100、500 和 2 000 次预防性冲击波下获得了相似的结果，因此作者得出结论，最小阈值必须低于 12 kV/100 次冲击波设定值。

　　有研究认为可以通过施加低能冲击波引起血管收缩以保护肾脏免受随后施加高能冲击波造成的损伤（Handa et al，2009a）。在早期描述预防性冲击波效果的报告发表后几年，Connors 等人（2009a）发表的文章表明，只有在预防治疗后，在 SWL 开始前暂停几分钟，组织保护作用才会显现。最终，Handa 等人（2012）报道了另一项猪体内实验，结论是无须暂停便可产生肾脏保护作用。他们证明，采用以下两种方法中的任何一种均获得预期的保护效果：第一种方案，在各种步进式 SWL 方案开始前大约 4 min 提供初始低压冲击波治疗；第二种方案，程序在 SWL 开始前设置了几分钟的暂停。上述研究表明，采用适当的治疗方案，冲击波可以既对肾脏无害，又有效地粉碎肾结石。有趣的是，最近有研究评估了人体中 SWL 期间发生的血管收缩（Lee et al，2015）。现在，一些碎石治疗中心用大约 100 次低能预防性冲击波治疗他们的病人，之后暂停几分钟，然后再开始标准化步进升压式 SWL 治疗。

　　在上述体内研究结果的激励下，有关低能冲击波对组织保护作用的研究仍在继续。一种假设是，诱导所需保护效果的最佳能量水平低于商用碎石机的最低能量设置。此外，在 SWL 治疗前压力脉冲和冲击波未必足以保护肾脏组织。为了使肾脏暴露于比使用碎石机的最小电压设置在聚焦带产生的冲击波能量更低的冲击波中，提出了预防性焦外冲击波暴露的技术（Loske et al，2004a）。该技术基于这样的假设：如果预防性压力波治疗不仅在小范围实施，而是应用于肾脏的更大区域，低能保护作用可能增强。在离焦预防冲击波治疗中，肾脏位于冲击波发生器的波束轴上，但离焦点只有几厘米远。由于此阶段采用低能冲击波，因此在预防治疗阶段即使焦点与结石位置不一致，也没有发生预期的组织损伤。根据 SSD 的不同，焦点可能不在患者身上（图 5.69a）。该方法可用于任何碎石机，然而，建议在预防阶段进行压强测量以估计肾脏合适的位置。在治疗的预防阶段结束后，重新定位使肾结石位于焦点处（图 5.69b）。一项在兔体内进行的实验表明，离焦压力脉冲疗法减少了冲击波对肾包膜组织的损伤（Fernandez et al，2013）。用猪进行的体内实验有助于为离焦离疗法的临床应用铺平道路。Evan 等人在（2008）报告称在使用 5.3.4 节中提到的宽聚焦带低压

图 5.69 压力波聚焦示意
图:(a)肾脏离焦预防性
压力脉冲治疗,(b)冲击
波碎石术粉碎肾结石

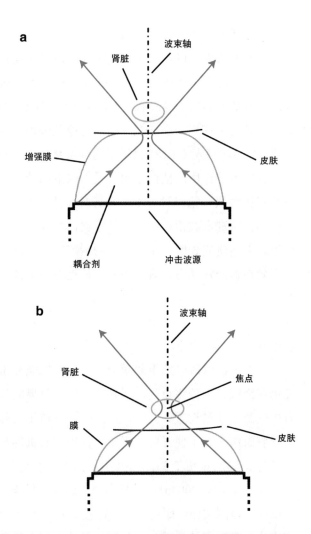

电磁式碎石机(苏州锡鑫医疗器械有限公司)的临床剂量的冲击波治疗后,猪肾脏没有发生组织损伤。其原因可能是冲击波频率低(约 0.5 Hz);然而,预防作用可能也是导致这些结果的原因之一,因为较大的肾脏区域暴露于低能压力波(p^+ 小于 20 MPa)。

5.6.8 冲击波耦合

有效的冲击波耦合对获得良好的治疗效果以及避免皮肤损伤至关重要。通常使用脱气水来传递冲击声波,因为它易于处理并且其声阻抗与人体组织相似。另一个优点是水中冲击波的衰减相对较低。此外,由于水难以压缩，因此可以以相对较低的能量产生高压振幅。之所以推荐使用脱气水，是因为溶解的空气和微小的气泡会吸收冲击波能量（Westermark et al，1998）。与非脱气水相比，当使用脱气水时峰值正压几乎高出两倍。使用具有开放式水浴缸的老式碎石机（例如 Dornier HM3 和 Richard Wolf Piezolith 2300）可以轻松实现良好的耦合。如上所述，出于研究（包括体外和体内研究）目的，与所谓的干式系统相比，具有开放式水浴缸的冲击波源通常更易于使用并能更好地确保冲击波耦合（Coleman et al，1989；Prieto et al，1991；Loske et al，2002b，2003）。现代碎石机有充水的软垫以传递压力脉冲，可将压力脉冲从冲击波源传递到患者体内，从而方便对患者的定位并可以治疗俯卧体位的患者（Jenkins et al，1988）。

膜的褶皱以及耦合垫和皮肤之间使用的凝胶类型可能会显著影响治疗效果（Jain et al，2007；Bohris，2010）。在开始治疗之前，至关重要的是清除残留在患者皮肤和膜之间的所有气泡（Pishchalnikov et al，2006b；Jain et al，2007；Neucks et al，2008；Bohris et al，2012）。建议使用低黏度的耦合液，因为使用高黏度的耦合剂可能会有更多气泡滞留在其内部。通常，使用热耦合凝胶或硅油可达到良好的效果（图 5.70）。水垫膜与患者皮肤之间的凝胶中的气泡会显著降低碎石效率（图 5.71）。在冲击波入口处如有毛发应剃光。2%覆盖率的带气袋的水垫可将冲击波破碎效率降低多达 40%。

图 5.70　通过水垫和热无泡耦合剂的良好冲击波耦合

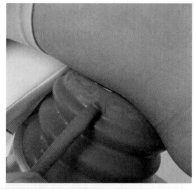

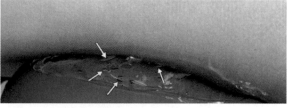

图 5.70　通过水垫和热无泡耦合剂的不良冲击波耦合。箭头指向几个气泡

如果 SWL 治疗中断而且患者体位移动，那碎石效率可能降低 80% 以上（Jain et al，2007；Neucks et al，2008）。Bohris 等（2012）利用摄像机对 SWL 期间的耦合质量进行了评估，发现超过 60% 的疗程中存在不完全耦合，并伴有崩解能力的明显损失。Tailly 及其同事在 Gemini 碎石机（Dornier MedTech GmbH）的冲击波源中安装了摄像机和 LED 灯以实现可视化并且在 SWL 之前清涂所有气泡，从而获得了与对照组相当的碎石效率，但所需的冲击波更少，能级水平更低（Tailly，2013b；Tailly et al，2014）。

在整个治疗过程中，患者的皮肤应与足够大面积的水垫接触，以免膜与患者皮肤之间存在小空气间隙（图 5.72，图 5.73)。膜内积聚的气泡也会降低治疗效率。对使用 Dornier HM3 和无水浴缸的 HM4 碎石仪获得的临床结果的比较研究表明，只有使用 HM4 才能确保使用 HM3 获得的结果，因为 HM4 治疗头内部装有摄像机，可以看到气泡积存在水垫内（Jocham et

图 5.72　体外碎石过程中冲击波耦合不良的示意图。膜和皮肤之间的气隙显著降低了耦合到患者体内的能量

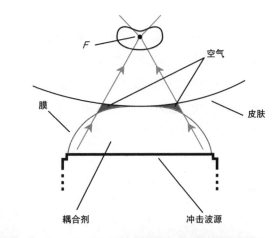

图 5.73　不良的治疗结果可能是由于耦合膜和皮肤之间的小空气间隙（箭头示）造成的

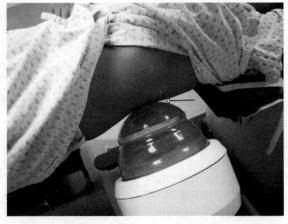

al，1987）。整个耦合界面的实时可视化和一个从膜内侧去除气泡的装置对于避免过度的冲击波衰减至关重要。轴向超声也可能有助于确保恰当的声学耦合（Bergsdorf et al，2008；Neucks et al，2008）；然而，超声波只能探测到扫描平面上的气泡。为了实现整个耦合区域的可视化，需要旋转传感器。

5.6.9　成像系统和患者定位

虽然腹部平片仍作为发现和随访结石的常用方法，但对于冲击波碎石术，精确的三维结石定位至关重要。人们广泛使用频率为 $2 \sim 6\,MHz$ 的超声波，它具有无须电离辐射即可实时成像的优势。不过，CT 也已成为诊断结石的选择，CT 可以预测结石的密度，评估肾内解剖结构和结石的间距。此外，检测尿路结石还可以采用静态或动态核磁共振成像（MRI）。

最早一批压电碎石机的特点之一是超声实时成像，成本比荧光透视检查更便宜（Preminger，1989）。但是，由于大多数输尿管结石难以通过超声观察，因此如今大多数碎石机既可以通过荧光透视检查来定位，也可以通过超声检查来定位。在不同的定位方式之间进行转换，可以弥补透视机的缺陷。增强的分辨率、图像处理和成像方式的组合可以确保更安全、更有效的冲击波治疗。如 Sonoloth i-sys 碎石机中一样的自动透视定位技术（图 5.25）（EDAP TMS）减少了患者的辐射暴露（Partheymüller，2010）。现代技术的其他示例包括 LithoSpace 的跟踪系统（Jena Med Tech GmbH），该系统可以与多个型号的荧光透视或超声成像设备耦合（图 5.21，图 5.22），并且通过光学跟踪结合虚拟现实成像，帮助 Modulith(Storz Medical AG）的操作员正确地定位结石（Wess，2010）。

根据碎石机的设计，在开始冲击波碎石术之前，应该仔细检查冲击波发生器和成像系统之间的校准（图 5.74）。因此，按照厂家的建议进行精确的系统校准和完成采用标准结石模型的体外碎石测试是至关重要的（图 5.11a）。这些步骤通常很简单，并因碎石机型号的不同而有所不同。

大多数碎石机都配备了最先进的超声和荧光透视成像系统。其中一些包括轴向成像系统。选择最恰当的隔声窗，以确保没有骨结构和空腔气体干扰冲击波路径至关重要。一些具有等中心设计和可移动冲击波源的碎石机可以轻松进行床上和床下模式的治疗。

图 5.74 冲击波发生器和成像系统尚未校准的 Tripter Compact 碎石机（Direx Systems Corporation，坎顿，马萨诸塞州，美国）冲击波发生器的照片

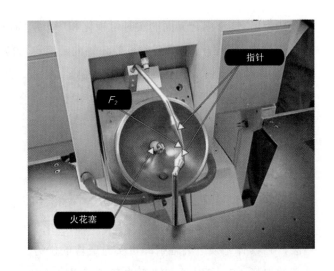

荧光透视检查法非常适合于定位上尿路的不透射线的结石。与超声相比，荧光透视检查的优势之一是可以沿整个输尿管原位治疗输尿管结石。主要的缺点是可能难以定位小结石，并且即使当今的脉冲渐进式透视检查可以将辐射暴露降至最低，也无法进行实时跟踪。对于射线可透射的结石，可使用静脉造影剂（染料）。使用导尿管逆行灌注造影剂（逆行肾盂造影）也有助于定位结石。强烈建议，一旦确诊结石，就采用小透视窗口扫描以减少患者的辐射剂量（Tiselius et al，2012）。

只要有可能，推荐在 SWL 之前和 SWL 期间采用超声定位（Chaussy et al，2014）。一般来说，超声具有实时跟踪不透射线的结石及射线可透射的结石的优点。一些碎石机配备了轴向超声扫描仪，通常可用于区分多个结石。轴向超声还可以更容易地在冲击波路径上定位近端和远端输尿管结石。使用实时同轴超声是一种确保聚焦带狭窄的碎石机可靠定位结石的好方法。如图 5.75 所示，轴向超声成像能够准确可靠地检测结石的横向和对角偏离。图中还显示，即使无法仅通过轴向系统校正轴向偏差，这可能也并不重要，因为聚焦带是雪茄形的。如果结石沿光束轴略微移位，则该偏移将不会出现在屏幕上；然而，结石可能仍位于聚焦带内。另一个优点是，轴向超声也可以用于确认冲击波耦合质量。然而，超声和冲击波在不同组织中的传播路径并不完全相同。这可能会产生轻微的定位误差（Wess et al，1995）。此外，轴向超声图像可能包括耦合界面造成的伪影。非轴向超声扫描通常具有更好的图像质量，使操作员可以选择最佳的隔声窗，

图 5.75 在线超声成像系统显示结石是侧向移动还是斜向移动；然而，轴向移位的结石可能出现在焦点处。沿着波束轴的所有点都投射到屏幕上的同一点上

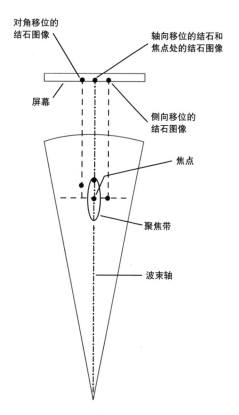

并对碎石过程进行很好地评估。该成像方式可检测轴向偏差；然而，要检测对角线偏差，可能需要两个投影角度（图 5.76）。

超声的缺点是学习时间相对较长，并且仅当结石位于肾脏内部或输尿管的近端和远端时，才能获得可靠的图像。使用碎石机系统获得良好的超声图像质量和找到合适的隔声窗通常比使用手持超声扫描仪更复杂。

超声成像可能影响结石大小的测量结果，这会导致采用不适当的治疗方案。为了解决这个问题，Dunmire 等（2015）开发了一种计算机化的肾结石尺寸测定程序，可根据灰度强度阈值勾勒出结石宽度。旨在减少肾结石成像时的正向误差。该系统在体外水浴模型中进行了测试，对比普通商用设备和采用该软件的研究设备的成像，普通商用设备结石成像的正向误差随增益和深度的增加而增加，而研究设备结石成像的正向误差明显减少，没有随深度变化而变化。同一团队研究了另一种用声影宽度来测量结石大小的方法（Dunmire et al，2016）。通过在体外模型中测量结石的超声阴影，可显著提高准确性。

图 5.76　离线超声成像系统显示轴向位移；但是，对角移位的结石可能会出现在焦点处

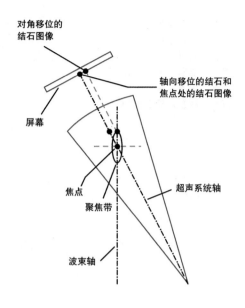

对角移位的结石图像

轴向移位的结石和焦点处的结石图像

屏幕

焦点

聚焦带

超声系统轴

波束轴

　　由于患者的呼吸，冲击波碎石期间结石可以移动 50 mm 或以上。如果冲击波源的聚焦带较大，与小聚焦相比，结石更容易接收更多能量。Cleveland 等人（2004）研究了结石运动对体外碎石效率的影响。其报道，根据呼吸频率、结石运动的距离和聚焦区域的大小，在治疗期间的 50% 时间中，结石可能位于聚焦区域之外。在患者中的试验也获得了类似的结果。实时超声成像显示，在一次冲击波碎石治疗过程中，大约 40% 的冲击波未击中结石，这主要是呼吸运动造成的（Sorensen et al，2012）。减少呼吸运动影响的一种部分解决方案是将患者放置在适当的位置，以使焦点在呼气时与结石重合，从而减少在结石失焦时释放的冲击波的数量（Tiselius et al，2012）。也可以通过适当的镇痛疗法减少病人的呼吸运动来提高命中率。部分碎石机例如 Siemens Lithostar 可提供呼吸门控冲击波发射。但是，因为治疗时间大大增加，该系统并不受欢迎。如上所述，腹部加压带也可以减少由呼吸引起的结石运动（Honey et al，1992；Argyropoulos et al，2007；Tiselius et al，2012）。此外，过去已经成功地运用了高频通气呼吸麻醉来减少结石运动，但由于该方法的侵入性和对患者氧合的潜在负面影响，大多数泌尿科医师放弃了它。

　　超声结石追踪是可以在冲击波碎石期间提高命中率并避免过度治疗的另一种方法。该技术的挑战在于，结石在三个方向上运动，而超声仅提供

二维图像。Thomas 等（1996）应用时间反转成像来跟踪移动的结石，并研究了使用压电冲击波发生器在冲击波碎石期间让焦点跟随结石运动的可能性。基于超声，根据结石的运动以及冲击波触发控制调整冲击波源的位置的实时结石跟踪治疗监测系统已由多个小组开发，以提高治疗的准确性（Orkisz et al，1998；Chang et al，2001，2002，2013；Chen et al，2009）。

　　声波反馈系统使用接收器来记录从结石碎片反射回来的压力波。该技术既可以用于定位结石，也可以用于评估结石的破碎程度。理论上可以区分大颗粒和小颗粒，因为弹性物体的共振频率与其大小成反比，即较小的碎片会产生较高频率的信号。Owen 和同事（2004）基于聚焦和离焦声波辐射不同这一事实，开发了一种声学反馈系统，通过靶向控制冲击波发射来改善体外结石的破碎程度。该小组开发了一个系统来检测肾结石模型的共振散射，以区分破碎的结石和完整的结石（Owen et al，2007）。Bohris 等人（2003）证明了频谱多普勒信号可以作为体外冲击波碎石中命中／脱靶监测的优秀工具。Leighton 及其同事（2008）在患者皮肤上安装了一个传感器，被动监测每次碎石机发出冲击波后传遍全身的声音信号。该系统可预测 95％临床病例的治疗结果。

　　如果仔细选择患者并进行患者定位，大多数体外冲击波碎石机都可以取得出色的治疗效果。在开始治疗之前告知患者有关 SWL 的基本知识可减轻他们的焦虑感，并可有助于取得良好的治疗效果。在 SWL 期间应多次确认患者的位置，并始终确保冲击波通过而不受骨骼结构或肠道气体的干扰。

　　众所周知，当沿垂直于冲击波源的波束轴的方向远离焦点时，碎石效率会急剧下降（Chitnis，2002）。显然，这取决于冲击波源的设计。然而，沿着焦轴方向的误差对碎石效率的影响始终小于将结石从 F 移向另一个方向相同距离对碎石效率的影响。图 5.77 显示，放置在电液冲击波源第二焦点处的肾结石模型（直径 10 mm）暴露于 300 次冲击波后受到严重破坏，而离轴 10 mm 的结石几乎完好无损。使用相同的碎石机，沿焦轴方向将结石放置到离 F_2 40 mm 以内的地方，可以得到与放置于 F_2 处类似的碎石效果。

　　宽焦域冲击波源具有很高的定位灵活性，静脉镇静和全身麻醉的临床效果之间可能没有明显差异。Zommick 及其同事（1996）以非鹿角型上尿路结石证实了这一点。当使用具有小聚焦带的碎石机时，一些学者建议让患者服用镇静剂（Eichel et al，2001；Sorensen et al，2002）。

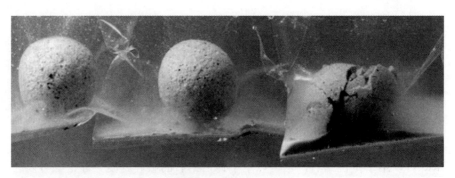

图 5.77　在研究用电液冲击波发生器中暴露于 300 次冲击波后，三个浸入水中的肾结石的照片。右侧的结石位于焦点处。其他两块结石彼此分开约 10 mm

　　由于骨性骨盆阻止了冲击波的传播，远端输尿管结石治疗通常采用俯卧位，而不是肾盂和输尿管上段结石治疗常用的仰卧位。使用在治疗台上方和下方耦合治疗头的碎石机，使患者处于仰卧位以治疗各级泌尿道中的结石。另一种方法，尤其是对于那些无法采用俯卧位进行治疗的患者，可以采用经臀入路到达远端输尿管的方式（Leveillee et al，1994；Lu et al，2010；Sun et al，2010；Istanbulluoglu et al，2011）。在这种情况下，冲击波通过臀大肌传递，并通过坐骨大孔传播到远端输尿管。Phipps 等（2013）比较了使用 Sonolith Vision 碎石机（EDAP TMS）通过俯卧位和经臀方法治疗远端输尿管结石的 SWL。在俯卧位和经臀治疗组中，一次治疗后患者的结石清除率分别为 40% 和 78%。这似乎是合理的，因为在俯卧位方式中，冲击波可能被肠道气体阻断。

5.6.10　计算机断层扫描（CT）衰减数

　　对治疗结果的预测和适当的决策对于防止 SWL 失败很重要；然而，准确预测并不容易，因为即使在良好控制的离体条件下，暴露于相同剂量的冲击波，破碎系数也会发生很大变化（Williams et al，2003）。成像技术的进步已为 SWL 有效性的测定提供了有用的方法，例如结石大小和 CT 衰减值（Springhart et al，2004）。CT 衰减值或 CT 衰减数是 X 射线吸收系数的归一化值，即用于评估计算机轴向断层扫描图像的放射性密度的量度。因为 CT 扫描仪是参照水进行校准的，所以将在标准温度和气压下（STP）蒸馏水的放射性密度定义为 0，而标准温度和气压下的空气的放射性密度

定义为 -1 000。根据以下公式求得 CT 衰减数：

$$CT \text{ 衰减数} = 1\,000 \times \frac{\mu - \mu_w}{\mu_w - \mu_a} \tag{5.1}$$

其中，μ 是体素的平均线性衰减系数，μ_w 和 μ_a 分别是水和空气的线性衰减系数。根据此定义，CT 数可以为负值。尽管衰减值实际上没有单位，CT 衰减数也经常以亨氏单位（HU）表示。脂肪的衰减数在 -120 ～ -60 HU 之间，软组织的衰减数在 -300 ～ -100 HU 之间，而密实的骨骼的衰减数约为 3 000 HU。

　　如前所述，治疗效果取决于多个参数，例如所使用的碎石机类型、结石成分、大小、内部结构，结石位置以及周围的介质。从 SWL 治疗初期，人们就知道辐射不透性高的结石比辐射不透性低的结石更难粉碎。Mattelaer 及其同事（1994）在改良的 HM3 碎石机上进行 123 次 SWL 治疗，其结果与治疗前确定的几个参数相关。结石大小、射线不透性和上尿路扩张程度与治疗预后直接相关。Bon 等（1996）用 Sonolith 3000 碎石机寻找 SWL 的放射学预后标准，发现密度较小且粗糙的结石的 SFR 约为 79%，而密度较小且光滑的结石的 SFR 约为 34%。他们的建议是，结石光滑、位于肾下盏且直径大于 15 mm 的患者不应使用 SWL 治疗。Dretler 等（1996）将草酸钙结石的晶体学组成与从平片上获得的信息进行了比较，以预测其易碎性。他们的主要结论是，光滑且放射性密度高的结石通常由一水草酸钙组成，对 SWL 具有很强的抵抗力。

　　Favela 等（2005）研究了 CT 数与冲击波对肾结石体外碎裂效果的相关性，认为 5.6.12 节所述的结石破碎系数（FC）可根据以下公式由初始结石重量 W_i（g）和 CT 衰减数（CTN）求得：

$$FC = 90.63 - 6.46\,W_i - 0.034\,CTN \tag{5.2}$$

例如，放射性密度为 100 HU 的 0.5 g 结石的 FC 约为 84%。重量相同但放射性密度为 1 000 HU 的结石的 FC 为 53%。当 CT 值为 100 HU 和 1 000 HU 时，将结石重量增加三倍，破碎系数分别降低到大约 78% 和 47%。为了评估是否可以在体内观察到类似的现象，对事先植入人造肾结石的猪进行了 SWL 实验（Hurtado et al，2007）。根据体外实验中的发现，体内实验结果表明，对具有高放射性密度的大结石进行 SWL，可能会出现不良结果。Garcia Marchinena 等人（2009）的体外研究发现，如果结石的放射性密度低于 1000 HU，SWL 的成功率将大大提高。Cleveland 及其同事（2001）

证明，通过计算机薄层断层扫描可以检测到在体外用冲击波治疗的肾结石中发生的微断裂。

CT 在诊断泌尿系结石方面安全、快速、准确性高（Dalrymple et al，1998）。它已被用于鉴定尿路结石的化学成分和使其内部结构形象化（Mitcheson et al，1983；Mostafavi et al，1998；Williams et al，2001）。微计算机断层扫描也可能有助于非侵入性地确定尿路结石的矿物质成分（Zars et al，2004a，b）。无造影剂计算机断层扫描（NCCT）能够生成薄层图像。结石尺寸、形状和衰减值可以轻松测得。双能 CT（DECT）进一步定性解剖结构的特征。通过图像采集后的数据处理，已经证明 DECT可以在体外（Ferrandino et al，2010）和体内（Zilberman et al，2010）对几种类型的尿路结石进行准确鉴别。

许多学者报告，使用 CT 对结石的形状、结构和密度进行分析对于做出治疗前决策有指导意义（Dretler et al，2001；Pareek et al，2003，2005a；Williams et al，2004；Hurtado et al，2007；Kacker et al，2008；Ouzaid et al，2012；Vivaldi et al，2011；Abdelaziz et al，2014；Cakiroglu et al，2014；Nakasato et al，2015），但是应仔细分析数据，因为结果取决于图像分辨率。如果 CT 扫描仪的分辨率较低，则平均衰减值会受到周围环境体积平均的影响，即随着结石变小，CT 密度测定的误差会增加。螺旋 CT 会忽略 CT 值低的小结石（Saw et al，2000b）。此外，放射性密度值还取决于 X 射线能量、扫描仪内部结石的位置、切片厚度以及设备的校准情况（Williams Jr et al，2007；Stewart et al，2015）。

Krishnamurthy 等人（2005）发表了 211 例经 SWL 治疗的孤立性肾盂结石（小于或等于 20 mm）的结果。根据术前肾脏、输尿管、膀胱（KUB）正面卧平片，放射性密度被确定为小于、等于或大于同侧第十二肋骨的放射性密度。术后 3 个月用 KUB 平片测定 SFR。作者得出结论，术前 KUB X射线片的 X 射线密度不能预测肾盂内直径小于或等于 10 mm 结石的碎石治疗结果。他们还提到，对于直径大于 10 mm 的结石，结合结石其他参数选择合适的治疗方法可能是有参考价值的。

Saw 和同事（2000a）发现尿路结石平均 HU 值与 SWL 术后无结石率呈负相关。他们还报道了以 1 mm 准直性精度扫描时，CT 衰减与破碎效率的相关性消失。在一项前瞻性研究中，其他学者分析了通过未经增强的轴向 CT 获得的 30 例肾结石（直径最大 20 mm）患者的衰减值。他们的主要结论是，与密度小于 1 000 HU 的结石相比，衰减值大于 1 000 HU 的结石的治疗成功率要低得多（Joseph et al，2002）。Singh 等（2004）还报道了与 CT 值大于 1 000 HU 的结石相比，CT 值小于 1 000 HU 的结石成功率明显更高。

Gupta 等（2005）分析了 NCCT 密度在确定接受 SWL 治疗的患者的结石的易碎性和清除率方面的有效性。从破裂块度和结石碎片清除率方面衡量治疗结果，他们得出结论，与衰减值低于 750 HU 的结石患者相比，结石密度大于 750 HU 的结石患者需要 3 次或 3 次以上 SWL 治疗的概率高 10 倍以上。此外，他们得出结论，根据他们的分析，衰减值对 SWL 结果的影响大于结石的大小对结果的影响。El-Nahas 等人（2007）评估了 NCCT 对 120 例连续性直径 5 ～ 25 mm 孤立性肾结石患者成功行 SWL 的预测价值。用骨窗测量石头的衰减值。15 例患者出现 SWL 失败，即 3 次治疗后无结石破碎。衰减值大于 1 000 HU 和 BMI 是失败的重要独立预测因子。

Perks 等（2008）使用数据库对 111 名单发直径 5 ～ 20 mm 肾结石患者进行了回顾性研究。在冲击波治疗之前，用 NCCT 确定结石位置、大小、CT 衰减值和 SSD。根据他们的发现，结石衰减低于 900 HU、SSD 小于 90 mm、结石成分能预示治疗成功。这些结果与结石的位置、大小和 BMI 无关。Nakasato 及其同事（2015）还进行了一项回顾性研究，测定了 260 例接受 SWL 治疗的患者的肾结石和输尿管结石的 CT 值，以评估 CT 值预测治疗成功和结石成分的可靠性。多元分析表明，结石位置和平均 CT 值都是 SWL 预后的预测指标。密度低于 815 HU 的结石的 CT 值成功率明显高于密度大于 815 HU 的结石。使用密度值无法区分一水草酸钙和二水草酸钙结石，但草酸钙和磷酸钙结石的 CT 值高于尿酸结石。

经过前瞻性研究，Shah 等人（2010a）报道，上尿路结石的 SWL 的 EQ（5.6.12 节）明显优于衰减值小于 1 200 HU 的结石。粉碎低衰减值的石头所需的冲击波数量和强度也大大降低。尽管如此，两组（衰减值大于 1 200 HU 组和小于 1 200 HU 组）之间的结石清除率在统计学上没有差异。

Abdelaziz 等（2014）确定了结石密度和 SSD 在预测约 90 名接受 SWL 的肾结石和上输尿管结石患者的治疗成功率中的作用。作者得出结论，结石密度低于 500 HU 极有可能成功治疗，而对于结石密度大于 800 HU 的患者，SWL 不太可能成功。没有发现成功组和失败组之间的平均 SSD 有统计学上的显著差异。

Cakiroglu 及其同事（2014）回顾性分析了 144 例行 SWL 的输尿管结石患者的数据。结石密度分为三类：小于 500 HU、500～1 000 HU 和大于 1 000 HU。结石的大小分为两类：小于 10 mm 和大于 10 mm。SWL 失败定义为输尿管内残留有结石碎片。结果表明，放射性密度最高的组与其他两组有显著性差异。在 500～1 000 HU 组和结石密度小于 500 HU 的患者组之间没有观察到有意义的差异。该分析的主要结论是，尽管结石密度能预示 SWL 的成败，但结石的大小是输尿管结石碎石术成功与否的更重要标准。

根据大多数书籍，似乎有理由相信，NCCT 检测到的密度值在 1 000 HU 以上可以预测冲击波碎石失败，尤其是在肥胖患者中。然而，也有报道表明 CT 衰减值不能预测结石的成分，并且 SWL 后 CT 值与碎石效果之间的相关性较差（Motley et al, 2001）。Erdogru 等（2005）报道，放射性密度不能预测位于肾收集系统中的孤立结石（直径小于或等于 20 mm）的 SWL 结果。其他研究团队，例如 Aeberli 及其同事（2001），在使用 Dornier HM3 碎石机进行 SWL 后，未检测到结石的放射性密度与崩解之间的相关性。Zarse 等人（2007）以 1.25 mm 切片厚度进行分层扫描发现，CT 值与一水草酸钙结石对 SWL 的抵抗力无关。

幸运的是，CT 技术正在迅速发展，更高的空间分辨率和更快的扫描速度将很快达成。如今，具有各向同性成像和三维图像重建功能的多层螺旋 CT 提供了有参考价值的信息，可以作为预测某一特定的结石是否可以用 SWL 破碎的一种工具。但是，请务必牢记，SWL 的结果在很大程度上也取决于碎石机和操作者。

5.6.11　结石的大小、成分和位置

随着结石尺寸的增加，SWL 成功的概率也会降低。通常，不建议将 SWL 用于直径大于 20 mm 的结石（Sorensen et al, 2002；Abdel-Khalek et al, 2004；Al-Ansari et al, 2006）。较大的结石需要多次治疗和辅助治疗。为了确保引流，预置 SWL 支架可能对大结石患者有帮助。对于有小结石的患者，

无论是否置入过输尿管支架，肾结石和输尿管结石碎石术的成功率都很高（Pryor et al，1990；El-Assmy et al，2006b；Seitz et al，2009）。由于治疗结果在很大程度上取决于结石的大小，因此使用 NCCT 进行体积测定被认为是预测上尿路结石 SWL 是否能成功的独立指标（Bandi et al，2009）。

众所周知，尿酸、无水草酸钙和磷酸镁铵结石容易受到冲击波的影响；而一水草酸钙、胱氨酸钙或磷灰石（磷酸一氢钙）结石很难被粉碎（Chuong et al，1993）。较小的结石和具有粗晶结构的结石更容易粉碎（Bhatta et al，1989）。Kim 等（2007）也证实粗糙的胱氨酸结石更容易破碎。磷灰石坚硬，故其能够抵抗变形、裂缝扩展和空化引起的微射流（Zhong et al，1994）。不幸的是，仅仅知道石头的成分还不足以做出可靠的预测，因为成分均匀的结石脆度变化很大。

对于肾下盏结石，SWL 之后的 SFR 相对较低。肾脏的解剖结构和重力是结石碎片滞留的原因。尽管如此，对于结石负担较轻的患者，SWL 通常能产生较好的疗效。如果患者因漏斗状狭窄而出现憩室，则结石碎片可能无法通过梗阻处，因此建议采用有创技术。机械振动转位等技术可能有助于 SWL 后肾下盏碎石的排出（D'A Honey et al，2000；Pace et al，2001）。Chiong 等人（2005）发表的一项关于机械振动、利尿和体位转变（PDI）治疗促进肾下盏结石冲击波碎石后排出的随机对照研究。发现与单独使用 SWL 治疗相比，在 SWL 之后接受 PDI 治疗的患者的 SFR 明显更高。

临床实践表明，与输尿管中远端结石相比，SWL 对输尿管近端结石的治疗效果更佳。Ringden 等（2007）在 SWL 次数、冲击波数量和冲击波源上的电压设置方面定义了一个"硬度"因子，并依据 2 100 名患者的记录计算出了不同结石成分的该因子。他们的结果表明，胱氨酸和磷灰石该因子值最大（分别为 2.4 和 2.2）。

Tran 等人（2015）发布了一个有趣的评分系统，称为 Triple D Score。该分数基于接收者－操作员特征曲线，即针对诊断测试的不同临界点的真实阳性率对假阳性率比值的曲线图，可以准确预测 SFR。它很容易获得，可以由放射科医生报告。作者使用来自一大批接受 SWL 治疗的患者的数据来绘制结石密度、SSD、椭球体结石体积和 SFR 的临界值曲线。该分数是根据结石低于临界值的参数数量来计算的。

5.6.12 效率评价

临床 SWL 结果的报告数不胜数。然而，因为使用了不同的实践模式、方案和定义，直接比较独立发表的结果通常比较困难，有时比较甚至没有意义。

碎石机的性能可以从不同的角度进行评估，不同的学者和制造商已经采用了几种标准，有时是为了突出特定型号的特点。评估包括根据 IEC 61846 国际标准记录压强场，以确定 $-6\,dB$、$5\,MPa$ 和 $10\,MPa$ 聚焦带（3.4 节），EFD（3.5 节），标准化结石的体外破碎系数，体模，在体外形成结石坑的形状和大小（图 4.5），以及高速记录在焦点附近产生的声空化现象。冲击波聚焦、患者定位技术以及碎石机成像系统质量的评估也至关重要。

SWL 的冲击波源比 ESWT 系统更容易评估。由于体外冲击波碎石机旨在粉碎结石，因此具有不同物理特性的结石的体外破碎参数为它们的性能评估提供了有价值的信息（Heimbach et al，2000；Teichman et al，2000；Chitnis，2002；van Cauwelaert，2004；McAteer et al，2005b）。这些测试是很好的方案，一种结石对另一种结石的变异性可以忽略不计，并且与患者的解剖结构、不同治疗方案和碎石机操作者的技能有关的变量不会受到干扰。但是，它们不应用作评估体外碎石机的唯一指标。具有狭窄聚焦带的冲击波源非常适合在体外粉碎结石。但是，它们的临床碎石效率将取决于成像系统、操作员的技能和所使用的特定方案。

评价碎石机体外碎石效果的常用方法是求得破碎系数，其定义为：

$$FC = \frac{100\,(W_i - W_f)}{W_i} \tag{5.3}$$

其中 W_i 是最初完整结石的重量，W_f 是直径大于 $2\,mm$ 的结石碎片重量。

由于泌尿外科医生关注结石清除率，因此提出了各种 SWL 效率商。一种常用的效率商（EQ）被定义为（Denstedt et al，1990；Rassweiler et al，2001）：

$$EQ = \frac{\%\,SFP}{100\% + \%\,RT + \%\,PAP} \times 100 \tag{5.4}$$

其中 $\%\,SFP$ 是清除了结石的患者的百分比，$\%\,RT$ 是再治疗的患者的百分比，% *PAP* 是 SWL 后需辅助治疗的患者的百分比。由于这种效率商并未考虑所有辅助治疗方法，因此定义了一种所谓的广义的 EQ，它同时考虑了碎石术之前和之后的治疗（Rassweiler et al，1992，2001，2005；Tailly et al，2008）：

$$广义 EQ = \frac{\% \, SFP}{100\% + \% \, RT + \% \, PPAP} \times 100 \qquad (5.5)$$

其中 % *PPAP* 包括了 SWL 之前和之后的辅助治疗。据报道，广义 EQ 值大约在 25～80 之间（Tailly，2010）。另一个 EQ（修正 EQ）区分了辅助性和治疗性的冲击波后治疗方案（Rassweiler et al，1992，2001，2005）：

$$修正 EQ = \frac{\% \, SFP - \% \, CAM}{100\% + \% \, RT + \% \, PPAP} \times 100 \qquad (5.6)$$

式中 %*CAM* 为有效辅助方法的百分比。有些学者表示效率商不用乘以 100。

　　这些效率商不仅取决于碎石机的质量和设计，还取决于操作员的技能和经验、治疗方案（病人的选择，结石的大小、形状、成分等）以及医院的管理和设施。EQ 值应该用来评估整体治疗服务的效率，而不是用作比较碎石机性能的唯一指标。这一点在比较 11 篇 SWL 报告（均使用了非改良的 Dornier HM3 碎石机）的广义 EQ(Tailly，2010) 时很明显。结果表明，最低值（EQ＝25）（Frick et al，1998）在最高值（EQ＝67）（Lingeman et al，1989）之后 9 年被发布。另一个例子是分别为 31(Bierkens et al，1992) 和 59(Rodrigues Netto et al，1992) 的两个 EQ 值，都是通过 Siemens Lithostar 碎石机获得的。

5.6.13　最终意见和建议

　　许多医院都受益于多功能碎石机，该仪器配有可记录治疗设置的简单易用的软件，一个具有良好的可达性、高负荷能力和可摆放特伦德堡位（即头低脚高仰卧位）的治疗台。如前所述，在选择碎石机时，应记住电压或强度设置并不意味着粉碎泌尿系结石的"功率"或"能力"。应考虑冲击波源的能量密度、聚焦区域的总能量、聚焦带的大小和压强分布。在某些

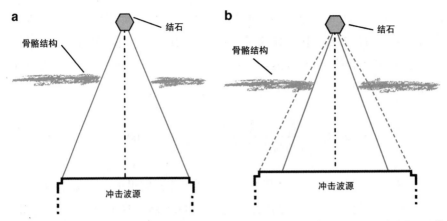

图 5.78 冲击波聚焦在（a）小口径和（b）大口径冲击波源的骨骼结构附近。骨骼结构可吸收大量的冲击波能量。（改编自 Tiselius and Chaussy，2012）

情况下，大口径冲击波源的缺点可能是由于骨盆骨骼和脊椎受到干扰而使冲击波能量减少（Tiselius et al，2012）。如图 5.78 所示，大口径冲击波发生器发生冲击波阻塞的风险更高。此外，结石在人体中的位置越深，识别冲击波路径中可能存在的结构就越重要（Tiselius，2013b）。

SWL 可能造成疼痛。然而，目前尚无关于疼痛控制的标准化方案。治疗可在无麻醉、局部麻醉或静脉镇静的情况下进行（Tiselius et al，2012）。阿片类药物与镇静剂联用是 SWL 期间控制疼痛的经典方法。也可以使用局部麻醉剂和皮肤麻醉剂进行皮下浸润麻醉。全身麻醉据称可改善治疗效果（Eichel et al，2001；Sorensen et al，2002）。然而，全身麻醉和脊椎麻醉主要应用于儿童。吸入麻醉也是一种可选替代方法，因为它具有恢复快的优势。此外应用非甾体抗炎药（NSAIDs）也是推荐的。一些学者建议使用患者自控镇痛（PCA）以实现更精确的疼痛控制（Schelling et al，1996；Chin et al，1997；Alhashemi et al，2006）。特定的镇痛方案可能对此有参考价值（Kumar et al，2007）。Tailly 等（2001）报道，通过 PCA 装置静脉注射阿芬太尼和丙泊酚混合剂是一种安全可靠的 SWL 镇痛方法。根据他们的经验，患者满意度较高，副作用也较少见。其他研究团队报道针灸和电针疗法对 SWL 病人都是有效的镇痛方法（Wang et al，1994；Chang et al，2000；Rogenhofer et al，2004；Chen et al，2014）。Ozkan 等（2012）比较了 SWL 期间三种不同的镇痛药方案，得出的结论是，与扑热息痛和曲马多相比，静脉注射氯诺昔康减少了镇痛药的额外使用。

关于 SWL 疼痛管理药物的详细信息可以在 Bach 等人（2011b）发表的一篇文章中找到。疼痛控制取决于碎石机型号、EFD、SSD、冲击波进入部位以及一些与病例相关的因素。一般而言，年轻女性患者以及抑郁症或焦虑症患者在 SWL 期间经历的疼痛更多（Chaussy et al，2014）。这增加了患者移动或加强呼吸运动的风险。此外，它可能会使患者的血压升高，从而增加血肿形成的风险。对于极度焦虑的患者，建议全身麻醉。

伴有感染的结石症患者或尿液培养呈阳性的结石症患者需要在 SWL 前使用抗生素。SWL 后，结石碎片可能会长时间留在肾集合系统中，并减弱用于抵抗其内部细菌感染的抗生素的作用（7.7 节）。因此，相比于长期使用抗生素，根除所有感染性碎片对清除感染很重要（Riad et al，2008）。

有证据表明，内科排石疗法(MET)有助于 SWL 后泌尿系结石排出（Seitz，2010）。据报道，α 受体阻滞剂或钙通道阻滞剂与非甾体类抗炎药（NSAIDs）联用有助于在 SWL 后清除结石碎片（直径在 4～14 mm 之间的输尿管上、中或下段结石）（Micali et al，2007；Losek et al，2008；Park et al，2013），治疗 SWL 后以及直径 4～20 mm 肾结石治疗后输尿管下段形成的"石街"（即细小结石碎片在输尿管中排成一列并导致梗阻）。

MET 作为输尿管结石 SWL 后的辅助治疗具有一定的疗效（使 SFR 增加、结石碎片排出时间减短、疼痛减轻），得到了欧洲泌尿外科协会（EAU）（Türk et al，2015）和美国泌尿外科协会（AUA）的支持。在最近的一项大型多中心双盲随机试验中，α 受体阻滞剂对输尿管结石的作用受到质疑（Pickard et al，2015）。然而，这还需要进一步研究。

SWL 时，结石所处的环境会影响结石的破碎情况。处于肾大盏中的结石通常有一个充满液体的膨胀空间，有助于空化继而引发结石粉碎。但是，输尿管结石可能只有一小部分表面暴露在液体中，从而减少了空化对破碎过程的影响。逆行输注适当的液体可能会改善 SWL 的预后。Bailey 及其同事（2005）进行的体内实验表明，通过输尿管导管注入 X 射线造影剂可以增强空化作用并促进结石粉碎。此外，Ramaswamy 等人（2015）报道，一种体外制造的微泡结合可特异性附着在大多数肾结石中观察到的羟基磷灰石晶体上的二磷酸盐，有助于结石诊断和碎石。微泡可以被注入到集合系统中，一旦气泡附着在石头表面，就可以施加声能（不一定是冲击波）。微泡可增强空化效应并促进结石粉碎。由于这些气泡优先结合结石而非组织，因此可以减少对组织的损伤。

由于大多数接受紧急 SWL 的患者均伴有输尿管和肾盂扩张，从而形成自然的扩张腔，因此据报道梗阻性输尿管结石的治疗成功率较高（Baert et al，1990；Cass，1992；Numa et al，1994；Doublet et al，1997；Joshi et al，1999；González et al，2000；Tligui et al，2003；Kravchick et al，2005；Tombal et al，2005）。与此相反，据报道，嵌顿性输尿管结石周围几乎没有尿液，很难粉碎（Zhu et al，2002）。如上所述，从物理学角度来看，通过输尿管导管注入液体可增强结石附近的空化效应，从而使结石更快被粉碎。然而临床数据仍存在争议。Seitz 等（2006）报道结石引起的肾盂积水的存在并不影响近端输尿管结石患者 SWL 后结石清除时间和治疗成功率。根据 El-Assmy 等（2007）发表的一项前瞻性随机研究，结石引起的肾积水程度并不影响腰段孤立性输尿管结石患者的 SWL 预后。Demirbas 等（2004）对输尿管远端孤立性结石患者行 SWL 进行的分析显示，尿路梗阻的程度不影响结石清除率。其他学者报道，对于孤立的腰段输尿管结石，肾积水的程度不影响 SWL 预后。然而，梗阻性结石的清除时间较长，可能是由于蠕动减少造成的（El-Assmy et al，2007）。

单纯性肾囊肿（SRC），即肾结石附近异常的充满液体的囊的存在也可能影响 SWL 预后。SRC 并非 SWL 的禁忌证，然而，关于它们对碎石的影响知之甚少。Alenezi 等（2016）发表了一项模拟 SRC 的体外模型碎石的比较研究。根据他们的结果，囊腔的存在与 SWL 产生较小的碎片相关。

治疗失败的一个常见原因是肠道气体、肋骨、脊柱、骶髂骨和其他骨盆骨骼结构吸收了冲击波（Tiselius et al，2012）。如果冲击波从腹侧耦合到患者体内，肠内气体可能会降低冲击波能量。在这种情况下，最好推迟治疗。肾脏异常患者的 SWL 方案应由经验丰富的操作员根据具体病例设计。一般的建议是当病人的血压高于 160/100 mmHg 时不要进行 SWL。这一点尤为重要，因为治疗时冲击波会穿过肾组织（Tiselius et al，2012）。

严重的 SWL 相关并发症并不常见。但是，血肿或败血症可导致危及生命的情况（Chaussy et al，2014）。SWL 术后并发症包括疼痛、血尿、尿路感染、肾包膜下或肾周血肿、肾功能丧失和结石残留（Roth et al，1988；Di Grazia，2010）。无症状和有症状血肿的风险分别约为 4% 和 1%（Türk et al，2015）。"石街"是另一种众所周知的并发症，可能发生在较大肾或输尿管结石 SWL 术后（Al-Awadi et al，1999；Tombolini et al，2000；Sayed et al，2001；Puppo，2006；Lucio Ⅱ et al，2011）。一些学者指出，预置 SWL 支架有助于结石碎片排出。然而，其有效性一直存在争议（Cass，1994；Harada et al，1994；Stoller et al，2000；Butt et al，2005）。Shen 和同事（2011）发表了一篇关于 SWL 在治疗前放置或不放置双 J 管对上尿路结石治疗结果的系统综述。他们的结果表明，就"石街"而言，在 SWL 之前进行支架置入术具有优势。然而，支架置入术并没有提高结石清除率，也没有减少 SWL 后的辅助治疗，反而会引发更多的下尿路症状。

SWL 术后立即出现无症状的结石碎片残留是很常见的。但术后 3 个月以上，结石完全清除的患者占的百分比增加。清除肾下盏的碎片可能需要几个月的时间。根据 Rassweiler 等人（2001）进行的广泛分析，无临床意义的残留碎石（CIRF）在 SWL 后 24 个月内仍可能经泌尿道排出，这表明 3 个月后的 SFR 不能显示最终的治疗结果。CIRF 一词备受争议，因为任何碎片都可能成为新生结石的核心。

不建议在短时间间隔内重复行 SWL，然而到目前为止，关于连续两次 SWL 之间的最短建议时间尚无共识。冲击波对肾脏的影响相当于钝器创伤，可导致实质水肿，1 周后消退，因此建议间隔至少 1 周再进行后续 SWL 治疗。一些学者提出至少间隔 2 周（Chaussy et al，2014）。Schnabel 等（2015）的一项研究表明，在德国，既定的最小间隔介于一天（7% 的碎石中心采用）和一周以上（26% 的碎石中心采用）之间。大约 39% 的德国碎石中心认为两次 SWL 治疗间隔 2 天就足够了，16% 的碎石中心认为应间隔 3～7 天，10% 碎石中心认为完全不能重复行 SWL。

有关 SWL 治疗和辅助治疗，并发症及其预防的更多信息可在文献中找到（Fuchs et al，1988；Evan et al，1996a；Evan et al，1998b；Sayed et al，2001；Dhar et al，2004；Puppo，2006；Skolarikos et al，2006；Willis et al，2006；Da Cunha Lima et al，2007；Evan et al，2007；Naja et al，2008；Sarica et al，2008；Sighinolfi et al，2008；Ather et al，2009；Montag et al，2010；Tiselius et al，2010；Alsaikhan et al，2011；Falahatkar et al，2011；Hiros et al，2011；Vicentini et al，2011；Sugihara et al，2012；Tiselius et al，2012）。

　　SWL 与高血压和 2 型糖尿病（DM2）有关（Janetschek et al，1997；Krambeck et al，2006）。Krambeck 及其同事（2006）在进行了 19 年的随访中发现，SWL 组的肾和输尿管近端结石患者高血压和 DM2 的发生率显著高于保守治疗组。然而，几年后，同一小组（Krambeck et al，2011）报道，长期随访发现，SWL 不能预测高血压的发生。作者认为，转诊偏倚和缺乏长期随访一直是先前研究的局限。其他报告显示，不应担心冲击波引起的 DM2。例如，Sato 等（2008）发表的研究显示，肾盂输尿管连接部（UPJ）结石 SWL 与高血压和 DM2 无关。根据 Eassa 等人（2008）发表的结果，不论使用何种碎石机，也不论 BMI 大小，SWL 对肾功能或血压均无明显的长期影响。Makhlouf 等（2009）收集了近 2 000 名接受 SWL 治疗的患者中 DM2 存在和发病的数据，以研究冲击波增加新发 DM2 风险的假设。在行 SWL 时患者的平均年龄约为 52 岁，平均随访时间为 6 年。他们的统计分析表明，接受 SWL 治疗的患者 DM2 的发生率并没有比一般人群更高。此外，对 727 例接受 SWL 治疗的患者进行回顾性研究显示，在多变量分析中，冲击波治疗与高血压或糖尿病的发展之间均未发现存在关联（Chew et al，2012），此外，在大量接受 SWL 治疗的患者中，Krambeck 等（2011）也没有发现 SWL 与高血压的相关性。

　　Handa 等（2014）使用未经改良的 Dornier HM3 碎石机产生冲击波（多达 4 000 次，电压 24 kV，频率 2 Hz）并将其作用于小型猪的左肾上盏，以确定 SWL 是否会使患代谢综合征（MetS）的猪的糖耐量恶化或患糖尿病（DM）的风险增加。在冲击波作用前六个月，给猪喂特殊饮食以诱发代谢综合征。作者提供了生化和组织学证据证明冲击波作用于左肾上盏可致胰腺尾部损伤。但是，损伤并未改变葡萄糖耐量和胰岛素敏感性。因此，他们得出的结论是，SWL 对肾脏的作用并没有增强 MetS 的症状。同一研究小组对四头小型猪进行了另一项研究，以评估肾脏 SWL（2 000 次冲击波，电压 24 kV，频率 2 Hz）是否会影响 MetS 的发作和严重程度（Handa et al，2015b）。用上述碎石机产生的冲击波聚焦在两只动物左肾上盏。用植入式无线电遥测设备测量动脉血压。用静脉葡萄糖耐量试验确定 MetS 的发展。根据这些初步结果可知，两组（冲击波治疗组和假处理组）猪的 MetS 进展和严重程度相似。冲击波治疗后约两个月，动脉血压升高。作者得出的结论是，肾脏暴露于冲击波似乎不是葡萄糖耐量恶化或糖尿病发作的危险因素。但是，它可能是早发性高血压的危险因素。在另一项研究中，Handa 等人（2015a）用高热量饮食喂养 9 月龄的猪致动脉粥样硬化以诱导MetS。在 15 月龄时，对每头猪左肾上盏进行 2 000 次或 4 000 次冲击波（HM3，电压 24 kV，频率为 2 Hz）处理。在低剂量和高剂量处理的猪中，血清肌酐和血尿素氮值在冲击波治疗之前均处于正常范围内，在治疗后保持不变。两种剂量 SWL 治疗后肾脏的肾小球滤过率（GFR）和有效肾血浆流量（ERPF）与对侧未治疗肾脏相似。这些结果支持这样一种观点，即单次冲击波治疗不会导致肾功能损害，即使在 Mets 患者中也是如此。

SWL 可能会破坏尿髓质集合管和直小血管，它们是调节尿液 pH 值的部位。Evan 等（2015）验证了 SWL 升高尿液 pH 值并因此导致磷酸钙过饱和的假说。为此，将 9 头猪的左肾暴露于冲击波。冲击波处理后，使用双侧输尿管导管进行了长达 70 d 的代谢研究。在研究结束时进行了组织病理学检查。9 头猪的左肾平均 pH 值比对照肾高 0.18 个单位。在经冲击波处理的肾脏中观察到肾小管细胞损伤。在皮质和髓质中发现肾单位丢失和纤维化。这导致了广泛的电解质代谢功能紊乱，包括尿液 pH 值高于对照组。在正常情况下，未经处理的肾脏将代偿上述异常，因此，除了较高的 pH 值可能引起磷酸钙结石外，所报道的疾病不会引起关注。

因为 SWL 取决于许多因素，所以通常很难预测治疗能否成功。然而，依据经验可给出一般性建议，数学模型和列线图可能有助于泌尿外科医师预测肾和输尿管结石的 SWL 结果（Kanao et al，2006；Vakalopoulos，2009；Wiesenthal et al，2010，2011；Tran et al，2015）。根据Vakalopoulos（2009）的分析，患者的性别、SSD、年龄和 BMI，结石的大小、体积和密度以及是否存在多块结石影响结石清除率的统计学意义。作者发表了一个有助于预测 SWL 结果的方程。该方程还取决于所使用的碎石机，并有助于以最小的成本获得最大的功效和安全性。

如果聚焦带恰好对准要治疗的特定区域，则可以减少组织暴露，从而使能量仅在所需的区域内达到治疗值。如前所述，冲击波聚焦源产生雪茄形的聚焦带。因为需治疗的目标或区域的形状不同，所以总会使无须冲击波处理的组织暴露于冲击波中（图3.7）。由于这无法避免，因此及时停止冲击波治疗至关重要。每次治疗的冲击波数量和碎石机上的电压设置是限制SWL作用范围的风险因素（Janetschek et al，1997；Willis et al，2005）。

在一些碎石中心，体外碎石机由新员工或未经培训的技术人员操作，从而大大降低了治疗成功率。为了改善治疗效果，泌尿外科医师应具备冲击波物理学的基本知识，并了解体外碎石机的各部分组件是如何工作的（Rassweiler et al，2005，2011；Bailey et al，2006；Cleveland et al，2007；Loske，2007；Wadhwa，2011；Chaussy et al，2012；Tiselius et al，2012；Chaussy et al，2014）。为了减少组织损伤并确保最佳的碎石效率，SWL应始终由训练有素的人员在通过认证的泌尿外科医师的监督下操作（Eichel et al，2001；Jagtap et al，2014）。一支专门的SWL团队的重要性常常会被低估（Knoll et al，2011；Tiselius et al，2012；Neisius et al，2015）。针对大量患者的机构预设方案是过度治疗的常见原因。根据每个患者设计的定制方案对于保证良好的结果和减少低成功率的治疗至关重要。优质的体外碎石机如果使用不当，可能会产生不良的临床效果。通常情况下，碎石机的类型比使用碎石机的团队更受关注。如果治疗方案设计合理，使用不同的碎石机可能获得相似的结果（Bhojani et al，2015）。如今，大多数结石可以使用输尿管镜技术进行处理。尽管如此，只要使用SWL治疗成功的可能性很高，就应该选择冲击波治疗。

5.7 胆囊、胰腺和胆总管结石的冲击波碎石术

当胆汁中的物质产生硬颗粒时，胆囊中会形成胆结石。80%的胆结石成分为胆固醇。胆固醇胆结石在西方国家高发，女性患胆结石的概率大约是男性的2倍（Acalovschi，2001）。胆色素或钙也可能形成结石。在欧洲和美国，成人胆结石的患病率约为10%～15%（Portincasa et al，

2006；Shaffer，2006）。虽然很多胆结石不会引起症状，但胆石症仍是患者住院的主因。胆石症的风险因素包括肥胖和 2 型糖尿病等。胆总管结石症的定义为胆总管存在结石，胆管结石是胆囊结石排入胆总管并停留在胆管内导致的。约有 14% 的胆结石属于胆管结石。类似地，胰腺结石为胰腺中的钙沉积物形成的，胰腺结石的存在可能会阻碍酶从胰腺流向小肠。高达 30% 的慢性胰腺炎患者有胰腺结石。

如第 2 章所述，医学界很早就提出采用连续超声波粉碎尿路和胆结石的疗法。然而这项技术被放弃了，因为体内实验显示超声波造成了明显的组织损伤（Lamport et al，1950；Mulvaney，1953；Coats，1956）。冲击波成功粉碎泌尿系结石的方法取得成功后，医学界认为可依例尝试应用于其他结石治疗。在泌尿外科首次成功实施体外冲击波碎石疗法大约 3 年后，胆囊结石体外冲击波碎石疗法的初步实验开始了，随后人们进行了数项研究（Brendel et al，1983；Delius et al，1988a；Becker et al，1989；Deaconson et al，1989；Ell et al，1989；Neisius et al，1989a；Ponchon et al，1989a；Vergunst et al，1990）。

Vergunst 等人（1993 b）以猪为实验对象研究了胆道结石体外冲击波碎石疗法的短期和长期作用。与 Chaussy 等人（1979 a）在犬中进行的初步体内实验类似，他们将单个人类胆结石植入猪的胆囊，并暴露于电磁碎石机产生的 4 000 次或 8 000 次冲击波。第一组动物接受体外冲击波碎石 1 天后处死，第二组在 1 周后被处死，第三组在 1 年后被处死。组织损伤在 1 周内基本恢复，1 年后仅见小的肝瘢痕。接受体外冲击波碎石疗法处理的猪中，41% 结石碎片直径小于 5 mm。实施 4 000 次和 8 000 次冲击波治疗后，并未观察到组织损伤或结石碎裂的显著统计学差异。

1985 年首次进行的人体胆囊结石冲击波治疗以及许多其他研究表明，冲击波可以安全有效地粉碎某些患者的孤立性胆囊结石（Sauerbruch et al，1986；Vergunst et al，1989；Barkun et al，1990；Mulagha et al，2000；Rabenstein et al，2005）、电液式（Sackmann et al，1988；Ponchon et al，1989b；Schoenfield et al，1990）、电磁式（Classen et al，1990）和压电式（Hood et al，1988；Ell et al，1990）体外碎石机已经被应用于治疗。在使用压电式体外碎石机进行无痛胆囊结石体外冲击波碎石的初始报告中（Hood et al，1988），组织损伤似乎是暂时性

的，副作用很少（Stephenson et al，1989）。Sackmann 和他的小组发表了 175 例体外冲击波碎石疗法治疗胆囊结石的结果。体外冲击波和口服溶石疗法 1 年后，有 72% 的直径达 30 mm 的孤立性结石患者和 63% 的多发性结石患者结石完全清除（Sackmann et al，1988）。在 1990 年代初，体外冲击波碎石疗法是最有希望的非侵入性治疗胆石症的方式之一，但是这种观点随着时间推移而改变。尽管体外冲击波碎石疗法对治疗特定患者有效，胆囊结石的高复发性仍是个问题（Portincasa et al，1996；Sackmann et al，1993；Venneman et al，2001）。

体外冲击波碎石治疗后胆囊结石碎片完全自发排出是很罕见的，因为大多数碎片不会自行排入肠道中（Greiner et al，1990）。胆总管十二指肠括约肌和胆管中的螺旋瓣可能会阻挡结石碎片排出，如果碎片不能充分崩解，则必须行内镜下取出术（Bland et al，1989；Chapman et al，1989；Wenzel et al，1989；Sackmann，1992；Nahrwold，1993；Chang et al，1994）。此外，胆囊周围的液体比尿液具有更高的黏度，抑制了空化现象，并减少了由空化引起的微射流的产生，降低了冲击波的碎石效率。当用冲击波处理胆囊结石时，残留的碎片很常见，需要用诸如熊去氧胆酸等化学溶剂溶解（Burnett et al，1989；Ponchon et al，1989b）。还有人提出了用一种有机胆固醇溶剂——甲基叔丁基醚(MTBE)来溶解(Vergunst et al，1994)。然而，因 MTBE 有潜在毒性，此方法并未流行开来。

多发性胆结石（其中一些直径大于 30 mm）的患者即使得到了有效治疗，治疗成功率也很低。因为其结石碎片排出比泌尿系结石困难得多，所以一般来说，胆结石较大或多发的患者不适合接受冲击波治疗（Sauter et al，1997）。患有凝血障碍的患者不应接受冲击波治疗。肠道胀气时应小心，因为冲击波可能会导致上消化道组织损伤（Karawi et al，1987）。

大多数胆结石是射线可透的，只能通过静脉内或口服胆囊造影剂进行胆囊造影透视检查。超声检查可以发现胆囊结石，但是对肥胖患者有难度。X 射线透视比超声检查更容易定位胆总管结石。与钙含量较高的结石相比，软质胆固醇结石（CT 上显示为低密度）更具延展性，需要更多的冲击波进行破碎。一些学者质疑 CT 预测胆结石化学成分的有效性（Baron 1991；Brink et al，1991）。Brakel 等（1990）和 Vergunst 等（1993a）设法利用平均 CT 衰减数，可靠地鉴定出纯净的胆固醇结石衰减数截断值分别为

140 HU 和 110 HU。但是，比较截断值时应格外小心，因为如前所述，它们取决于所用的 CT 系统。为了进行可靠的比较，必须使用参考校准体模，并且必须将 CT 值转换为每毫升中 K_2HPO_4 的毫克当量值。一些学者报告了胆固醇含量与 CT 衰减之间的反比关系，其中一些人还发现钙含量与 CT 衰减值之间存在可靠的相关性（Hickman et al，1986；Baron et al，1988；Barkun et al，1990；Brakel et al，1990）。

如今，胆囊 SWL 仅在极少医疗中心实施，腹腔镜胆囊切除术已成为胆囊结石的标准治疗方法（Portincasa et al，2012）。尽管如此，冲击波仍可用于治疗部分胆管结石的患者，包括行内镜括约肌切开术难以取石或有手术禁忌证的患者（Becker et al，1987；Brown et al，1988；Burhenne et al，1988；Sauerbruch et al，1989；Sackmann et al，2001）。

Sauerbruch 及其同事报告了使用 Dornier HM3 体外碎石机对胰腺结石患者行 SWL 的结果，内镜手术和 SWL 的联合使用似乎很有前景（Sauerbruch et al，1987，1989）。即使有时可能需要进行内镜操作，SWL 也被认为是有较大胰腺、胆总管结石的特定患者的一线治疗方法（Delhaye et al，1992；Inui et al，2005；Tadenuma et al，2005；Tandan et al，2011；Suzuki et al，2013）。胆总管残余结石的 SWL，应该在手术前加以考虑，尤其是对于高龄或高危患者（den Toom et al，1991）。几位学者报告，体外冲击波在胰管结石患者中的导管清除率可达到 50%，70% 患者的导管减压效果明显（van der Hul et al，1993，1994；Choi et al，2005；Kim，2005；Tadenuma et al，2005；Choi et al，2006；Conigliaro et al，2006）。有共识认为，使用冲击波治疗胰管结石，并辅以内镜清除主胰管碎石，可显著改善慢性胰腺炎患者的预后（Kozarek et al，2002）。Rubenstein 等人（2002）用两种碎石机对 23 名患者进行了胰腺 SWL。冲击波治疗后，进行内镜逆行胰胆管造影（ERCP）。他们的主要结论是，ERCP 与 SWL 联合治疗是一种安全有效的方法，尤其是对于直径 20 mm 以下的结石。Guda 等人（2005）发表了 SWL 联合或不联合内镜清除胰管碎石的评估。从他们的结果来看，SWL 联合内镜治疗似乎可有效缓解胰管阻塞并减轻慢性钙化性胰腺炎（CCP）的疼痛。

结合内镜治疗，SWL 显示出对 CCP 患者的胰管减压作用（Brand et al，2000；Dumonceau et al，2007；Tandan et al，2010）。据 Seven 等（2012）

报道，CCP 患者疼痛部分缓解率为 85%，疼痛完全缓解率为 50%，84% 可避免手术。Tandan 等人（2013）评估了冲击波治疗病因不明的钙化性胰腺炎患者的中期和长期结果，结论证明，SWL 对治疗较大胰管结石有良好的临床疗效。SWL 后进行 ERCP 导管引流可安全地清除热带性胰腺炎患者的多发性主胰管结石（热带性胰腺炎多发于热带国家的年轻人，主要累及主胰管并引起胰管内巨大结石）（Ong et al，2006）。根据 Parsi 及其同事（2010）发表的结果，患有梗阻性胰管结石的急性胰腺炎反复发作的患者，SWL 可以预防胰腺炎进一步发作。

即使 SWL 联合内镜主胰管引流治疗胰管结石是替代外科手术的一种有吸引力的方法，但体外碎石机价格昂贵且并非总是可用，因此不是经常使用的疗法。解决方案是使用为唾液腺结石和 ESWT 设计的小型手持碎石机。Milovic 等人（2011）改良了 Minilith SL1（Storz Medical AG）冲击波设备，用以治疗 32 例先前内镜取石失败的 CCP 患者。冲击波治疗后，所有患者均能完全清除结石或置入支架。因为 ESWT 的小型冲击波源价格便宜，所以未来的趋势可能是将其应用在某些 SWL 中。

5.8 唾液腺结石的冲击波碎石术

唾液腺结石症是唾液腺的常见病，可引起肿胀和疼痛，约占所有唾液腺疾病的 30%。据报道，男性发病的概率要大于女性（Cawson et al，1998）。唾液腺结石可在任何一个唾液腺中形成，例如大的成对腺体、下颌下腺、腮腺和舌下腺。据报道，2009 年其发病率约为 0.15%（Harrison，2009）。多达 92% 的结石分布在下颌下腺，6% 则分布在腮腺中。大多数结石由羟基磷灰石和碳酸盐磷灰石以及有机基质组成，可能含有少量的镁、钾和氨。如果无法通过扩张或切开唾液管来清除结石，则必须手术切除受影响的腺体。这可能会涉及诸如面神经等邻近结构的风险。在 1990 年代，体外冲击波碎石疗法显著改变了唾液腺结石症的治疗效果（Schmitz et al，2008）。

Marmary（1986）报道了使用冲击波对唾液腺结石进行的首次体外破碎实验。将 F_2 焦点处的结石装入充水塑料袋中，再将塑料袋装入 HM3 碎石机的水槽中，用 50 次冲击波破坏结石。在这项研究之后进行了一项实验，分析使用电磁碎石机（Lithostar, Siemens Healthcare GmbH）粉碎唾液腺结石的可行性（Brouns et al, 1989）。即使可以实现体外碎石，但由于可能对牙列产生潜在损害，实验者并未对患者进行冲击波治疗。理查德·沃尔夫有限公司（Richard Wolf GmbH）研制了压电碎石机，这为唾液腺结石症患者的首次治疗实施提供了便利（Iro et al, 1989, 1990b）。先前的体外和体内实验表明，如果能够保证进行准确的患者定位和确切的结石定位，唾液腺结石体外冲击波碎石疗法是可行的（Iro et al, 1990a, 1991）。

Iro 及其同事（1992）发表了 51 例有症状的孤立性唾液腺结石患者的体外冲击波碎石疗法结果，这些患者无法通过常规手术切除结石。在大约 70% 的患者中，结石位于下颌下腺，在其余患者中结石位于腮腺。冲击波由压电碎石机产生，并在实时超声监测下聚焦在结石上，无须使用麻醉剂、镇静剂或镇痛剂。88% 的患者实施体外冲击波碎石疗法后产生了直径小于 3 mm 的碎片。在治疗中观察到出现局部上皮出血的患者占 13%，出现短暂腺体肿胀的患者占 3%。体外冲击波碎石疗法后 20 周，90% 的患者没有疼痛，53% 的患者没有结石。随访期间未观察到长期组织损伤。

Hessling 等人（1993）发表了一项前瞻性研究结果，该研究针对 25 名具有 33 个唾液腺结石（平均直径约为 7 mm）的患者进行了电磁体外冲击波碎石疗法研究。局部麻醉后，使用超声波进行结石靶向冲击。82% 的腮腺结石和 14% 的颌下腺结石在体外冲击波碎石疗法中碎裂。所有患者在治疗后均无临床症状。但只有 4 名患者完全没有结石残留。作者得出的结论是，考虑到腮腺手术的风险，对于腮腺导管的咬肌带远侧的结石，应采用体外冲击波碎石疗法。但是对于颌下腺出口通路系统中的结石，应严格考虑冲击波治疗的指征，因为其成功率低且进行手术治疗的风险更低。Kater 及其同事（1994）报道，经体外冲击波碎石疗法治疗的腮腺结石或颌下腺结石患者中，约 60% 患者的结石全部清除，或是治疗后结石充分碎裂，结石碎片能自然排出。

具有较大聚焦带的碎石机，例如电液碎石机，不适合治疗唾液腺结石（Bayar et al, 2002）。然而，电磁碎石机和压电碎石机均已在临床中使用且效果良好。由于最初使用体外碎石机治疗唾液腺结石已经取得了成功，一些制造商便设计了尺寸更小、用途更广泛的冲击波源，用以治疗唾液腺结石症患者。Fokas 及其同事（2002）使用由 Storz Medical AG 制造的配备在线超声换能器的电磁 Minilith SL1 碎石机对腮腺唾液腺结石病患者进行了平均 2.1 个体外冲击波碎石疗程，对颌下腺唾液腺结石症患者进行了平均 3.1 个疗程。这是第一个为此目的设计的碎石机（也称为唾液腺碎石机）。这类治疗是门诊治疗，大多数情况下无须麻醉或镇痛。每个疗程最多施加 3 000 次冲击波。仅有的并发症是轻微的疼痛、肿胀、口内出血和皮肤瘀斑。所有患者在体外冲击波碎石疗法后均无症状。但是 18% 患者腮腺中有残留碎片，33% 患者下颌下腺中有残留碎片。

Andretta 等人（2005）报道了一项为期 10 年的随访研究，以评估 19 例唾液腺结石患者的体外冲击波碎石疗法疗效。还分析了 X 射线成像，超声检查和 MRI 在唾液腺结石症诊断中的作用。治疗由使用带有同轴超声换能器（7.5 MHz）的 Minilith SL1 碎石机（Storz Medical AG）执行的 4 个冲击波疗程（每个 1 200 次冲击波）组成。治疗结果显示冲击波治疗腮腺结石的效率更高。10 年后随访显示，在将近 70% 的病例中，体外冲击波碎石疗法可以治愈唾液腺结石，并且患者的症状消失。MRI 生成唾液腺造影图像不需要造影剂，也没有电离辐射的缺点。明显的不足之处是高成本、较长的扫描时间以及带有牙套或假体的患者存在伪影。

2009 年发表了一项多中心回顾性分析结果，该研究在德国、英国、以色列、意大利和法国用微创技术治疗近 4 700 名唾液腺结石患者（Iro et al, 2009）。在 2102 名接受体外冲击波碎石疗法治疗的患者中，超过 50% 的患者治疗后无结石残留，另外 26% 的患者的症状得到改善。Desmots 等（2014）报道了在 31 个月内对 25 名患者进行前瞻性随访的结果，这些患者接受了一种或多种唾液腺结石的体外冲击波碎石疗法治疗。每位患者使用 Minilith SL1 碎石机（Storz Medical AG）进行每轮 5 000 次冲击波的 3 次碎石治疗，无须麻醉或镇痛措施。作者将完全成功定义为症状消除和超声波检查结石消失。与颌下腺结石相比，体外冲击波碎石疗法对腮腺结石更有效。患者在治疗结束后 3 个月或最后一次治疗后临床症状消失，在 36% 的病例中观察到残留结石直径小于 2 mm。48% 的患者获得了部分成功。传递的总能量和冲击波的数量是体外冲击波碎石疗法成功的预测因素。

如今，人们普遍认为冲击波根除唾液腺结石症的有效性主要取决于结石的大小（Escudier et al，2010）。体外冲击波碎石疗法通常用于崩解结石，这些结石要么难以通过内窥镜接近，要么对于内窥镜碎石术来说太大（Zenk et al，2014）。结石的辐射性密度起着次要的作用。比起颌下腺结石，体外冲击波碎石疗法对腮腺结石更有效。该治疗相对无痛，通常不需要麻醉并且可以在门诊中进行。对于直径小于 7 mm 的结石，它是一种有吸引力的替代方法（Ottaviani et al，1996；Fokas et al，2002；Escudier et al，2003；Capaccio et al，2004；Zenk et al，2004；McGurk et al，2005）。建议每次使用压电和电磁冲击波源的最大冲击波数分别为 3 000 和 7 500（Zenk et al，2014）。使用的能量通量密度约为 $0.4 \sim 0.8 \, \mathrm{mJ/mm^2}$。该疗法的禁忌证是植入心脏起搏器术后、唾液腺急性炎症、口服抗凝剂、妊娠以及超声检查结石失败（Aidan et al，1996）。建议患者术中佩戴耳罩。如果使用聚焦区域小的冲击波源（压电或电磁冲击波源）进行治疗，并使用超声定位对患者进行精确定位，那么体外冲击波碎石疗法术后不会出现副作用（Zenk et al，2014）。

5.9 SWL 的发展与未来

精心设计的以病例为导向的治疗方案以及严格的患者选择将在世界各地的碎石中心中越来越流行，可提高 SWL 的成功率（Neisius et al，2015）。将 SWL 交给训练有素、经验丰富的泌尿科医生是控制结石患者数量的关键。

尽管 SWL 在大多数国家是一种常规治疗方法，且已成功实施了数百万次，但人们仍在寻求改进以提高碎石效率并减少组织损伤和疼痛（Lingeman et al，2009；Zhong et al，1999b；Rassweiler et al，2013，2014）。改进碎石机设计和治疗方案应是改进 SWL 的关键。对尿路结石粉碎机制以及治疗参数（如剂量、强度、能量和病灶面积）的误解仍然普遍存在。如今，大多数体外碎石机具有简洁的多功能设计、改进的成像系统，并且相对容易操作；然而，使用较新系统获得的临床结果往往并不比使用先前模型获得的结果更好（Rassweiler et al，1990；Wilson et al，1990；

Lingeman，1996，2007；Skolarikos et al，2006；Kohrmann，2007；Preminger et al，2012；Rassweiler et al，2010；2014）。此外，在一些重要议题上，学界仍未达成共识。值得注意的是，在首次实施 SWL 35 年后，HM3 碎石机因其结石清除率和极低的再治疗率，有时仍然被作为金标准。泌尿科医生在 SWL 发展初期进行治疗的丰富经验无疑对获得良好的临床结果做出了贡献。

由于冲击波源是碎石机最重要的组成部分，因此设计冲击波发生器以释放压强场，从而减少组织损伤，同时提高碎石效果，一直是研究的重点。一些公司从一种冲击波产生机制转向另一种，或修改其设计以覆盖更广泛的临床病例。Dornier MedTech GmbH 是 SWL 的先驱，开发了著名的电液碎石机，如 HM3、HM4 和 MFL 5000，在 20 世纪 90 年代转而生产电磁冲击波发生器（Sheir et al，2003b）。中国苏州锡鑫医疗器械有限公司正在销售 5.3.4 节中描述的宽焦域电磁碎石机（CS-2012A-3 型），以及具有更小聚焦带的电液碎石机（CS-2000A 型）。Direx Systems Corporation 的产品从电液碎石机转向 5.3.3 节中提到的电磁碎石机。如前所述，其他公司生产聚焦带可变的碎石机，如 Piezolith 3000 plus（Richard Wolf GmbH）和 Modulith SLX-F2（Stroz Medical AG）。

冲击波波源设计中可能考虑的一个现象是峰值正压（p^+）和峰值负压（p^-）位置的偏移。正、负压力波的聚焦不均等，这是冲击波场的非线性特性导致的。在 20 世纪 90 年代，Coleman 及其同事（1993）发现在电液冲击波源第二焦点前方（靠近 F_1 的方向）几毫米的区域内，空化作用最强。由于强烈的空化是在负压振幅最大的部位产生的，所以在此处放置结石而不是组织似乎是合理的。在电液碎石机中，当使用高压设置时，p^+ 位置倾向于由 F_2 向远离反射器的方向偏移超过 10 mm，而 p^- 位置倾向于由 F_2 向反射器的方向偏移最多 20 mm（Qin et al，2010；Sokolov et al，2002；Zhu et al，2002；Zhou et al，2006）。Sokolov 等人（2002）建议不将结石放置在 F_2 处，而应向 F_1 方向移动 20 mm。通过使用 HM3 碎石机，他们观察到，将结石的位置沿波束轴调整到更接近 F_1 处，可以促进其崩解。采用双被动空化探测（DPCD）有可能在最大峰值负压处记录到增大的气泡塌陷辐射压。在一项类似的研究中，Fonseca(2005) 报道，在 Direx Tripter Compact

的 F_2 和 F_1 近端 20 mm 处之间的任意一点，碎石效率都是相同的。遗憾的是，液电冲击波发生器产生的峰值正压和峰值负压变化相反，故不能将结石放置于焦点（p^+）和最大空化位置。

通过将标准化肾结石模型暴露于实验性电液冲击波源内的冲击波中，可以证实，当将结石模型定位在几何焦点 F_2 下方 10 mm 处，即更接近 F_1 时，所有结石的碎石效率都有所提高（Loske，2010）。另一部分研究采用相同的碎石机，将矩形（30 mm×30 mm×14.3 mm）HMT 肾结石模型（High Medical Technologies，克罗伊茨林根，瑞士）暴露于冲击波中，以比较在能量设置和结石位置不同的情况下产生的弹坑的形状和大小。采用 20 kV 的放电电压，在 F_2-10 mm 和 F_2-20 mm 处分别观察到了冲击波在脱气水和非脱气水中产生的最大弹坑。冲击波在未脱气的水中造成的弹坑最大，证实了空化是主要的侵蚀机制。

Duryea 等人（2013）研究了基于空化的组织碎裂碎石术如何与碎石机冲击波同步以增强碎石效果。将重复频率为 100 Hz 的组织碎裂超声脉冲与冲击频率为 1 Hz 的碎石机冲击波（p^+ = 34 MPa，p^- = −8 MPa）联用，粉碎体外肾结石模型。采用五种不同的治疗方案对结石进行超声治疗：（a）连续冲击波之间交替采用组织碎裂术；（b）冲击波后采用组织碎裂术；（c）组织碎裂术后采用冲击波；（d）只采用冲击波；（e）只采用组织碎裂术。冲击波后采用组织碎裂术的碎石效率最高。当在冲击波之间采用组织碎裂术时，残余组织碎裂泡核诱导的屏蔽作用明显降低了碎石效率。作者认为，他们未来的工作将是设计脉冲序列来主动减小屏蔽效应。

Duryea 等人（2014）提出了一种利用低振幅声脉冲消除冲击波路径中气泡的方法。先导冲击波产生的微气泡沿冲击波路径持续存在，可衰减后随冲击波的负相位。利用压电换能器产生刺激非期望气泡聚集和合并的声脉冲，与冲击波传播轴垂直发射，并指向研究用电液冲击波碎石机的聚焦带。采用不同的冲击波频率，在有或没有除泡脉冲的条件下分别进行体外碎石试验。结果表明，在冲击波频率为 1 Hz 和 2 Hz 时，去除气泡可以提高碎石效率。在冲击波频率为 0.5 Hz 时，由于残余微气泡有足够的时间溶解，因此使用除泡系统并未提高碎石效率。Lautz 等人（2013）提出了一种沿着冲击波路径去除气泡的不同解决方案。在碎石机的耦合垫内部注入脱气水射流，以去除空化核，提高体外碎石效率。除泡系统的进一步发展可以提高 SWL 的效率。

如今，体外碎石机应该是一个多功能的腔内泌尿外科工作站，既有高质量的最先进的超声和透视成像系统，又有一个多方位可视的放射半透明治疗台，能够治疗儿童和肥胖患者。预计改良的体外冲击波碎石机在未来数年内仍将用于治疗小型结石（Rassweiler et al，2013）。为了在维持最低再治疗率及减少组织创伤的同时提高结石粉碎效果和患者舒适度，有希望的创新点是开发自动化结石全程追踪（命中－控制）系统，可确定结石破裂状态和完成碎石的时刻反馈系统，具有无限耦合位置的可移动冲击波头，高效的实时冲击波耦合监测系统，以及可靠的非侵入性结石分析手段。成像技术和计算机模拟技术的进步，以及计算机辅助患者定位和冲击波导航技术的发展，必将促进体外碎石机的改进。双脉冲技术应用来自不同角度的冲击波修正串联冲击波波形（4.7 节）（Canseco et al，2011），新型电磁碎石机透镜（5.3.1 节）（Neisius et al，2014）和用途广泛的多通道放电冲击波发生器（5.5.4 节）（Lukes et al，2012a）也可以提高 SWL 的效率。此外，采用体外超声引导肾结石从不利部位（如肾盏下部）转移到肾盂，并协助更好地清除结石碎片等辅助措施将有助于改善治疗效果（Shah et al，2010b；2012）。Harper 等人（2013 年）研究了在体猪肾中超声波推进的可行性。肾结石经输尿管镜植入肾盂－肾盏系统。经皮超声推进技术将结石从肾盏转移到肾盂、肾盂输尿管连接处或输尿管近端。作者报道，这种新技术是安全的，有希望作为治疗肾结石的辅助手段。一年后 Connors 等人（2014）报道了聚焦超声排除肾结石产生组织损伤的阈值，并与 SWL 引起的组织损伤进行了比较。

采用超声短正弦爆破的体外碎石术，称为爆破波碎石术（BWL），目前正在研究中。初步体外实验表明，BWL 在未来可能替代 SWL（Thoma，2014；Maxwell et al，2015）。爆破产生的频率（200 Hz）远高于冲击波。根据体外实验数据，BWL 的一个优势是，能更快地在最坚硬的结石中产生更小的碎片。由于 BWL 时间平均强度较低（约 15 W/cm²），组织发热被降到最低程度。目前还需要进行更多的研究来充分探索 BWL 的可能性。迄今为止，所有的临床前研究都令人鼓舞（Sorensen et al，2013；Harper et al，2014），Harper 等人（2016）报道了首个成功的治疗案例。

第6章
体外冲击波疗法

6.1 引言

体外冲击波疗法（ESWT）是指利用在患者体外产生的冲击波对肌肉骨骼损伤及疼痛进行无创治疗的方法，将冲击波传递至患处以触发机体自然愈合机制。该疗法多年来一直备受关注（Heller et al，1997；Siebert et al，1997；Thiel，2001；Haake et al，2002a；Gerdesmeyer et al，2007；Gerdesmeyer et al，2007；Dreisilker，2010a；El-Husseiny et al，2010a，b；Helfmeyer，2010；Piontkowski et al，2010；Gleitz，2011；Wang，2012；Lohrer et al，2014；Kertzman et al，2015；Raveendran，2015；Schmitz et al，2015）。ESWT 有时也称为矫形疗法（Ogden et al，2001a）、体外冲击波技术（ESWA）或冲击波生物外科手术，即使"外科手术"一词不适用于描述非侵入性治疗。在某些文章中，使用了声波疗法（AWT）或体外脉冲激活疗法（EPAT），通常是指径向体外冲击波疗法（rESWT）。在包括本书在内的许多出版物中，即使相关的治疗仪产生的是径向压力波而不是冲击波，也使用术语 ESWT。径向压力波和冲击波之间的主要区别在第 3 章中进行了说明。一些 ESWT 设备有两个治疗头，一个治疗头产生聚焦的冲击波，另一个产生径向压力波。聚焦、散焦和平面压力波（6.2 节）以及径向压力波（6.3 节）被用于 ESWT，适应证的范围也在不断增加（Mittermayr et al，2012；Speed，2014；Lohrer et al，2014）。

ESWT 用于肌肉骨骼系统，由于临床效果良好而获得了世界范围的认可，尤其是在治疗肩部钙化性肌腱炎、足跟近端足底筋膜炎、肱骨外上髁炎和长骨骨折不愈合方面。ESWT 应用于对冲击波或径向压力波敏感的疾病，且更为简易的治疗无效的情况。ESWT 的时间通常少于 30 min，在某些情况下会产生轻微的副作用，如麻刺感、疼痛、发红或瘀青。ESWT 包含 1～4 次疗程不等，每次治疗之间间隔几天。针对身体不同的治疗区域，视具体情况可以采用聚焦或非聚焦冲击波。可以通过超声检查（Beck，2013）、X 射线检查或患者的反馈来辅助对冲击波进行定位。如果没有已知的禁忌证，则将冲击波或径向压力波直接对准引起疼痛的区域。ESWT 可能是几种骨科疾病中手术和其他常规治疗方式的补充疗法。不幸的是，对于大多数（即使不是全部）ESWT 模式，其细胞、分子作用机制尚未完全明了。

由于在 19 世纪 80 年代冲击波的动物研究过程中偶然观察到成骨细胞反应，因此人们将冲击波引入了碎石术以外的领域。研究者还提出了将其作为一种技术应用于全髋关节置换翻修术中，以促进股骨成分及骨水泥的去除（Karpman et al，1987）。Braun 和同事（1992）在体外实验中报道了冲击波对股骨与聚甲基丙烯酸甲酯（PMMA）之间接触面的影响。

如今，许多公司都提供了改良的体外冲击波碎石机或经过特殊设计的冲击波和径向压力波发生装置，悬挂于可三维运动的关节臂上。这些装置使用弹道、电液、电磁或压电换能器。多种设备已获得美国食品药品监督管理局（FDA）的批准，被视为传统抗炎疗法如推拿、理疗、针灸、类固醇注射、药物或装置固定等无法缓解的疾病的选择。人们还设计了用于微创血管溶栓、组织选择性切开和药物输送的冲击波发生装置，这部分将在第 7 章中详细描述（Rosenschein et al，1992；Belcaro et al，1999；Kodama et al，1999；Jagadeesh et al，2002；Hosseini et al，2006；Tominaga et al，2006；Jagadeesh et al，2011；Menezes et al，2012；Rakesh et al，2012）。

在世界范围内，人们已成功通过一种被称为机械力转导（mechanotransduction）的复杂物理学和生物学现象将冲击波和径向压力波用于使组织再生（Schaden et al，2007；Wess et al，2007；Wang et al，2009d；Mittermayr et al，2011，2012；D'Agostino et al，2015）。目前提出以 4 Hz 的频率施加约 0.1 mJ/mm^2 的能流密度（EFD）的冲击波作为缺血性心脏病和肢体疾病干细胞治疗的替代方法（Tepeköylü et al，2013）。ESWT 适用于患有慢性肌腱病的患者，尤其是在保守治疗失败的情况下（Peers et al，2003；Wang et al，2007；Furia，2008；Rasmussen et al，2008；van Leeuwen et al，2009；Zwerver et al，2010；Galasso et al，2012；Moya et al，2012；Al-Abbad et al，2013；Furia et al，2013；van der Worp et al，2013；Gerdesmeyer et al，2015a）。冲击波和径向压力波在其他一些疾病中也有应用，例如伤口愈合障碍（Schaden et al，2007；Dumfarth et al，2008；Qureshi et al，2011；Wolff et al，2011；Contaldo et al，2012；Mittermayr et al，2012；Ottomann et al，2012；Dymarek et al，2014；Notarnicola et al，2014）、缺血性心脏病（Zimpfer et al，2009；Ito et al，2011；Shimokawa et al，2010；Schmid，2014）、痉挛（Vidal et al，2011；Gonkova et al，2013；Kim et al，2013；Moon et al，2013；Lohse-Busch，2014；Santamato et al，2014）、筋膜源性的肌肉骨骼疾病（Legat，2014）、肌筋膜疼痛（Gleitz，2011；Jeon et al，2012；Legat，2014；Ramon et al，2015a）、骨关节炎（Wang et al，2012c；Zhao et al，2012）、骨质疏松症（van der Jagt et al，2009；D'Agostino et al，2011；Gerdesmeyer et al，2015b）、骨髓水肿综合征（D'Agostino et al，2014；Gao et al，2015）、膝关节和距骨剥离性骨软骨炎（Thiele et al，2015b）、胫骨内应力综合征（Rompe et al，2010）、佩罗尼氏病（Butz et al，1998；Kiyota et al，2002；Lebret et al，2002；Skolarikos et al，2005；Palmieri et al，2009；El-Husseiny et al，2010b），以及勃起功能障碍（Gruenwald et al，2012，2013；Lei et al，2013；Abu-Ghanem et al，2014；Reisman et al，2015；Srini et al，2015）中的某些应用，在不久的将来将越发成为主流，并最终取代传统的治疗方式。冲击波已被证明可有效治疗骨骼疾病，例如缺血性坏死、延迟愈合（骨愈合缓慢）、不愈合（骨不愈合）和应力性骨折（Schaden et al，2001；Durst et al，2002；Wang et al，2005，2015a；Lin et al，2006；Liu et al，2006；Leal et al，2007，2015；Alves et al，2009；Elster et al，2010；Furia et al，2010a，b；Vulpiani et al，2012；Russo，2014；Kuo et al，2015；Russo et al，2015）。冲击波和径向压力波的使用量正在迅速增加，尤其是在疼痛的治疗中，例如治疗大转子疼痛综合征（髋部炎症）（Del Buono et al，2012）和尾椎痛（尾骨疼痛）（Marwan et al，2014）。此外，ESWT 被广泛用于治疗跟痛症（足跟痛）、肩周炎（肩关节肌腱炎症）、肱桡骨滑囊炎（网球肘）、软组织炎症、糖尿病足和伤口不愈合（Angehrn et al，2007；Chow et al，2007；Wang et al，2011a，2015b；Wilson et al，2011；Goertz et al，2012，2014；Silk et al，2012；Rompe et al，2015）。ESWT 已成功用于减轻全膝关节置换术后的软组织疼痛综合征（Gerdesmeyer et al，2014）。径向压力波用于治疗跟骨骨突炎（足跟生长板的疼痛性炎症，常影响 8 ～ 14 岁儿童）似乎也是一种有前途的疗法（Nauck et al，2014）。使用冲击波来降低牙齿的活动性，修复邻近组织，这是 ESWT 广泛应用的另一个例子（Falkensammer et al，2014，2015）。

正如下文将要提及的，相对高的能流密度用于治疗病理性钙化、延迟愈合和缺血性坏死，而肌腱等敏感组织的治疗需要使用较低能流密度。与 SWL 相比，ESWT 的疗效更难以评估。ESWT 疗效的常见衡量指标是疼痛缓解，但是疼痛是一种主观指标，有时使用视觉模拟量表（VAS）来评估（Scott et al，1976）。对治疗前和治疗后功能状态做评估需要使用专门设计的问卷。即使有许多文章报告了 ESWT 治疗的积极效果，但在某些治疗中，关于 ESWT 的有效性仍无定论。这主要是由于随访时间不同或过短、研究描述不足、统计分析不当、样本量过小、使用的参数不同、使用的冲击波或径向压力波发生装置不同、评分不够客观和治疗设盲不足。在大多数疾病的应用中，需要更多的研究来确定最佳治疗剂量。例如，通过临床结果的对比来评估 ESWT 治疗肌腱病的效果是复杂且有争议的，因为不同出版物报道了不同的冲击波发生装置、能量设置、治疗模式和评估方法（Thomson et al，2005；Lee et al，2011；Zwerver et al，2011；Galasso et al，2012）。

治疗方案应至少包括 EFD、冲击波或径向压力波的数量、压强分布、压力脉冲频率、所用设备型号和制造商、强度水平、耦合方法和介质等信息，以及治疗次数和治疗间隔。不幸的是，到目前为止，还没有简单且直接与治疗的生物学效应及临床结果相关的可靠物理压力波参数（如 EFD 或聚焦区域）。此外，已报道的 EFD 和压强分布值可能是使用不同的方法获得的。在对比治疗模式、论文中发表的数据或制造商提供的规格时，应考虑到这一点。迄今为止，在最佳疗程数、压力波剂量、能量水平和应用率方面尚未达成共识。对于弹道设备来说，情况甚至更加复杂，因为国际电工委员会（IEC）标准 61846 中定义的大多数参数仅涉及焦点。

　　本章未涵盖 ESWT 和径向压力波治疗的所有应用。由于已发布的信息量巨大，因此每个部分仅对一些研究进行了简短讨论。如今，市场上有越来越多的 ESWT 设备，本章只能涉及很少的具有代表性的设备。

　　在使用临床 ESWT 设备之前，强烈建议验证其是否符合国际医学冲击波治疗协会（ISMST）的标准。在设备用于临床之前，生产商必须提供详细的技术信息，质量管控以及精心设计，科学执行的研究结果（Ramon et al，2015b）。医学会之间的合作可能有助于避免使用未经适当验证的方法和设备。冲击波和径向压力波治疗应始终由训练有素的人员进行操作。人员培训必须包含该领域专家详尽的理论和实践指导，并且不能以短期课程代替。

　　由于无创和副作用极小的特点，ESWT 的未来是充满希望的，冲击波和径向压力波的应用在骨科和再生医学、组织工程和细胞治疗等领域将出现新的进展（Romeo et al，2014；D'Agostino et al，2015）。力学生物学这门结合了物理学与生物学的学科中迅速发展将为此做出供献（Jansen et al，2015）。

6.2　聚焦、散焦和平面压力波源

　　迄今为止，尚无证据表明某一种冲击波产生原理（电液、电磁或压电）在 ESWT 中更优（Schmitz et al，2015）。应当根据特定的应用，使用聚焦、散焦或平面冲击波（图 6.1）。与体外碎石机相似，用于 ESWT 的聚焦冲击波源将电液（图 6.2）、电磁或压电装置产生的能量集中在较小体积的组织中，可以调整穿透深度、聚焦区域和 EFD，不同制造商的产品可能会有所不同。在某些 ESWT 设备中，带有抛物面反射器和同轴排列的圆柱形电磁冲击波发生器是标准配置。为了避免损伤周围组织，对于需要高能量密度的治疗，使用放射线或超声成像对要治疗的区域进行精确定位至关重要。有些设备含有同轴排列的（内嵌）成像模块，而另一些制造商设计的换能器位于冲击波发生器外部（外置结构）。ESWT 的某些冲击波发生器使用的衬垫类似于体外碎石机，将声波耦合到体内。聚焦冲击波发生器的潜在优势在于可以将最大能量集中在体内深处。对于某些特定的情况，冲击波发生器的大口径角可以很好的在耦合区域提供低能量密度并减少患者痛

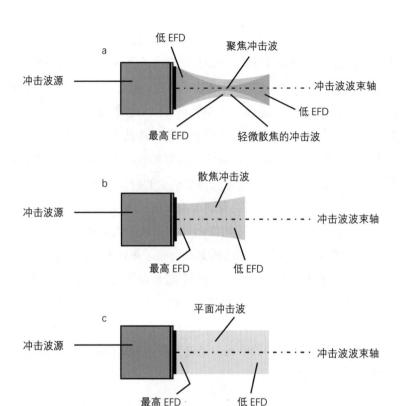

图 6.1　（a）聚焦和微散焦的压力波束、（b）散焦压力波束和（c）平面压力波束的示意图

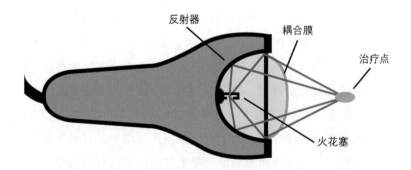

图 6.2　用于体外冲击波治疗的手持式电液冲击波源。能量集中度取决于反射器的形状

图 6.3 足底筋膜炎治疗期间 的 Epos Ultra（Dornier MedTech GmbH，韦斯林，德国）电磁冲击波发生器的照片，显示 (1) 冲击波源的耦合垫（连接到关节臂上）和 (2) 超声波扫描仪

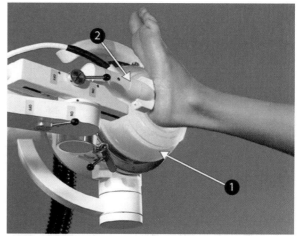

图 6.4 某些碎石机，例如 Compact Sigma（Dornier MedTech GmbH，韦斯林，德国）可用于进行体外冲击波治疗

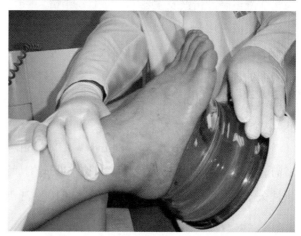

苦。用于 ESWT 的聚焦冲击波发生器的穿透深度可达 20 mm（Mittermayr et al，2012；Dymarek et al，2014；Novak，2014；Speed，2014）。

几种 ESWT 设备的设计灵感都来自体外碎石机。一个例子是 Epos Ultra（Dornier MedTech GmbH，韦斯林，德国），一种扁平线圈电磁冲击波发生器（5.3.1 节），其口径为 5.5 英寸（图 6.3）。根据 Dornier 公司进行的内部测试，EFD 和峰值正压可以分别在 $0.13 \sim 1.7 \, \text{mJ/mm}^2$ 和约 $7.5 \sim 80 \, \text{MPa}$ 之间变化。穿透深度约为 76 mm。系统可以运行的冲击波频率高达 4 Hz。超声成像可以精确定位治疗区域。

一些体外碎石机可用于 ESWT（图 6.4）。但是，许多用于冲击波治疗的冲击波发生器都是没有超声波或 X 射线监控的台式设备。图 6.5 示具有

图6.5 治疗足底筋膜炎时的 Aries 电磁波治疗仪。（由德国韦斯林 Dornier MedTech GmbH 提供）

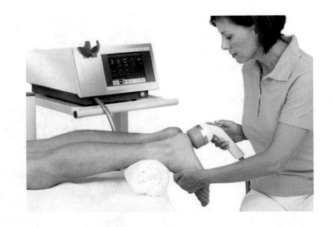

扁平线圈电磁冲击波发生器 Aries（Dornier MedTech GmbH）（5.3.1节），该系统集成在用于手持操作的轻型治疗头中，比 SWL 发射源小得多（口径约40 mm）。该设备被设计用于针对浅表或浅穿透深度的区域，它具有靠近治疗头表面的固定焦点（图6.6）。能流密度（EFD）大约在 $0.01 \sim 0.31\,mJ/mm^2$ 之间变化。使用此设备进行治疗期间无须麻醉。除此以外还有兽医用机型（Aries Vet）。

Piezoson 100 plus（Richard Wolf GmbH，克尼特林根，德国）是 ESWT 的代表设备。它被设计用于多种适应证，例如跳跃膝、足底筋膜炎（PF）、假性关节病、钙化性肌腱炎和网球肘。FB10G4 冲击波发生器的操作如图6.7所示（直径100 mm），与5.4.1节中描述的 Piezolith 3000 碎石机的冲击波头相似（图5.58）。为了促进对各种临床病例的治疗，该系统具有多个能级，控制和显示单元体积小，操作简单。该设备的一个有趣的功能是充满凝胶的无水治疗耦合元件可以轻松更换（图6.8）。不同高度的锥形凝胶垫允许在不同的渗透深度下进行5 mm的增量处理，穿透范围取决于连接到控制单元的冲击波发生器的型号。由于冲击波发生器的焦距较小，因此所谓的扳机点冲击波疗法（TPST）也可以实现。冲击波频率可以增加到8 Hz。EFD 和峰值正压的值取决于冲击波发生器和所选的强度，并且可以分别在约 $0.03 \sim 1.1\,mJ/mm^2$ 和 $11 \sim 126\,MPa$ 之间变化。

Richard Wolf 有限公司生产的最新型号的产品名为 PiezoWave2，同样使用压电冲击波源。根据所需的能量，可以选择单层冲击波发生器（口径为70 mm、最大穿透深度为30 mm 的 F7G3，或口径为100 mm、最大穿透深度

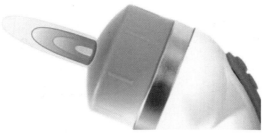

图 6.6 Aries 冲击波源图像,显示了聚焦带不同等压线的几何形状。可以通过调整能量设置来改变穿透深度。随着能量的增加,5 MPa 等压线在距治疗头更远处与光束轴相交。(由德国韦斯林 Dornier MedTech GmbH 提供)

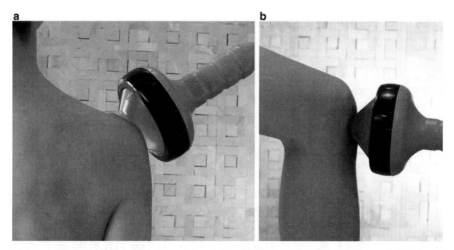

图 6.7 Piezoson 100 plus(Richard Wolf GmbH,克尼特林根,德国)的 FB10G4 冲击波源(a)对肩袖软组织进行治疗,以及(b)对髌腱进行治疗

图 6.8 可以与 Piezoson 100 plus 的 FB10G4 冲击波源一起使用的六个凝胶垫中的三个的照片(Richard Wolf GmbH,克尼特林根,德国)

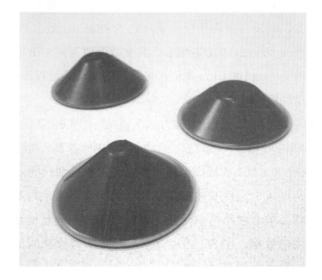

图 6.9 在 PiezoWave2 中使用的 F10G4 压电治疗发生器示意图（Richard Wolf GmbH，克尼特林根，德国）具有两个不同的耦合元件，以实现浅和深的冲击波穿透

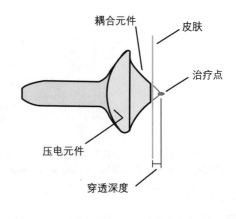

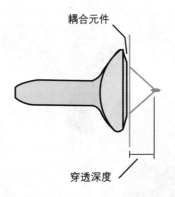

为 40 mm 的 F10G4）或双层冲击波发生器（具有 100 mm 口径和 40 mm 最大穿透深度的 FB10G4 或具有 100 mm 口径和 60 mm 最大穿透深度的 FB10G6）。举个例子，对于与 PiezoWave2 控制单元连接的 F10G4 单层冲击波发生器，制造商报告的峰值正压约为 78 MPa，最大 EFD 约为 0.8 mJ/mm²。对于 PiezoWave2/FB10G6 组合，其参数近似为 $p^+ = 76$ MPa，EFD = 0.7 mJ/mm²。和 Piezoson 100 plus 类似，可更换的偶合垫可以改变所有冲击波发生器的穿透深度（图 6.9）。

线性聚焦双层压力波发生器（图 6.10）和平面辐射压力波发生器也可用于该系统。然而，它们两者都不能产生冲击波。使用型号 FBL10×5G2 的线性聚焦换能器可以生成细长的治疗区域。在这种情况下，两层压电元件安装在圆柱形背面的扇区上。与其他压电冲击波发生器一样，压力脉冲是由元件发生极快和极小的延伸而产生的。根据制造商提供的数据，由 FBL10×5 G2 产生的压力脉冲的上升时间约为 0.5 μs。该

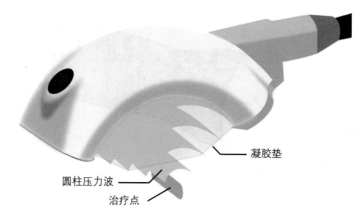

凝胶垫

圆柱压力波

治疗点

图 6.10　在 PiezoWave2 中使用的 FBL10×5G2 双层压电线性冲击波治疗源示意图（由德国克尼特林根的 Richard Wolf GmbH 提供）

换能器还使用了特殊的凝胶垫，可在 0 ～ 20 mm 之间调节穿透深度。通过选择适当的 PiezoWave2 传感器，可以治疗大多数肌肉骨骼系统的急性和慢性疼痛综合征。

Direx Systems Corporation（坎顿，马萨诸塞州，美国）将一种称为 Renova 的线性电磁压力波发生器推向市场。根据制造商的说法，该设备的优点是可以将冲击波聚焦在 70 mm 长、10 mm 宽的治疗区域内。压力脉冲频率可设为 5 Hz。它被设计用于诱导局部血管生成，以改善 ED 患者的阴茎血流动力学。到目前为止，关于其产生的压强场的信息尚无任何精确资料。

除此以外，由半椭圆形黄铜反射器组成的紧凑型电液冲击波发生器的开口直径仅为 20 mm（Hosseini et al，2006，2011；Oshita et al，2014）。就像在 5.2.1 节中所述的较大的冲击波发生器一样，电极放置在反射器的第一焦点（F_1）上。冲击波是由 F_1 处放电产生的，被反射器反射并聚焦到 F_2 处。该装置一个有趣的特征是其聚焦带比体外碎石机的聚焦带小至少一个数量级，其潜在的应用是治疗疼痛或心脏病。作者研究了 F_1 处等离子体膨胀产生的冲击波和等离子体气泡破裂产生的冲击波的特性。在 F_2 处的测量表明，等离子体膨胀所产生的冲击波比气泡破裂所产生的第二冲击波要强得多。Okuda 等（2011）提出使用紧凑型电液冲击波发生器进行颅骨成形术，即在手术或受伤后修复颅骨缺损。

平面散焦冲击波可用于治疗相对较大的组织区域。由于总能量保持不

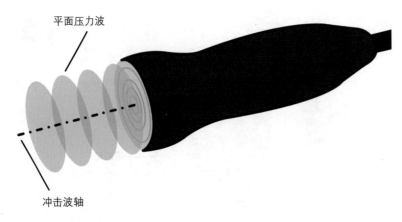

平面压力波

冲击波轴

图 6.11　PiezoWave2 中使用的 FP4 平面压电冲击波治疗发生器的原理图
（由德国克尼特林根的 Richard Wolf GmbH 提供）

变，EFD 会降低。几家公司制造了与图 6.2 中所示的火花隙冲击波发生器相似的医疗设备，这些设备使用了可嵌入 ESWT 设备的小型抛物面反射器，而不是椭球面反射器。这些系统用于治疗需要低穿透深度的浅表病变，例如皮肤溃疡（Mittermayr et al，2012）。平面波将相对较低的能量传送到大面积（大约 30 ~ 50 mm^2）的软组织中（Notarnicola et al，2012）。

先前描述的 PiezoWave2 控制单元（Richard Wolf GmbH）可以配备平面压力波发生器（型号 FP4），如图 6.11 所示。在这种情况下，压电元件排列在圆形平面衬垫表面（直径 40 mm），非聚焦的压力波以 1 ~ 8 Hz 的频率发射。根据制造商的说法，在距离光束轴 1 mm 处，p^+ 和 EFD 分别约为 3 MPa 和 0.06 mJ/mm^2。这些内部测量结果仅通过某一位置的 FOPH 水听器获得，因为对于非聚焦设备，不可能完全遵循 IEC 61846 国际标准。不可能在整个横截面内发射强度恒定的真实平面波。

6.3　弹道发生器

如前所述，可以将电液、电磁和压电冲击波发生器进行修改或重新设计，使其不仅可用于 SWL，还可用于 ESWT。弹道装置是未用于 SWL 中的压力波发生装置。弹道压力波发生器通常被称为径向冲击波发生器，但是严格来讲，这是不正确的，即使弹道发生器可能会发生声空化，也不会产生冲击波（3.2节）（Cleveland et al，2007；Császár et al，2015）。为了使弹道产生冲击波，压强输出必须更高。

由于生物效应与压力波形有关，因此径向压力波的治疗效果可能与聚焦冲击波不同。聚焦冲击波发生器和径向压力波发生器之间的一个差异是从发射源到目标的传播距离。尽管如此，Schmitz等（2015）的研究表明没有证据支持聚焦冲击波或径向压力波对于髌腱末端病具有疗效。

通过移动手柄来施加径向压力波（图6.12），原理类似于气动手提钻。在径向压力波发生器中，压缩空气将长度约200 mm的圆柱形小导管内的弹丸（质量约3 g）加速到5～25 m/s（图6.13）。当弹丸撞击到导管

图 6.12　使用 5000 SWT Power 装置（BTL Laboratorios de Tecnología，墨西哥）向肌肉挛缩症患者的椎旁区域施加径向压力波。（由 J. Lozano Pardinas 提供）

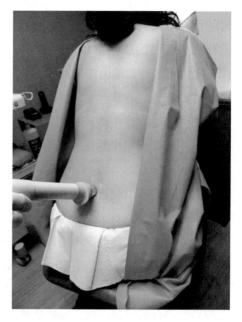

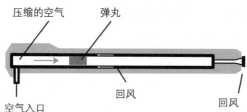

图 6.13　弹道径向压力波源的手柄示意图。压缩空气在导管内发射弹丸。当弹丸击中金属治疗探头时，会产生应力波并将其传递到患者的组织中

末端的治疗探头时会产生正脉冲持续时间长且振幅高达 10 MPa 的压力波（图 3.11），使治疗探头的位移小于 1 mm。弹丸的运动被位于治疗探头和手柄之间的弹性环所阻止。治疗探头的外表面可以是平的、凹或凸的。该表面与患者接触，以径向方式传导压力波。EFD 在皮肤表面最高，随着组织穿透而减弱。在大多数设备中，可以通过改变治疗探头来改变穿透深度，范围大约为 0 ～ 60 mm（Mittermayr et al，2012；Dymarek et al，2014）。超声耦合剂或蓖麻油用于将压力脉冲耦合到组织中。但是，由于金属和组织的声阻抗之间存在很大差异，因此只有大约 10% 的能量会传输到患者体内（Novak，2014）。当使用弹道发生器时，将压力脉冲耦合到患者体内是具有挑战性的，因为弹丸回弹产生的后坐力会导致手柄及治疗探头离开体表。使用聚焦型治疗探头时应格外注意，因其凹形表面会使气泡滞留在治疗探头和皮肤之间。与聚焦冲击波发生器相反，在弹道治疗头中，治疗探头表面的压强和 EFD 最高（图 3.10）。因此，很难或几乎不可能使用径向压力波有效地治疗深部组织。Duolith SD1（Storz Medical AG，特格维伦，瑞士）是第一个同时提供聚焦冲击波和径向压力波的治疗仪系统。

使用弹道治疗头时应记住，空气压缩机压强与能量输出之间没有线性关系，并且在相同空气压缩机压强下运行的两个不同型号的弹道装置可能产生不同的压强场。Császár 等人（2015）认为，增加气压设置参数时，会产生更多的声空化现象；相较于低频状态，设备在高频状态下会产生更少的声空化现象。此外，重要的是要区分空气压缩机的压强（通常以 bar 为单位）和由弹道装置产生的压力脉冲幅度（通常以 MPa 为单位）。例如，图 3.11 中显示的 5.5 MPa（55 bar）峰值正压对应的径向压力波发生器的空气压缩机压强可能仅为 3 bar。在这种情况下，55 bar 是在距治疗探头特定距离处测得的压强，而 3 bar 是产生 55 bar 输出所需的气压。

由于实验设置的不同，科学出版物中报告的压强测量值与制造商报告的压强测量值之间可能存在相当大的差异。Perez 等（2013）记录了 Duolith SD1T-Top（Storz Medical AG）发出的压力波形。根据他们的测量，波形由持续时间为 5 μs 的超前正脉冲（$p^+ = 8$ MPa）组成，其后是 p^- 约等于 -5.7 MPa 的负相位。报告的 EFD 为 0.115 mJ/ mm^2，并且大部分能量包含在 200 kHz 或以下的压力波中。Cleveland 等（2007）对 DolorClast

Vet（Electro Medical Systems，尼永，瑞士）弹道压力波发生器进行了压强测量。该设备产生的压力波通过膜传送到一个小水槽中，并用聚偏二氟乙烯（PVDF）水听器和同轴前置放大器进行记录。测试了直径为 15 mm 的凸形治疗探头（称为非聚焦治疗探头）和直径为 12 mm 的聚焦凹形治疗探头。将空气压缩机的压强调整为 3 bar，调整距非聚焦治疗探头 10 mm 处的波形，其组成包括 $p^+ = 5.6$ MPa 的正脉冲、3.8 $\mu s t_{FWHMp^+}$ 的持续时间（图 3.1）以及随后出现的强负相位（$p^- = -9.2$ MPa），这表明，与冲击波压力波形相反，弹道发生器的负相位可能大于产生的压缩脉冲（图 3.11）。约 15 μs 后，压强恢复到基线。EFD（通过 0～25 μs 的强度积分求得）为 0.234 mJ/mm^2。聚焦治疗探头产生的正相和负相峰值压强分别为 3.4 MPa 和 -5.2 MPa。正脉冲的 t_{FWHMp^+} 持续时间为 3.4 μs，计算得出的 EFD 为 0.158 mJ/mm^2。使用 DolorClast Vet，所产生最高的 p^+ 为 8 MPa。负相之后总是伴随着复杂的尾部。根据作者所说，该设备不产生冲击波，即所有波形都没有冲击波阵面。对于所有设置，上升时间都太长而无法使脉冲成为冲击波。-6 dB 聚焦带是从非聚焦和聚焦治疗探头的设备末端分别延伸 40 和 20 mm 形成的一个区域。

Császár 等（2015）使用几种技术比较了两个径向压力波设备（D-Actor 200，Storz Medical AG 和 DolorClast，Electro Medical Systems）和一个由旋转的飞轮质量产生振动的振动按摩设备（Vibracare，General Physiotherapy，Inc.，圣路易斯，密苏里州，美国）。作者得出的结论是空化可能会在 rESWT 设备中发生，但在振动设备中不会发生。空化可能会产生预期的治疗性生物效应，但也可能对身体造成负面影响（Wan et al，2015）。由于 rESWT 系统会发生空化作用，因此其被禁止用于充气组织上方的目标区域，而某些振动设备则可用于呼吸系统的治疗。

由 Storz Medical AG 制造的 Masterplus MP 100 是一种现代弹道径向压力波发生装置（图 6.14）。尽管制造商将该设备称为径向冲击波治疗仪，但严格来说，它并不发出冲击波。为方便起见，可以在手柄上选择脉冲数、频率和能量。可以根据具体适应证选择专家推荐的预设参数。此外，可通过互联网获取依照最新的临床报告制定的各种疗法的分步参数，以指导医师治疗。另一个特点是有几种可选的压力脉冲治疗探头（图 6.15）用于针刺、无凝胶耦合、肩部钙化性肌腱炎、肱骨外上髁炎、髌腱炎和足底筋膜炎。

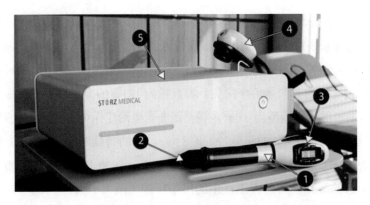

图 6.14 Storz Masterplus MP 100 的照片，其中显示（1）径向压力波手柄，（2）压力脉冲变送器，（3）控制显示屏，（4）振动治疗头，（5）带内置空气压缩机的电源模块。（由瑞士特格维伦 Storz Medical AG 提供）

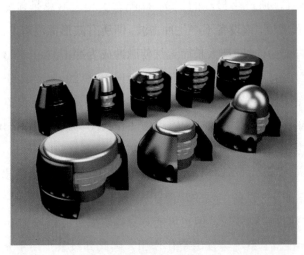

图 6.15 Masterplus MP 100 的径向压力波变送器的照片。（由瑞士特格维伦 Storz Medical AG 提供）

传导器的直径范围为 6 ～ 35 mm，可选频率为 12、16 和 21 Hz，空气压缩机压强可以在 1.0 ～ 5.0 bar 之间变化。在 2 mm 距离处，Masterplus MP 100 的 EFD 介于 0.05 ～ 0.28 mJ/mm^2，最小和最大气压设置下的峰值正压（p^+）分别约为 4.9 和 18.5 MPa。相应的峰值负压（p^-）为 -3.5 和 -3.7 MPa，正压脉冲的上升时间（t_r）约为 3 μs。这些内部压强数据使用 PVDF 针式水听器获取。振动治疗仪可以作为可选配件连接到 Masterplus MP 100 上。它的工作频率高达 31 Hz，可用于不同于径向压力波发生器治疗的治疗方法。

最重要的是了解聚焦冲击波、径向压力波和用于按摩的振动之间的根本区别，以便根据不同情况选择安全有效的治疗方案。聚焦冲击波和径向压力波可以互补、组合使用（Gleitz，2011）。径向压力波适合于大面积的治疗，而聚焦冲击波被设计用于治疗局部病灶（图 3.10）。

6.4 其他 ESWT 冲击波发生装置

几年前，Dion 等人（2012）设计了另一种在液体中产生高振幅压力脉冲以用于生物医学应用的装置。该设备由铝制圆柱形波导管（直径 25 mm，长度 600 mm）组成，在一端附有压电换能器（直径 28 mm，中心频率 600 kHz）。将两层环氧玻璃声耦合器固定在波导管的另一端，以使其声阻抗与水的声阻抗匹配。将冲击波发生器的末端浸入水中可产生超过 10 MPa 的压力脉冲。该设备的优点十分有趣，即通过软件控制可以在一定程度上修改压强曲线，并且该设备相对简单且便宜。

Hosseini 等（2006）开发了一种小型微爆破冲击波发生器，以研究冲击波暴露后细胞的反应。在另一项研究中，考虑将其用于一些有趣的用途，如心血管、癌症的治疗以及用于颅骨成形术。该设备包含开口直径为 20 mm 的半椭球体金属反射器。为了产生冲击波，通过 Q 开关掺钕钇铝石榴石（Nd:YAG）激光束的照射来点燃叠氮化银颗粒（质量介于 $1\sim 20$ mg 之间），该颗粒位于离反射器最近的焦点（F_1）处（Hosseini et al，2005）。

对于某些治疗，如血运重建和神经外科手术（7.3 节），则需要精确的冲击波聚焦。Hosseini 等（2004）使用 Q 开关掺钬钇铝石榴石（Ho：YAG）激光（脉冲持续时间 200 ns，波长 2.1 μm）采用双曝光全息干涉法研究了球形冲击波的产生和水中的空化现象。与 SWL 中使用的冲击波发生器相比，聚焦面积减少了两个数量级。并获得了冲击波自光纤尖端产生、传播的连续无限条纹干涉图。激光加热了光纤尖端的液体，产生了一个小的快速膨胀的等离子气泡，进而发出了球形冲击波。

6.5 缓解疼痛

本章其余部分描述的几种疗法的主要目标是缓解疼痛。尽管有多种治疗方式，慢性疼痛仍是最常见的疾病之一。目前人们通常以几百到几千次冲击波（频率 $1 \sim 4$ Hz，大约是 SWL 中使用的能量的十分之一）来治疗慢性疼痛。该疗法分为多个疗程，每个疗程持续几天或几周，期间患者休息。即使未确定压强场参数与临床结果直接相关，人们也有理由相信 EFD（3.5节）会影响疼痛缓解过程。ESWT 的理想患者是疼痛持续数月而传统疗法（如推拿、锻炼、可的松注射和抗感染药物治疗）无效的患者。冲击波和径向压力波不应靠近充满空气的空腔、感染区、骨肿瘤以及某些有循环或神经障碍的患者。ESWT 禁止用于孕妇。

对于 ESWT 和 rESWT 治疗后疼痛缓解的机制，目前已存在多种理论。一些学者认为该疗法可能刺激了伤害感受器释放冲动，并且导致了神经冲动的传递受阻（门控理论）。另一种可能性是，由于压力脉冲改变了细胞膜结构，疼痛感减弱，因此伤害感受器无法产生启动电位。此外，冲击波可能会在细胞膜附近产生自由基，从而导致细胞附近产生镇痛类化合物。还有学者认为冲击波增进血运重建是缓解疼痛的机制。除此以外，细胞凋亡、血管重建的改善（从先前存在的血管中产生毛细血管芽）、伤口愈合以及由径向压力波诱发新骨形成的机制已被多位学者报道（Contaldo et al，2012；Zhao et al，2012；Gollwitzer et al，2013）。

Wess 于 2008 年提出了一个有趣的关于通过体外冲击波来缓解疼痛的神经模型。该模型指出，当急性疼痛发展成慢性疼痛时，感觉传入和运动传出信号会存储在周围神经系统和 / 或中枢神经系统中，并起到反馈环路的作用。这使得引发疼痛的原因从组织器官转变到神经系统层面。据此，对疼痛的治疗应清除特定的记忆，而不是针对器官本身。

6.6 足底筋膜炎

足底筋膜炎（PF）也称为足底筋膜病，是由反复创伤引起的肌肉骨骼疾病，其表现为足底筋膜疼痛。足底筋膜是附着在足跟骨上的肌腱，从脚跟延伸到脚趾。多达15%的人一生中会患PF（Thomas et al，2010）。Lemont等人（2003）的组织学研究发现PF是一种无炎症表现的退行性筋膜病，而非筋膜炎。据此，正确的术语是足底筋膜病（Rompe，2009；Schmitz et al，2013）。即使目前人们对于PF的多因素病因仍未完全了解，但仍有90%以上的PF患者可在6个月内通过非手术疗法治愈。肥胖、职业需要长期负重以及踝背屈减少是与PF相关的危险因素（Roxas，2005）。休息、冰敷、理疗和给予止痛药属于保守疗法。足跟垫有时可用于吸收行走时的冲击力。替代方案还包括局部射频消融术和超声波疗法。如果疼痛持续存在，非甾体类抗炎药或局部注射类固醇可能会有所帮助。总的来说，这种改善是缓慢的，人们对使用皮质类固醇尚存在争议（Hsiao et al，2015）。症状严重的患者可能需要手术。然而，目前冲击波疗法被认为是最好的治疗方式（Gollwitzer et al，2007；Gerdesmeyer et al，2008，2015b；Piontkowski et al，2010）。

在1990年代中期，Dahmen等（1995）首次发表了使用体外冲击波治疗PF患者的方法（Dahmen et al，1995），并在2001年引入了径向压力波来治疗这种损伤（Schöll et al，2001）。随后有几篇关于用ESWT治疗近端PF的报道（Rompe et al，2002，2003；Ogden et al，2004；Norris et al，2005；Roxas，2005；Wang et al，2006；Gollwitzer et al，2007；Gerdesmeyer et al，2008）；Chuckpaiwong et al，2009；Ibrahim et al，2010；Metzner et al，2010；Aqil et al，2013）。FDA于2000年批准了ESWT用于治疗PF。对于传统治疗出现耐药性的情况，它可以作为一种选择方案。美国足踝外科医师学会建议，在进行外科手术或ESWT之前，患者应符合具有慢性症状并已接受至少6个月的保守治疗的条件（Thomas et al，2010）。

在ESWT期间，冲击波直接对准足底筋膜（图6.4），从而减轻受累韧带的炎症及疼痛。但是，其疗效可能需要3个月或更长时间才能完全显现。某些情况下超声可用于充分定位冲击波源，某些情况下需要行局部麻醉，然而有证据表明局部麻醉减弱了ESWT治疗慢性PF的效果（Labek et al，2005）。

治疗PF的方式主要有三种：冲击波能量密度等于或低于$0.12\,\mathrm{mJ/mm^2}$、能量密度高于 0.12 mJ/mm^2 的 ESWT，以及径向压力波疗法。每周治疗 3 次，每次 1 000 次压力脉冲，EFD 0.06 mJ/mm^2，疗效显著（Rompe et al，2002）。Kudo 及其同事（2006）报道了使用 Epos Ultra（Dornier MedTech GmbH）对 114 名保守治疗无效的 PF 患者进行 ESWT。一半的患者接受了一个疗程 ESWT 治疗，其余的接受了安慰剂治疗。使用视觉模拟量表（VAS）以及 Roles 和 Maudsley 评分（Roles et al，1972）来评估治疗效果。3 个月后，接受 ESWT 治疗的患者疼痛明显改善。在另一项针对 PF 患者研究中，对比了 80 例使用 OssaTron（High Medical Technologies，AG，伦维尔，瑞士）行单次冲击波治疗的患者与近似数量的保守治疗患者的疗效结果，Wang 和同事（2006）得出的结论是冲击波组预后约 69% 优秀，14% 良好，6% 一般，11% 不佳；对于保守治疗，预后 0% 优秀，55% 良好，36% 一般，9% 不佳。此外，ESWT 治疗患者的复发率为 11%，而对照组的复发率为 55%。Gerdesmeyer 及其同事（2008）对 245 例患者进行了一项随机对照试验，比较了 rESWT 和安慰剂对慢性 PF 的疗效。结果表明，径向压力波可显著改善疼痛和患者生活质量，评估基于 VAS 评分和自我情况报告。Ibrahim 等人（2010）发表了另一项研究，他们前瞻性随机分析比较了 rESWT 和安慰剂治疗慢性 PF 的效果。主要结论是，rESWT 治疗两个疗程后可以减轻疼痛。

Lohrer 等（2010）通过在单中心平行组设计中使用功能评估比较了径向压力脉冲（0.17 mJ/mm^2）和聚焦冲击波（0.20 mJ/mm^2）对于 PF 患者的治疗效果。患者被随机分为两组。两种治疗方式均使用 Duolith SD1（Storz Medical AG）进行，分为 3 个疗程（每疗程 2 000 次脉冲），疗程间间隔 1 周。足部功能指数（FFI）评分由特定疼痛问题疼痛量表（Budiman-Mak et al，1991）评价和神经肌肉性能测试组成，用于确定治疗效果。对所有测试变量的分析显示，与径向压力波治疗组相比，冲击波治疗组的疗效更好。然而，作者承认，患者总数较少（$n = 39$），导致单个结果变量的置信区间较大，同时相应的单变量结果不精确。Metzner 等（2010）调查了 63 例 PF 患病时间超过 6 个月且非手术治疗均失败超过 3 个月的患者，对其进行的 ESWT 使用的是电磁 Lithotripter S（Dornier MedTech GmbH），以 2 Hz 的频率施加 1 000 次冲击波（EFD = 0.35 mJ/mm^2）。据报道，在 ESWT 治疗后6周和平均73个月时，分别有81%和96%的患者VAS降低了30%（18例患者失访）。由于没有对照组，因此无法评估疾病的自然病程，无法确定冲击波治疗的长期影响。

Chang及其同事（2012）回顾了多个数据库，比较了聚焦式冲击波和径向压力波对PF的治疗效果。作者得出结论，rESWT是一种合适的替代方案，其效果可能比聚焦冲击波治疗更好。然而，根据他们的Meta分析，中高强度聚焦冲击波对比安慰剂具有更高的成功率。由于置信区间大，这一点在低能量治疗中无法得到证实。

2013年发表的Meta分析评估了ESWT与安慰剂在PF治疗中的有效性（Li et al，2013）。结果表明，与安慰剂治疗相比，ESWT能有效治疗顽固性PF。根据他们的分析，大约12%～63%的经ESWT治疗的患者在随访12周后取得了临床治疗成功。但他们的研究同时也提供了证据，证明ESWT与传统疗法相比并不更加有效。

根据Rompe及其同事（2015）进行的一项研究，与单独进行重复性径向冲击波治疗相比，拉伸运动与径向冲击波疗法相结合可更有效地治疗足底近端筋膜病的慢性症状。患者接受三个疗程的治疗，每个疗程2000次径向压力脉冲（EFD = 0.16 mJ/mm^2），疗程间隔一周，使用的是Electro Medical Systems公司生产的弹道装置（空气压缩机压强4 bar，频率8 Hz）。

ESWT的成本比手术（开放式、经皮或内窥镜手术）低得多，根据Weil（2011）报道的随机对照试验的回顾，ESWT通常被认为是治疗慢性PF的替代方法。但即使大多数研究得出结论认为ESWT是一种安全有效的方法，也有研究报道ESWT不能有效治疗PF（Buchbinder et al，2002；Haake et al，2003；Speed et al，2003）。Thomson及其同事（2005）进行的Meta分析（包括近900名患者）在统计学上对支持ESWT治疗PF疼痛具有重要意义。但一项仅选取高质量试验的敏感性分析结果并未显示出其具有明显的效果。许多专家建议在大多数治疗无效、最终需要选择手术治疗之前使用ESWT。治疗方案、患者选择标准和使用设备的不同是不同研究结果出现差异最有可能的原因。

Marks等人（2008）报道了一项针对25例慢性PF患者的双盲随机对照试验，以评估ESWT的疗效。他们研究的主要结局指标是VAS评分以及

Roles 和 Maudsley 评分，安慰剂组 9 例患者，ESWT 组 16 例患者。使用弹道式 DolorClast 径向压力波发生器(Electro Medical Systems)以 0.16 mJ/mm² (空气压缩机压强为 2.5 bar) 的 EFD 施加 rESWT。rESWT 组的患者在第一个疗程中接受了 500 次压力波治疗，随后两个疗程以 3 天为间隔接受了 2 000 次脉冲。安慰剂组与 rESWT 组患者的治疗方案相同，但 EFD 接近于零。在对结果进行分析之后，作者发现，无论安慰剂组还是径向压力波组，与其试验前的 VAS 值相比，最后一次治疗后 6 个月的 VAS 均降低了 50% 以上，两组之间无显著差异。这表明安慰剂作用是影响治疗结果的最重要的独立因素。Dizon 等对 2002—2010 年间进行的 11 项临床研究的分析(2013)表明，与安慰剂对照相比，ESWT 在改善功能预后和减轻晨起疼痛方面更有效。然而，在减轻总体疼痛方面，ESWT 和对照组之间没有区别。Grecco 等（2013）对 40 例确诊为 PF 的患者进行了一项随机、前瞻性、比较性临床研究，以比较径向压力脉冲疗法与常规物理疗法的治疗效果。他们得出结论，径向压力脉冲疗法在末次治疗 12 个月后并未比常规疗法更加有效。这些结果不应泛化到所有 ESWT 治疗方式。正如大多数关于 ESWT 疗效的研究一样，由于治疗方案和所用临床设备的差异，结果之间会存在异质性。

6.7　跟骨骨刺

跟骨骨刺，也称为足跟骨刺，是足跟骨上形成的骨赘，即钙沉积在足跟骨的底部。当足部反复承受压力，可能会出现这种情况，这是因为钙沉积物反复堆积，最终导致伴有疼痛感的畸形。穿高跟鞋的女性，单脚站立或肥胖的人以及站立时间过长、常穿鞋底坚硬的鞋跑步或从事某些会使脚产生强烈张力运动的人更容易患跟骨骨刺（Frey et al, 2007）。物理疗法、减少负荷、药物疗法或手术是目前的标准疗法。不幸的是，骨刺可能会复发。

Cosentino 等（2001）研究了 60 例跟骨骨刺疼痛患者 ESWT 的疗效。一半的患者接受 Orthima 电液冲击波源（Direx Systems Corporation）的 ESWT 治疗，另一半为假治疗组。冲击波发生器安装在活动臂上，并配有超声成像系统（7.5 MHz 探头）。结局评估：通过 VAS 评估症状改善，通过 X 射线评估跟骨骨刺大小的变化，并使用超声评估起止点炎（肌腱附着于骨骶区域的炎症）的程度变化。在 ESWT 组中，VAS 显著下降，30％的 ESWT 患者骨刺减小。仅在 1 个月后才观察到起止点炎的显著变化。在假治疗组中，没有观察到 VAS 下降、骨刺减小和起止点炎减轻的显著改变。该研究的主要结论是，ESWT 是安全的，可改善大多数足跟疼痛患者的症状。

Yalcin 等人（2012）报道了使用 ESWT 对 108 例跟骨骨刺的临床结局及其与放射学改变的相关性的研究。每位患者每周用 DolorClast（Electro Medical Systems）进行一次径向压力波治疗，持续 5 周（2 000 次压力波，初始 EFD 为 $0.05\,mJ/mm^2$，随后增加至 $0.4\,mJ/mm^2$）。大约 67％的患者疼痛消失，但临床结局与放射学改变之间没有相关性。作者得出的结论是，即使没有影像学改变，ESWT 仍可显著减轻大多数患者根骨骨刺的病情。

为了研究冲击波对未发生病理改变的骨骼的影响，Gerdesmeyer 及其同事（2015b）将 45 例临床相关的足底跟骨骨刺患者作为试验对象进行了标准 ESWT 治疗。作者旨在研究聚焦冲击波（EFD = $0.32\,mJ/mm^2$）是否具有骨诱导作用。为此，对治疗的跟骨进行了骨密度（BMD）和骨矿含量（BMC）的测定。ESWT 使用 Epos Fluoro 电磁冲击波发生器（Dornier MedTech GmbH）。每位患者均以 2 Hz、2 000 次冲击波治疗 2 次，疗程间隔为 2 周。在最后一次治疗 6 周后，可观察到骨密度的增加。ESWT 后 12 周，结果具有统计学意义。然而，根据作者的说法，在进一步研究中必须确定最佳 EFD 和所施加的冲击波数。

6.8 跟腱病

跟腱病是一种慢性病，在超过 5％的人群中于损伤修复失败后出现。常见的致病原因为跑步和跳跃活动；但是，该病也可发生于久坐的人群中。最常见的症状是疼痛、肿胀和功能丧失。其治疗一直存在争议，目前存在几种非手术治疗方式，例如离心负重锻炼、足跟抬高、给予消炎药、推拿、局部糖皮质激素注射、低水平激光治疗和射频疗法。建议保守治疗失败至少半年后再行手术治疗。

Rompe 等（1998b）报道了冲击波对家兔跟腱影响的初步超声和组织学结果。其他研究者将兔的腱-骨连接点暴露于 500 次冲击波

（EFD = 0. 12 mJ/mm²），结果显示经治疗的肌腱比未经治疗的肌腱具有更多的新血管及血管生成相关标记物，且细胞核抗原大量增加（Wang et al，2003a）。同一研究团队发现，冲击波促进了狗的跟腱腱－骨交界处新血管的形成（Wang et al，2002a）。

有几位学者报道了使用压力波治疗跟腱病的成功案例。Furia（2006，2008）使用高于 0. 5 mJ/mm² 的 EFD 获得了可喜的治疗效果。在对随机对照试验进行了 4 个月的随访后，Rompe 等人（2007）得出的结论是，离心负重和低能量径向压力波在跟腱主体慢性顽固性肌腱病的治疗中表现出类似的效果，大约 60％的患者有明显改善。而在非治疗组（仅休息）中，20％的患者也出现改善。Rompe 及其同事（2008）在随后的研究中证明，在慢性顽固性跟腱病的治疗中，对 25 例患者施加离心负重的治疗效果不及对同等数量患者施加 2 000 次径向压力波（三个疗程间隔 1 周；EFD 0. 12 mJ/mm²；压力波频率 8 Hz；DolorClast，Electro Medical Systems）的效果。Kearney 等（2010）对几篇文献进行了回顾，以分析针对跟腱病的特定干预措施使用的证据。其主要发现是，在手术前应采用离心负重法和冲击波疗法等。Rasmussen 等（2008）使用 Piezoson 100（Richard Wolf GmbH），EFD 为 0. 12 ～ 0. 51 mJ/mm² 之间，对 48 例跟腱病患者进行了冲击波治疗研究，取得一定临床效果并促进了美国骨科足踝协会（AOFAS）评分的改善。每位患者在 1 个月内接受了 4 个疗程，每个疗程 2 000 次冲击波的治疗（每周 1 个疗程）。假手术组和 ESWT 组患者的疼痛均有减轻。

Vulpiani 及其同事于 2009 年发表了一项长期随访观察性研究，以评估 ESWT 对跟腱病症状治疗的有效性随时间推移的变化程度。该分析涵盖了 127 条肌腱。患者接受了超声检查、磁共振成像和 X 射线检查。使用超声引导进行治疗，疗程间隔 2 ～ 7 天，至少行三个疗程，最多四个疗程，每个疗程产生 1 500 ～ 2 500 次电磁聚焦冲击波（EFD 在 0. 08 ～ 0. 40 mJ/mm² 之间）。在 2 个月后的随访中，获得了满意治疗效果的肌腱约占 47％；中期随访（6 ～ 12 个月）时该比例为 73％；13 ～ 24 个月后该比例为 76％。所有治疗均无须麻醉。

Saxena 等人的一篇文章描述了 60 例跟腱病患者进行三次为期一周的径向压力波治疗的结果（2011）。每位患者接受三个疗程的治疗，每个疗程由 Storz D-Actor 200（Storz Medical AG）产生 2 500 次压力波，频率为 11 ～ 13 Hz（空气压缩机压强为 2.4 bar），无须麻醉。总体而言，径向压力波治疗后一年以上，约有 78% 的肌腱得到了改善。没有观察到不良反应，表明该疗法是治疗跟腱病的安全有效的选择。

Al-Abbad 和 Simon（2013）进行了一项系统评价，包含了 ESWT 对插入性和非插入性跟腱炎有效性的四项随机对照试验及两项前后研究设计。疼痛和足 / 踝或下肢功能评分是最终关注的结果。治疗疗程为 3 ～ 5 个，疗程之间的时间间隔为 1 周至 1 个月。每个疗程施加的压力脉冲数在 1 500 ～ 2 000 之间变化，EFD 在 0.08 ～ 0.51 mJ/mm^2 之间变化。分析显示，其中的四个研究存在证据表明 ESWT 在治疗慢性跟腱病中有效（最短随访时间为 3 个月）。作者还得出结论，将 ESWT 与离心负重相结合可以达到更好的效果。

将不同研究中冲击波和压力波疗法对于跟腱病治疗的情况进行比较时应保持谨慎的态度，因为不同的研究可能使用了不同的冲击波设备和治疗方案。此外，在许多情况下，所使用的临床结果评估标准也不同。然而，大多数专家认为，应将 ESWT 与其他干预措施一起用于跟腱病的治疗。随机安慰剂对照试验的结果表明，ESWT 在慢性跟腱病中具有很好的疗效（Gerdesmeyer et al，2015a）。像大多数 ESWT 模式一样，治疗方案仍然需要标准化。

6.9 肩部肌腱病

肩部肌腱病包括了肩部钙化肌腱炎及非钙化肌腱炎。肩部钙化肌腱炎或肩袖钙化肌腱炎是肩部疼痛的常见病因，其特征是结晶磷酸钙沉积在肩袖（肩部）肌腱中，引发疼痛、炎症及活动范围受限（Moya et al，2015）。其可能的病因包括血管生成缺陷和肩袖肌腱组织的退行性改变。治疗选择包括消炎药、经皮穿刺抽吸、类固醇注射、电刺激、治疗性超声波以及开放或关节镜手术。

ESWT 治疗肩部肌腱病患者的最早报道发表于 20 多年前（Rompe et al，1995b）。从那以后，关于冲击波和径向压力波对肩部肌腱病治疗的有效性的报道就颇具争议。大多数报道的结果并不认同冲击波和放散式压力波对非钙化肌腱病的治疗有效，而有几篇文章报道了冲击波和放散式压力波对钙化肌腱病的成功治疗结果。迄今为止，对于放散波与聚焦冲击波在肩部肌腱病治疗方面孰优孰劣尚无共识。与冲击波疗法相比，径向压力波的优点是疼痛程度小且无须麻醉。冲击波和径向压力波都需通过触诊、X射线或超声来定位，靶向钙化处。图6.16显示了一名男性患者（44岁）在冲击波治疗前和治疗后肩部钙化肌腱病的情况。患者的肩部活动范围完全恢复，ESWT后60天内皆无症状。

已有几篇文章报道了使用ESWT成功治疗肩部肌腱病（Loew et al，

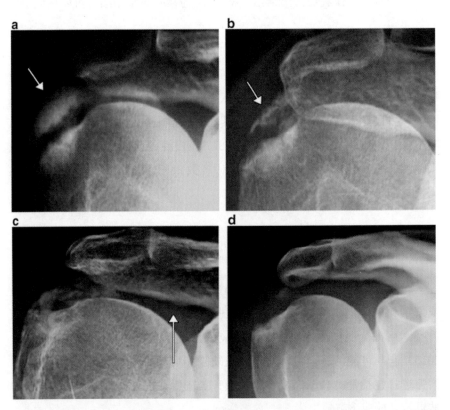

图6.16　肩部钙化肌腱病的X射线片：（a）ESWT之前，（b）和（c）使用Duolith SD1电磁冲击波源（Storz Medical AG，特格维伦，瑞士）进行单次4 000次冲击波（EFD = 0.35 mJ/mm²）治疗后30天，（d）治疗后60天。（a）中的箭头显示了钙化的延伸。在图片（c）中可以看到一小部分钙盐向内侧迁移（箭示）。（由L. Guiloff和M. Brañes提供）

1995；Rompe et al，1998a，2001b；Spindler et al，1998；Wang et al，2001c；Daecke et al，2002；Jakobeit et al，2002；Cosentino et al，2003；Pan et al，2003；Harniman et al，2004；Peters et al，2004；Pleiner et al，2004；Krasny et al，2005；Cacchio et al，2006；Albert et al，2004，2007；Mouzopoulos et al，2007；Hsu et al，2008；Vavken et al，2009；Piontkowski et al，2010；Huisstede et al，2011；Lee et al，2011；Ioppolo et al，2013）。一些学者（Moya et al，2015）认为，肩袖周围没有致密的钙化边缘是治疗效果良好的预测指标。即使 ESWT 被认为是治疗肩部钙化肌腱炎的一种安全有效的方法，也已有严重的并发症的报道，例如冲击波治疗后肱骨头坏死（Durst et al，2002；Liu et al，2006）。

Rompe 及其同事在大约 63% 接受 ESWT 的病例中观察到了钙沉积物全部或部分崩解（Rompe et al，1997b）。同一小组发表的论文表明，在 6 个月的随访中，相比 $0.06\,mJ/mm^2$ 的 EFD，$0.28\,mJ/mm^2$ 的 EFD 显著提升了肩部钙化消除的百分比（Rompe et al，1998a），两组均施加由德国埃尔朗根的 Siemens Healthcare GmbH 制造的电磁冲击波发生器产生的 1 500 次冲击波。几年后，他们报道了一项随机临床试验，以评估冲击波治疗肩袖肌腱钙化肌腱炎的效果（Rompe et al，2001b）。将 ESWT 与常规手术进行比较，在 1 年的随访后，作者发现接受冲击波治疗与手术治疗的患者中，分别有 47% 和 85% 的患者钙化消除。

Wang 等（2003c）报道了对 39 例接受 ESWT 的肩关节钙化性肌腱炎病例进行为期 2 到 3 年随访的结果。约 61% 的病例症状消失，30% 病例症状明显改善，3% 病例症状轻微改善。约 6% 的病例症状无明显改善。在对照组（6 个病例）中，约 17% 的病例有轻微改善，而其余病例则没有任何变化。Krasny 等（2005）报道了对两组患有钙化性肌腱炎的患者进行的一项前瞻性随机对照试验。一半的患者先接受了超声引导下的针刺治疗，然后再进行 ESWT 治疗。其余患者仅接受 ESWT 治疗。冲击波疗法使用 Epos Fluoro（Dornier MedTech GmbH）电磁冲击波源，第一阶段先产生 200 次的低能量水平冲击波，随后是 EFED 为 $0.36\,mJ/mm^2$ 的 2 500 次冲击波。所有患者病情均有明显改善。然而，第一组患者（先进行针刺，然后进行 ESWT）获得了更好的治疗效果。没有观察到严重的副作用。

2006 年，一项单盲随机研究使用配备了 15 mm 治疗探头的 Physio 冲击波治疗仪（Elettronica Pagani，帕代诺杜尼亚诺，意大利）分析了径向压力波疗法在恢复肩部功能、缓解疼痛和解决钙化性肌腱炎方面的疗效（Cacchio et al，2006）。治疗组患者接受了 4 个疗程治疗，每个疗程包括 1.5 bar 空气压缩机压强和 4.5 Hz 的频率下产生的 500 个脉冲，以及随后的在 2.5 bar 的气压和 10 Hz 的频率下产生的 2 000 个脉冲。对照组接受低剂量的 rESWT 4 个疗程，包括压强 1.5 bar、频率 4.5 Hz 的脉冲 5 次和压强 2.5 bar、频率 10 Hz 的脉冲 20 次。作者得出的结论是 rESWT 在改善肩部功能、减轻疼痛和消除钙化方面有效。VAS 结果与 Gerdesmeyer 等人（2003）发表的体外冲击波治疗得分相当。此外，肩部功能（使用 UCLA 肩部评定量表评估）与之前发表的 ESWT 结果相当。与 Rompe 等人的研究相比，他们得出的关于径向压力脉冲的结果显示其在消除钙化方面具有优势（2001b）。但是仍然需要进行更多的研究来评估是否需要使用，以及在何种情况下需要使用体外径向压力波代替冲击波。像 ISMST、DIGEST（即德国国际 ESWT 学会）（Deutschsprachige Internationale Gesellschaft für Extrakorporale Stosswellentherapie）等不接受包含安慰剂组研究的协会也会接受压力脉冲治疗。

Albert 等（2007）比较了高能 ESWT（EFD 在 $0.28 \sim 0.60 \, \mathrm{mJ/mm^2}$ 之间）与低能量疗法（EFD 小于 $0.08 \, \mathrm{mJ/mm^2}$）治疗肩部钙化性肌腱炎疗效。每组 40 名患者，用带有荧光镜和超声成像系统的 Modulth SLK 电磁冲击波发生器（Storz Medical AG）进行治疗。治疗结束近 4 个月后，随访结果显示仅在高能量组中表现出统计学上的显著改善。Saithna 等（2009）回顾了高能冲击波治疗肩袖钙化性肌腱炎的效果，得出结论：与安慰剂组相比，在治疗 6 个月后有证据表明该疗法可有效改善 Constant-Murley 评分。2009 年 Schofer 及其同事使用 Minilith SL1 装置（Storz Medical AG）治疗无钙化的肩袖肌腱病患者，他们对比了 EFD 为 $0.78 \, \mathrm{mJ/mm^2}$ 与 $0.33 \, \mathrm{mJ/mm^2}$ 时疗效的差异，两组均施加 6 000 次冲击波。统计分析显示，高能量组和低能量组疗效在 12 周和 1 年后的随访中没有表现出显著差异。Vavken 等人进行的 Meta 分析（2009）发现，ESWT 是一种治疗钙化性肌腱炎的有效剂量依赖性的方法。有关 ESWT 对肩袖钙化性肌腱炎的中期疗效随机对照研究的综述显示存在疼痛减轻和肩部功能改善的证据。但是，由于所纳入的试验使用了不同的结果指标，因此无法进行定量分析（Lee et al，2011）。

在对 11 例钙化性肌腱病和 6 例无钙化肌腱病冲击波治疗的深入回顾中，Huisstede 等人（2011）得出的结论是，只有高能冲击波（EFD 高于 $0.28\,mJ/mm^2$）才能有效治疗肩袖钙化性肌腱炎。此外，没有证据表明冲击波能有效治疗肩袖非钙化性肌腱炎。Engebretsen 等（2011）比较了径向压力波疗法与监督运动疗法治疗肩峰下肩痛的结果。该研究涉及 104 名疼痛持续 3 个月或更长时间的患者。一半的患者接受了 rESWT 治疗（每周 1 次，共 4～6 周），其余患者在 12 周内每周做两次运动，无安慰剂对照组。在 rESWT 和运动组中，分别有 52% 和 60% 的患者被归类为临床改善。这项研究的主要结论是，在进行了一年的随访之后，两种治疗方式之间未发现明显差异。Liu 等人（2012b）发表的一项随机对照试验（RCT）显示，冲击波治疗二头肌长头肌腱炎的疗效明显优于安慰剂。

Kim 等人（2012）研究了冲击波刺激关节镜修复术后肩袖愈合的假设。研究共涉及 71 位患者，一组患者在术后 6 周接受了 ESWT，而另一组未接受冲击波治疗。手术 6 个月后，使用 CT 评估肩袖的完整性。虽然没有出现与冲击波治疗相关的并发症，但作者也同样无法证明 ESWT 可以在关节镜修复术后刺激肩袖愈合。

Galasso 等人（2012）进行了一项关于 ESWT 治疗肩袖非钙化性冈上肌腱病（NCST）疗效的研究。使用包含 7.5 MHz 同轴超声换能器的 Modulith SLK 冲击波发生器（Storz Medical AG），将冲击波聚焦于患者肌腱骨附着点近端 10 mm 范围内，进行两个疗程、每疗程 3 000 次冲击波（EFD = $0.068\,mJ/mm^2$）治疗，疗程间隔 7 天。ESWT 组和安慰剂组患者的治疗结局采用肩部临床功能性评估法进行评估。ESWT 组的疼痛和运动范围（ROM）得分明显更高，这表明患有 NCST 的患者可能会从冲击波治疗中受益。然而，这种治疗方法仍存在争议。Efe 等（2014）在患者首次就诊十年后进行回顾，分析了 ESWT 在 NCST 患者中的疗效。在 1999—2000 年间，所有患者均接受了三个疗程、每疗程 6 000 次（EFD = $0.11\,mJ/mm^2$）冲击波治疗，安慰剂组与 ESWT 组同期接受 6 000 次假 ESWT 治疗。ESWT 组与安慰剂组之间没有发现明显的疗效区别。

Brañes 等（2012）研究了人类肩袖组织对 ESWT 的反应。每位患者在超声引导下使用 Orthospec（Medispec Ltd.，耶胡德，以色列）或 Duolith（Storz Medical AG）冲击波发生器治疗，患侧肩部接受 4 000 次冲击波（EFD = 0.3 mJ/mm²），治疗后进行肌腱组织活检。作者得出结论，聚焦冲击波治疗与肩袖肌腱病的新生血管形成和新生淋巴管生成增加有关。免疫组织化学评估显示冲击波治疗后肌腱的愈合反应增强。在另一项研究中，Bannuru 等人（2014）比较了高能量、低能量 ESWT 及安慰剂治疗肩部钙化及非钙化肌腱炎的疗效。其研究表明，在钙化性肌腱炎的治疗中，高能疗法在改善功能、钙化吸收和减轻疼痛方面明显优于安慰剂。然而在非钙化性肌腱炎的治疗中，安慰剂组和 ESWT 组之间并没有发现显著疗效差异。作者认为，目前高能 ESWT 在钙化性肌腱炎的治疗中还没有得到充分的利用，其很可能成为手术治疗的替代疗法。目前疼痛评估主要通过视觉量表疼痛评分，评分范围为 0 或 1（无疼痛）至 10（最大程度疼痛）。肩部功能根据众所周知的标准化工具（Constant et al, 1987），如肩部疼痛和残疾指数以及 UCLA 肩部评定量表来评估。钙化则根据放射线和超声检查结果评估。瘀点、瘀斑、血肿、红斑和疼痛是最常见的不良反应，但这些都不严重。

Kolk 和同事（2013）发表了一项有代表性的前瞻性随机安慰剂对照多中心试验，该试验对患有慢性肩袖非钙化或钙化肌腱炎的患者进行了径向压力波治疗。将患者随机分为两组，第一组（n = 44）使用 DolorClast（Electro Medical Systems）治疗三个疗程，每一个疗程 2 000 次脉冲，频率为 8 Hz（EFD = 0.11 mJ/mm²），疗程间隔为 10～14 天。第二组（n = 38）用外观相同且可发出相同声音的探头进行安慰剂治疗。结果显示，在治疗后 6 个月两组患者 VAS 评分、Constant-Murley 评分（CMS）（Constant et al, 1987）和简单肩关节测试（SST）评分（van Kampen et al, 2012）均显著改善，两组之间各项分数均无显著差异。根据这项研究，与安慰剂治疗相比，使用上述设备及剂量的 rESWT 并不能减轻疼痛或改善非钙化或钙化肌腱炎患者的肩部功能。

在治疗肩袖钙化方面取得的积极成果促进了 ESWT 在其他肩部疾病中的应用。Moya 与合作者发表了针对适应证状态和循证实践的全面回顾。根据当前 ESWT 在肩部疾病方面取得成果的经验，当使用电液冲击波发生器时建议采用 1 ～ 3 个疗程，每疗程 2 000 次的聚焦冲击波，EFD 在 0.19 ～ 0.32 mJ/mm² 之间；而对于电磁冲击波发生器，建议采用 2 ～ 3 个疗程，每疗程 2 000 次冲击波，EFD 为 0.35 mJ/mm²（Moya et al，2015）。对于 rESWT，作者建议最多采用 5 个疗程，每疗程 4 000 次径向压力波，疗程间隔 1 ～ 2 周，无须局部麻醉。根据不同的弹道压力波装置，空气压缩机的压强应在 4 ～ 5 bar 之间调节。

6.10　肘上髁炎

肱骨外上髁炎（LE）是肘部最常见的肌腱炎。它应被称为外上髁病，因为它是自手臂至肘部肌肉肌腱的退行性改变，而非炎症（Kraushaar et al，1999；Nirschl et al，2004）。它通常也被称为网球肘，但在更多情况下，它是由其他一些动作导致腕部反复背伸造成的。肘部外侧的疼痛是由肌腱过度使用或受伤所导致。休息、活动调节、给予抗炎药和物理疗法属于保守治疗措施，还可以使用皮质类固醇注射和矫形装置治疗。一些 LE 患者需要接受开放或腔镜手术以去除变性组织并修复异常。

Rompe 及其同事最早报道了使用 ESWT 治疗网球肘的结果（Rompe et al，1995a）。三个疗程的治疗在约 90% 的患者中取得了成功（每疗程 1 000 次冲击波，EFD 约为 0.06 mJ/mm²）。一年后，同一小组报道了冲击波对慢性网球肘的镇痛作用。在最后一次回访时（治疗后 24 周），近 50% 的慢性网球肘患者在经过几百次冲击波治疗后获得了良好的结果，约 40% 的患者结果可接受。冲击波由 Osteostar（Siemens Healthcare GmbH）实验设备产生，该设备将电磁冲击波发生器集成到移动荧光透视仪中。C 型臂对准外上髁，冲击波耦合到肘部，朝向水垫和柔性膜（Rompe et al，1996）。自此，许多文献报道了 ESWT 治疗肘部 LE 的良好疗效（Wang et al，2002；Rompe et al，2004；Furia，2005；Spacca et al，2005；Radwan et al，2008；Ozturan et al，2010；Piontkowski et al，2010）。FDA 于 2003 年批准 ESWT 用于治疗上髁炎。

虽然一些研究报道了 ESWT 对 LE 治疗的效用（Rompe et al，1996；

Stasinopoulos et al，2005），但也有学者并未发现 ESWT 治疗与对照组之间的显著差异（Chung et al，2004；Ho，2007；Buchbinder et al，2009）。Staples 等人（2008）报道了一项对约 70 名患者进行的双盲随机对照试验，该试验的目的是确认超声引导的 ESWT 是否能减轻网球肘患者的疼痛并改善其功能。结果显示，几乎没有证据推荐 ESWT 治疗 LE。Haake 等（2002b）发表了一篇详尽的综述，结论是他们并未发现 ESWT 对外侧肘部疼痛的显著疗效，Speed 和同事（2002）进行的一项随机双盲试验得出的结论是，与假手术相比，ESWT 在 LE 治疗中没有任何优势。与本章提到的其他冲击波治疗方式一样，所报告的 LE 的治疗差异可归因于临床方案、治疗设备、患者选择以及评估治疗结果方法的不同。

Rompe 等（2007）对 10 个随机对照试验进行了系统和定性分析后，发现这些研究对于 ESWT 治疗肘外侧肌腱病时采用低能量与高能量冲击波之间的区别无法达成共识。为了确定 ESWT 治疗肘部 LE 患者的安全性和有效性，Buchbinder 等人（2009）回顾了 9 项安慰剂对照研究，共涉及 1 000 多名患者。大多数研究发现 ESWT 组与安慰剂组之间治疗效果无显著差异。作者的结论是，有证据表明，与安慰剂相比，ESWT 几乎没有益处。最近，Dingemanse 等人（2014）报道了与 Buchbinder 及其同事类似的发现，并且 Kertzman 等人（2015）得出的结论是，他们包含回顾研究在内的研究展现了与使用 ESWT 治疗 LE 患者不一致的结果。

Gündüz 等人（2012）从临床和超声检查角度比较了超声治疗、热敷、按摩、局部皮质类固醇注射和 10 次 ESWT 对 59 例 LE 患者的治疗效果。使用 VAS 评估疼痛，使用测力计评估治疗前和治疗后握力和拧力的改变。在治疗前和治疗后 6 个月还对患者进行了超声检查。结果显示，在治疗的第一个月、第三个月和第六个月，所有患者的疼痛评分均明显降低。但是在任一时间点、任一治疗组中，拧力和超声检查结果均未发生改变。在治疗的早期，皮质类固醇注射和 ESWT 对疼痛缓解和握力恢复有积极作用。然而，接受 ESWT 的患者握力增加持续的时间更长。

Lee 和同事（2012）对比了局部类固醇注射与径向压力波对肱骨外上／内上髁炎患者的疗效。他们的研究纳入了新近确认为外上／内上髁炎的患者。压力脉冲组（$n = 12$）的患者在 3 周内每周使用 DolarClast 装置

（Electro Medical Systems）进行一次治疗（2 000 次压力脉冲，EFD 在 $0.06 \sim 0.12 \, mJ/mm^2$ 之间），第二组（$n = 10$）使用 10 mg 曲安奈德与 1% 利多卡因的混合溶液注射一次。评价指标使用 Nirschl 评分（Nirschl，1992）、100 分评分系统（Jung et al，2009）以及 Roles 和 Maudsley 评分（Roles et al，1972）。结果显示，接受压力波治疗的患者与接受类固醇注射的患者恢复程度相当。这项研究的主要结论是，对于无法行类固醇注射的患者，径向压力波可以作为一种备选治疗方案。此结论不应推及所有 ESWT 治疗模式，因为得出的结论可能取决于所用的临床设备和治疗方案。

Thiele 等（2015a）对按照 ISMST 和 DIGEST 指南开展的几项研究进行了全面分析，得出的结论是证据支持将 ESWT 用于症状持续 3 个月以上的外上髁炎。作者还做了评论，认为 ESWT 仅应在不行局部麻醉的情况下使用。对于慢性适应证，理想的随访时间应为一年。因为方法、评分和终点的差异很大，所以进行治疗方案和结果的比较相对困难，比较具有相同物理原理的设备才有意义。图 2.15 显示了使用径向压力波装置对外上髁进行治疗的典型方法。

6.11　髌腱末端病

髌腱末端病，有时也称为髌腱炎或跳跃膝，是由于膝盖的伸肌反复超负荷运动，无法自然愈合而发生的。该病始于髌腱的炎症，引起膝盖前部疼痛，是进行爆发式跳跃运动的运动员疼痛的常见原因。大多数髌腱末端病患者的早期治疗效果良好，只有极少数患者需要手术干预，即清除受损的肌腱组织，并刺激血流以促进愈合。根据几项已发表的研究，ESWT 针对保守治疗效果不佳的髌腱病患者是有效的（Peers et al，2003；Vulpiani et al，2007；Wang et al，2007；van Leeuwen et al，2009；Piontkowski et al，2010；Zwerver et al，2010）。一项采用电磁冲击波进行治疗的研究中，作者进行 3 ～ 5 个疗程，每个疗程 2 000 次冲击波治疗（EFD = $0.17 \, mJ/mm^2$），其得出的结论是，尽管 ESWT 作为辅助手段在治疗慢性髌腱末端病方面似乎是有效的，但仍需要进一步研究以确定其缓解疼痛的机制、合适的随访时间、最佳 EFD 和冲击波数量（Taunton et al，2003）。

Wang 等人的研究（2007）比较了接受冲击波治疗的 30 例膝关节和接受保守治疗的 24 例膝关节。如图 2.14 所示，第一组患者接受了由 OssaTron 冲击波发生器（High Medical Technologies，AG）产生的 1 500 次冲击波（EFD = 0.18 mJ/mm²）治疗。为期两到三年的随访显示，在 ESWT 患者中有 43％治疗效果优秀、47％良好、10％结果一般。据报道 ESWT 组无治疗效果差的患者。而保守治疗的患者中未出现治疗效果优秀者，有 50％治疗效果良好、25％治疗效果一般、25％治疗效果较差。几年后，Zwerver 等人（2011）发表了一项随机对照临床试验的结果，该试验旨在评估冲击波治疗对排球、篮球或手球运动员存在轻微症状的髌腱末端病的疗效。一组 31 名运动员接受了 PiezoWave ESWT 装置（Richard Wolf GmbH）以 4 Hz 频率、每疗程 2 000 次冲击波、每隔 1 周进行的 3 个疗程的治疗；另一组相同数量的运动员接受安慰剂治疗。冲击波治疗由低 EFD（0.1 mJ/mm²）开始，每 100 次冲击波 EFD 增加一次，直至患者可以忍受的最大限度（最大为 0.58 mJ/mm²）。使用焦距为 5 mm 或 10 mm 的衬垫完成冲击波耦合。该研究的结论是，对于需要频繁跳跃的竞技运动员人群，相较于安慰剂，ESWT 用于治疗早期症状性髌腱末端病疗效没有明显差异。

为了评估单次 ESWT 治疗是否对慢性髌腱末端病有效，Furia 等人（2013）采用低能量冲击波治疗了 33 例患者，而另一组同等数量的患者接受了其他形式的非手术治疗，通过公认的评估量表来评估其疗效。一年后，冲击波治疗组的患者治疗成功率明显高于对照组。因此，作者得出结论，单次 ESWT 治疗是治疗慢性髌腱末端病的有效手段。

Vetrano 及其同事在一项随机对照单中心试验中，针对患有慢性髌腱末端病的运动员，将富血小板血浆注射与 ESWT 进行了比较，并进行了 12 个月的随访（Vetrano et al，2013）。第一组（n = 23）的患者在受影响的肌腱部分接受了两次注射，间隔 1 周。第二组（n = 23）使用 Modulith SLK 冲击波发生器（Storz Medical AG），以每疗程 2 400 次聚焦冲击波（EFD 为 0.17 ～ 0.25 mJ/mm²）进行了 3 个疗程的治疗，疗程间隔为 48 ～ 72 h。在治疗后第 2、第 6 和第 12 个月，患者填写了问卷，以评估症状的严重程度、功能和参与运动的能力，使用 VAS 评估疼痛。该研究的结论是，两种治疗方式在治疗慢性髌腱末端病中都是安全有效的；短期内两组均取得了相当的疗效，而在 6 个月及 12 个月后第一组的结果更优。

6.12 骨愈合

延迟愈合定义为骨折在 4 个月内不能完全愈合，如果 6 个月后仍未愈合，则称为假关节病。延迟性骨愈合和假关节病一般发生于成年人。所有骨折中约有 2%～7%演变为假关节病（Rodriguez-Merchan et al，2004）。

在研究冲击波对活体组织的影响的体内实验中，人们萌生了将聚焦式冲击波用于骨折的想法。一个重要的观察实验是观察冲击波冲击骨盆后的成骨反应（Graff et al，1989）。

Graff 及其同事发表的研究（Graff et al，1988a）促进了冲击波在骨科的应用，随后出现了许多关于冲击波在体内作用的报道（Yeaman et al，1989）。Haupt 等人（1992）报道了冲击波对大鼠骨折愈合的有益影响，两年后，Johannes 等人（1994）报道了冲击波治疗犬肥大性骨不愈合的有效性。

最早使用冲击波治疗骨折延迟愈合和不愈合的是 Valchanou 等（1991）、Bürger 等（1991）以及 Schleberger 等（1992）。在大约 40%～85%的患者中应用几百次冲击波可诱导骨愈合。对其机理的假设是冲击波造成的微小创伤导致血管重建并触发愈合过程（Haupt，1997；Rompe et al，1997a，2001a；Vogel et al，1997；Beutler et al，1999；Schaden et al，2001；Wang et al，2001a）。Wang 等人（2001b）用急性胫骨骨折的犬模型证明了冲击波具有增强骨痂形成和诱导皮质骨形成的作用。此外，用家兔进行的体内实验表明，体外冲击波对骨量和力量的影响似乎是剂量依赖性的（Wang et al，2004b）。如前所述，目前已经达成共识，聚焦式冲击波治疗假关节病的主要机制是机械转导。几位学者证明体外冲击波能刺激成骨细胞和骨膜细胞，促进成骨分化和生长因子的表达（Rompe et al，2001a；Schaden et al，2001；Wang et al，2002b，2004a；Martini et al，2005；Moosavi-Nejad et al，2006；Amelio et al，2014）。冲击波诱导的成骨细胞增殖可能影响骨骼发育和成骨细胞分化相关基因的表达（Hofmann et al, 2008）。人们认为，冲击波对骨细胞中的转导信号的影响是通过激活细胞周期蛋白E2/CDK2复合物（通过激活代谢、蛋白质调节、细胞运输等关键酶来控制细胞进程的蛋白质），以及细胞外信号调节激酶（ERK）和p38激酶活性来实现的（Chen et al, 2004; Tamma et al, 2009）。冲击波对生物支架的植入有有利的影响（Muzio et al, 2010）。经过体外冲击波治疗，成骨样细胞增殖，碱性磷酸酶（ALP）、骨钙素和Ⅰ型胶原表达增加，一氧化氮（NO）参与骨代谢。冲击波作用与骨细胞中NO、前列腺素E2（PGE-2）和前列腺素I2（PGI-2）的产生之间存在相关性（Muzio et al, 2010）。临床研究似乎证实了这一点（Wang et al, 2009e）。前列腺素E2刺激成骨细胞产生促进破骨细胞吸收骨质的物质，而前列腺素Ⅰ2是一种血管扩张剂，抑制血小板活化。

如果能保证局部的机械稳定性，目前认为冲击波治疗是一种安全的、非侵入性的手术替代方法。建议每疗程冲击波次数在 $2\,500 \sim 5\,000$ 之间，能流密度在 $0.4 \sim 0.6\,\mathrm{mJ/mm^2}$ 之间。能流密度高达 $1.0\,\mathrm{mJ/mm^2}$ 的情况下可治疗骨不愈合。建议短骨2个疗程，长骨最多5个疗程，间隔3天或以上（Amelio et al, 2014）。骨折后不愈合在 ESWT 治疗前后的典型情况如图 6.17 所示。不仅实现了完全的骨愈合，而且还重新固定了松动的螺钉。第二个例子，图 6.18 显示了一名 36 岁男性患者股骨骨折和萎缩性不愈合在冲击波治疗前后的图像。在 EFD 非常高的情况下，冲击波可以造成完全骨折。Kaulesar Sukul 等人（1993）利用兔股骨和胫骨进行离体实验证明了这一点。在较低能量的在体实验中发现，冲击波可以通过获得较高的最大扭转强度来促进兔骨干截骨愈合，但不影响骨密度 (BMD) 值 (Hsu et al, 2003)。然而，Saisu 等人（2004）观察到，在 $1\,000$ 和 $5\,000$ 次冲击波（$p^+ \approx 100\,\mathrm{MPa}$）作用下，幼兔骨矿物质含量 (BMC) 过度增长并且局部增加。Maier 等人（2003b）和 Wang 等人（2003b）证实了冲击波应用于兔和大鼠模型后 P 物质和前列腺素 E2 释放。Ikeda 等人（1999）观察到冲击波通过在犬模型的骨皮质上制造小的骨折来引发骨膜下骨痂形成。Tischer 等（2008）研究了冲击波对骨骼的影响，观察到冲击波对兔完整股骨骨膜成骨过程的诱导作用呈剂量依赖性增加。在此模型中，EFD 需高于 $0.5\,\mathrm{mJ/mm^2}$ 才能产生诱导效应。

图 6.17   X 射线影像（a）和（b）显示创伤后开放复位内固定。(c)显示不愈合，螺钉（白箭示）松动，(d)是体外冲击波治疗后的 CT 扫描，证实了骨完全愈合。体外冲击波治疗包括三个疗程，每疗程 6 000 次冲击（EFD = 0.35 mJ/mm^2）和来自前方和侧方的相同剂量的 Duolith SD1 电磁冲击波（Storz Medical AG, 特格维伦，瑞士），加上 2 000 次冲击波（EFD 相同）作用于松动的远端螺钉区域。图（e）显示了冲击波引起的骨骼反应使螺钉重新固定（白箭示）。（由 L. Guiloff 和 M. Brañes 提供）

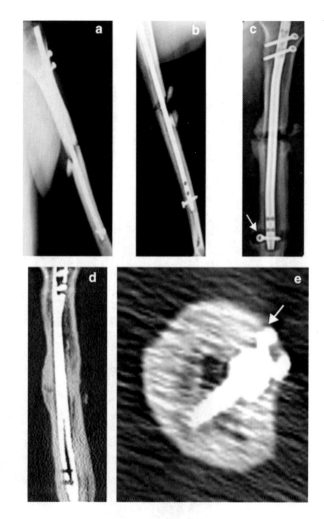

随着能流密度从 0.9 mJ/mm^2 升至 1.2 mJ/mm^2，新骨形成量增加。Ozturk 等人（2008）评价了暴露于水下冲击波的幼兔骨骺（长骨的圆形末端）的组织学，得出结论，冲击波刺激了骨骺生长，并使骨骺板厚度增加。Dias Dos Santos 等人（2015）的一项体内研究表明，体外冲击波除了早期增强透明质酸的表达外，还通过增加硫酸糖胺聚糖的浓度和延长其合成代谢期来促进再生和骨愈合。

自 1998 年以来，一些研究小组就一直将单次聚焦式冲击波疗法作为骨不愈合的一线疗法。根据 Schaden 及其同事的报告（Schaden et al,

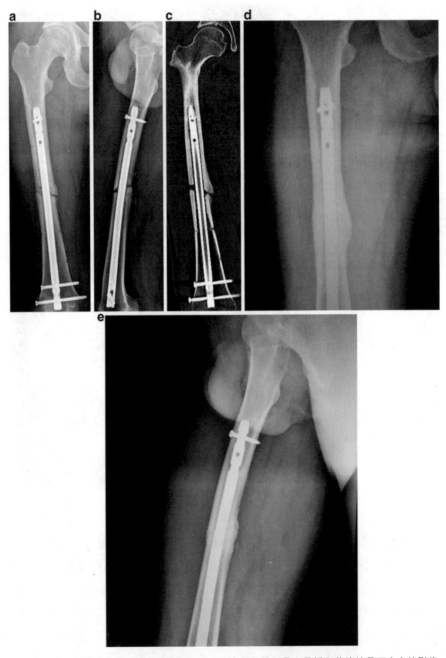

图 6.18 在 X 射线 (a) 和 (b) 以及 CT 扫描 (c) 中显示的股骨干骨折和萎缩性骨不愈合的影像。体外冲击波治疗包括三个疗程（每月一次），每个疗程使用 Duolith SD1（Storz Medical AG，特格维伦，瑞士）10 000 个压力脉冲（EFD = 0.55 mJ/mm²），沿骨折缘呈周向分布（保护后部大血管的位置）。X 射线影像 (d) 和 (e) 显示体外冲击波治疗 10 个月后骨完全连接。（由 L. Guiloff 和 M. Brañes 提供）

2001，2015），约有 75％被转诊的患有不愈合性骨折的患者适合进行体外冲击波治疗。即使进行过多次修复手术的患者，也可以采用冲击波疗法使发生不愈合性骨折处连接（Gerdesmeyer et al，2015b）。到目前为止，人们尚不清楚冲击波治疗在骨骼愈合中的详细生物学机制。包括蛋白质组学研究和测序技术在内的更多研究可能有助于揭示相关现象（Cheng et al，2015）。

Cacchio 及其同事（2009）对近 130 例长骨肥大性不愈合患者进行了冲击波治疗与手术治疗的比较。两组在治疗后第 6、第 12 和第 24 个月愈合情况相同，说明冲击波治疗在促进长骨的愈合方面与手术一样有效。Zelle 等人（2010）发表了一篇关于冲击波治疗迟发性愈合 / 不愈合和骨折结果的综述。结果显示，延迟愈合 / 不愈合患者的愈合率为 41% ～ 85%。他们的分析纳入了 900 多名接受了三次冲击波治疗的患者。他们的主要结论是冲击波治疗是一种有前景的治疗骨折和延迟愈合 / 不愈合的疗法；然而，还需要更多的研究来进一步验证这项技术。Elster 等人（2010）发表了一项研究，其中近 200 名患者在手术或非手术治疗至少 6 个月后确诊为胫骨不愈合，接受了冲击波治疗。使用 OssaTron（图 2.14）冲击波源（High Medical Technologies，伦维尔，瑞士），在全身或局部麻醉下进行治疗。使用荧光透视设备将冲击波聚焦在骨折部位。冲击波的总数沿不愈合组织的近端和远端平均分布。平均冲击波次数为 4 000 次（EFD = 0.4 mJ/mm^2）。在最后一次随访时，大约 80％的患者骨折完全愈合。

Furia 和同事（2010 a）回顾性比较了采用聚焦式冲击波（$n = 23$）或手术（$n = 20$）治疗的距骨底部不愈合患者在第 3 个月和第 6 个月随访时愈合的情况。冲击波组在单个疗程中接受 2 000 ～ 4 000 次冲击波治疗（EFD = 0.35 mJ/mm^2），手术组采用闭合复位髓内钉固定。冲击波治疗组 20 例、手术组 18 例在治疗后 3 个月达成骨愈合，冲击波组 1 例在治疗 6 个月后达成骨愈合，仅观察到 1 例治疗后有瘀斑，而手术组有 11 例出现并发症。

Notarnicola 等人（2010）对腕舟骨不愈合患者的聚焦冲击波治疗与手术治疗进行了比较。他们的回顾性分析纳入了冲击波组的 58 例患者和手术组的 60 例患者。冲击波治疗患者接受 Minilith 冲击波设备（Storz Medical AG）治疗，共三个疗程（间隔 72 h），每个疗程 4 000 次冲击波（平均 EFD = 0.09 mJ/mm²)。冲击波治疗后和术后的固定方式是相同的。对治疗结果的分析显示，在 12 个月的随访期内，两组间的骨愈合程度无差异。

Kuo 等人（2015）对冲击波治疗萎缩性股骨干骨折不愈合的疗效进行了回顾，这类骨折最初是通过闭合性髓内钉内固定术治疗的。冲击波治疗采用 OssaTron 冲击波源（Sanuwave Health, Inc.，阿尔法利塔，佐治亚州，美国），在与股骨纵轴成 45°和 60°角的两个平面上施加冲击波。每个平面接受 3 000 次冲击波，电压为 28 kV（EFD = 0.58 mJ/mm²）。在冲击波治疗前和治疗后 1 年每个月进行一次 X 射线检查。大约 63.6% 的病例在 6～13 个月后达成骨愈合。未达到骨愈合的患者，后续接受植骨加强厚钢板手术治疗，均在 5 个月内达到骨愈合，说明冲击波对既往手术无不良影响。

冲击波也已成功应用于应力性骨折的治疗（Furia et al，2010b）。应力性骨折在运动员中较为常见，多发生在骨骼承受过度重复载荷后，会导致骨吸收过程中的破骨细胞活性与骨形成过程中的成骨细胞活性不平衡。当这类骨折无法愈合时，通常会采用外科手术来处理该区域，从而避免完全骨折。1999 年用冲击波治疗应力性骨折（Hotzinger et al，1999）以后，其他学者发表了成功的临床结果（Gordon et al，2002；Leal et al，2002；Leal，2006）。例如，由 OssaTron（Sanuwave Health, Inc.）电液冲击波源产生的单一疗程 2 000～4 000 次冲击波（EFD 为 0.29～0.40 mJ/mm²）显著缩短了应力性骨折患者的恢复时间，而这些患者对常规治疗没有反应（Taki et al，2007）。在能流密度较低（0.09～0.17 mJ/mm²）的情况下，采用 3～4 个疗程，每疗程 4 000 次冲击可被成功治疗运动员的胫骨或跗骨应力性骨折（Moretti et al，2009a）。根据 Leal 等（2015）的综述，冲击波疗法是一种治疗应力性骨折的安全、无创、高效率的方法。采用 1～2 个疗程，每疗程至少 2 000 次聚焦式冲击波（EFD 为 0.2 mJ/mm²），治疗效果最佳。

Cheng 等（2015）发表了关于冲击波治疗骨骼疾病现状的详细综述。有几个因素，如创伤和冲击波治疗之间的时间，骨折的部位和类型以及骨折部位的固定，会影响骨不愈合的愈合率（Cacchio et al，2009；Elster et al，2010；Furia et al，2010a；Alvarez et al，2011；Stojadinovic et al，2011）。Schaden 及其同事（2015）的另一篇综述得出结论，用电液和电磁冲击波源治疗骨折是有效的。分析还表明，电液冲击波源适合单一疗程使用，而电磁冲击波源建议使用 2～4 个疗程。可将检出长骨中大于 5 mm 的不愈合间隙作为治疗结果的阴性预测因子。该综述的主要结论是，由于冲击波疗法已被证明与手术一样有效，因此应将其视为适用该疗法的骨不愈合的首选治疗方法。

6.13 骨血管疾病

股骨头坏死，也称为股骨头缺血性坏死（AVNFH），是一种严重的骨血管疾病，病因不明，发病率 0.1%，所有年龄段皆可发病（Russo，2014）。其特征是局部血流减少，骨细胞和骨髓死亡，伴有疼痛和关节功能丧失。该病保守疗法不是很成功，在最后阶段，唯一可能的治疗方法是人工关节置换术。

在股骨头坏死的初期，冲击波治疗可用于减小坏死区域（Wang et al，2015a）。它还可以延迟行全髋关节置换术的时间，并延缓骨髓水肿的形成（Wang et al，2005，2008b）。体外冲击波治疗股骨头缺血性坏死的积极成果已经由多位学者发表（Ludwig et al，2001；Wang et al，2005，2015a；Russo，2014）。Lin 等（2006）和 Wang 等（2009b）报道了 ESWT 对系统性红斑狼疮股骨头坏死和系统性红斑狼疮髋关节坏死的疗效。Alves 等人（2009）发表了 5 篇关于使用冲击波治疗股骨头坏死的文章综述，揭示了一些有利的结果。如前所述，冲击波还可以用于治疗骨量减少（骨密度低于正常）、骨关节炎（Wang et al，2012c；Zhao et al，2012）和骨质疏松症（van der Jagt et al，2009；D'Agostino et al，2011；Gerdesmeyer et al，2015b），并已证明其在腕骨无菌性坏死疾病的早期阶段（骨坏死导致腕关节障碍）有效（van der Jagt et al，2009；D'Agostino et al，2011）。

冲击波在股骨头坏死病例中的确切作用机制正在研究中。体外冲击波可促进血液供应和新生血管的生长。它们还刺激成骨细胞和间充质干细胞的成骨分化并促进骨钙素（一种非胶原蛋白）的生成（Wang et al，2004a）。此外，体外实验已证明冲击波能促进 BMP-2 的 mRNA 和蛋白的表达并诱导股骨头软骨下骨中血管内皮生长因子（VEGF）的表达上调，提示股骨头新血管形成（Ma et al，2007，2008）。Yin 等人（2011）报道的体外研究表明，将骨髓基质细胞暴露于 OssaTron 设备（Sanuwave

Health, Inc.）发出的压力脉冲中，可诱导 NO 通路而使骨坏死患者髋部骨髓基质细胞中 VEGF、碱性磷酸酶、RUNX2（成骨细胞分化和骨骼形态发生的重要蛋白质）和 BMP-2（参与骨和软骨发育的蛋白质）基因表达上调。

Kusz 等（2012）报道了一项针对通过磁共振成像（MRI）诊断的股骨头缺血性坏死患者的前瞻性研究结果，这些患者在 X 射线引导下接受了 5 个冲击波治疗疗程。每个患者病灶上方的皮肤上都有四个标记点，并且每个疗程以 4 Hz 的频率暴露于 1 500 次冲击波中（EFD = 0.4 mJ/mm^2）。在冲击波治疗之前和之后 12 个月对受治疗的肢体进行张力测量，并评估疼痛强度和髋部功能。该疗法治疗后 6 周，患者生活质量显著改善。6 个月后，一些患者报告疼痛加剧和髋关节功能恶化；但是，这些评分仍优于治疗前的评分。

Vulpiani 等人（2012）的文章报道了冲击波治疗对 36 例不同阶段的单侧股骨头缺血性坏死患者的有效性。使用 Modulith SLK 冲击波源（Storz Medical AG），每位患者在 48～72 h 的间隔内接受 4 个疗程，每疗程 2 400 次冲击波（EFD = 0.50 mJ/mm^2）治疗。在冲击波治疗后第 3、第 6、第 12 和第 24 个月进行了随访检查。对结果进行分析得出主要结论，即冲击波治疗可能有助于预防早期股骨头缺血性坏死的血管坏死区域进展并控制疼痛。Russo 等（2015）发表了他们的治疗经验，他们使用了带有 X 射线和超声成像功能的 Modulith SLK 冲击波源，用冲击波治疗了 600 多例股骨头骨坏死的患者。他们的结论是：聚焦冲击波是治疗股骨头坏死的有效方法。在疾病早期疗效较好，冲击波治疗效果优于髓芯减压和骨移植。Wang 等人也报道了冲击波治疗在早期股骨头坏死患者中比髓芯减压和非血管化腓骨移植更有效（Wang et al，2005，2012b）。临床结果表明，冲击波治疗可作为早期股骨头坏死的首选治疗方法。但是，仍需要更精确地确定诸如能量密度、冲击波频率和冲击波数量之类的参数。

冲击波也被建议用于治疗骨髓水肿综合征（BMES），即过量液体在某些骨髓结构中积聚。它通常影响髋关节、膝关节、足部和踝关节的骨骺。该综合征可能是由骨骼损伤或诸如骨质疏松症、缺血性坏死、感染和肿瘤等疾病引起的。常规治疗包括物理治疗、减轻负重、给予止痛药和血管活性药物。冲击波治疗可以促进水肿缓解并减轻疼痛，然而对于骨髓水肿患者，在考虑冲击波治疗之前必须进行精确的诊断，因为肿瘤或感染性关节炎是冲击波或压力脉冲治疗的禁忌证。D'Agostino 等（2014）进行了一项前瞻性研究，以评估冲击波治疗在使髋部骨髓水肿综合征症状正常化方面的有效性。他们的改良试验纳入了 20 名患者，他们接受了两个疗程冲击波疗法（每疗程 4 000 次冲击波，EFD 大约为 0.5 mJ/mm²），疗程间相隔 48 h，使用配备了超声和放射成像技术的 Modulith SLK 电磁冲击波源(Storz Medical AG)。根据结果，冲击波治疗似乎可以迅速缓解疼痛并改善功能。作者推测冲击波的临床反应可能是由于 NO 经非酶促途径产生。

Gao 等人（2015）发表了一项前瞻性研究，比较冲击波治疗与静脉给予前列环素和双膦酸盐对膝关节 BMES 症状恢复的效果。该报告的主要结论是冲击波治疗可能是治疗膝关节骨髓水肿综合征的一种有效、可靠的治疗方法，可快速缓解疼痛、改善功能。尽管这些结果令人鼓舞，并证实了骨水肿病变逐步消退，但该方法仍然缺乏病因学证据。

例如，图 6.19 显示了一个患有关节积液、骨髓水肿和软骨下不全性骨折的患者在冲击波治疗前后的磁共振图像。冲击波治疗采用 Duolith SD1 冲击波源（EFD = 0.55 mJ/mm²）和 X 射线透视下引导（Storz Medical AG）。治疗包括 1 个疗程（6 000 次冲击波分布于股骨头，2 000 次冲击波分布于股骨颈，2 000 次冲击波分布于转子下）。术后疼痛迅速减轻，但仍持续行部分承重训练，拄双拐行走 8 周。冲击波治疗后 58 周获取的最终磁振造影图像证明症状完全缓解。

6.14　痉挛

痉挛是对运动的不自主抵抗，可能由多种原因，例如肿瘤、脑卒中、多发性硬化症、脑瘫（永久性运动障碍）或神经损伤而引发，从而改变了神经系统和肌肉之间信号的传输。传输这种不平衡导致肌肉活动增加。痉挛会对四肢的肌肉和关节产生负面影响，对成长中的儿童尤其有害。它表现为麻痹、肌腱反射活动增加和肌张力亢进的综合征，即肌肉拉伸能力降低。据估计，多达 38% 的患者脑卒中后发生痉挛（Watkins et al，2002）。

冲击波治疗被认为是减轻痉挛性运动障碍患者肌肉张力和肌肉僵硬的一种无痛且安全的治疗方法，据报道疗效会持续数月（Lohse-Busch，2014）。Lohse-Busch 等（1997）首次报道了单次体外冲击波对痉挛性运

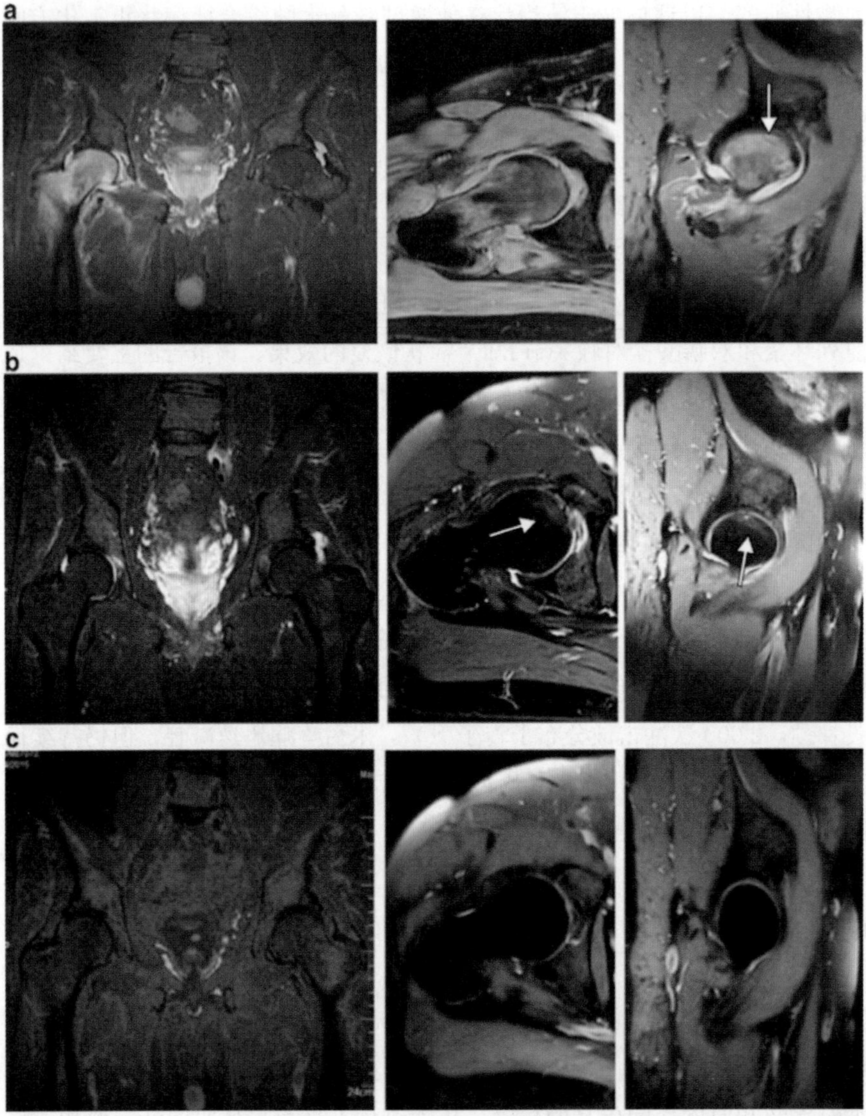

图 6.19 （a）一名 71 岁患者冲击波治疗前的磁共振影像，患者患有关节积液，从转子下区域到股骨头的骨髓水肿，以及明显的软骨下不全性骨折（白箭示）；（b）冲击波治疗后 24 周磁共振影响显示仅有残余的骨髓水肿区（白箭示），关节积液消退；（c）冲击波治疗后 58 周磁共振影响显示病症完全缓解。（由 L. Guiloff 和 M. Brañes 提供）

动障碍儿童肌肉功能障碍的影响。在整个治疗过程中，冲击波源的焦点维持在患者体外。每块肌肉暴露于 500 次冲击波中（EFD = 0.06 mJ/mm^2）。结果，患者的被动活动范围持续增加了数周。

Manganotti 等（2005）分析了聚焦式冲击波治疗脑卒中后痉挛的临床效果。在一个疗程，对强直肌肉的不同部位进行了多达 3 200 次的冲击波治疗（EFD = 0.03 mJ/mm²）。结果被动运动范围增加，但未观察到电生理参数的改善。几年后，同一作者发表了一项安慰剂对照研究，研究 SWT 对患有脑瘫和腿部畸形（单侧痉挛性马蹄内翻足）儿童的影响。对涉及的三块主要肌肉分别施加了 1 500 次聚焦式冲击波（EFD = 0.03 mJ/mm²），产生了明显的疗效。这种缓解持续了 4 周，但在冲击波治疗后约 12 周疗效消失了（Amelio et al，2010）。在另一项研究中，Manganotti 等人（2012）研究了冲击波治疗（1 600 次冲击波，EFD = 0.03 mJ/mm²）对健康人周围神经传导和中枢传导的影响和安全性。在冲击波治疗前、治疗完成后、治疗后 15 min 和治疗后 30 min 进行的神经生理学检查显示，所有接受治疗的受试者感觉和运动性周围神经传导以及中枢运动传导均无明显的短期或长期变化。

Vidal 等（2011）报道的随机安慰剂对照临床试验是应用径向压力波治疗脑瘫性 (CP) 痉挛的一个例子。第一组患者每块痉挛肌每隔 1 周接受三个疗程治疗，每疗程 2 000 次径向压力波。第二组患者给予 4 000 次径向压力波治疗（其中痉挛肌 2 000 次，拮抗肌 2 000 次）。在两组中，压力波（EFD = 0.1 mJ/mm²）使用 DolorClast（Electro Medical Systems）以 8 Hz 的频率产生，空气压缩机压强为 2 bar。第三组患者使用具有产生声音的假装置对痉挛肌肉进行安慰剂治疗。作者得出结论，在降低脑瘫性痉挛患者的痉挛状态方面，径向压力波治疗比安慰剂治疗更有效。但是，这种益处在治疗后约 3 个月消失。

其他学者报道，使用压电冲击波源（Richard Wolf GmbH）以 4 Hz 的频率产生聚焦体外冲击波（EFD 约 0.09 mJ/mm²），共三个疗程，每个疗程 1 500 次冲击波，传递到内侧和外侧腓肠肌（小腿后部肌肉），对患有高张力性踝关节和足底屈肌的脑卒中患者有效（Moon et al，2013）。在一项前瞻性开放性研究中，Santamato 等人（2014）报道冲击波治疗脑卒中后足底屈肌痉挛安全有效。使用 R20 探头（Sanuwave AG，伦维尔，瑞士）电液 EvoTron 冲击波源发射 1 500 次冲击波（EFD = 0.1 mJ/mm²），观察到肌肉张力降低和踝关节被动背屈运动改善。效果的持续时间取决于各个病例症状的严重程度。效果持续时间较长的有 I 级、II 级或III级小腿肌肉回声强度的患者，以及在 Heckmatt 量表上有IV级回声强度的受试者。

在一项前瞻性的单中心临床试点研究中，Kim 等人（2013）报道了使用五个疗程，每疗程 3 000 次径向压力波（在空气压缩机压强为 1.6 bar 时产生）治疗脑卒中患者的肩胛下肌痉挛（肩部的三角形肌肉）。在治疗期间观察到了改善，但在最后一次治疗后 4 周，这种效果有所减弱。

Gonkova 等人（2013）报道了一项开放、对照、观察性研究的结果，该研究采用一次安慰剂治疗，4 周后进行一次积极治疗，目的是研究径向压力波治疗对脑瘫患儿足底屈肌痉挛的影响。患者（平均年龄约 5 岁）使用 BTL-5 000 单元（BTL Industries Inc.，哥伦比亚，南卡罗莱纳州，美国）在空气压缩机压强为 1.5 bar 的情况下对足底屈肌进行治疗（1 500 次压力波，频率为 8Hz）。安慰剂治疗后，临床观察或仪器测量未发现变化，然而接受压力波治疗后，患者足底屈肌痉挛明显减轻，持续了 4 周。即使作者承认需要进一步的研究来了解所观察到的效应机制，并在长期的随访中证实他们的结论，但报道的结果表明，径向压力波可以用于减轻下肢足底屈肌的肌肉痉挛。

Trompetto（2009）等人评估了冲击波在治疗肌张力障碍（引起异常姿势的非自主性肌肉收缩）方面的有效性。3 例肢体肌张力障碍患者和 3 例特发性痉挛（手部肌张力障碍）患者接受了四个疗程（每周一个疗程），每疗程 800～3 000 次冲击波治疗（EFD 为 0.030 mJ/mm^2），冲击波靶向目标肌肉的多个部位。使用具有同轴超声扫描的电磁式冲击波源（Modulith SLK，Storz Medical AG）来产生无痛冲击波。使用广泛应用的残疾量表进行临床评估。患者表现出肢体肌张力障碍明显改善，这些明显改善在冲击波治疗后约 1 个月后消失。只有两名患有特发性痉挛的患者表现出一定程度的改善。作者提出，冲击波对肌张力障碍患者的有益作用可能是通过诱导调节肌肉的传入冲动进入脊髓而直接影响长期过度活化肌肉的纤维化和其他内在成分。然而，在明确建议使用冲击波治疗肌张力障碍之前，需要进行更多试验。

即使冲击波作用于痉挛肌肉的确切机制尚未完全了解，但众所周知，冲击波和径向压力波的应用对肌肉痉挛的影响与标准的振动刺激不同。Mori 等人（2014）发表的一篇深入的综述表明，冲击波治疗可以使一些肌肉强直症患者受益。脑瘫患儿经聚焦式冲击波和径向压力脉冲治疗后也观察到阳性结果，但是冲击波治疗后肌肉张力下降的持续时间少于 3 个月。对成年脑卒中患者的上肢肌肉应用聚焦式冲击波治疗也已获得成功。迄今为止，在任何已报道的研究中均未观察到重大不良反应。Santamato（2013）等人研究了冲击波与 A 型肉毒杆菌毒素（BTX-A）联合治疗脑卒中后痉挛的效果，称为 SBOTE（肉毒杆菌毒素和冲击波治疗痉挛）。BTX-A 是一种用于阻止神经肌肉传递的生物毒素，是脑卒中后局灶性痉挛的金标准疗法（Wissel et al，2009）。尽管需要进行更多的研究来证实冲击波对痉挛的影响，但结果已显示 BTX-A 联合冲击波治疗脑卒中后上肢痉挛明显优于A 型肉毒杆菌毒素联合电刺激治疗。试验中使用的冲击波剂量与先前实验研究相同（Amelio et al，2010）。

对冲击波治疗痉挛症效果的评估受到适当的安慰剂治疗的限制。关于聚焦式冲击波和径向压力波治疗痉挛的更多信息，可参见其他文献（Sohn et al，2011；Gonkova et al，2013；Mori et al，2014）。

6.15 伤口愈合

在全球范围内，慢性创伤患者的数量不断增加，软组织创伤的处理仍是皮肤科、内科、血管科等专科面临的挑战。烧伤、手术后创伤是常见的急性创伤。慢性创伤包括糖尿病足溃疡 (DFU)、下肢静脉溃疡、压疮、动脉供血不足性溃疡。如果创伤产生 3 个月后没有发生组织重建，通常被定义为慢性创伤。组织伤口愈合涉及复杂的细胞和分子过程。治疗可能包括适当的创面准备，通过手术和非手术方式去除受损组织，应用专用敷料，高压氧疗法（HBOT），负压伤口疗法和超声疗法。正如在其他医学领域中发生的那样，在治疗骨不愈合的过程中偶然发现了用冲击波治疗软组织伤口的可行性（Schaden et al，2007）。Haupt et al，（1990）很早就报道了冲击波治疗对幼猪局部创面再上皮化的影响。在仅用 14 kV 电液冲击波源产生的 10 次冲击波处理后，观察到真皮上部血管化明显增强，新形成的较厚的上皮细胞层覆盖创面。施加 18 kV 电压下产生的 100 次冲击波会导致再上皮化速率下降。据报道，在小鼠模型中进行体外冲击波治疗后，缺血性皮肤的血管流量增加，促血管生成基因表达上调（Stojadinovic et al，2008）。

散焦及聚焦声波已被用于治疗延迟愈合／不愈合的创伤（Qureshi et al，2011；Mittermayr et al，2012；Ottomann et al，2012；Dymarek et al，2014）。结果表明，ESWT 促进伤口愈合，很少或几乎没有不良反应。实验研究表明，施加冲击波后，人微内皮细胞（HMEC）的毛细血管连接增加，并且促凋亡基因早期表达下调（Sansone et al，2012）。在大多数情况下，用非聚焦或平面冲击波治疗慢性伤口似乎更为方便，因为其每次冲击波所覆盖的面积更大，从而缩短了治疗时间并提高了患者的耐受性。

根据 Ottomann 等人的观察（2010），当非黏附性纱布敷料和局部消毒剂应用于皮肤移植供体部位时，在获取皮肤移植体后立即使用 OW180C DermaGold 冲击波源（MTS Europe GmbH，康斯坦茨，德国）进行离焦冲击波治疗（100 次脉冲 /cm²，EFD 为 0.1 mJ/mm²），可促进供体上皮化。在一个相对较小的试验中，该组作者发现，在清创／局部抗菌治疗后，对二度烧伤创面进行单一离焦冲击波治疗可加速上皮生成（Ottomann et al，2012）。此外，与单一疗法相比，重复性冲击波治疗在更大程度上促进了皮肤血管形成。

Kisch 等（2015）在大鼠中应用了分级重复性 ESWT（frESWT），以研究其对皮肤微循环的影响。作者报告，首次治疗后组织氧饱和度和血流量增加。这些效应在第二次和第三次 ESWT 后增强。Contaldo 等人（2012）定量研究了径向压力波治疗对小鼠切口愈合的影响。受伤后第 1、3、5、7、9 和第 11 天，动物接受 DolorClast 弹道源（Electro Medical Systems）产生的频率为 3 Hz 的 500 次径向压力波（EFD = 0.1 mJ/mm²）处理，采用活体荧光显微镜定量分析创面微循环。此外，对组织标本进行离体伤口评分和免疫组化检查。作者的结论是，径向压力波治疗可以通过促进细胞凋亡来促进伤口愈合阶段的线性发展。

Fioramonti 等人（2012）研究了将冲击波作为瘢痕治疗的一种方式，用于 16 例功能性和美容性烧伤后瘢痕挛缩或增生性瘢痕患者。所有患者均接受使用带有手持治疗头的 EvoTron 电液冲击波源（High Medical Technologies，伦维尔，瑞士）治疗伤口局部区域，每平方厘米 100 次脉冲（EFD 为 0.037 mJ/mm²），脉冲频率为 4 Hz，每周治疗 2 次，持续 6 周，无须麻醉或抗生素。治疗期间未出现出血、瘀点或血肿；但有些患者感到疼痛。

治疗前后均进行照片拍摄和 VAS 评分。据作者介绍，冲击波治疗后所有瘢痕外观良好，因此冲击波可作为治疗烧伤后病理性瘢痕的一种可行方法。

Goertz 等人（2014）采用三次体外冲击波治疗对无毛小鼠耳朵全层烧伤后的血管生成进行了分析。对照组烧伤，但不接受体外冲击波治疗。A组烧伤后 1 天创面暴露 500 次冲击波（EFD = 0.03 mJ/mm^2）中；B 组在烧伤后第 1、3 天给予相同剂量的冲击波，C 组在烧伤后第 1、3、7 天给予相同剂量的冲击波。所有处理的冲击波频率均固定为 1 Hz。冲击波用改良的 Aries Vet 发生器（Dornier MedTech GmbH）生成。用活体荧光显微镜评估微循环参数、血管生成和白细胞相互作用。与对照组相比，冲击波治疗组的小鼠显示出血管生成加速。两次冲击波治疗效果优于一次冲击波治疗，三次冲击波治疗效果优于两次冲击波治疗。这些结果是相关的，因为可以通过加速伤口愈合来预防烧伤伤口感染和败血病。Kuo 等人（2009）发表的一项研究表明，在链脲霉素诱导的糖尿病大鼠模型中，冲击波治疗通过增加局部血液灌注和组织再生来促进伤口愈合。

冲击波治疗已经成功地治愈了以前使用保守方法未能成功治愈的慢性静脉性溃疡、糖尿病溃疡和创伤后溃疡（Saggini et al, 2008）。Moretti 等人（2009b）对相对较小的患者群体进行的研究表明，冲击波治疗可能是治疗糖尿病足溃疡的一种选择。肉芽组织的产生与白细胞的形成是冲击波治疗后的特征性改变，其与增强血管密度和增加局部血流相关（Arno et al, 2010）。在一些慢性皮肤溃疡中，病灶缩小或完全愈合。散焦压力波源用于治疗广泛的血管病变。

Wang 和同事（2009c）发表了一项研究，结论是，对于慢性溃疡性糖尿病足，冲击波治疗比高压氧治疗更有效。一组患者接受了三次冲击波治疗（EFD = 0.11 mJ/mm^2），每两周一次。另一组患者每天接受高压氧治疗，共 20 天。影像学检、细菌学检查、组织学检查、免疫组织化学分析和血流灌注扫描显示，冲击波治疗组的结果明显优于高压氧治疗。另外，对比冲击波治疗和高压氧治疗对慢性溃疡性糖尿病足的治疗效果还发现，冲击波治疗后免疫活性表达增加，而高压氧治疗后该指标没有明显变化。治疗剂量取决于溃疡的大小，但是每个疗程至少使用小型手持式 dermaPACE（Sanuwave Health, Inc.）电液冲击波发生器（类似于图 6.2 中所示的设备）产生 500

次冲击波（EFD＝0.23 mJ/mm²）。冲击波源滑过伤口，从伤口周围向各个方向延伸 10 mm。该研究的主要结论是，与高压氧疗法相比，冲击波治疗显示出促进血管生成和组织再生的能力（Wang et al，2011b）。冲击波治疗糖尿病组和非糖尿病组的慢性足溃疡的长期结果也已有报道。对溃疡状态、局部血流灌注以及死亡率和发病率分析的临床评估表明，冲击波在治疗慢性糖尿病和非糖尿病足溃疡方面似乎均有效。两组应用冲击波治疗后，尽管在一年之内血流灌注率增加，但一年后，血流灌注率仍下降；然而，五年后，非糖尿病患者的血流灌注明显优于糖尿病患者。在糖尿病组中，五年后观察到 43％的溃疡完全愈合。在非糖尿病组中，五年后治愈的溃疡百分比为71％。该试验使用 dermaPACE 冲击波源（Sanuwave Health，Inc.）施加冲击波（EFD＝0.11 mJ/mm²），方案如前述（Wang et al，2014）。

Omar 等人（2014）还研究了冲击波治疗对慢性溃疡性糖尿病足愈合的功效。在冲击波治疗组（$n = 24$）中，每个溃疡每周接受两次治疗（每平方厘米 100 次脉冲，EFD＝0.11 mJ/mm²），总共进行八次治疗。通过减少的伤口表面积来评估治疗效率。与对照组相比，冲击波治疗组的平均治愈时间显著缩短。所有治疗过的溃疡均减小了，没有不良反应。

在对将冲击波治疗用于促进伤口愈合的详尽综述中，Mittermayr 及其同事得出结论，冲击波会诱导复杂的生物学反应，从而促进组织灌注和血管生成。冲击波治疗的优点是方便操作，可以在门诊病人中进行治疗并且无须麻醉。根据他们的综述，治疗难以治愈的伤口的数据已有报道。对于难愈性创面，冲击波治疗可能是保守治疗和手术治疗的有效替代方法。然而，仍然需要对大量患者进行精心设计的研究来证实已报道的结论（Mittermayr et al，2012）。

Qureshi 等（2011）报道了使用循证方法回顾文献的结果。根据他们的发现，临床试验鼓励使用冲击波来治疗伤口、诱导机械转导和调节免疫。未发现严重并发症；然而，对于使用何种能量密度、频率、脉冲数和脉冲波形最佳，以及何种类型的伤口最有可能从冲击波治疗中受益，尚无共识。

为了提升冲击波治疗促进伤口愈合的疗效，Weihs 等（2014）分析了冲击波治疗是否通过改变主要的细胞外因子和参与细胞增殖的信号通路来影响增殖。他们的体外和体内研究纳入了几种类型的细胞，并证明了 ESWT

通过释放细胞内三磷酸腺苷（ATP）和激活 P2 受体促进伤口愈合，通过激活细胞外信号调节激酶 1/2（Erk1/2）促进组织重塑（ATP 是在多个细胞过程例如酶和蛋白质生物合成反应和细胞分裂中消耗的分子）。这项研究的结果也可能有助于解释某些伤口愈合障碍患者对冲击波治疗无反应的原因。由于 Erk1/2 信号通路在伤口愈合过程中至关重要，因此作者推测冲击波治疗无反应的患者可能 Erk1/2 信号通路已受损。

Antonic 等（2015）最近评估了 100 次冲击波（EFD 为 0.1 mJ/mm^2，频率为 1 Hz）对角质形成细胞形态、细胞骨架和有丝分裂活性的体外影响。冲击波是由 OW180C DermaGold 电液冲击波源（MTS Europe GmbH）产生的。进行苏木精和伊红染色，对 Ki-67，CK5，CK14 和 CK10 进行免疫组化分析，单层细胞未见明显改变。

当评估冲击波处理过的细胞和未经处理的（对照）细胞的组织学图像时，两组之间没有观察到形态学差异。作者得出的结论是，经冲击波处理的角蛋白形成细胞培养物显示出角蛋白形成细胞增殖加快，并且冲击波治疗促进了角蛋白形成细胞向基底层样形态分化。

Dymarek 等人（2014）对文献进行了系统的回顾。评估冲击波治疗的有效性，证据表明，冲击波治疗通常每周使用一次或两次。疗程总数在 3～6 个之间。能量密度水平在 0.03～0.25 mJ/mm^2 之间，最常用的能流密度是 0.1 mJ/mm^2。在大多数研究中，每个疗程采用 10～500 脉冲 /cm^2 伤口面积。报道的结果包括伤口闭合和再上皮化、组织肉芽形成增强、坏死纤维蛋白组织减少、血流灌注改善以及对抗生素的需求减少。据报道，与标准疗法（包括高压氧治疗和假冲击波治疗）相比，伤口闭合率有统计学差异。基于此系统性综述（回顾了 2000—2013 年发表的文章），冲击波可被视为一种安全且几乎无痛的治疗方法，但是仍需制定循证实践指南。

Notarnicola 等（2014）也成功地治疗了足部神经性溃疡。作者使用了由 Minilith SL1（Storz Medical AG）产生的聚焦冲击波（EFD 为 0.03 mJ/mm^2）。他们的治疗方案包括 3 个疗程，每疗程间隔 3～7 天。比较了两项研究（即两种冲击波剂量：每平方厘米病灶区域 100 次冲击波和每平方厘米病灶区域 200 次冲击波）的结果。在两项研究中，与对照组相比，冲击波治疗组的再上皮化率（以 mm^2/d 表示）更高。有趣的是，较低的剂量（每平方厘米 100 次脉冲）比较高的冲击波剂量有效得多。

Butterworth 等人（2015）发表了一篇综述，以探讨冲击波疗法在与合并症（如糖尿病、外周血管疾病和静脉功能不全）相关的下肢溃疡治疗中的有效性。溃疡与手术并发症、压疮或烧伤相关的病例被排除在外。他们发现了一种趋势，表明冲击波治疗可以促进伤口愈合。然而，考虑到研究的非盲性设计，标准化缺乏令人担忧。此外，不同研究之间治疗方案也有所不同，因此很难进行比较。作者指出，要减少偏差，必须使用严格的 RCT 方法。结果测量应包括关于下肢溃疡的鉴别标准的详细信息。作者认为，支持冲击波作为治疗下肢溃疡治疗方法的证据有限。在回顾了临床结果后，Wang 及其同事（2015b）发现冲击波治疗似乎对慢性溃疡性糖尿病足的治疗有效。与其他治疗方式相比，冲击波治疗是一种经济有效的方法，几乎没有副作用，并且当传统治疗方法失败时，似乎是一个很好的替代方法（图

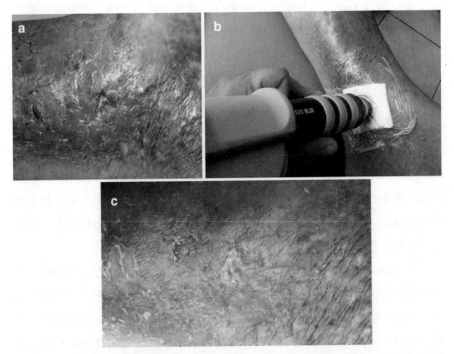

图 6.20 54 岁患者小静脉溃疡，（a）冲击波治疗之前；（b）冲击波治疗期间；（c）冲击波治疗后 9 天。每疗程使用 Evo Blue 装置（Electro Medical Systems，尼永，瑞士）在频率为 8 Hz，气压为 4 bar 条件下产生 2 000 次径向压力波，未使用抗生素。（由 L. Parada 提供）

6.20）。与其他应用一样，必须根据更大范围的随机对照临床试验确定最佳脉冲波数、剂量、疗程数和时间。

6.16 美容皮肤科

脂肪团是由不规则的皮肤和脂肪细胞簇形成的，其通常聚集在大腿和臀部，影响大多数青春期后的女性。它的出现取决于多种因素，例如遗传倾向、体重、年龄、饮食和激素变化。在医学领域中，它被称为妇科病性脂肪营养不良、脂肪性水肿和变形性皮肤黏膜炎。可用的治疗方式仅部分有效。新疗法正在不断发展，但是对于所涉及的现象往往缺乏了解。Khan等人（2010a，2010b）、Gold(2012) 以及 de la Casa 及其同事（2013）提供了脂肪团的病因、治疗方式和病理生理方面的信息。

如今，冲击波和径向冲击波治疗被认为是可以将一个或多个脂肪团的临床表现改善一级或以上的替代方案。脂肪团的等级由临床评估确定。接触热成像、皮肤血流灌注测量、对比热成像，以及反冲和弹性测量等有助于对脂肪团进行进一步分类。在美容皮肤病学中，声波治疗（AWT）变得流行起来，并且已被用作冲击波和径向冲击波治疗的同义词。瘢痕、皮纹、纤维化和脂肪肿（脂肪组织通常影响腿部）已通过压力脉冲成功治疗。此外，吸脂后也要使用声波疗法（Adatto et al，2014）。

Siems 等人（2005）发表了一项早期研究，发现对 26 名患有脂肪性水肿和 / 或脂肪团的女性进行冲击波治疗，显著改善了皮肤的生物力学特性，使真皮和皮下组织表面光滑。还得出结论，从水肿的真皮释放脂质过氧化产物是冲击波预防脂肪水肿和脂肪团硬化的重要作用。作者使用了改进的 DermaSelect 压力波源（Storz Medical AG），在本研究中使用的 EFD 为 $0.16\,\mathrm{mJ/mm^2}$（焦点后 30 mm），每位患者接受 6 个疗程，其中一条大腿接受 1 000 次冲击波（始终相同）。此外，每天在两条大腿上进行综合消肿治疗（CPDT）。根据 Angehrn 及其同事（2007）的一篇文章，对 21 名女性患者的大腿外侧脂肪团皮肤进行的低能量散焦式冲击波治疗的早期研究显示，每周两次治疗，连续 6 周，真皮中胶原蛋白发生了重塑。在冲击波治疗之前和之后进行高分辨率超声检查以评估治疗结果。皮肤受到电液冲击波源 ActiVitor Derma（SwiTech Medical AG，克罗伊茨林根，瑞士）（EFD＝0.018 mJ/mm^2）产生的压力脉冲的作用。在每一侧，治疗区域被分成约 4 cm^2 的正方形区域，每个正方形区域接受 100 次压力脉冲。该研究团队报道了对一位患有 3 级脂肪团的 50 岁女性患者进行 4 个疗程冲击波治疗的效果（Kuhn et al，2008）。每次使用 ActiVitor Derma 装置（EFD＝0.155 mJ/mm^2）以 4 Hz 的频率在 20 mm×20 mm 的试验区域总共施加 800 个压力波。从处理过的和对侧未处理的区域中获取皮肤样品做组织病理学分析。分析表明治疗对皮肤组织没有损伤，但是诱导了新胶原蛋白和新弹性蛋白的产生。

Christ 等人（2008）发表的另一篇具有代表性的文章报告了用 CellActor SC1（Storz Medical AG）产生的 3 200 次压力波（EFD＝0.25 mJ/mm^2）对 59 名妇女进行 6～8 个疗程治疗后的结果。用超声来评估结缔组织的变化。皮肤弹性值明显提高。可以观察到真皮和皮下组织中胶原蛋白／弹性纤维网络密度和硬度增加，有长期脂肪团病史的患者尤其明显。

Adatto 和同事（2010）进行了一项关于径向压力波治疗改善脂肪团外观效果的随机试验。使用 D-Actor 200（Storz Medical AG）对单腿上的 10 cm×15 cm 矩形区域施加 6 个疗程，每疗程 3 000 次脉冲（空气压缩机压强为 2.6～3.6 bar），重复频率为 15 Hz。评估皮肤凹陷、隆起、粗糙程度和弹性。作者报告了 6 个疗程后治疗和未治疗的腿之间显著的统计学差异。相同的作者发表了另一项研究，使用 CellActor SC1（Storz Medical AG）对 14 位女性进行 8 个疗程，每疗程 1 500 次径向压力波（EFD 在 0.45～1.24 mJ/mm^2）治疗的结果，使用的空气压缩机压强为 3～4 bar（Adatto et al，2011）。可以证明皮下脂肪层厚度和大腿平均周长明显减少。

Tinazzi（2011）发表了压力波疗法减轻 30 例进行性系统性硬化症（SSc）（即由于胶原蛋白积聚引起的皮肤增厚）患者的内皮细胞损伤和皮肤纤维化的结果。在治疗前，治疗后即刻，治疗后 7 天、30 天、60 天和 90 天对患者的皮肤进行临床触诊［称为 Rodnan 皮肤评分（RSS）］和皮肤健康 VAS 评分，对患者的皮肤进行评估。对患者的手臂进行超声检查，并在治疗前和治疗后的不同时间采集血样。观察到 RSS 持续快速降低，VAS 降低，皮肤结构更规则，皮肤血管形成增多，然而治疗前后皮肤厚度没有差异。作者还报道，内皮祖细胞和循环内皮细胞增加，而血清学生物标志物在治疗前后没有变化。

Knobloch 等人（2013）进行的一项纳入了 53 名患者的单中心双盲随机对照试验显示，与 ESWT 结合臀肌力量训练相比，用 Duolith（Storz Medical AG）进行 6 个疗程治疗（每周一次），每疗程以 $0.35\,mJ/mm^2$ 的能流密度施加 2 000 次压力脉冲治疗结合臀肌力量训练的效果明显更好。对照组以 $0.01\,mJ/mm^2$ 的能流密度施加相同数量的疗程和脉冲。评估的结果参数为照片数字脂肪团严重程度量表（CSS）。对相关淋巴水肿、皮肤活力恢复、皮肤弹性增强以及脂肪成分破坏而导致的光滑度提升的直接影响似乎是产生积极结果的原因（Bae et al，2013）。Russe-Wilflingseder 及其同事（2013）发表了一项前瞻性随机双盲安慰剂对照临床研究的结果，该研究纳入了 17 名患者，每周接受一次 D-Actor 200（Storz Medical AG）径向压力波源治疗，持续 7 周。在治疗前、治疗中、治疗后的不同时间对结果进行评估。结果显示，冲击波可以减少凹痕的周长、数量和深度，增强皮肤的紧致度、质感，促进皮肤成长。

在一项前瞻性单中心随机研究中，Schlaudraff 等人（2014）证明了用 DolorClast（Electro Medical Systems）产生的径向压力波（空气压缩机压强为 $3.5 \sim 4.0\,bar$，频率为 15 Hz）可有效治疗脂肪团。对患者进行单侧治疗，在大腿后部和臀部区域均匀分布 15 000 个压力脉冲。该疗法每周两个疗程，共进行 4 周。在最后一次治疗后和治疗完成 4 周后评估治疗结果。所有患者对该疗法均耐受良好，未观察到不良副作用。作者还报道，根据他们的结果，不能通过患者的初始脂肪团分级、体重、身高、体重指数（BMI）或年龄来预测临床结果。脂肪团的等级由数码照片记录，并通过临床检查和接触热成像法确定。

Nassar 等（2015）发表了一项随机对照试验的结果，该试验采用了个体内对照，每条腿施加 1 500 次聚焦式冲击波（EFD 为 $0.56 \sim 1.24\,mJ/mm^2$），然后在同一条腿上施加 3 000 次径向压力脉冲（空气压缩机压强为 $2.6 \sim 5.0\,bar$，频率为 16 Hz）。整个治疗过程每周两个疗程，共 8 个疗程。在最后一个疗程后 12 周，通过超声测得的大腿周长和皮下脂肪层厚度均减少。

低温解脂术是一种减少皮下脂肪和纤维组织的无创手术。该方法破坏皮下脂肪细胞，不影响血液中的脂质或肝脏标志物水平。将径向压力脉冲与冷冻脂肪溶解术相结合可以有效地促进被破坏的脂肪细胞的死亡和缓慢吸收。Ferraro 等人（2012）使用针对局限性脂肪组织的冷冻探头和用于治疗纤维纤维素团的弹道径向压力波源，成功地显著降低了 50 例局限性脂肪和脂肪团患者的脂肪厚度。组织学和免疫组织化学分析证实了脂肪组织逐渐减少。还观察到微循环的显著改善。对于某些患者，这种称为"冰－冲击脂解术"的疗法可以替代抽脂术。

如 4.13 节所述，Kiessling 等人（2015）将鸡胚暴露于不同剂量的径向压力波中，发现处理后死亡的胚胎数量呈剂量依赖性增加。一些存活下来的胚胎有严重的先天缺陷。即使这些结果不能直接外推到人类胚胎上，冲击波和径向冲击波治疗也只能在排除妊娠的情况下用于治疗脂肪团。

在对 11 项已发表的临床研究进行 Meta 分析之后，Knobloch 等（2015）发现了大量证据表明，集中的冲击波和径向压力波都能改善脂肪团。但是，到目前为止，尚无关于最佳治疗方案的结论，因为已发表的试验在设备、疗程数、随访时间、物理参数（EFD、压力脉冲的数量、速率和波形）和所使用的评估方法等方面有所不同。通常每周进行 1～2 个疗程，共 6～8个疗程。副作用很少见，包括轻微的疼痛、肌肉酸痛、皮肤发红和血肿。主要禁忌证是妊娠，使用抗凝药、凝血障碍、血栓形成、肿瘤疾病和在超声波治疗前 6 周或更短时间内行可的松治疗（Adatto et al，2014）。到目前为止，尚无法提供一年以上的跟踪信息。还需要更多的临床研究来确定治疗方式、压强曲线和能流密度以及其他参数（例如患者的年龄、BMI和脂肪团的分期）如何影响治疗结果。

在不久的将来，可以预期，冲击波和径向压力波将被广泛用于治疗越来越多的美容皮肤病适应证。以平面冲击波治疗美胸植入术后囊性纤维化为例。在一项横向研究中，Heine 和他的同事（2013）使用 Duolith SD1(Storz Medical AG) 治疗了 19 例乳房植入物植入后发生的包膜纤维化。治疗平均包括 8 个疗程，每疗程 1 000～1 500 次冲击波（EFD 在 $0.22～0.38\,mJ/mm^2$ 之间）。该疗法耐受性好，易于使用。接受乳房切除术后乳房重建的患者没有报告疼痛明显减轻，而接受乳房美容治疗的病人报告了疼痛减轻。

6.17 心脏疾病

在发达国家，冠心病（CAD）或缺血性心脏病是导致死亡的首要原因。当向心肌供氧的动脉内壁形成斑块，变得越来越硬和狭窄（动脉粥样硬化）时就会发生这种情况。斑块通常由磷酸钙、脂肪沉积、胆固醇和异常的炎性细胞组成。心脏的肌肉细胞（心肌细胞）由于缺氧而死亡，并被形成瘢痕的纤维组织所替代。瘢痕具有与健康心肌不同的特性，导致心脏功能下降。导致心肌梗死（MI）的危险因素包括高血压、吸烟、高血脂、超重和糖尿病。药物治疗、经皮冠状动脉介入治疗（PCI）、激光血管心肌血运重建术（TMR）和冠状动脉搭桥术（CABG）是常见的治疗方法。不幸的是，这些技术是侵入性的并且具有相当大的风险。体外冲击波的应用，在这种情况下也称为心脏冲击波疗法（CSWT），是一种通过促进血管生成和血运重建来改善心肌缺血并改善心脏功能的方法（Khattab et al，2007；Stojadinovic et al，2008；Davis et al，2009；Ito et al，2009；Zimpfer et al，2009；Gutersohn et al，2000；Kikuchi et al，2010；Wang et al，2010，2012a）。最初的人体治疗是在 1998 年进行的（Caspari et al，1999）。如今，心脏冲击波疗法被认为是治疗慢性稳定型心绞痛的一种疗法（Schmid，2014）。

Modulith SLC（Storz Medical AG）是第一个用于治疗心肌缺血区域，产生新生血管并促进血液循环而无须麻醉的商用冲击波源。在心动周期的不应期会发出冲击波。即使冲击波发生器与 SWL 中使用的波源有相似之处，其焦距和口径也是专门为心脏病学中使用而设计的。这是至关重要的，因为心脏靠近肺部。使用在线超声定位可以实现精确的目标定位。圆柱电磁冲击波源（5.3.2 节）的穿透深度在 0 ～ 150 mm 之间。如图 6.21 所示，冲击波源安装在可移动臂上，以根据特定情况调整波束轴。

体内研究表明，冲击波诱导的声空化作用于心肌和血管内皮细胞。Nishida 等人（2004）发表了一篇报告，使用了一个众所周知的模型检查缺血心肌的血管生成疗法，证明了体外冲击波治疗在猪慢性心肌缺血治疗中的有效性。该技术基于在左旋支冠状动脉近端周围放置收缩器，以在诱导动脉完全闭塞的同时不引起心肌梗死（O'Konski et al，1987）。收缩

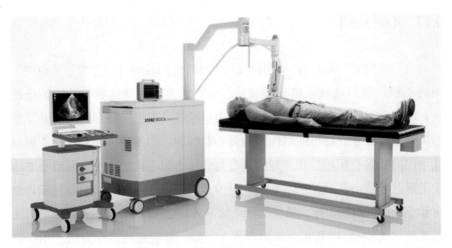

图 6.21　模块化 SLC 电磁冲击波源（Storz Medical AG，特格维伦，瑞士）的照片，其具有在线超声定位功能，专为无创性心脏血管重建而设计

器植入后 4 周，使用 Storz Medical AG 冲击波源对缺血区域的 9 个点施加了冲击波（EFD = 0.09 mJ/mm^2），每点 200 次冲击波。冲击波治疗在 1 周内重复 3 次。对照组的猪接受相同的麻醉程序，但未接受冲击波治疗。仅接受冲击波治疗的猪在局部缺血区域形成了冠状动脉侧支血管，并且可见冠状动脉数量增加。Uwatoku 等人（2007）发表的进一步研究表明，体外心脏冲击波疗法可促进猪急性心肌梗死后左心室重构。

　　Nurzynska 等人（2008）对从正常人心脏活检切片和移植的缺血性心肌病心脏中分离的成人心脏原始细胞进行体外实验，证明了冲击波对心肌细胞、平滑肌和内皮细胞前体细胞的增殖和分化均具有积极作用。使用 Modulith SLK（Storz Medical AG）产生冲击波，并通过覆盖有超声波凝胶的注水垫将其耦合到含有贴壁细胞的培养皿中。将细胞以 15×10^3 个 /cm^2 的密度铺板，经受 800 次冲击波（EFD = 0.1 mJ/mm^2）并培养 7 天。含有相同数量未经冲击波处理的细胞的培养皿用作对照。结果表明，如果在心力衰竭的早期阶段应用冲击波治疗，则可能抑制或延缓心脏的病理重塑和功能退化。

　　Zimpfer 及其同事（2009）研究了心外膜冲击波治疗缺血性心力衰竭啮齿类动物模型的积极作用。根据他们的研究，心外膜施加冲击波可改善左心室功能并降低血清 B 型利钠肽水平。此外，还观察到血管内皮生长因子 mRNA 水平显著上调。几年之后，同一研究小组发表了猪心外膜冲击波治疗的安全性和有效性评估结果（Holfeld et al，2014b）。结扎左前降支诱发心肌梗死。4 周后，再次对猪进行开胸手术，向梗死前壁施加 300 次心外膜冲击波（EFD = 0.38 mJ/mm²）。6 周治疗后，冲击波组左心室射血分数（LVEF）改善，而对照组则无改善。定量组织学显示冲击波治疗的猪出现了明显的血管生成。没有不良反应的报道。

Ito 等人（2010）在猪体内研究了冲击波治疗是否能促进心肌缺血再灌注损伤后左心室（LV）的重塑。使用球囊导管对 30 只猪进行缺血再灌注 90 min。冲击波组（$n=15$）的动物在 1 周内在梗死心肌周围不同部位每处用 200 次冲击波（EFD = 0.09 mJ/mm²）进行了 3 次治疗。特殊设计的电磁激波发生器内配备超声心动图引导（Storz Medical AG）。缺血再灌注 1 个月后，经冲击波处理的猪在左心室增大、左心室射血分数降低和左心舒张末期压强增大方面明显改善了左心室重塑。与对照组相比，冲击波组的动物局部心肌血流量、毛细血管密度和内皮型一氧化氮合酶活性增加。

Fu 和他的同事（2011）利用小型猪缺血性心脏模型证明了冲击波治疗可增加内皮祖细胞、促进血管生成并减弱缺血性左心室心肌的炎症反应、氧化应激、细胞凋亡和纤维化。他们还报道了冲击波逆转了缺血相关的左心室功能障碍，减弱了缺血引起的左心室重构而没有副作用。

2006 年，Fukumoto 等（2006）报道了体外心脏冲击波疗法可改善重症冠状动脉疾病患者心肌缺血。随后对 9 例没有经皮冠状动脉介入治疗或冠状动脉搭桥术指征的终末缺血性心脏病患者进行了心脏冲击波疗法临床试验。该疗法每个疗程包含 200 次冲击波，EFD 为 0.09 mJ/mm²，每周三个疗程，由圆柱形线圈电磁冲击波源产生（Storz Medical AG）。该疗法改善了症状，减少了硝酸甘油的使用以及心肌灌注。冲击波引起的影响持续了至少 12 个月。没有观察到并发症或不良反应（Shimokawa et al，2008；Shimokawa et al，2010）。Kikuchi 等人（2010）的一项双盲安慰剂对照研究进一步证明了冲击波治疗严重心绞痛的有效性和安全性。共安排了 9 个超声引导的冲击波疗程（每周 2～3 个疗程）。Wang 等人（2010）还报道了冲击波疗法在治疗晚期冠状动脉疾病的有效性和安全性。

Kazmi 等（2012）研究了在 3 个月内，每个月第一周行 3 个疗程冲击波治疗对改善晚期冠状动脉疾病患者临床病情的影响。每个疗程平均给缺血区施加 300 次冲击波（EFD = 0.09 mJ/mm^2）。结果表明，接受冲击波治疗的患者与未接受冲击波治疗的患者相比，病情有显著的改善。

在另一项研究中，Yang 及其同事（2013）在一次随机双盲对照临床试验中测试了冲击波疗法对冠心病患者的疗效。冲击波治疗组含病例 14 例，对照组含病例 11 例。治疗包括 3 个月内的 9 个疗程。冲击波由配备有实时超声探头的 Modulith SLC 电磁冲击波源（Storz Medical AG）施加（图6.21）。能流密度逐渐增加至 0.09 mJ/mm^2。通过纽约心脏协会（NYHA）分类、加拿大心血管协会（CCS）心绞痛量表、西雅图心绞痛问卷（SAQ）量表、6 min 步行测试、硝酸甘油剂量以及再次住院率和死亡率评估治疗结果。该研究的主要结论是体外心脏冲击波治疗可以显著改善缺血性心肌的临床症状、血管灌注和代谢以及心肌收缩功能。没有观察到冲击波疗法的并发症。

Zuoziene 等报道了 20 例难治性心绞痛患者应用冲击波诱导心肌血运重建对临床症状及左心室功能的影响。在超声心动图引导下（EFD 在0.03～0.2 mJ/mm^2 之间），使用 Cardiospec 冲击波源（Medispec Ltd.，费城，宾夕法尼亚州，美国）施加体外冲击波。治疗包括三组，每组在一周内进行三个疗程治疗，每 4 周安排一组。每个疗程中最多施加 500 次冲击波（R波触发）。在冲击波治疗之前和治疗之后 6 个月，通过 MRI 评估左心室功能。临床结果显示，所有患者的临床反应均显著，左室射血分数均提高（Zuoziene et al，2012）。

Cassar 等人（2014）发表了另一项关于冲击波疗法对难治性心绞痛患者心肌血运重建疗效的研究。作者对 15 例难治性心绞痛且无法进行血运重建的患者进行了一项前瞻性试验。所有患者在 9 个 ESWT 治疗疗程中，每个疗程使用 Cardiospec 冲击波发生器（Medispec Ltd.）对每个缺血区域施加100 次冲击波（EFD = 0.09 mJ/mm^2），对 3 个区域进行治疗。在最后一次冲击波治疗后 4 个月，通过跑步机测试以及药理学上的单光子发射计算机断层扫描（SPECT）的缺血负荷评估了疗效。从基线检查到治疗后的最后一次随访，跑步机运动时间在统计学上显著增加。作者得出的结论是，冲击波疗法对于难治性心绞痛患者似乎是一种有效的治疗方法。

Dumfarth 等人（2008）发表了一项前瞻性随机试验的结果，该试验表明，低能量冲击波疗法可以促进冠状动脉旁路移植术静脉采集后伤口的愈合。在接受冲击波治疗和未接受冲击波治疗的患者之间，并发症发生率有显著差异。有趣的是，根据Mittermayr及其同事（2011）的研究结果，冲击波治疗后血管血流的增加与治疗时间无关，即与在缺血前或缺血后进行治疗无关。

由于冲击波治疗仅限于在心脏的某些区域进行，因此开发了直接心外膜冲击波疗法（DESWT）作为替代疗法。该方法在应用于冠脉搭桥术的临床前和临床试验中已显示出良好的效果（Holfeld et al, 2015）。主要优点是可以用冲击波治疗整个心脏，从而显著改善心脏的功能；但是，由于该方法具有侵入性，因此只能用于冠脉搭桥术患者（Zimpfer et al, 2009；Holfeld et al, 2014b, 2015）。

血管生成和再生作用的确切机制仍然未知。Holfeld等人（2016）报道的一项研究揭示了固有免疫系统（即Toll样受体3）在通过机械转导释放细胞质RNA时介导血管生成的关键作用。为了更好地确定冲击波治疗心脏病的最佳方法和临床有效性，仍然需要进行更大范围的研究。

6.18　慢性盆腔疼痛综合征

慢性盆腔疼痛综合征（CPPS）以排尿和勃起功能障碍、前列腺疼痛、会阴疼痛、腹股沟疼痛、阴囊疼痛或耻骨上疼痛为特征，是泌尿外科常见的门诊诊断，在西方国家发病率不断上升，约为15%；然而，其病理生理学尚未得到令人满意的解释（Nickel, 2003；Pontari et al, 2004；Duloy et al, 2007；Shokeskes et al, 2008；Parker et al, 2010）。大多数患者患有非细菌性慢性盆腔疼痛综合征（CPPS）。一些使用了有效性相对低的药物疗法，如使用抗炎药、α受体阻滞剂、抗生素和5α还原酶抑制剂（Anothaisintawee et al, 2011）。其他替代方法包括针灸、电磁疗法、理疗、触发点推拿、热疗和前列腺内注射。前列腺在慢性盆腔疼痛综合征中的作用值得怀疑，因为据报道相当程度的慢性盆腔疼痛也发生在女性身上（Marszalek et al, 2008）。

几位学者已经提出了将冲击波疗法作为慢性盆腔疼痛综合征的疗法

（Zimmermann et al，2005；Zimmermann et al，2010）。Zimmermann 等（2008）报道了两组前列腺炎患者的试验结果，两组患者通过会阴途径暴露于冲击波且尿液和精液培养试验结果均无细菌迹象。第一组患者在 2 周内接受了 6 个疗程，每疗程 2 000 次冲击波治疗，频率为 3 Hz，EFD 为 0.11 mJ/mm^2。冲击波由 Minilith SL1（Storz Medical AG）产生。使用集成的超声成像系统，移动冲击波源的聚焦带以扫描整个前列腺。第二组患者使用 Duolith SD1（Storz Medical AG）每周接受一个疗程，每疗程 3 000 次脉冲（EFD = 0.25 mJ/mm^2）的治疗，持续 4 周。在该组中，未使用超声成像。根据慢性前列腺炎症状指数（CPSI）和 VAS 报告的疼痛减轻在两组中均具有统计学意义。排尿情况暂时改善，但无统计学意义。该报告的局限性在于缺乏对照组。在随后的研究中，Zimmermann 及其同事（2009）纳入了一个安慰剂组。安慰剂组的患者接受相同的冲击波源治疗，但是冲击波耦合被冲击波吸收材料阻挡。冲击波治疗组使用 Duolith SD1，以 3 Hz（EFD = 0.25 mJ/mm^2）的频率每个疗程产生 3 000 次冲击波，对没有实施麻醉的患者进行了 4 个疗程治疗（每周一次）。与安慰剂组相比，冲击波治疗组中的所有患者均表现出疼痛和排尿情况的统计学显著改善。同年，Marszalek 及其同事（2009）报告了慢性盆腔疼痛综合征患者冲击波治疗的 1 级证据（来自相关随机对照试验回顾的证据）。

Vahdatpour 及其同事（2013）进行了一项随机的对照试验，以评估冲击波对慢性盆腔疼痛综合征的疗效。每位患者维持仰卧位 4 周，每周用 Duolith SD1 冲击波源（Storz Medical AG）以 3 Hz 的频率施加 3 000 次压力脉冲（EFD = 0.25 mJ/mm^2）。每 500 次脉冲后经会阴超声检查探头位置。每个疗程 EFD 增加 0.5 mJ/mm^2。对照组接受相同的治疗方案，然而冲击波发生器被关闭。在第一次治疗或假治疗后第 1、2、3 和第 12 周进行评估。疼痛使用 VAS 和美国国立卫生研究院（NIH）慢性前列腺炎症状指数（NIH-CPSI）测定。由于安慰剂效应，治疗组和对照组均有症状改善。然而，第二周后，冲击波治疗组可发现明显症状改善。尽管作者得出结论，冲击波疗法对治疗慢性盆腔疼痛综合征患者是安全有效的，他们也承认仍然需要长期随访。

2014 年，另一个研究小组评估了冲击波治疗对非细菌性前列腺炎引起的慢性盆腔疼痛综合征的长期影响。将 40 例慢性盆腔疼痛综合征患者分配到冲击波组或对照组中，并于第 16、20 和 24 周进行评估。每周 1 个疗程，每疗程以 4 Hz 的频率施加 3 000 次冲击波，持续 4 周。初始能流密度为 0.25 mJ/m²，每周增加 0.25 mJ/m²。对照组的患者接受相同的治疗方案，但是冲击波源已关闭。作者的主要结论是，尽管冲击波治疗在短期内是安全有效的，但其长期疗效并未得到他们研究的支持（Moayednia et al, 2014）。

在分析了当前的治疗指征和科学背景之后，Zimmermann（2013）得出结论，冲击波治疗在慢性盆腔疼痛综合征的治疗中具有重要的意义，因为安慰剂对照已证实了该疗法的阳性结果，其临床应用简便、副作用少、时间和人员支出少，以及可在受影响区域局部应用。

由于冲击波在治疗慢性盆腔疼痛综合征方面取得了相对成功，因此在治疗与间质性膀胱炎（IC）相关的疼痛（即膀胱黏膜下层和肌肉层的炎症）时也建议采用冲击波疗法。Kabisch 等（2013）报道了 13 例患者接受电动药物给药（EMDA，是使用脉冲直流电改善体内物质输送的一种手段）和冲击波治疗，导致膀胱容量增加，疼痛缓解数月。患者接受耻骨上和会阴部每周一次的冲击波治疗（EFD 为 0.25 ~ 0.35 mJ/mm²）。总共 3 000 次冲击波以 4 Hz 的频率施加到每个部位。在大多数情况下，两次治疗之间的间隔时间为 3 ~ 6 个月。

6.19　佩罗尼氏病

冲击波治疗已成功应用于患有佩罗尼氏病（PD）的患者。佩罗尼氏病也被称为阴茎海绵体硬结（IPP），即阴茎中非弹性纤维斑块生长（Zimmermann，2013）。PD 是一种获得性结缔组织疾病，会改变阴茎的解剖结构。该病影响约 5% 的男性。冲击波治疗可以减少纤维化斑块，减轻阴茎弯曲程度以及勃起时的疼痛（Butz et al, 1998；Hauck et al, 2000；Lebret et al, 2002）。冲击波耦合到松弛的阴茎并集中在斑块上。该过程不需要麻醉。一种假说认为，冲击波会通过增加血管密度、分解斑块而引起炎症反应。尽管初步结果令人鼓舞，但也有其他作者报道冲击波对勃起疼痛减轻和性功能是有益的，然而它对斑块大小或阴茎弯曲的影响尚无定论（Hauck et al，2004a，b）。Manikandan 等人（2002）对 42 例患者进行研究发现冲击波治疗是有前途的，并且并发症很少。然而长期结果仍需要评估。

Palmieri 等人（2009）在一项前瞻性随机双盲安慰剂对照临床试验中纳入了 100 名 PD 患者。在四个星期内每周进行一个疗程治疗，每个疗程使用 Duolith（Storz Medical AG）施加 2 000 次脉冲（频率为 4 Hz，EFD 为 0.25 mJ/mm^2）。他们的结果与描述约在 40%～100% 患者中取得镇痛效果的文献一致（Lebret et al，2000；Kiyota et al，2002；Pryor et al，2002；Poulakis et al，2006）。冲击波治疗的一个优点是它没有副作用，并且可以根据需要重复多次。因此冲击波始终是选择手术治疗前的首选治疗方式（Zimmermann，2013）。

6.20 勃起功能障碍

阴茎无法达到和保持足以进行性行为的勃起程度被定义为勃起功能障碍（ED）。40 至 70 岁患者的 ED 患病率为 50%（Shamloul et al，2013）。在大多数情况下，口服 5 型磷酸二酯酶抑制剂（PDE5I）是有效的。二线治疗包括在腔内注射血管舒张剂。对 5 型磷酸二酯酶抑制剂和海绵体腔内注射无反应的患者可以通过其他方法，例如植入阴茎假体进行治疗。冲击波是治疗勃起功能障碍的另一种选择（Gruenwald et al，2013；Lund et al，2013；Lei et al，2013；Abu-Ghanem et al，2014；Osornio-Sánchez et al，2015）。它的一个优点是，在积极的疗效持续时间很短的情况下可以重复进行治疗。这种治疗有时称为低强度体外冲击波治疗（LI-ESWT）。

Vardi 等人（2010）发表的初步研究报道了冲击波治疗对勃起功能障碍的患者具有耐受性和有效性。该研究包括对 20 名既往对 5 型磷酸二酯酶抑制剂有反应的患者进行冲击波治疗。

该报告发表之后进行了一项随机双盲假对照研究，该研究表明冲击波治疗对口服 5 型磷酸二酯酶抑制剂治疗有反应的男性的勃起功能有积极作用（Vardi et al，2012）。患者在整个研究期间均停用 5 型磷酸二酯酶抑制剂，并经历了 4 周的 PDE5I 冲洗期。使用超声耦合凝胶将冲击波（EFD 为 0.09 mJ/mm²，频率为 2 Hz）耦合到阴茎干的远端、中端和近端以及左右海绵体脚中。使用 Omnispec ED1000 探头（Medispec Ltd.，耶胡德，以色列）对五个治疗区的每个区域发出总共 300 次聚焦冲击波。由于压力脉冲到达了两侧，所以只对阴茎的一侧进行了处理。不需要局部或全身镇痛。患者在治疗前后通过问卷调查和阴茎血流动力学测试进行评估。与对照组相比，治疗组的勃起功能 - 勃起功能域国际指数（IIEF-EF）显著增加。未发现与冲击波治疗有关的不适或不良反应。冲击波治疗组缺血后的阴茎最大血流量为 8.2 mL/（min·dL），对照组为 0.1 mL/（min·dL）。

Gruenwald 和他的同事（2012）研究并发表了冲击波治疗对 5 型磷酸二酯酶抑制剂治疗效果不佳的勃起功能障碍的疗效。患者每周接受两个疗程冲击波治疗，持续 3 周。停药 3 周后重复治疗。治疗一个月后，在 1 个月内提供活性 PDE5I 药物。结果测量和每个疗程的冲击波剂量与前述试验相同。治疗后观察到阴茎缺血后最大血流量有显著改善。这一发现与 IIEF-EF 的增加有关。然而，作者得出结论，这些结果有待更大规模的多中心研究证实。

Qiu 等（2013）在大鼠模型中进行了一项体内研究，通过检查勃起组织的变化证实了冲击波可以部分改善糖尿病相关的 ED。他们报告的结论是，ESWT 促进阴茎中 nNOS 阳性神经元、内皮和平滑肌再生。在这项研究中，使用 DermaGold 系统（MTS Europe GmbH）以 2 Hz 的频率对每只动物施加 300 次未聚焦的冲击波（EFD 为 0.1 mJ/mm²），每周两个疗程，共持续 2 周。Olsen 等人（2015）进行了一项前瞻性随机盲法安慰剂对照的研究，研究对象为 112 名男性，这些男性在接受或不接受药物治疗的情况下都无法性交。主要目的是确定冲击波治疗是否可以用于治疗器质性的勃起功能障碍。治疗结果通过访谈、勃起硬度量表（EHS）和 IIEF-EF 问卷进行评估。所有患者都被随机分配到冲击波组或安慰剂组，并在 5 周内接受 5 个疗程冲击波治疗或对照治疗。经冲击波治疗后，57% 的患者在不使用药物的情况下能够勃起和性交。安慰剂组中 9% 的人表现出相似的结果。根据勃起硬度量表，冲击波处理组的勃起功能障碍有显著改善；然而，根据 IIEF-EF 问卷，该指标并没有显著的改善。

Reisman 等人（2015）在纳入 58 例血管源性 ED 患者的试点研究中测试了 6.2 节中提到的 Renova 线性电磁冲击波源（Direx Systems Corporation），并在术前、ESWT 术后 1、3、6 个月进行了评估。在患者中，既有对 5 型磷酸二酯酶抑制剂有反应者，也有对其无反应者。患者每周接受四个疗程，每疗程 3 600 次冲击波治疗（EFD = 0.09 mJ/mm^2），即在四个治疗区域（阴茎干的左右阴茎海绵体处和左右阴茎脚）中的每个区域施加 900 次脉冲。通过 IIEF-EF 问卷、性接触概况和全球评估问题问卷评估结果。结果表明该设备既安全又有效。观察到冲击波治疗后 6 个月，平均 IIEF-EF 从基线时的 15 左右增加到 22 左右，具有统计学意义。作者得出的结论是，超过 81% 的患者治疗获得了成功。

Srini 等人（2015）使用聚焦冲击波探头（Omnispec ED1000, Medispec Ltd.）以 2 Hz 的频率将 300 个压力脉冲（EFD = 0.09 mJ/mm^2）发送到 95 例患者的阴茎远端、中端和近端，以及左右阴茎脚。该装置具有一个带有小椭球面反射器的电液冲击波发生器来聚焦冲击波。所有患者都经历了 1 个月的 PDE5I 洗脱期，并接受了 12 个疗程冲击波治疗。对照组由 40 名患者组成。在冲击波治疗后 1 个月、3 个月、6 个月、9 个月和 12 个月时，使用勃起硬度量表（EHS）、IIEF-EF 问卷和临床整体变化印象评分（CGIC）评估结果。结果显示，冲击波治疗具有积极的长期临床效果，改善了既往对 PDE5I 治疗有反应的血管性 ED 患者的勃起功能。

冲击波治疗已被证明是安全有效的，并且可能成为勃起功能障碍的普遍疗法，尤其是对 5 型磷酸二酯酶抑制剂治疗无效的病例。但是，所涉及的确切机制尚不完全清楚。一种假说是，冲击波通过释放 VEGF（一种刺激血管生成和血管生成的蛋白质）和基质细胞源性因子 1（一种激活白细胞的蛋白质）来刺激负责勃起的组织，从而修复海绵体组织（Lei et al, 2013）。

6.21　冲击波针灸

所谓的冲击波针灸是指使用冲击波或径向压力波来刺激某些受体，产生类似于针刺的效果。冲击波针灸的穴位与常规针刺的穴位相同。由于第

3 章中所解释的聚焦冲击波与径向压力波之间存在区别，所以应该将冲击波针灸与径向压力波针灸区分开来。

Everke(2007) 采用 Masterplus MP100 弹道压力波源 (Storz Medical AG) 配合专用针灸器治疗膝关节炎（膝关节骨性关节炎）患者。每名患者每隔 1 ～ 2 天在几个穴位接受刺激（每个穴位 3 次，每次 30 ～ 60 个压力脉冲），直至治疗 12 次。作者报告说，治疗的结果比以前针灸的效果更好。

针灸的穴位要避开骨骼、肺部或大血管上方。一个假设是，弹道压力波比针头更有效，因为它们作用于更多数量的压力感受器并且具有更高的压强。在所研究的病例中，软骨的破坏也可能有助于获得更好的治疗效果。此外，经观察，青年患者经放射压力波针灸治疗效果更佳。根据 Everke 获得的结果，与传统针灸相比，冲击波针刺治疗慢性腰痛、髋关节退行性骨关节炎、膝关节炎（膝关节骨性关节炎）的痛苦小、效果更好（Everke, 2005a, b, 2007）。径向压力波针灸和传统针灸结合疗法测试也已经取得成功（Germann, 2011）。

6.22 兽医学中的冲击波治疗

与人类病例一样，在兽医学中，冲击波治疗的机制还没有完全明确。但是，聚焦冲击波和压力脉冲会在犬体内产生镇痛作用，从而提高犬的活力和生活质量。犬整形外科中冲击波治疗的常见指征是骨折不愈合，髋关节发育异常，膝关节和肘关节关节炎以及肌腱病。冲击波或径向压力波不应应用于植入物，以及近期手术、骨骼发育不成熟或有凝血障碍的动物。其他禁忌证包括肿瘤、急性炎症、关节疾病急性发作、瘤变和感染。建议将冲击波治疗与其他疗法（例如按摩和锻炼）结合使用。为了确保压力波的良好耦合，必须剃除目标区域毛发，并且必须使用超声耦合凝胶。可能需要镇静或轻度麻醉，尤其是在使用聚焦式冲击波时。可能产生的副作用是瘀点、肿胀和短期内加重。

冲击波疗法是治疗马的常规方法。为这些动物设计的冲击波源已经投放市场很多年了。应力性骨折、骨关节炎以及肌腱和韧带损伤的冲击波治疗很普遍（McClure et al, 2004a, b; Dahlberg et al, 2005; Kersh et al，2006）。马 ESWT 的适应证包括舟骨综合征，蹄筋屈曲，蹄关节、蹄骨和普通肌腱束插入。胸肌、骶髂关节、臀部肌肉和上颈部肌肉也可接受冲击波和径向压力波治疗。然而，报告的临床结果并不总是一致的。与人类患者一样，其原因可能是使用了不同的压力波源和治疗方案。例如，Brown 和他的同事（2005）无法通过弹道压力波源来改善马跛行，而 Dahlberg 等人（2006）报告说使用电液冲击波发生器显著减轻了马的疼痛。由于非冲击波产生的弹道冲击波源和电液冲击波发生器发出的声场不同，治疗结果有差异也就不足为奇了。

第7章
新颖的用途和潜在的应用

7.1 引言

在过去的二十年里，冲击波的研究有了极大的发展。本章可供有经验的研究者参考；然而，主要目的是鼓励来自其他领域的学生和科学家参与冲击波研究的新课题。本章对潜在的医学和生物医学应用的有前景的方法和发展均有描述。然而，不应认为本章是对世界范围内冲击波研究的回顾。

本章的第一部分描述了一些开发冲击波新用途的实验研究，比如药物输送、无针注射、血栓消融、增强骨融合治疗颅骨骨缺损、缓解神经痛。第 7.4 节中描述了几项关于基因转染的研究，即将脱氧核糖核酸（DNA）导入细胞中以及增强药物的细胞毒性作用，以利用冲击波治疗肿瘤疾病。细菌和丝状真菌的转化在生物技术、农业及食品、化学和制药工业领域中是一项持续的挑战。仍然需要更有效的方法将外源性核酸导入细菌和真菌。如 7.5 节和 7.6 节所述，一种有前景的方法是利用水下冲击波。如 7.7 节所述冲击波的杀菌作用，已经被许多小组针对各种不同场景和潜在应用进行了研究。在不久的将来，体外冲击波也可能有助于牙科治疗。本章最后部分讨论了冲击波的潜在应用，如骨再生和消除细菌生物膜。

7.2 无针注射和小型激波管

Jagadeesh 等人（2011）设计了一种将药物或疫苗送入生物系统的无针

图 7.1 将药物或疫苗送
入生物系统的无针装置示
意图，包括点火系统、涂
有爆炸性涂料的小聚合物
管、金属膜和装有待注射
液体的储药室。改编自
Jagadeesh 等 (2011) 。

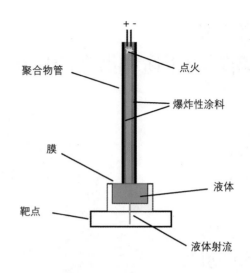

图 7.1 将药物或疫苗送入生物系统的无针装置示意图，包括点火系统、涂有爆炸性涂料的小聚合物管、金属膜和装有待注射液体的储药室。改编自 Jagadeesh 等 (2011) 。

装置。它由一个小的聚合物管组成，内壁涂有爆炸性涂料（图 7.1）。当爆炸性涂料被点燃时，冲击波沿着管传播，并且通过其末端的薄金属膜将脉冲传递到膜另一侧的储药室容纳的液体中。膜的突然运动压缩了液体，液体通过一个小喷嘴喷射到靶点上。另一个研究小组报告了使用红外纳秒激光脉冲产生冲击波，以无针方式注射少量液体药物的情况（Han et al，2012）。在这种无针注射器中，激光聚焦在透明腔室内的蒸馏水上，经光学击穿产生等离子体气泡。气泡的突然膨胀压缩了周围的液体，液体呈放射状向外扩散，产生球形冲击波，从而使充当活塞的硅薄膜变形，将药物推入小喷嘴。药物以高速微射流的形式从喷嘴中喷出。第二微射流是由气泡塌陷产生的第二冲击波引起的。

最近，Battula 等人 (2016) 报道了一种无针微型冲击波驱动装置的设计，将液体药物注入人体皮肤。该系统是微创的，可将疫苗或药物释放到真皮层血管的深处。在他们的报告中，作者分析了产生的射流速度和射流对目标产生的压强。最初的试验是通过将液体喷射到人体皮肤和明胶板的样品中进行的。该项目的主要目标是开发一种安全、经济的无针注射器。本节所述的系统将会在不久的将来流行起来。

K. P. J Reddy(Reddy et al，2013) 开发了一种名为 Reddy 管的微型、手动压力驱动激波管，用于生物医学应用。与大型激波管类似，该装置由一个驱动部分和一个从动部分组成，由隔膜分隔。驱动部分的压缩气体使隔膜破裂，产生穿过从动部分的冲击波。在最初的实验中，使用医用注射

图7.2 基于塑料注射器的
Reddy管照片（由K. P. J.
Reddy 提供）

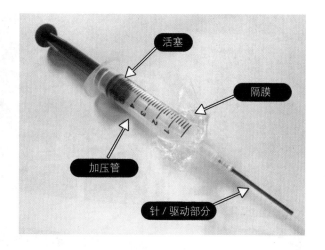

器通过活塞向内运动来压缩空气。皮下针头作为冲击管的从动部分。二者都被一层塑料或玻璃纸隔开（图7.2）。

当活塞被压向隔膜时，注射器中的空气被压缩，直到隔膜破裂并在针头内形成冲击波。利用这种简单的装置，可以通过简单的手动操作记录超过1.5马赫的流体数。对该装置进行优化，并利用高速摄像机和纹影成像技术对其开口端流出的流体进行了可视化处理。图像显示了一个衍射球面激波，随后从微型激波管发射出一个强涡环。这种新颖的手驱动激波管有多种用途。该装置的改良版配上人工授精枪，已经成功地进行了牛精液递送的测试，以增加农场动物人工受孕的概率。Reddy管的另一项应用（在体外进行了测试）是脑肿瘤软化。有人建议将杀灭影响咖啡种植园的某些甲虫作为激波管的另一项有益应用。冲击波通过昆虫钻出的隧道出口瞬间将其杀死。

为了对驱动管内部的流场进行测量，开发了一种按比例放大的不锈钢激波管（直径29 mm）(Reddy et al, 2013；Kumar et al, 2016)。它由一个400 mm长的驱动部分和一个600 mm长的从动管组成，由描图纸或铝箔隔膜隔开（图7.3）。沿着驱动部分推动类似于大型兽医注射器中的带有橡胶头的活塞，以产生使隔膜破裂的压强。可以轻松生成1.2～2.0马赫流体。该手动激波管可以进一步扩展到高超声速冲击隧道中，能够在测试区中产生6.5马赫的自由流。该设备是高速空气动力学研究的宝贵工具，可替代更昂贵和更大的装置。Reddy管本身在包括化学动力学在内的多个领域中

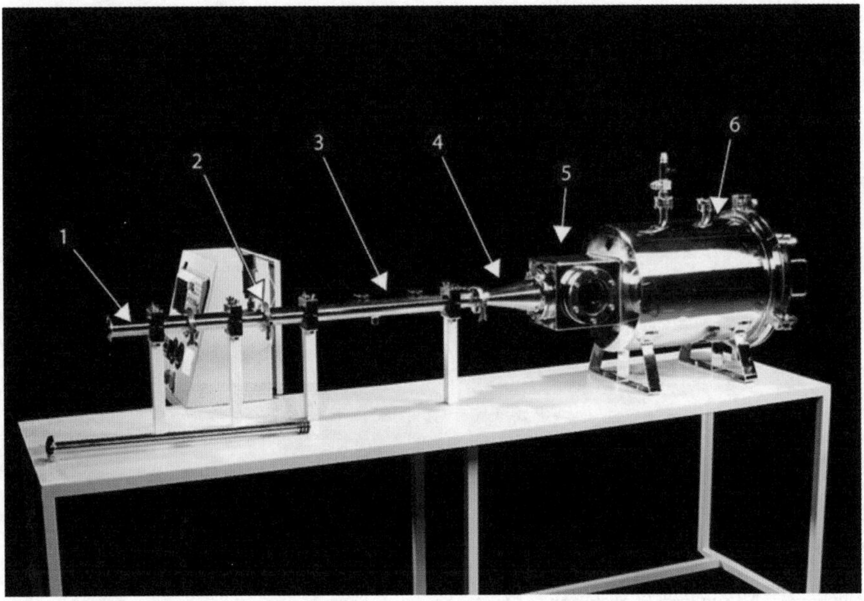

图 7.3　用作教学工具的手动激波管的照片，其中包括（1）驱动部分，（2）隔膜，（3）从动部分，（4）缩放喷嘴，（5）测试区和（6）排污槽。（由 K. P. J. Reddy 提供）

有着深远的应用。Surana 及其同事（2014）将单膜片激波管内激波的数值模拟结果与使用 Reddy 管记录的实验测量数据进行了比较。新型激波管还被用于研究大鼠大脑暴露于不同冲击波峰值压时发生的神经病理变化（Bhat et al，2014）。

7.3　消融和神经外科

当血凝块阻塞脑动脉时，就会发生脑栓塞。为探索无创机械溶栓的可能方法，利用冲击波进行血栓消融已在体外进行了试验（Rosenschein et al，1992）。将经结扎切除的人股动脉段内的血栓暴露于冲击波源焦点处的冲击波中，消融结果显著。作者认为主要的消融机制是声空化，未见动脉段损伤。如第 2 章所述，首次无创冲击波溶栓治疗（NISWT）于 1998 年完成。能流密度（EFD）为 $0.04\,mJ/mm^2$ 的 800 次冲击波聚焦在具有稳定回声的股静脉血栓上。治疗前未观察到的血流在 NISWT 后即时，以及 NISWT 后 1 个月、2 个月和 3 个月的随访中通过彩色双普勒超声检查被观察到，未见明显副作用。在论证了 NISWT 的可行性之后，Belcaro 等人（1999）在所选择的患有回声性血栓的患者身上对该技术进行了评估。针对此特殊情况，对 Minilith SL1 冲击波源（Storz Medical AG，特格维伦，瑞士）做了改进。冲击波通过冲击波源的硅水垫耦合到目标区域。Minilith SL1 焦点的压强（p^+）可以通过 8 挡调节维持在 6 ~ 70 MPa（EFD = 0.03 ~ 0.5 mJ/mm^2）。每名患者接受 4 个疗程（每周 1 个疗程）强度为 2 级的 1 000 次冲击波治疗。在部分病例中实现了溶栓，且疗效维持了 4 个月。治疗后观察到明显的回声"空洞"和血流，表明 NISWT 诱导股动脉血栓快速再通。在治疗后及 4 个月随访期内未观察到任何副作用。

冲击波也是有潜力的神经外科工具。Tominaga 和他的同事（2006）开发并测试了一种用于显微外科的小型冲击发生器。在他们的设备中，激光束照射充满液体的导管会产生水蒸气气泡和冲击波。因此，液体微射流从导管出口处的喷嘴喷出。

Hasebe 等（2015）设计了一种冲击波导管消融（SWCA）系统，以破坏导致心律不齐的异常电通路，并在猪体内进行了首次可行性试验。迄今为止，射频技术已被用于选择性地使组织坏死；但是，组织的导热性和血栓形成的风险导致了该技术治疗深度有限，被认为是其弱点。新型装置（图

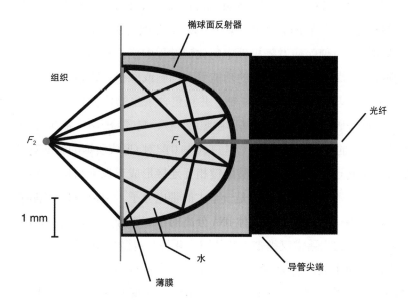

图 7.4　微型冲击波发生器示意图，该发生器连接到 14-Fr 导管尖端。在反射器的第一焦点（F_1），钬（Ho: YAG）激光发生器产生的冲击波被聚焦到 F_2。一种可能的应用是破坏导致心律失常的异常电通路。改编自 Hasebe 等（2015）

7.4）由一个微型的、充满水的半椭球面反射器组成，该反射器连接到直径为 14 英寸（约 4.7 mm）的导管尖端。在反射器的内部焦点（F_1）处，Q 开关钬：掺钬钇铝石榴石（Ho:YAG）激光束产生冲击波，通过石英光纤传递。类似于电液冲击波发生器（5.2.1 节），在 F_1 处产生的冲击波被反射器反射并聚焦到外部焦点 F_2 上。使用 SWCA 系统施加 180 次冲击波（$p^+ = 40$ MPa，频率 = 1 Hz）会通过心内膜入路导致持续性心肌损伤和持续性房室传导阻滞。房室传导是指电脉冲通过控制心率的部位传导。未发生致命性不良反应。当 p^+ 值超过 40 MPa 时，在聚焦带前区也观察到了损伤。30 MPa 以下的峰值正压未造成组织损伤。微型冲击波发生器通过声空化和剪切力引发组织损伤。尽管系统仍然需要改进，但将来，这种低温技术可能有助于降低血栓发生的风险。

7.4 细胞转染和肿瘤学

细胞转染被定义为将遗传物质引入细胞以重编细胞功能，从而为治疗遗传性或获得性疾病，如先天性代谢缺陷、动脉粥样硬化和癌症提供了可能性，是一种很有前景的工具（Kaufmann et al，2013）。基因治疗的策略要么是鉴定导致疾病的突变基因，并为缺陷细胞提供正确的 DNA；要么是改变基因结构以使疾病发病机理中的关键过程中止。转移的 DNA 可以抑制或增强细胞的某些功能，将新的功能引入细胞或取代有缺陷的基因。众所周知，DNA 的特征是可以自我复制，并且包含了生物体发育的遗传信息，这些信息被编码为四种化学碱基即腺嘌呤 (A)、鸟嘌呤 (G)、胞嘧啶 (C) 和胸腺嘧啶 (T) 的序列。碱基配对 (A 与 T、C 与 G 配对) 形成所谓的碱基对 (bp)，碱基对与糖基连接，并通过磷酸酯键相互连接形成双螺旋结构。然而，基因治疗的一个限制条件是，DNA 是一个大的带电分子，不能通过细胞膜扩散。细菌有所谓的质粒，即与染色体 DNA 分离的小 DNA 分子，它们在基因治疗中至关重要。它们通常仅携带少数基因，并且决定微生物的适应性（例如，控制蛋白质的生成以使细菌对特定抗生素具有抵抗力），对特定条件下微生物的存活至关重要（7.5 节）。质粒由核苷酸聚合物组成，形成绕同一轴缠绕的两个螺旋链，并包含其他遗传信息。它们的大小为 1 000 ～ 100 000 碱基对（1 ～ 100 kbp）不等。

在许多情况下，基因片段被表达，但未被导入染色体中。这被称为瞬时转染。将转移的基因整合到基因组中称为稳定转染。基因递送可进一步分为病毒性递送和非病毒性递送。非病毒性递送包括化学和物理方法。到目前为止，临床试验中使用的大多数载体都是腺病毒。它们是通过引入治疗基因和改变病毒基因组来构建的，这样病毒就无法复制及感染。病毒载体对于体内和体外基因递送非常有效。然而，该方法涉及生物学风险，例如致癌作用、不受控制的宿主免疫反应和载体生产困难。此外，使用病毒载体费用昂贵并且需要遵循严格的安全法规。因此，一个主要的挑战是通过非病毒策略将基因导入特定基因组区域的实体器官细胞中。(Neuman et al, 1982; Cemazar et al, 2002)。电穿孔 (Lohr et al, 2001)、脂质体转染 (Karara et al, 2002)、显微注射 (Kaneda, 2001)、单细胞光学转染 (Stevenson et al, 2010)、激光诱导击穿光学力捕获的纳米粒子介导基因转染 (Arita et al, 2011) 以及使用基因枪轰击微米和纳米粒子 (Yang et al, 1990; Uchida et al, 2009; O'Brien et al, 2011) 已成为大量研究的对象。然而，这些方法在体内应用是受限的或不可能的。有几位学者报道，利用超声波或冲击波在细胞膜上造成短暂存在的孔洞，这一过程被称为声穿孔，可作为一种在体内外内化 DNA、短干扰核糖核酸 (siRNA)、抗体和化疗药物的工具 (Laudone et al, 1989; Gambihler et al, 1990, 1994; Debus et al, 1991; Steinbach et al, 1992; Cornel et al, 1994; Prat et al, 1994; Delius et al, 1995b; Mastikhin et al, 1995, 2010; Prat et al, 1995; Bao et al, 1997, 1998; Lauer et al, 1997; Huber et al, 1999b; Koch et al, 2000; Kodama et al, 2000, Miller, 2000; Tschoep et al, 2001; Miller et al, 2002, 2003; Miller et al, 2002; Song et al, 2002; Michel et al, 2003, 2004; Schaaf et al, 2003; Armenta et al, 2006; Schlicher et al, 2006; Bekeredjian et al, 2007; Reslan et al, 2010; Liu et al, 2012a; Lo et al, 2014; Millán-Chiu et al, 2014; Chettab et al, 2015; Mestas et al, 2015; Carrasco et al, 2016; Lafond et al, 2016)。一些细胞可以存活并修复对其膜造成的损害，从而使大分子成为细胞结构的一部分。这可以通过质粒中所报告基因的表达或特殊染料的内化来验证。声波的一个有趣的优点是它们可以聚焦在体内，这样就可以在特定的部位进行体内非病毒转染。

体外冲击波碎石术（SWL）问世几年后，人们提出这样的假设：可以在局部应用 DNA 或通过循环输送 DNA 后，以冲击波靶向目标器官来延缓肿瘤生长。随后进行了体内外研究，然而，由于当时人们对冲击波与细胞和活组织相互作用的机制知之甚少，这项技术仅取得了有限的成功。在动物模型中，肿瘤的生长延迟；然而，完全缓解的情况罕见（Oosterhof et al，1991）。尽管如此，将生物反应调节剂和细胞毒性药物与体内冲击波疗法相结合，取得了令人鼓舞的结果，这种技术称为体外冲击波化疗（ESWC）。空化和自由基的产生被认为是造成所观察到的效应的原因。然而，在将遗传性或获得性疾病的冲击波疗法引入临床实践之前，还需要进行更多研究。在本节接下来的内容中我们将会看到，使用冲击波治疗癌症的不同策略包括：冲击波联合抗癌药物抑制肿瘤生长，肿瘤暴露于冲击波后组织坏死，以及通过细胞转染来重编细胞功能。

根据多年前 Russo 等人（1986）发表的体外研究，大鼠前列腺癌和人黑素瘤细胞暴露于 SWL 的冲击波中会导致细胞活力降低，克隆试验中形成的菌落数量减少。此外，作者还报道，当将冲击波处理过的大鼠前列腺癌细胞注入健康大鼠体内，或当荷瘤动物接受聚焦于肿瘤处的冲击波治疗时，观察到肿瘤生长延缓，表明冲击波在体内外可引起肿瘤细胞死亡。同一研究组在细胞悬浮液暴露于冲击波后观察到细胞破碎。他们还报道，对肿瘤细胞进行冲击波处理后，线粒体肿胀并含有扭曲的嵴（线粒体内膜的折叠）（Russo et al，1987）。体内冲击波治疗肿瘤结节不会影响组织病理学或超微结构特征，这与细胞自然死亡是不同的。

Randazzo 等（1988）将不同数量的冲击波对肾细胞癌细胞的体外细胞毒性作用及对正常人类胚胎肾细胞的作用进行了比较。分析了细胞活力、细胞生长、细胞附着和超微结构损害的电子显微镜证据。两种细胞暴露于 HM3 碎石机（Dornier MedTech GmbH，韦斯林，德国）在放电电压为 18 kV、每分钟 100 次冲击波的频率下产生的 2 000 次冲击波中，可观察到肾细胞癌细胞存活率显著下降。经 2 000 次冲击波处理后，两种细胞的损伤程度有显著差异。无论冲击波的剂量如何，经体外处理的活细胞暴露于冲击波 12 天后的生长情况与对照组相同。另外，将体内诱导的膀胱肿瘤移植至小鼠右后腿，并暴露于同一碎石冲击波中。将麻醉后的动物放在特殊的保护管中，保护管的侧面有一个孔，供右后腿伸出，以便将肿瘤置于冲击波发生器的 F_2 焦点处。移植后第 12 天暴露于 1 400 次冲击波（18 kV）中，观察到肿瘤生长显著延缓。将相同剂量的冲击波与抗癌药物顺铂联合使用并不能抑制肿瘤生长；而化疗药物阿霉素和 1 400 次冲击波联合应用对肿瘤生长有显著的协同抑制作用。

Wilmer 等（1989）研究发现，25 kV 电压下，电液 XL1 实验碎石器（Dornier MedTech GmbH）产生的 500 次水下冲击波可增加小鼠白血病细胞对化疗药物顺铂的敏感性。Berens 等（1989）在分析了冲击波对体外人类肿瘤细胞克隆生长和药物敏感性的影响后，认为冲击波疗法可以单独或联合细胞毒性药物作为癌症治疗的一种方式。使用 HM3（Dornier MedTech GmbH）碎石机进行冲击波处理（$p^+ \approx 100$ MPa，$p^- \approx 10$ MPa，在 18 kV 的固定放电电压和 100 次 /min 冲击波的频率下工作后），三种不同的化疗药物（顺铂、阿霉素和 4- 氢过氧化环磷酰胺）对细胞生长的阻断作用均更有效。

根据 Bräuner 及其同事（1989）发表的一项研究，暴露于 XL1（Dornier MedTech GmbH）产生的 500 次冲击波中的小鼠白血病细胞、人宫颈癌细胞（HeLa）和多细胞肿瘤球体显示出明显的细胞损伤。有趣的是，固定在明胶中并暴露在相同剂量的冲击波中的多细胞肿瘤球体与对照组无明显差异。这一发现的合理解释是明胶中细胞的声空化作用较弱（4.7 节）。Brummer 和他的同事（1989）发表了类似的结论。

Laudone 等人（1989）的经典出版物描述了几个影响结果的因素，并解释了研究冲击波潜在细胞毒性的实验。考虑了测试瓶的类型，瓶内是否存在流体 - 空气界面，细胞体外和体内冲击波暴露之间的差异，以及对体内实验进行适当阴性对照的必要性。在 20 世纪 80 年代末和 90 年代初，许多学者报道，冲击波的细胞毒性作用取决于细胞类型、肿瘤体积和冲击波剂量，即冲击波的数量和能量（Oosterhof et al，1989，1990a，b）。

有学者在裸鼠身上研究了单用 Lithostar 碎石机（Siemens Healthcare GmbH，埃朗根，德国）产生的冲击波或联合使用生物反应修饰剂（BRM）或化疗药物（阿霉素）对人类癌症异种移植瘤生长的影响。观察到，与单一疗程冲击波治疗相比，4 个疗程，每疗程 800 次冲击波治疗后（第 0、2、4 和第 6 天）肿瘤生长出现延迟。治疗后几天，肿瘤的生长速度复原。四个疗程冲击波和一次阿霉素的联合给药在较长时间内抑制了肿瘤的生长，干扰素、肿瘤坏死因子（肿瘤周围皮下注射）和冲击波的联合作用使肿瘤生长完全停止。几年后，Oosterhof 等人（1996）研究了将肿瘤暴露于冲击波可能导致转移的假说。将高转移性的大鼠前列腺癌细胞系植入大鼠的后肢。体积约 $175 \sim 225 \, mm^3$ 的肿瘤暴露于实验性 Lithostar Plus 冲击波源（Siemens Healthcare GmbH）以 $2 \, Hz$ 的频率产生的 $6\,000$ 次冲击波（EFD $= 0.47 \, mJ/mm^2$）中。治疗期间，将麻醉的大鼠放在塑料管中置于脱气水中水浴，在接受冲击波治疗的动物中 82% 的动物出现肿瘤转移，而在接受假手术的动物中，仅 25% 的动物出现肿瘤转移。

Kohri 等人（1990）在将膀胱肿瘤细胞、慢性骨髓白血病细胞和非洲绿海龟正常肾细胞暴露于 HM3 碎石机（Dornier MedTech GmbH）以 $18 \, kV$ 放电电压、100 次 / 分冲击波的频率产生的 F_2 焦点处的水下冲击波后，证实了冲击波的体外抗肿瘤作用。用 ^{3}H- 胸腺嘧啶掺入法和流式细胞术检测到细胞活力降低。^{3}H- 胸苷掺入试验中，放射性 ^{3}H- 胸苷在细胞有丝分裂过程中掺入染色体 DNA 链中。在冲击波作用下分裂的细胞数量是通过测量从细胞中提取的 DNA 的放射性来确定的。作者发现，慢性骨髓白血病细胞对冲击波最敏感，而非洲绿海龟正常肾细胞对冲击波的抵抗力最强。电镜观察可发现细胞表面微绒毛的破坏和白血病细胞、膀胱肿瘤细胞线粒体肿胀。

Lee 等人（1990）将小鼠皮下膀胱癌暴露于单独的冲击波或联合使用顺铂以研究冲击波控制癌症的潜力。冲击波使用 HM3 碎石机（Dornier MedTech GmbH）以 100 次 / 分的频率产生。作者设计了一个小鼠支架，该支架由五个内支架（带有供右后肢伸出的孔的离心管）和一个作为外壳的聚丙烯罐组成，可同时暴露五只麻醉小鼠的肿瘤。将外壳放置在碎石机的水槽中，并充入部分水，使肿瘤部位位于水下约 $10 \, mm$ 处。在开始治疗之前，将五条右后肢靠拢，将冲击波聚焦在五条后肢的肿瘤部位上。肿瘤暴露于 $18 \sim 22 \, kV$ 电压下产生的，不同数量（$250 \sim 1\,500$ 次）的冲击波中。荷瘤 3 天或 7 天的小鼠暴露在单一冲击波中或联合使用顺铂。结果表明，$1\,500$ 次冲击波对肿瘤的生长没有影响；然而，冲击波治疗明显增强了顺铂的抗肿瘤作用。一种假说认为冲击波诱导的自由基具有化疗增敏作用。在类似的研究中，Holmes 等（1990）报道了将生长于成年哥本哈根雄性大鼠右后肢上的大鼠前列腺肿瘤单独暴露于 $2\,000$ 次冲击波或联合使用顺铂的结果。为了引发肿瘤，将培养的细胞与磷酸盐缓冲液（PBS）混合注射在上述部位皮下。接种后约 7 天，用实验性 XL1 冲击波源（Dornier MedTech GmbH）以 20 kV 电压、1 Hz 频率产生冲击波处理肿瘤。测定治疗 24 h 后的克隆细胞存活率、肿瘤生长延迟和肺转移灶的数量。冲击波治疗后克隆细胞存活率降低 38%，肿瘤生长延迟 1.5 天。冲击波治疗提升了化疗的有效性而并未促进肿瘤细胞扩散。与未治疗组相比，冲击波联合顺铂将肿瘤生长达到 1 cm³ 时间延迟了 13 天；然而，相较单纯顺铂治疗 9% 的死亡率，联合治疗的死亡率提高到了 29%。

Hoshi 等人（1991）关于单一疗程 2 000 ～ 8 000 次冲击波对兔植入性膀胱癌影响的初步报道显示，肿瘤仅局灶性坏死；然而，在将肿瘤暴露于多个疗程冲击波后，发现肿瘤坏死范围更广、更深。连续暴露于冲击波 8 ～ 10 天（6 000 ～ 8 000 次冲击波）后，肿瘤生长量明显低于对照组。冲击波疗法不会促进肺转移。结果表明，冲击波引起肿瘤血管损伤似乎是肿瘤坏死的主要原因。

如本节提到的其他研究（Bao et al，1998；Song et al，2002；Michel et al，2003），Prat 等人（1991）通过施加气体微泡增强了冲击波引起的空化作用。他们的目的是观察这种方法是否能阻碍癌细胞增殖。在研究的第一部分，将空气和明胶混合物中的气泡加入含有人结肠癌细胞（HT-29）的悬浮液中。在研究的第二部分，碳酸化氯化钠溶液中产生的气泡被用于肿瘤（大鼠结肠癌腹膜结节）的体外培养。悬浮液中的 HT-29 细胞单独或与气泡结合，置于聚丙烯测定管中，并暴露在 50、250 或 1 000 次冲击波中。将肿瘤结节与治疗介质置于同一类型的管中，仅接受 50、100、250、500 或 1 000 次冲击波处理或在悬浮液中有气泡的情况下用冲击波处理。冲击波用电液碎石机（Sonolith 3000，Technomed Medical Systems，沃昂夫兰，法国）以 2 Hz 的频率产生。第一部分实验结果表明，随着冲击波数量的增加，台盼蓝阴性细胞数量减少。台盼蓝是一种用于测定细胞悬液中活细胞数量的染料。活细胞有完整的细胞膜，可以阻止染料穿透细胞，而死细胞则不然。与暴露于没有气泡的细胞悬液相比，暴露在有气泡的细胞悬液中会导致更高的死亡率。对含有气泡的测试瓶施加最多数量的冲击波会导致细胞生长受到完全抑制，出现细胞质空泡、细胞膜破裂、细胞核形状和染色质（细胞中发现的大分子，由蛋白质、DNA 和 RNA 组成）异常。指数型和融合型细胞表现出相似的死亡率和增长。对暴露于冲击波下有气泡的细胞悬液中的肿瘤的组织进行病理学分析显示，肿瘤出现侵蚀和出血、结构紊乱、胞质空泡和核固缩（即染色质在细胞核内凝结）。作者认为，冲击波微泡增强声空化可以获得与肿瘤治疗相关的生物效应。

Steinbach（1992）等人利用与水浴缸结合的 Lithostar Plus（Siemens Healthcare GmbH）电磁冲击波源，对冲击波诱导的人前列腺癌细胞的细胞内损伤进行了系统的检查。在他们研究的第一部分，聚丙烯管内的细胞悬液暴露于冲击波（EFD 为 $0.12 \sim 0.6 \, \text{mJ/mm}^2$）。一半的样品中有悬液 – 空气界面。其余聚丙烯管以相同浓度的细胞悬液完全充填。冲击波的数量为 $100 \sim 400$ 次不等。在实验的第二部分，多细胞肿瘤球体和微载体上生长的细胞暴露于 200 次冲击波中。为了避免标本移动，球体上覆盖了一个充满琼脂糖的塑料模板。以 $1 \, \text{Hz}$ 的冲击波速率测试了四个 EFD 值（0.12、0.21、0.33 和 $0.5 \, \text{mJ/mm}^2$）。与预期一样，在含有空气的试管中发现细胞损失显著增加。原因是冲击波在细胞悬液 – 空气界面的反射会增强声空化并使作用在细胞上的力发生改变（4.3 节，4.7 节）。同时还观察到将细胞悬液中的细胞浓度提升为原来的 10 倍，对细胞损失无影响。这表明细胞内的碰撞对细胞损伤没有明显的影响。在荧光染色后采用激光扫描显微镜观察完整球体的细胞内损伤。有趣的是，根据 EFD 的不同，观察到了不同细胞成分的不同敏感性。最敏感的细胞成分是质膜，其次是中间丝，再次是微管。EFD 约为 $0.33 \, \text{mJ/mm}^2$ 时，冲击波对线粒体产生影响。细胞核对冲击波治疗最不敏感，EFD 为 $0.5 \, \text{mJ/mm}^2$ 时才能引起明显的形态变化。

Brummer 等人（1992）发表了一项研究 ESWC 对悬浮于 PBS 中的正常和恶性人类、大鼠、小鼠和鸡细胞的潜在作用的实验。作者认为，通过流式细胞仪测定的急性细胞毒性效应与冲击波剂量有关。冲击波处理的细胞的中位致死剂量（杀死一半细胞所需的剂量）不同。正常细胞和肿瘤细胞对冲击波的敏感性没有明显差异。此外，Gambihler 等（1992）研究了冲击波暴露对与五种不同的细胞毒性药物（顺铂、阿霉素、柔红霉素、THP 阿霉素和阿克拉霉素）孵育期间的小鼠白血病细胞的影响。选择顺铂和阿霉素是因为它们广泛用于癌症治疗。选择其他三种药物是因为它们具有广泛的亲脂性（溶解于脂类、脂肪和油类的能力）。将细胞暴露在一台 XL1 电液冲击波发生器（Dornier MedTech GmbH）于不同电压下产生的冲击波中（电容 80 nF）。在最低电压（20 kv）和最高电压（26 kv）下，XL1 产生的波形的峰值正压分别约为 82 MPa 和 92 MPa。将细胞悬液放置在聚丙烯小瓶内以约 1.7 Hz 的频率暴露于冲击波中，使冲击波源的焦点（F_2）位于其底部上方 10 mm 处。在大约 36 ℃ 的温度下，用除气水充满测试槽，采用台盼蓝排除法测定细胞活力。不管是否暴露于 500 次冲击波，每种药物经过多次孵育后，均获得了剂量 - 反应曲线。对不同的药物浓度进行了测试。在不同电压（15 kV、20 kV、25 kV）下产生 500 次冲击波，并单独孵育或与顺铂同时孵育，获取冲击波的剂量 - 反应曲线。确定每种药物的剂量增强比。结果表明，随着细胞毒性的降低，这些比值增加。与其他药物相比，冲击波治疗可显著提高顺铂的疗效。在所有情况中，预期的效果随着冲击波能量的增加而提升。作者推测，观察到这些现象的原因是冲击波诱导了细胞膜通透性变化。

两年后，同一研究小组（Gambihler et al, 1994）发表了一项使用冲击波研究小鼠白血病细胞膜通透性的体外实验，使用的是相同的实验装置，电压为 25 kV，频率为 1 Hz。在与荧光素标记的葡聚糖（FD）孵育之前或孵育期间，将样品暴露于 250 次冲击波中。对照样品仅与 FD 孵育。通过评估 FD 的积累来检测通透性，FD 的相对分子质量（同位素组成的每分子的平均质量与碳 -12 原子质量的十二分之一的比值）在 $3.9×10^3 \sim 2×10^6$。细胞荧光（流式细胞术测定）的剂量和时间依赖性增加，细胞内囊泡分布模式与胞吞摄取一致，这是由单用标记葡聚糖孵育引起的。在冲击波处理后用标记葡聚糖孵育和单用标记葡聚糖孵育相比，两者荧光强度相似。如果细胞在有标记葡聚糖存在的情况下暴露于冲击波，则细胞荧光会进一步增加，这证明了探针有额外的内化作用。冲击波诱导的荧光在细胞的胞浆中较强，透化的细胞存活并且可增殖，没有观察到暴露在冲击波中对葡聚糖降解的影响。作者得出的结论是，体外冲击波诱导的小鼠白血病细胞，其胞膜通透性允许载荷相对分子质量高达 $2×10^6$ 的葡聚糖。

Gamarra 等人（1993a）发表的另一篇有趣的文章报道了在金黄地鼠背皮肤中成功进行体内冲击波疗法治疗无色素性黑色素瘤（一种皮肤癌）。肿瘤植入 7 天后，使用一台 XL1 实验性电液冲击波发生器（Dornier MedTech GmbH）将冲击波（放电电压 15 kV，电容 80 nF，冲击波频率 2.3 Hz）施加到肿瘤中心和肿瘤边缘的 5 个部位。麻醉后的地鼠被放入一根后端封闭的树脂玻璃管中。管内的聚苯乙烯泡沫塑料保护动物免受冲击波的侵害。

装有地鼠的玻璃管被放置在 XL1 的水槽内，荷瘤的皮肤通过管中的一个狭缝暴露在冲击波中。对照组为未治疗组和手术切除组。超过 90% 的接受冲击波治疗的地鼠和相同比例的接受手术治疗的地鼠相比，肿瘤完全缩小。两组的肿瘤转移率相同。未治疗组中肿瘤均继续生长。同一研究小组还研究了单次冲击波治疗后最初几个小时内肿瘤灌注变化的程度和持续时间（Gamarra et al，1993b）。背部皮肤上有两个无色素性黑素瘤的金黄地鼠作为动物模型。使用前文提到的相同的 XL1 设备进行冲击波治疗。随机选取一个肿瘤，定位于冲击波源 F_2 焦点处，暴露于放电电压 15 kV（电容 80 nF）、冲击波频率 2.3 Hz 时产生的 200 次冲击波中。第二个肿瘤不暴露在冲击波中，作为个体内对照。平均血流量采用 ^{14}C 碘安替比林放射自显影法测定。由于冲击波损伤肿瘤循环，观察到治疗后肿瘤灌注暂时性减少。

1994 年 Worle 等人报道了关于冲击波与药物联合使用的进一步研究。作者分析了冲击波治疗联合三种细胞抑制药物（顺铂、丝裂霉素和放线菌素）和两种细胞因子（由细胞释放的调节其他细胞功能的小分子蛋白质）干扰素 α 和肿瘤坏死因子 α 对几种膀胱癌细胞系的影响。使用基于 Lithostar Plus 的实验性电磁碎石机（Siemens Healthcare GmbH）获得了不同序列和不同剂量冲击波的剂量增强比。将装有细胞悬液的小瓶置于焦点处，暴露于 200 或 1 000 次冲击波（EFD 为 0.33 mJ/mm^2）中，或暴露于 200 次冲击波（EFD 为 0.6 mJ/mm^2）。观察到冲击波可使某些细胞系对随后给予的细胞抑制药物更敏感。抗增殖作用在冲击波和药物治疗后最为明显。冲击波还会破坏细胞器，改变细胞的新陈代谢。几年后，Kambe 等人 (1997) 发表了冲击波联合三种抗癌药物（博莱霉素、顺铂和 5-氟尿嘧啶）对多种人类癌细胞的影响的研究结果。根据他们的试验，化疗增强效应与所使用的冲击波能量成正比。仅博莱霉素对所有的细胞系的肿瘤生长曲线均有改善。

为了研究火花隙冲击波源诱导 DNA 损伤的机制，Miller 等人 (1996) 将悬浮于小测试瓶内 PBS 中的中国仓鼠卵巢细胞暴露于冲击波碎石机 F_2 焦点处。水浴温度保持在 37 ℃。采用台盼蓝拒染法检测细胞活力，采用凝胶电泳法检测 DNA 链断裂。500 次放电后，约有一半的细胞被破坏，存活细胞中的 DNA 明显受损。在使用开放式电液冲击波发生器进行体外冲击波照射期间，位于 F_2 附近的细胞会接收来自 F_1 高压放电的紫外线和可见辐射（5.2.1 节）。通过阻断来自 F_1 的辐射并仅允许冲击波通过测试瓶，作者观察到 DNA 的损伤消失了，而细胞裂解没有消失。观察到的 DNA 损伤似乎是由于细胞暴露于火花隙放电的紫外光辐射，而不是由冲击波的作用及其效应（空化和二次冲击波发射）引起的。然而，其他作者（Campos-Guillén et al，2012）将质粒 DNA 暴露于由压电冲击波源产生的冲击波中，该冲击波源不发射紫外线或可见光辐射，并发现将质粒 DNA 的大小从大约 3 000 bp 增加到 23 000 bp 后，冲击波诱导的损伤显著增加了。这部分内容将在后文中详细介绍。

Gambihler 等人（1992）和其他小组发表的研究表明，细胞在暴露于冲击波后会出现短暂的细胞膜通透性增加，在这之后，Lauer 等人（1997）研究了这种现象是否有助于在体外将质粒 DNA 转移到真核细胞中。将 DNA/细胞悬液填充到聚丙烯瓶中，用实验电液 XL1 冲击波源（Dornier MedTech GmbH）以每分钟 100 次冲击波的频率在 25 kV 电压（$C = 80$ nF）下产生 250 次冲击波（$p^+ = 80$ MPa）。将小瓶与光束轴对齐并定位，以使 F_2 焦点位于其底部上方 10 mm 处。将水槽中的水脱气处理并保持在约 36 ℃。在实验的第一部分，将 HeLa 细胞悬液与一种称为 pRSV β-gal 的报告质粒混合。该质粒编码细胞质酶 β-半乳糖苷酶。作者还使用了一种编码乙型肝炎病毒中表面蛋白的阴性对照报告质粒（psV-MHBs）。结果表明，仅经冲击波处理的含有 pRSV β-gal 的 HeLa 细胞被传染。这说明真核细胞可以吸收裸露的质粒 DNA。作者认为，造成这种现象的机制是声空化，因为在 10 MPa 高压下将混合了报告基因质粒的 HeLa 细胞暴露于冲击波中，彻底消除了基因转移。进一步，将含有报告质粒的 HeLa 细胞悬液分别暴露于 125、250 和 500 次冲击波中，以确定冲击波转染的效率。细胞悬液也与不同数量的质粒混合，并暴露于 250 次冲击波中。最后，研究了细胞数量对冲击波介导转染效率的影响。冲击波数量的增加导致报告蛋白表达增加，在 125、250 和 500 次冲击波作用下，存活率分别降低 80%、65% 和 50%。不论使用哪种报告质粒，转染率均与 DNA 浓度（最高 90 μg/mL）成正比。可以观察到细胞浓度的变化并没有改变转染的整体效率。在研究的第二部分，将三种不同类型的人类来源细胞（肝细胞、肝癌细胞、HeLa 细胞）以及小鼠成纤维细胞、小鼠淋巴细胞白血病细胞和猴肾细胞与报告质粒混合，暴露于 250 次冲击波中。冲击波介导的转染效率因细胞类型的不同而存在显著差异。作为最后的结论,他们的结果表明冲击波渗透法在将质粒 DNA 转移到真核细胞的过程中具有普遍适用性。

Bao 等人 (1998) 通过寻找体内正在生长的小鼠肿瘤中的 DNA 转移来研究冲击波介导的基因转染。作者还进行了体外实验,以研究冲击波转染。使用基于 HM3 的冲击波源 (Dornier MedTech GmbH) 进行冲击波治疗前的 10 ~ 14 天培养黑色素瘤细胞并植入小鼠皮下。荧光素酶报告载体用作肿瘤内注射的 DNA 质粒。在某些肿瘤中,在注入 DNA 之后注入空气,增强了空化作用,并显著促进了冲击波诱导的转染。体外获得的荧光素酶表达(以每 10^6 个细胞的产量计)高于体内。在大多数经冲击波治疗的肿瘤中,报告基因表达至少持续一天。结果证实,在体外和体内,冲击波介导的基因向黑素瘤细胞的瞬时转染是可能的。Kodama 和他的同事 (2000) 研究了暴露于三种不同波源:氟化氙准分子激光器、红宝石激光器和激波管产生的单一压力脉冲后,人白血病细胞对钙黄绿素和异硫氰酸荧光素葡聚糖的摄取情况。由激波管发出的压力脉冲的持续时间大约是由激光器产生的压力脉冲的持续时间的 100 倍。用荧光分光光度计测量细胞内的荧光,并用共聚焦荧光显微镜检查,发现激波管将两种荧光载体同时导入大约 50% 的细胞中,而来自激光器的冲击波则不然。这项研究的一个有趣的结论是,冲击波的冲量,即压力对时间的积分对于分子向活细胞中的传递很重要,而 p^+ 值与此无关。

Kato 等人 (2000) 将人类结肠癌细胞系植入裸鼠背部。对每个肿瘤(大小约为 10 mm×10 mm)静脉注射博来霉素后,立即施予由实验性压电冲击波源(Toshiba Co.,Ltd.,东京,日本)产生的 2 000 次冲击波(p^+= 40 MPa)。顶部冲击波源充满脱气水并用橡胶垫密封。使用声凝胶技术保证冲击波耦合良好。将每个肿瘤放置在冲击波源的焦点处(图 7.5)。冲击波治疗后不同时间切除肿瘤,检测细胞增殖和凋亡情况。治疗后 6 h 观察到最大凋亡指数。结果表明,冲击波在体内增强了博莱霉素对实体瘤的抗增殖和促凋亡作用。

在另一项有趣的研究中,Delius 等 (1999) 通过体外冲击波暴露将核糖体失活蛋白(多花白树毒蛋白和皂角素)转移到小鼠白血病细胞、小鼠纤维肉瘤细胞和人类宫颈癌细胞的细胞质中,并证明了冲击波可使多花白树毒蛋白和皂角素的细胞毒性提高 4 个数量级。冲击波介导的两个核糖体

图 7.5 将压电冲击波源用于裸鼠背部植入性人类肿瘤体内暴露研究的示意图。改编自 Kato 等 (2000)

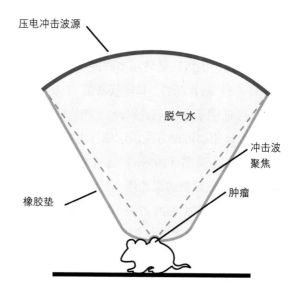

压电冲击波源

脱气水

冲击波聚焦

橡胶垫

肿瘤

失活蛋白的转移也在小鼠肿瘤模型中进行了体内实验。小鼠体内生长的纤维肉瘤肿瘤经腹腔注射多花白树毒蛋白和皂角素后暴露于冲击波中。该治疗抑制了肿瘤的生长，并且在 40% 的动物中实现了持续超过 6 个月的长期抑制。在无毒素冲击波治疗组和无冲击波毒素治疗组中未观察到对肿瘤生长的影响。在体外和体内实验中均使用了 XL1 冲击波发生器 (Dornier MedTech GmbH)。同年，Huber 等人 (1999b) 使用相同浓度的质粒、细胞以及相同的环境条件，比较了使用冲击波或聚焦正弦超声对 β- 半乳糖苷酶和荧光素酶质粒 DNA 报告基因体外转染 HeLa 细胞的效率的影响。使用在 13 kV、16 kV 或 19 kV 电压下运行的 Lithostar (Siemens Healthcare GmbH) 电磁冲击波源以 1 Hz 的频率向位于设备焦点处的细胞悬液施加 60～360 次冲击波。根据作者用校准过的膜水听器进行的压强测量 (Granz, 1989)，冲击波源焦点处的峰值正压和峰值负压幅度分别约为 70 MPa 和 -13 MPa。脉冲超声是由一个直径为 100 mm 的单焦点压电陶瓷圆盘换能器以 1.18 MHz 的频率产生的。焦点处的压强变化幅度在 0.1～5 MPa 之间变化。使用超声的总时间在 10 s～10 min 之间，脉冲重复频率在 1～500 Hz 之间变化。在 1 MPa 峰值压下，焦点处冲击波强度约为 33 W/cm^2。跟与 DNA 混合的对照细胞悬液相比，暴露于冲击波的混有 DNA 的细胞悬液产生了大约 8 倍多的转染细胞，细胞存活率为 5%；而超声诱导的细胞悬液产生了多达 80 倍多的转染细胞，细胞存活率为 45%。这些数据不应直接推及体内环境。作者得出的结论是，研究冲击波介导的转染效率是否通过减少或增加声空化而改变将会很有趣。改变冲击波频率可以增强空化作用。另一种可能提高转染效率的做法是使用串联冲击波（Lukes et al，2016）。细菌（7.5节）（Loske et al，2011）和丝状真菌（7.6节）（Loske et al，2014）的相关试验已经证明了这一点。Michel 和他的同事（2004）也比较了冲击波和超声波作为转染的可能方法，这部分内容将在本节后文中详细讨论。

　　Zhong 及其同事（1999a）通过将含有细胞悬液和异硫氰酸荧光素（FITC）标记的葡聚糖的聚乙烯小瓶暴露于 XL1 实验电液冲击波源（Dornier MedTech GmbH）产生的冲击波中，对小鼠淋巴细胞的细胞膜通透性和细胞损伤进行了研究。该冲击波源配备了标准反射器或改良的（复合）反射器。改良后的反射器包括一个 28 mm 厚的环形椭球面黄铜反射器，该反射器安装在标准 XL1 反射器的光圈上（图 7.6）。环形反射器包括六段，可以独立安装在 XL1 反射器上。XL1 和环形反射器的 F_1 和 F_2 焦点重合。但是，环形反射器的长轴短 15 mm。因此，在 F_1 处产生的一小部分冲击波从环形圈上反射出来，产生了串联冲击波（4.7 节），即，一个弱的前导压力脉冲在主冲击波（$p^+ = 62\,MPa$，$p^- = -15\,MPa$）之前约 8.5 μs 到达 F_2。前一个压力脉冲的压强可以通过改变安装在 XL1 反射器边缘上的节段数量来调节。压强记录显示，第一冲击波的峰值负压可能在大约 -1 ～ -2 MPa（放电电压 20 kV）之间变化。这一前导冲击波诱导了 F_2 附近的微气泡膨胀。使用膜水听器、阴影成像和被动空化检测技术，检测到了强烈的二次冲击波和微射流发射增强的气泡塌陷。在正常条件下，培养的细胞不吸收 FITC 标记的葡聚糖。然而，在暴露于冲击波后，观察到剂量依赖性细胞膜通透性和细胞死亡率变化。有趣的是，前导击波和主冲击波的最佳组合达成了最高效的细胞通透性。在施加 50 次冲击波（25 kV 时产生）时，仅使用三段环形反射器即可达到最大的渗透效率（15%）。在相同的冲击波剂量下，单独使用标准 XL1 反射器和在其上安装完整的环形反射器的渗透效率分别为 7.8% 和 7.4%。结果表明，使用串联冲击波、高暴露（超过 100 次冲击波）时可显著增强细胞损伤，而低暴露（50 ～ 100 次冲击波）时可通过选择最佳脉冲组合提高膜渗透效率。根据这些发现，冲击波 – 微泡相互作用有助于增强大分子传递或组织破坏。通过对环形节段进行优化设计，可以调整第一冲击波的强度，使微泡在接近其最大尺寸时破裂。通过调节第一和第二冲

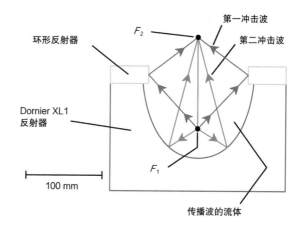

图 7.6 由安装在 XL1 实验性冲击波源边缘的环形反射器组成的复合反射器示意图 (Dornier MedTech GmbH, 韦斯林，德国)。改编自 Zhong 等 (1999a)

击波之间的延迟时间，可以进一步改善细胞膜通透性。但是，每一个延迟时间都需要一个不同的环形圈。5.2.1节 (Loske et al, 2001) 所述的复合反射器也可用于肿瘤治疗，因为设计合理的反射器很容易产生较短的时间延迟。其他学者也报道，与标准的碎石机冲击波相比，串联冲击波在体内和体外都可增强肿瘤细胞的细胞毒性作用 (Sokolov et al, 2003)。

Huber 等 (2001) 改良了一种电磁碎石机，研究了 500 次串联冲击波与移植到哥本哈根大鼠大腿上的前列腺肿瘤的相互作用。峰值正压和峰值负压分别约为40 MPa 和 -12 MPa，冲击波分别在延迟20、400和1 500 ms时发出。治疗后可见肿瘤核固缩、胞内及胞周出现严重空泡及不规则坏死。在延迟20 ms 时，肿瘤的生长速度比对照组几乎慢了两倍。与暴露于单脉冲冲击波的肿瘤相比，它也显著降低。增强的声空化被认为是使用串联冲击波治疗导致肿瘤组织病理学改变增加的原因。即使20 ms 的延迟太长而未能促使气泡破裂 (4.7 节)，在第二冲击波到达时，第一冲击波遗留下来的气泡碎片也可能仍然作为空化核存在。

Song 等 (2002) 研究了 500 次冲击波 ($p^+ \approx 43$ MPa，$p^- \approx -7$ MPa)、重组白介素 -12(rIL-12) 蛋白和白介素 -12 DNA 质粒 (pIL-12) 对移植和生长在同系（基因相同）小鼠后肢上的小鼠黑色素瘤和肾癌肿瘤进展的影响。将带有 rIL-12 或 pIL-12 的气泡和 PBS 注入肿瘤。研究表明，注射空气后，冲击波使肿瘤生长延迟了几天，说明空化作用达到了预期的效果。单独注射 pIL-12 不能减慢肿瘤的生长；然而与单纯冲击波治疗相比，联合应用冲击波治疗和注射 pIL-12 可以显著抑制肿瘤的生长。酶联免疫吸附测定（ELISA）证实了冲击波介导的基因转染诱导 IL-12 表达。冲击波用基于

HM3 的实验性碎石机（Dornier MedTech GmbH）以 2 Hz 的频率产生。

Miller 等（2002）评估了四种空化成核剂（生理盐水、超声造影剂、汽化全氟戊烷液滴悬浮液和空气）的功效，以改善同步进行冲击波介导的肿瘤消融和癌症基因治疗的策略。将肾癌肿瘤细胞移植到同系小鼠的后腿上。在冲击波治疗之前，将编码标记蛋白的 DNA 质粒注入肿瘤。实验的第一部分涉及肿瘤生长的测量以及使用 β-半乳糖苷酶标记质粒来定位转染。在实验的第二部分，使用荧光素酶标记质粒来评估整体蛋白表达。冲击波（$p^+ \approx 43$ MPa，$p^- \approx -7$ MPa）是用电液碎石机产生的。用 500 次冲击波治疗后 4 天，所有成核剂对肿瘤生长的抑制作用大致相同。治疗后 2 天，除盐水外，所有成核剂均使荧光素酶表达显著增加。冲击波治疗前静脉注射造影剂或液滴成核剂可抑制肿瘤生长，但并不能提高转染效率。一年后，Frairia 等人（2003）发表了人类乳腺癌细胞系对于冲击波和紫杉醇联合作用的反应，紫杉醇是一种抗微管剂，对几种类型的肿瘤有效。使用 Piezoson 100 冲击波源（Richard Wolf GmbH，克尼特林根，德国）以 4 Hz 的频率对细胞施加 100 ~ 2 000 次冲击波（EFD = 0.25 mJ/mm²，$p^+ = 31$ MPa，$p^- = -4.3$ MPa）用台盼蓝拒染法测定细胞活力。冲击波处理后的几天，即使多达 90% 的存活细胞被破坏，存活细胞的数量也恢复到了控制水平。暴露于多达 1 000 次冲击波后，留下了足够的用于药物治疗的活细胞（70% 以上）。用紫杉醇和冲击波处理细胞可显著抑制细胞增殖。

Schaaf 等（2003）使用一台基于 Modulith SLK 碎石机（Storz Medical AG）的原型机，研究了三种人膀胱癌细胞系的体外转染。该研究小组的目标是开发一种治疗膀胱癌的基因疗法。将每毫升含有 5×10^6 个细胞的悬浮液和绿色荧光蛋白（GFP）质粒置于处在冲击波源焦点处的聚丙烯瓶中，并在 0.07 ~ 0.5 mJ/mm² 的能流密度下，分别暴露于 500、1 000 和 1 500 次脉冲中。结果表明，更高的能流密度和更多的冲击波可以提高转染率。冲击波输出频率从 2 Hz 增加到 4 Hz，也导致了转染率提高。此外，试管内液-气界面的存在提高了转化率，这可能是由于冲击波在液-气界面处发生反射，导致了额外的空化。

Michel 等人（2003）以 pEGFP-N1 为报告基因，使用 Modulith SLK 电磁冲击波发生器（Storz Medical AG）对哥本哈根大鼠前列腺癌模型的蛋白表达进行了体内基因转染评估。在冲击波治疗之前，皮下生长的肿瘤被注射了 DNA 质粒溶液。为了增强声空化效应，每个肿瘤的中心同样被注射了空气。一组大鼠 ($n = 8$) 接受 1 000 次、另一组大鼠 ($n = 8$) 接受 2 000 次聚焦于肿瘤中心的冲击波 (EFD = 0.5 mJ/mm^2)，频率为 2 Hz。切除的肿瘤被重新培养。采用台盼蓝染色细胞计数法测定存活率。通过荧光激活细胞分选 (FACS) 来评估转染率，即通过一个自动流式细胞仪，当细胞通过聚焦的激光束时，一次分析一个细胞。冲击波处理的细胞存活率在 40% ～ 60% 之间。假手术组的转染率低于 0.5%，而第一和第二实验组的平均转染率分别为 2.6% 和 4.6%。

Michel 等 (2004) 研究了可能用于前列腺癌、膀胱癌和良性肾细胞的不同声波转染方法。将以各种传输频率和 EFD 值运行的电磁源与聚焦超声进行了比较。通过报告基因 FACS 评价转染率。以电穿孔法和脂质体转染法作为对照。使用聚焦超声处理 (200 W, 50 ms)，随后暴露于以 2 Hz (EFD = 0.5 mJ/mm^2) 的频率发射的 1 500 次冲击波中，获得的转染率最高。

如前所述，冲击波诱导的微气泡在活细胞附近生长和塌陷会影响细胞膜通透性。非对称气泡塌陷可能形成高速液体微射流，导致局部膜穿孔。向内移动的气泡壁和微射流碰撞会产生第二冲击波 (4.7 节)，这会促使膜透化。这些第二冲击波与其他空化气泡或边界相互作用。它们可能是单个气泡塌陷的结果，也可能是破坏引起的冲击波与靠近破坏位置的微气泡相互作用的结果。Ohl 等 (2003) 估计微型射流能够注入 R_0^3 体积的十分之一，其中 R_0 是冲击波到达之前的初始气泡半径。即使第二冲击波的峰值压很高，大部分能量也会在距气泡很短距离（约 100 μm）内消散 (Brujan et al, 2008)。Bekeredjian 等 (2007) 研究了微气泡对冲击波介导体外细胞 DNA 摄取的影响。Ohl 等人 (2006) 将冲击波聚焦在表面附着有黏附细胞层的培养皿上，并能够证明空化泡而非冲击波是药物释放的直接原因。冲击波诱导的空化也已被用于体外细胞分离。2003 年的研究报道了一个有趣的结果，用机械或化学方法进行细胞分离的标准技术可以被冲击波暴露替代。使用 Piezolith 3000 冲击波源 (Richard Wolf GmbH)，研究团队能够在施加单一冲击波后从基质上分离出细胞，表明气泡塌陷过程中产生的液体微射流直接作用于培养瓶的刚性边界，从而导致了分离 (Junge et al, 2003)。

体外膜穿孔的实现是经由细胞悬液中多个气泡的破裂以及单个细胞上单个气泡的塌陷。这些实验对于更好地理解冲击波转染相关现象至关重要。

Le Gac 等人(2007)将基于单个激光诱导气泡和微流体限制的联合声穿孔技术应用于细胞。将细胞引入微腔中,使其经受单个气泡的生长和破裂。通过测量先前负载的钙黄绿素的释放或通过台盼蓝的摄取来评估细胞膜完整性的丧失。一种假说是气泡诱导的流动对细胞施加剪切应力,导致细胞膜破裂。

Sankin 等人(2010)为了开发了一种有趣的方法,通过产生串联微泡来在单细胞上产生气孔隙。为了通过光学击穿在一个细胞附近生成两个气泡,用 63× 显微镜物镜将两个 5 ns Q 开关掺钕钇铝石榴石(Nd:YAG)激光器聚焦到含 0.4% 台盼蓝的 25 μm 液体间隙中。将两条 25 μm 铂丝平行放置在培养皿中,形成约 10 mm×25 mm 的通道,作为微流控通道。一块玻璃板被放置在铂丝的顶部以关闭腔室。台盼蓝之所以被使用,是因为它不仅提供了评估膜穿孔的标记,而且还增强了激光吸收,促进了光学击穿。实验前 1 天对大鼠乳腺癌细胞进行胰蛋白酶化和再植入处理。当细胞生长达到聚集量的 10% 时,用含 0.4% 台盼蓝的生理盐水代替培养基。激光脉冲以 4 μs 的延迟释放。在产生第二个气泡之前,第一个气泡膨胀到最大尺寸(直径约 50 μm),也就是说,第一个气泡的塌陷与第二个气泡的膨胀相耦合,导致在相反的方向上形成交替的定向微射流。作者观察到台盼蓝在 6 s 内从细胞表面近端进入射流冲击处。染料在约 24 s 内扩散至细胞浆中。42 s 后出现细胞核染色。孔隙的大小可以在纳米到微米范围内变化;但是,当将细胞放置在距离两个微气泡连线 10 μm 以外的位置时,或者当细胞位于串联气泡轴上且相隔距离大于 40 μm 时,没有形成孔隙。Hsiao 等人(2013)建立了数值模型,研究了上述气泡在两平行固体边界限定的狭窄液隙中的振荡特征。

Canaparo 等(2006)研究了冲击波对暴露于 5-氨基乙酰丙酸(ALA)的人类结肠癌细胞的体外效应。取 1 mL(1×10^6 个细胞/mL)样品放入 2 mL 聚丙烯管中,用培养基完全填充,并在冲击波处理之前通过离心使其沉淀。使用充水缓冲垫和超声凝胶将 Piezoson 100(Richard Wolf GmbH)产生的冲击波耦合到管中(6.2 节)。在 4 Hz 的频率下测试了两种强度设置(EFD = 0.22 mJ/mm^2,p^+ = 31 MPa;EFD = 0.88 mJ/mm^2,p^+ = 90 MPa)和两种冲击波剂量(500 和 1 000 次)。细胞活力分析采用台盼蓝拒染法。在 EFD 为 0.88 mJ/mm^2 的条件下暴露于 1 000 次冲击波后,与未处理的对照组相比,细胞存活率下降到 30%;然而,几天后,存活细胞的数量恢复到控制水平。

仅在 EFD 为 0.88 mJ/mm² 条件下暴露于 500 次冲击波之后，才观察到 ALA 和冲击波处理后细胞生长的显著减慢。结果表明，ALA 处理后，EFD 为 0.22 mJ/mm² 时，经仅 1 000 次冲击波处理就可产生细胞内的敏化剂自由基；而 EFD 为 0.88 mJ/mm² 时，500 次冲击波处理后，观察到气泡内水蒸气在细胞外裂解产生自由基。作者的结论是，由于冲击波能够克服传统超声和 / 或光动力疗法中遇到的一些缺陷，因此可被用于癌症治疗。

对骨肉瘤（骨肿瘤）的新治疗方法的探索促使 Palmero 等人（2006）研究提高骨肉瘤细胞化疗敏感性的新方法。将细胞悬液置于聚丙烯管中，暴露于 Piezoson 100 产生的冲击波中（Richard Wolf GmbH）。借助于充水缓冲垫和超声凝胶，可以确保适当的冲击波耦合。细胞以 4 Hz 的频率暴露于 1 000 次冲击波中（EFD = 0.22 mJ/mm²，p^+ = 31 MPa，p^- = -4.3 MPa）。结果表明，冲击波可增强阿霉素和氨甲蝶呤对人类骨肉瘤细胞系的细胞毒性作用，影响肿瘤细胞的生长，然而使用冲击波治疗恶性肿瘤的一个主要问题是转移灶的潜在进展。

Bekeredjian 等（2007）研究了一种假说，即与暴露于 DNA 和冲击波而无微泡的细胞相比，添加 DNA 微泡可促进暴露于冲击波的组织培养细胞中转基因的表达。该研究小组（Bekeredjian et al, 2003）早前发表的一篇论文中描述了使用 Epos ESWT 系统（Dornier MedTech GmbH）在不同能量设置下（p^+ 在 7 ～ 48 MPa 之间，p^- 在 -5 ～ -10 MPa 之间）产生的 60 ～ 120 次冲击波处理含有或不含脂质稳定微泡的细胞悬液。在最高能量水平的 80 次冲击波之后，所有微气泡都被破坏了；然而，在较低的能量设置下，经过 120 次冲击波后，仍有相当比例的微气泡存在。结果表明，微泡的存在增强了质粒 DNA 和冲击波作用下的组织培养细胞中转基因的表达；但微泡的存在提高了细胞的死亡率。有理由相信，微气泡的存在增加了空化核的数目，增加了样品中的空化事件。与高能冲击波相比，低能冲击波处理后能获得更高的转基因表达。尽管这些结果令人鼓舞，作者的结论是，冲击波结合微泡的破坏性效应并不能保证基因在组织中传递。根据他们的发现，这种技术更应该被考虑用于肿瘤的治疗，因为肿瘤治疗的最终目标是细胞死亡。

Mastikhin 等人（2010）报道了冲击波和化疗联合作用在体外和体内抑制肿瘤生长的有趣结果。分析小鼠 Krebs-2 肿瘤细胞暴露于冲击波或进行假治疗（无冲击波）后对化疗药物（环磷酰胺）的反应。冲击波由

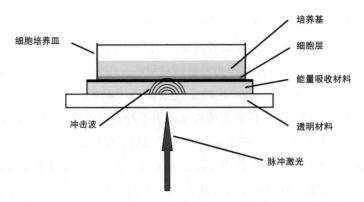

图7.7 Steinhauser等(2014)及其他研究小组用来转染细胞的实验装置示意图。激光照射吸收层，积累的光能转化为机械能。冲击波形成并通过吸收层传播到培养皿中。培养基中的质粒DNA通过瞬时孔隙进入细胞

Lavrentiev流体动力学研究所（新西伯利亚，俄罗斯）开发的带有声学透镜的便携式桌面电磁源产生。在研究的第一部分，悬浮细胞以0.2 Hz的频率暴露于5～70次冲击波（$p^+ = 45$ MPa）中，然后注入小鼠的脚垫。接种30 min后，小鼠腹腔注射环磷酰胺。12天后处死小鼠以分析肿瘤并确定其质量。当肿瘤直径达到5 mm左右时，将小鼠分为对照组（假治疗组）、冲击波组和几个联合治疗组，治疗后7天进行肿瘤分析。第一部分实验结果表明，与单独使用环磷酰胺或单纯使用冲击波治疗相比，联合使用环磷酰胺和冲击波治疗可显著抑制肿瘤生长。值得注意的是，冲击波数量相关的抑制作用是非线性的，最大值在10～20次冲击波之间。因为体外冲击波治疗排除了与循环和组织损伤相关的现象，所以非线性提示冲击波会改变细胞的结构和功能。在体内，环磷酰胺和冲击波的联合应用也能显著抑制肿瘤的生长。值得注意的是，冲击波组的肿瘤比假治疗组的肿瘤更重。此外，较低剂量的冲击波（10次脉冲）较高剂量的冲击波更能有效地抑制肿瘤的生长。作者认为，化疗与冲击波联合应用可以提高化疗的效率，冲击波的作用在细胞和组织水平上也有显著的影响。

过去曾测试过不同的激光辅助基因转染方法，如光注入法、光化学内化法、以吸光颗粒为靶点的选择性细胞靶向法、激光诱导应力波（LISW）转染法等（Yao et al, 2008）。在LISW过程中，大量培养的细胞同时暴露在经历瞬态等离子体渗透的应力波中（Terakawa et al, 2004）。通过激光照射吸收材料，光能转化为机械能，冲击波传入含有细胞的容器中（图

图 7.8　基于 Piezoson 100 的研究设备（Richard Wolf GmbH, 克尼特林根, 德国）的照片，用于将细胞悬浮液暴露于水下冲击波

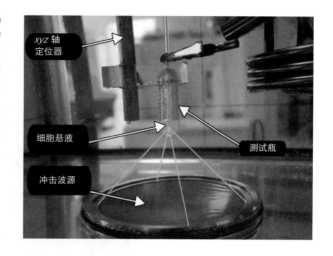

7.7）。不需要精确的细胞定位仪器，在激光束直径为几毫米的情况下，即可获得高达 100 MPa 的峰值正压振幅（Steinhauser et al, 2014）。激光也已经成功地应用于单细胞穿孔。将悬浮在台盼蓝盐水溶液中的骨髓瘤细胞逐一捕获到微流控芯片中。在单个 Nd:YAG 激光脉冲的作用下，被捕获的细胞附近产生空化泡。高速摄影显示，在气泡膨胀过程中细胞被推向芯片。几微秒之后，气泡收缩、塌陷，并发射出一股微射流，使细胞穿孔。细胞膜很快恢复了原来的形状。台盼蓝扩散入细胞质约 30 s。研究还表明，膜的穿孔情况取决于细胞和气泡之间的距离（Li et al, 2012）。

　　冲击波介导裸 DNA 转染细胞的一个局限性是所需核酸量较大（Tschoep et al, 2001），因此不能应用于临床。即使已报道 DNA 和脂质体在人类细胞中具有较高的转染效率（Morille et al, 2008），但该方案未必适合在体内应用。Millán-Chiu 等人（2014）研究了在阳离子脂质组装的 DNA 和裸 DNA 转染人类胚胎肾（HEK）细胞的过程中水下冲击波的运用。用增强的 GFP 作为质粒载体的报告基因。钙黄绿素溶液或细胞培养皿溶液通过吸收层进入细胞培养皿，使荧光染料内化。培养基中的质粒 DNA 通过瞬时孔进入细胞，中性 FITC- 葡聚糖在 PBS 中与 HEK 细胞混合。配制含 2×10^{6} 个细胞的悬液用于转染。将裸质粒溶解在纯化水中，并用 Dulbecco 改良的 Eagle 培养基（DMEM）将质粒溶液溶解，即在冲击波处理之前在细胞悬液中加入含有氨基酸、维生素和葡萄糖的培养基。或者，在 DNA 浓度相同的前提下，也可使用自组装的 DNA 阳离子脂质复合物。将质粒、DMEM 和

图 7.9 用荧光染料孵育的细胞几何中心区域切面的共聚焦影像显示，染料（绿色）在冲击波处理过的样品中内部化了（下图），但在未经冲击波处理的细胞中未内部化（上图）

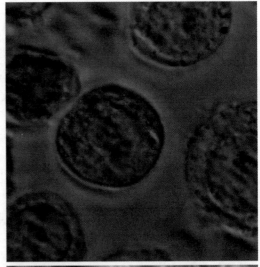

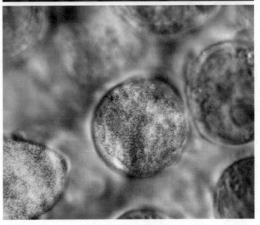

阳离子脂质混合孵育，制备复合物。在冲击波暴露前制备细胞悬液，并将等分试样放入聚乙烯移液管中。使用基于 Piezoson 100 plus 的、配备有 Richard Wolf GmbH FB10 W3 冲击波源（图 7.8 中为 FB10 G4 的先前型号）的实验装置（图 7.8），以频率为 1 Hz 的冲击波处理样品。测试了三种强度设置（p^+ 约为 8、12 和 18 MPa）。增加冲击波的强度和数量均可诱导细胞死亡，且呈剂量依赖关系；然而，暴露于不同能量的冲击波 24 和 48 h 后，细胞具有相同的增殖特征。所有细胞群都产生了从基底信号开始逐渐可见荧光的荧光强度的正态分布，表明掺入了 FITC- 葡聚糖。用共聚焦显微镜观察，对照组细胞表面只有轻微的荧光；而冲击波处理后的细胞，细胞质内可见荧光，这表明大分子内化实现（图 7.9）。本研究的主要结论是，冲

击波和脂质复合物协同作用可以提高 HEK 细胞中 GFP 的表达水平。

一种已经被用于一些癌症患者的治疗方式是光动力疗法（PDT）。给予患者肿瘤定位光敏剂，如 ALA，并用光将其激活（Peng et al，1997）。由于光穿透组织的深度较浅，这项技术的应用仅限于治疗内窥镜可及的肿瘤。如果采用声动力疗法 (SDT)，即用超声波代替光，这个缺点就不存在了。SDT 基于超声诱导空化激活声敏剂。包括卟啉及其衍生物在内的声敏剂被激活后，会产生可能导致癌细胞死亡的活性氧 (Umemura et al，1990；Rosenthal et al，2004；Kuroki et al，2007；Tachibana et al，2008；Song et al，2014；Costley et al，2015；Feng et al，2015）。这种方法也用冲击波代替超声波进行了测试。冲击波诱导的声致发光现象能够通过能量转移引起卟啉电子激发，并启动一个形成细胞毒性单线态氧的光化学过程。气泡塌陷会导致气泡内的水蒸气裂解，产生羟基自由基和氢原子。这种现象受生物模型、声敏剂、EFD、施加的冲击波数量和冲击波频率的影响。

Catalano 等人（2007）报道了冲击波对两种不同的未分化甲状腺癌细胞系对紫杉醇和 ALA 治疗的敏感性的影响。将用 ALA 和紫杉醇处理的细胞暴露于 Piezoson 100 压电冲击波源（Richard Wolf GmbH）以 4 Hz 的频率产生的 500 次冲击波（EFD=0.88 mJ/mm^2，p^+ = 90 MPa）中。将小份的细胞悬浮液置于聚丙烯管中，并填充培养基。在冲击波处理之前通过离心沉淀细胞。这样做是为了减少冲击波通过时测试瓶的运动。每个管垂直放置（与冲击波源的波束轴平行），使得 Piezoson 100 压电冲击波源的焦点与管底部的中心重合。检测细胞活力和凋亡率。作者报道，与仅用紫杉醇治疗相比，联合使用 ALA、紫杉醇和冲击波可增强细胞毒性。还观察到与仅用紫杉醇治疗相比，联合使用 ALA、紫杉醇和冲击波能更有效地诱导甲状腺癌细胞凋亡。

Serpe 等人（2011）研究了 ALA 和冲击波疗法对离体大鼠结肠癌细胞和在体同基因结肠癌模型的疗效。体内治疗在癌细胞植入 8 周后开始。对照组和冲击波治疗组大鼠于冲击波治疗后 24 h 处死。使用 Piezoson 100 压电冲击波源（Richard Wolf GmbH）施加冲击波。体内实验结果显示，与单独注射 ALA 相比，联合使用 ALA（375 mg/kg 静脉注射）和冲击波（500 次冲击波，EFD = 0.88 mJ/mm^2）治疗 1 天后，肿瘤组织细胞凋亡明显增强。这证实了 ALA 和冲击波联合治疗在结肠癌模型中能有效诱导细胞凋亡。

Canaparo 及其同事（2013）以人类神经母细胞瘤细胞系为对象，研究了装载有 meso-tetrakis(4- 磺苯基）卟啉的聚甲基丙烯酸甲酯核壳纳米粒子作为声敏体系的可行性。使用 Piezoson 100 压电冲击波源（Richard Wolf GmbH）以 4 Hz 的频率对这些细胞施加 500 次冲击波（EFD = 0.43 mJ/mm²）。在声动力治疗后，细胞增殖明显减少。作者还报道，与未经处理的细胞相比，经声动力治疗的细胞在 1 h 内，活性氧产生量增加了 15 倍。在体外三维模型中，声敏技术也显著抑制了神经母细胞瘤球体的生长。

在体内实验中，Foglietta 等人（2015）利用冲击波激活原卟啉 IX 的细胞毒作用，导致大鼠乳腺癌细胞系 Mat B III 死亡。使用 Piezoson 100 压电冲击波源（Richard Wolf GmbH）以 4Hz 的频率对体积约为 500 mm³ 的肿瘤施加 500 次冲击波（EFD = 0.88 mJ/mm²）。磁共振成像（MRI）显示，冲击波治疗组 72 h 后肿瘤体积减小了约 60%。还证实了治疗后较治疗前扩散系数增加，且冲击波声动力疗法后 72 h，坏死和凋亡组织学特征也有所增加。在经冲击波治疗的肿瘤中未观察到血管损伤和 / 或血细胞外渗。作者认为，使用冲击波激活声敏剂导致体内不同深度的癌细胞死亡是一种很有前景的治疗方法。

如 4.7 节所述，当使用时间延迟在 200 ～ 800 μs 之间的串联冲击波时，第一冲击波引起的气泡塌陷会被第二冲击波强化。这种现象可能导致细胞膜通透性增强。如果串联冲击波时间延迟非常短（约 10 ～ 15 μs），第一冲击波产生的气泡在第二个脉冲到达之前没有足够的时间生长。根据 Lukes 等人（2014）的研究，在这种情况下，第一冲击波可以用于局部改变肿瘤的声学特性。如果第二冲击波在第一冲击波阵面后 10 ～ 15 μs 到达肿瘤，它的传播速度不同于在未经冲击波处理的组织中传播的速度。正因为如此，它在肿瘤中传播时强度不断增长。采用多种动物模型，研究了 5.5.4 节中描述的多通道放电冲击波源对不同癌细胞和肿瘤的影响（Sunka et al, 2006；Benes et al, 2007, 2011, 2012；Lukes et al, 2012b, 2014）。第一和第二冲击波的峰值正压分别约为 35 MPa 和 80 MPa，峰值负压分别为 -25 MPa 和 -75 MPa。第一和第二冲击波间的时间延迟固定为 10 μs，重复率为 0.7 Hz。串联冲击波聚焦于肝脏和活体兔紧张的肌肉。通过 MRI 检查冲击波治疗区域。组织损伤范围大约是冲击波源 -6 dB 焦域尺寸的 2 倍。组织学分析显示坏死组织和健康组织之间存在明显的边界。用 B16 黑色素瘤、T 淋巴瘤和 R5-28 肉瘤细胞串联冲击波对体内肿瘤生长的延迟作用。小鼠和大鼠作为动物模型，肿瘤被移植到动物的侧肋部或大腿。结果显示，与对照组相比，串联冲击波显著延缓了肿瘤生长。将串联冲击波的数量增加到 400 以上时可导致肿瘤组织损伤。冲击波治疗与顺铂治疗相结合可使肿瘤生长减少 75%。这种效应被认为是由于癌细胞胞膜的通透性增加。进一步的研究表明，串联冲击波与 Photosan 联合使用可显著抑制肿瘤生长。Photosan 是一种用于光动力癌症治疗的声敏卟啉类光敏剂。该药物优先在恶性肿瘤组织中累积，在无光照或超声波的情况下无毒性；然而当它被声化学激发时，则会导致细胞毒性单线态氧形成。观察到的效应与声空化增强有关，声空化诱导肿瘤中的声化学激发。为了阐明短延迟串联冲击波治疗癌症的潜力，需要进一步研究以确定最佳冲击波波形以及第一和第二冲击波之间的时间延迟。

将肿瘤细胞（以临床应用所使用的能量）暴露于水下冲击波的大多数体外实验的结果是很有前景的。冲击波诱导声化学效应，空化增强细胞毒性以及利用多种冲击波源、细胞类型和方案进行细胞转染已被报道多年。遗憾的是，体内转染效率普遍低于细胞悬浮液中的转染效率，因为如前所述，血液或组织中存在的空化核较少。

模拟生物系统的方法已被证明有助于理解冲击波与细胞的相互作用。Koshiyama 等人（2006）对冲击波作用下的细胞膜脂质双分子层进行了分子动力学（MD）模拟，得出结论：冲击波对细胞膜的损伤使磷脂双分子层结构发生变化，从而水分子得以渗透。利用 MD 进行的数值模拟也有助于揭示冲击波引发的纳米气泡塌陷导致脂质双分子层瞬时穿孔的机制。Steinhauser 和 Schmidt（2014）研究了激光诱导的冲击波对细胞的影响，并应用多尺度模型探讨了冲击波与软性生物物质相互作用。分析冲击波对肿瘤细胞造成的损伤并降低计算复杂性的一个有用的方法是将注意力集中在质膜和细胞骨架上，这是一个由大分子组成的网络，它维持细胞结构的完整性并保护细胞免受外力的影响。

如前所述，空化介导的细胞转染取决于几个因素。其中之一是冲击波暴露前气泡的大小。为了更好地理解冲击波诱导的纳米气泡塌陷对膜穿孔的影响，Adhikari 等人（2015）进行了 MD 模拟。他们的研究结果表明，冲击波击中膜，随后纳米气泡塌陷发出纳米射流。有趣的是，在没有气泡的情况下，冲击压强沿细胞膜的外侧区域均匀分布，冲击波无法对细胞膜造成损伤。此外，他们发现孔隙的大小取决于冲击波的速度和持续时间。数值模拟结果表明，通过调整这两个参数可以获得不同尺寸的孔隙。

　　Lukes 及其同事在活体内研究了冲击波在肿瘤组织中的诱导效应。将患有同基因肉瘤的 Lewis 大鼠暴露于多通道放电冲击波源（5.5.4 节）产生的冲击波（$p^+ \approx 370\,\mathrm{MPa}$, $p^- \approx 17\,\mathrm{MPa}$）中。采用多种技术对肿瘤组织标本进行分析。作者发现经冲击波处理的肿瘤组织冷冻切片上存在广泛的损伤，并得出结论，所观察到的损伤主要是由机械应力和剪切力造成的（Lukes et al, 2014, 2015）。

　　Menezes 及其同事（2012）开发了一种发射等离子射流的装置，将微粒送入柔软的活体靶标，用于转移生物制剂。将直径 1 μm 的金粒子涂上所需的质粒 DNA，并沉积在铝箔表面。激光烧蚀金属箔产生冲击波，随后产生的等离子射流将粒子以 1 100 m/s 的平均速度带入活细胞中。该装置的一个优点是它可以小型化成为手持式药物 /DNA 递送装置。具有生物相容性的金、银或钛箔可以在将药物送入人体内部柔软的靶点时用来代替铝箔。

　　另一种有趣的方法是设计小的冲击波源，通过套管针或自然孔插入患者体内。它们将来可能被用于直接接触靶组织。Nakagawa 等人（2012）开发了一种用于基因转染的小型电液冲击波源。他们的装置使用了一个半椭球面反射器（外径 11 mm），将水下高压放电（1 ～ 5 kV）产生的冲击波聚焦在内焦点（F_1）。从反射器边缘到外焦点（F_2）的距离为 10 mm。作者使用该系统在 4 kV 电压下产生 10 次冲击波（$p^+ = 2.1\,\mathrm{MPa}$）转染小鼠胚胎成纤维细胞。

　　为了了解冲击波对人体细胞的影响，将 HEK 细胞和人类乳腺癌细胞在体外暴露于水下冲击波中。将细胞悬液置于聚乙烯移液管内，放在基于 Piezolith 2501（Richard Wolf GmbH）研究性冲击波发生器的焦点处（图 7.10）。扫描电子显微镜（SEM）显示，在暴露于以 0.5 Hz 频率产生的冲击波（$p^+ \approx 18\,\mathrm{MPa}$, $p^- \approx -3\,\mathrm{MPa}$）后，微绒毛丧失，细胞呈孔状结构，细胞体积减小。HEK 细胞分别暴露于 60、120 和 180 次冲击波，而含有乳腺癌细胞悬液的小瓶分别暴露于 125、250、500 和 1 000 次冲击波。用荧光染料定性评价细胞膜的渗透性。台盼蓝拒染试验表明发生了膜穿孔，但膜在几秒钟后重新密封。细胞膜发生变形持续了 5 min 以上，并且在固定细胞中可以观察到。有趣的是，每种细胞系发生膜穿孔和基因转染所需的冲击波数是不同的。这项研究的结果表明，冲击波会产生瞬态的纳米和微米级膜变形，从而实现细胞转染。此外，它揭示了冲击波参数应与细胞类型相匹配，以优化结果，因为声空化和剪切应力作用的程度取决于细胞膜的性质（López-Marín et al，2016）。

尽管所有证据表明声空化是导致细胞转染的原因，但也有实验结果表明其他机制似乎也参与其中。siRNA（干扰 RNA）被认为是多种疾病的治疗剂，因为它可以抑制哺乳动物细胞中靶基因的表达。Ha 等（2015）报道了冲击波诱导基因转染的体内外结果。在他们的研究中，人脐静脉内皮细胞（HUVECs）暴露于冲击波后经 5 min 孵育未转染 siRNA，而同样的细胞孵育 24 h 后显示出较高的转染效率。考虑到有报道称声穿孔诱导的孔隙在 3 min 内被重新密封（Zhou et al，2008）。作者得出结论，如果基因转染的机制是声穿孔，那么在冲击波处理后立即就会发生转染。他们的结果表明，冲击波诱导了不同大小的微粒分泌，这些微粒起着 siRNA 载体的作用。根据他们的发现，基因转染是通过分泌的微粒进行的。此外，他们还观察到，直径大于 200 nm 的颗粒能够比更小的颗粒吸收更多的 siRNAs。将融合细胞培养并暴露于 AR2 ESWT 设备（Dornier MedTech GmbH）产生的 1 000 次冲击波（EFD = 0.04 mJ/mm²）中，具体方法是将冲击波源垂直浸入孔板中，使其与培养基表面接触。在冲击波暴露后收集细胞，并进行 Western blot 分析，这是一种通过凝胶电泳检测蛋白质的技术。用荧光显微镜观察 siRNA 的转染情况。在体内实验中，作者研究了冲击波导入 siRNA 是否具有抑制肿瘤的作用。将 PBS 中的小鼠癌细胞接种到裸鼠下腹皮下。当肿瘤体积达到约 1 cm³ 时，向它们注射血管内皮生长因子（VEGF）siRNA 溶液，并使用前述冲击波源以 0.02 mJ/mm² 的能流密度进行 1 000 次冲击波处理。该冲击波剂量是成功将 siRNA 转染入肿瘤的最佳剂量。与未接受冲击波治疗的对照组相比，冲击波治疗组的 VEGF 表达很低。暴露于冲击波的肿瘤表现出微血管减少，而未经治疗的肿瘤表现出较高的微血管密度。

7.5 细菌转化

对于原核细胞来说，从环境中摄取裸 DNA 被称为遗传转化。DNA 可以被整合到基因组中，也可以作为质粒留存。外源 DNA 的内化使细菌能够适应各种变化的环境。抗生素耐药性是一个众所周知的例子。目前，已知大

图 7.10 体外转染人类细胞的装置示意图。含有细胞悬液的测试瓶被放置在压电冲击波波源的焦点处

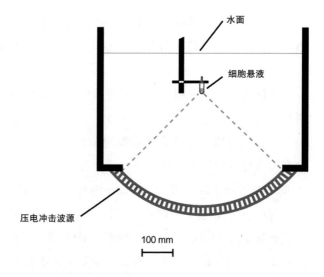

水面

细胞悬液

压电冲击波源

100 mm

约有 80 个物种可以发生自然转化 (Johnston et al，2004)。

　　人们对生物技术的兴趣日益增长，需要新的方法来对微生物进行基因改造。细菌转化在分子生物学中很重要，是环境微生物学、农业、酶工业和制药工业的基本工具；然而，目前仍然缺乏高效、易于使用的基因传递 DNA 转移方法 (Boucher et al，2001；Demain et al，2009；Aune et al，2010)。

　　细菌可以通过接合、转导或转化进行基因改造。接合是 DNA 从一个细菌转移到另一个细菌的自然过程，可以通过直接接触，也可以通过细胞间桥连接。有趣的是，所传递的遗传信息通常对接收它的细菌有益。举个例子，对某些抗生素的耐药性是从供体细菌转移到受体细菌。转导通过病毒传递遗传物质。如上所述，第三个过程，即遗传转化，是直接摄取外源 DNA 的过程。在一些物种中，它可以自然发生，然而细菌发生转化必须处于感受态。细菌的感受态出现在革兰氏阳性和革兰氏阴性细菌之间，允许大分子 DNA 的摄取 (Dubnau，1999)。它可以是对各种环境条件的反应；但在实验室条件下，只有一小部分细菌能自然转化。DNA 不可渗透通过细菌的细胞膜，这限制了细菌的转化。

　　质粒在细菌转化过程中起着至关重要的作用。在分子生物学中，一种常见的做法是使用对抗生素有耐药性的质粒作为载体。将特定基因插入载体质粒。下一步，将质粒转移到对抗生素例如氨苄西林敏感的细菌中。只有获得质粒的细菌才对抗生素产生耐药性，并能在含有氨苄西林的培养皿

中生长。由于细菌需要质粒才能存活，它们便开始复制质粒，同时复制的还有插入的基因。

一种已知的具有自然转化能力的细菌是枯草芽孢杆菌，其他重要的细菌如大肠杆菌 (*E.coli*) 则不具备这种能力，需要用人工方法对它们进行基因改造。对大肠杆菌来说，这一点尤其重要，因为它是许多蛋白质工业生产中使用最广泛的细菌之一。与其他物种相比，它的快速生长、快速表达和易于培养具有优势。另一种有趣和有用的微生物是根癌农杆菌，一种革兰氏阴性细菌，它能够将一段诱导肿瘤的质粒转移到植物的宿主细胞基因组中，从而引发肿瘤。这一自然过程包括含有一组致癌基因的 DNA 的转移，从而导致转化后组织肿瘤生长以及细菌用作氮源的物质产生。如果将农杆菌转移的脱氧核糖核酸 (T-DNA) 转化为其他基因，就有可能利用自然转化机制，将这些外源基因引入植物体内，产生转基因植物物种。这一过程被称为农杆菌介导转化 (AMT)，是目前最流行的生物转化方法。

遗传转化的常用物理方法有电穿孔、热休克和声穿孔 (Boucher et al, 2001；Chen et al, 2005)。通常，转化的第一步是弱化细菌的细胞膜使其渗透性增强，从而使细菌处于感受态。之后，细菌会受到高压脉冲、热冲击或超声波的作用而开放细胞膜，从而使 DNA 穿透。最后一步，将细胞在特殊条件下孵育以促进其增殖。不幸的是，这些方法应用范围有限。传统的方法昂贵且低效，有几种类型的细菌不能被转化，包括重要的致病菌。

另一种能使细胞膜通透性瞬间增加，允许大分子进入细胞的方法是利用水下冲击波 (Jagadeesh et al, 2004；Divya Prakash et al, 2011；Loske et al, 2011)。如前一部分所述，冲击波已被用于增加细胞膜的通透性以转染不同类型的细胞，例如黑素瘤细胞、小鼠白血病细胞、肾细胞和膀胱癌细胞。与人类细胞转染类似，冲击波诱导细菌转化的主要效应是声空化。暴露在冲击波中的细菌悬浮液内的微泡会破裂，削弱微生物的细胞膜结构，使大分子得以进入。冲击波介导的细菌转化与声穿孔有相似之处。已经观察到，超声波在水溶液中产生空化作用，这被认为是细菌细胞膜上出现直径约 30 ~ 100 nm 的瞬时孔的原因，从而实现 DNA 转移。膜的恢复时间在几秒到一分钟之间 (Liu et al, 2006；Newman et al, 2007；Hayer, 2010)。未来的研究将有助于进一步阐明冲击波介导的 DNA 摄取现象。

Jagadeesh 等人 (2004) 利用球形冲击波对感受态大肠杆菌细胞进行了

图 7.11 利用高压放电产生的水下冲击波转化细菌的实验装置示意图。改编自 Jagadeesh 等（2004）

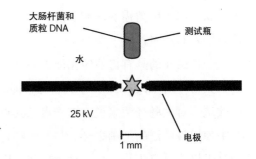

转化，球形冲击波是由两个相距 1 mm 的电极间水下高压放电产生的（图7.11）。通过调节电压使测试瓶内部峰值正压约为 13 MPa，可获得最佳结果。与标准的化学感受态细菌转化方法相比，在暴露于冲击波的小瓶中测得的转化效率明显更高。装有细菌悬液的测试瓶被置于距火花塞 3 mm 处，即不使用反射器来聚焦冲击波。测试瓶也暴露于高压水下放电所发出的强可见光和紫外线辐射中。

一种使用一根 300 mm 长的带有爆炸性涂层的聚合物管产生非聚焦冲击波的装置也被用于转化大肠杆菌（图 7.12）。转化效率比使用超声波高约10 倍。铜绿假单胞菌和鼠伤寒沙门氏菌（*S. typhimurium*）也可以用这种小型装置进行转化。作者认为，他们的转化方法和电穿孔法一样有效。优点是可以更好地回收细胞，降低了成本，而且该方法不受微生物的生长阶段影响 (Divya Prakash et al，2011，2012)。

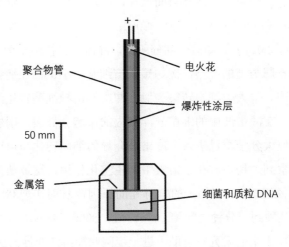

图 7.12 通过产生微爆炸冲击波来转化细菌的装置的示意图。改编自 Divya Prakash 等（2011）

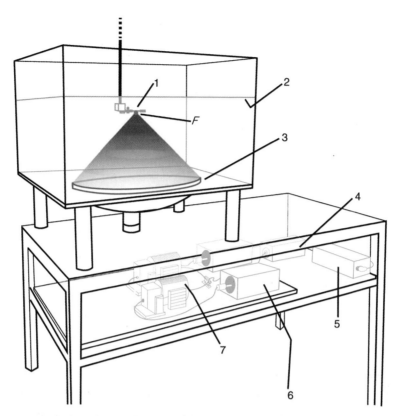

图 7.13　基于 Piezolith 2300 的串联冲击波发生器（Richard Wolf GmbH，克尼特林根，德国）的示意图，显示（1）水平居中放置于水槽内焦点 F 处的样品，（2）水位，（3）压电冲击波换能器，（4）高压电源，（5）脉冲发生器，（6）两个火花隙驱动器，以及（7）两个电容器

　　微泡破裂被认为是细菌在水下冲击波暴作用下膜通透性增加的主要机制。如 4.7 节所述，冲击波引起的微射流发射取决于几个因素，如压强分布、流体性质和初始气泡尺寸。为了证明声空化是细菌转化的主要机制，对暴露于单脉冲冲击波的细菌悬液与暴露于串联冲击波的细菌悬液的转化效率进行了比较（Loske et al，2011，2012）。他们使用一个基于 Piezolith 2300 冲击波源的实验设备（Richard Wolf GmbH）（图 7.13）在三种不同的处理温度（0、10 和 25℃）和三种串联冲击波延迟（250、500 和 750 μs）下进行了测试。

　　在冲击波发生器电压为 7.5 kV 时，用聚偏氟乙烯针式水听器（Imotec GmbH，维尔塞伦，德国）在冲击波发生器的焦点处记录的平均峰值正压约为 38 MPa。在串联模式下，第二冲击波的 p^+ 约比第一冲击波小 18%。将含

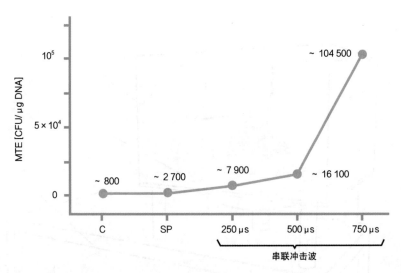

图 7.14　感受态大肠杆菌在暴露于 1 000 次单脉冲冲击波（SP）和 500 次串联冲击波（三种时间延迟：250、500 和 750 μs）后的平均转化效率（MTE），即菌落形成单位数（CFU）与质粒 DNA 的量（μg）的比值。对照组（C）中的测试瓶处理方案与实验组相同，但不暴露于冲击波。改编自 Loske 等（2011）

有细菌悬液的聚乙烯测试瓶固定在冲击波源的焦点处，并以 0.5 Hz 的频率暴露于 1 000 次单脉冲冲击波或 500 次串联冲击波（500 对冲击波）。为了证实细菌转化，将可表达 GFP 的质粒转移至含有大肠杆菌悬液的测试瓶中。结果表明，与标准的 $CaCl_2$ 法相比，单脉冲冲击波可提高细胞膜的通透性，提高转化效率。但是，在 0 ℃条件下以 750 μs 的延迟施加串联冲击波，可获得最高的平均转化效率［菌落形成单位(CFU)的数量与质粒 DNA 的量（μg）的比值］。这种方式使荧光菌落的数量增加到使用标准单脉冲冲击波获得的荧光菌落数量的 50 倍（图 7.14）。串联冲击波暴露后存活的大肠杆菌数量与延迟时间无关。进一步的研究可能有助于找到使用串联冲击波转化细菌时串联冲击波的最佳延迟时间。

　　转化效率取决于几个因素，例如质粒的大小及其对冲击波的抵抗力。考虑用冲击波介导转染时，保持质粒完整性很重要。据观察，水溶液中的 DNA 可能被冲击波破坏（Kochanski et al，2001）。Campos-Guillén 等报道了质粒大小与冲击波介导的细菌转化之间的关系（2012）。他们将大小不同（2 974、4 742、7 510、18 200、20 400 和 22 800 bp）的质粒暴露于单脉冲和串联冲击波中，以研究声空化对质粒完整性的影响。使用上述压电冲击波发生器、p^+ 值和冲击波频率，将质粒暴露于 1 000 次单脉冲冲击波和 500 次串联冲击波（延迟 = 750 μs）中。未经过冲击波处理的质粒悬液作为对照。实验的主要结论是，由于大质粒被破坏，使用大质粒进行冲击波介导的转化效率较低。由冲击波产生的微射流、第二冲击波和测试瓶内气泡破裂产生的化学自由基可能是大质粒受损的原因。需要进一步研究以确定冲击波频率、压力波形和剂量对质粒完整性的影响。固定延迟 750 μs 的水下串联冲击波已被用于复制一种类似生殖因子的质粒（负责两个细菌细胞融合的质粒）。这种质粒是从非致病性大肠杆菌的多重耐药菌株中获得的。该研究的结果可能有助于改进接合质粒转移的方法，并直接从环境样品中选择最值得关注的质粒 (Soto-Alonso et al，2015)。

7.6 丝状真菌的转化

丝状真菌是一种用途广泛的微生物。由于酵母和真菌具有强大的分泌能力和丰富的代谢多样性，因此它们特别适合生产重组蛋白。重组蛋白是由重组 DNA（即 DNA 由两股结合而成）表达生成。值得注意的是，重组 DNA 可以由两个不同物种的 DNA 产生。因此，重组 DNA 也被称为嵌合 DNA。真菌可以用于生产氨基酸、抗生素、胰岛素、抗凝剂、疫苗、农药、生物燃料、食品防腐剂和酸化剂，分解死亡的有机体，并可在科学研究、应用科学和工业中发挥关键作用 (RuizDíez，2002；Meyer，2008；Ward，2012；Hernández et al，2014；Rivera et al，2014；van den Berg et al，2015a，b)。由于有些真菌具有致病性，因此进行基因组测序对于更好地了解它们的新陈代谢，从而设计出预防人类、动物和植物疾病的策略非常重要。现代遗传学的进步有赖于高效、实用和低成本的转化方法的发展。

许多年前就有关于转化丝状真菌的初步实验的报道 (Hinnen et al，1978；Ballance et al，1983；Tilburn et al，1983)。从那时起，已有一百多个物种被改造，大量的科学论文发表。丝状真菌的遗传转化为生物技术开辟了广泛的应用前景。生物制药、酶工程和农业等许多行业都依赖蛋白质的生产。工业酶的市场总额达到数十亿美元 (Demain et al，2009)。这种巨大规模的生产只有借助基因工程才能实现。

　　黑曲霉（*Aspergillus niger*）是重组 DNA 技术中使用最广泛的真菌之一，因为它能够分泌高水平的生物活性蛋白和代谢产物。这种真菌每年生产超过 175 万吨的柠檬酸以及许多重要的蛋白质（Soccol et al，2006；Lubertozzi et al，2009；Fleissner et al，2010；Ward，2012）。米曲霉（*Aspergillus oryzae*）和里氏木霉（*Trichoderma ressei*）也是重要的酶生产菌。

　　转基因真菌通常是通过将来自其他真菌、细菌、病毒甚至动物的基因插入其基因组中而产生的。然而，该过程仍然面临许多挑战。转化方法分为两大类：生物转化和物理转化。常用的生物学方法是生产原生质体（去除细胞壁的细胞）和 AMT（7.5 节）（de Groot et al，1998；Sánchez et al，1998；Michielse et al，2005；Frandsen，2011；van den Berg et al，2015a，b）。原生质体的制备是一个困难的过程，因为消化真菌细胞壁的酶还没有很明确的特征。原因之一是形成细胞壁的聚合物对每个物种来说都有些不同。电穿孔法、基因工程法、真空渗透法和玻璃微珠搅拌法是标准的物理方法（Rivera et al，2014；van den Berg et al，2015a）。为了提高产量，人们不断寻求将基因有效引入真菌的新技术。van den Berg 等（2015a，b）对现有的所有适用于酵母和真菌的转化方法进行了全面的概述。

　　大多数传统的转化真菌的方法效率低、繁琐、重复性差，主要是因为丝状真菌的细胞膜具有复杂的蛋白质和多糖结构，阻碍其发生渗透（Lorito et al，1993；Ozeki et al，1994；Michielse et al，2005；Soccol et al，2006）。此外，DNA 必须要进入细胞核并整合到基因组中。

　　仍然有许多很难用标准方法转化的具有潜在用途的真菌。冲击波诱导真菌转化是一种新颖而有前景的方法，似乎可以解决这些问题（Magaña-Ortíz et al，2013；Gómez-Lim et al，2015）。正如本书中讨论的几个问题，利用冲击波对真菌进行遗传转化是将物理学和生物学结合的一个例子（Castano，2014；Rivera et al，2014）。

　　2013 年，人们首次成功利用水下冲击波转化真菌（Magana-Ortiz et al，2013）。该试验选择了四个重要的物种：黑曲霉、里氏木霉（一种用于生产纤维素酶的真菌）、黄孢原毛平革菌（*Phanerochaete chrysosporium*）（一种降解木质素和纤维素的真菌）和尖孢镰刀菌（*Fusarium oxysporum*）（一

图 7.15 使分生孢子悬液暴露于冲击波中的装置的照片

(a) 显示固定样品之前的 (1) 固定螺母，(2) 有机玻璃支架，(3) 热封聚乙烯袋和 (4) 袋内的分生孢子悬液

(b) 在冲击波暴露期间的 (1) 压电冲击波换能器，(2) 分生孢子悬架和 (3) xyz 轴定位器的支撑件。为清楚起见，更改了悬架的颜色。

（摄影：F. Fernández）

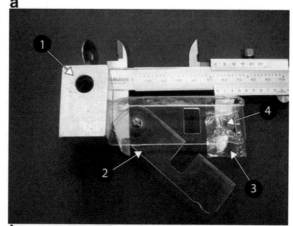

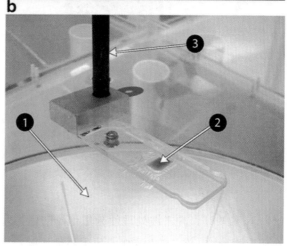

种导致作物病害的植物病原真菌）。孢子和 DNA 的混合物被装入小的聚乙烯袋中，置于实验性 Piezolith 2300(Richard Wolf GmbH) 冲击波源的焦点处（5.4.1 节），暴露于冲击波（$p^+ \approx 38\,\mathrm{MPa}$）中。这种冲击波的 −6 dB 聚焦带（3.4 节）的形状像雪茄，长度约为 17 mm，最大直径为 3 mm。每个袋子中的每毫升混合物分别含有 5×10^4 个黑曲霉分生孢子（无性、不活动的孢子）和 5×10^3 个其他 3 种分生孢子。分生孢子的悬液与载体或表达框（50 μg/mL DNA）混合。用水将冲击波耦合到含有分生孢子悬液的聚乙烯袋中。用不同数量的冲击波（介于 50 ～ 400 次之间）进行测试。使用专门的支架将袋子水平放置在冲击波源的焦点 F 处（图 7.15）。通常在 AMT 中，转化频被定义为每 10^7 个分生孢子中发生转化的分生孢子的数量 (de Groot

野生型　　　　　　　　　　　　突变体

明视野　　　　荧光　　　　明视野　　　　荧光

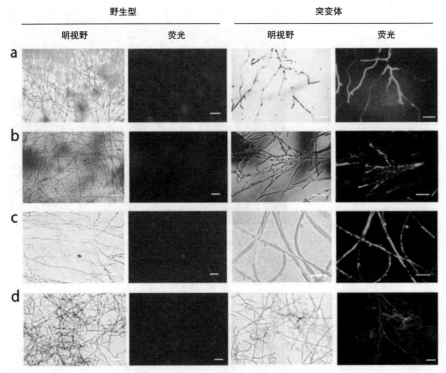

图7.16　3日龄非激波暴露（野生型）和激波转化突变体(a)黑曲霉、(b)尖孢镰刀菌、(c)里氏木霉、(d)黄孢原毛平革菌的明视野和荧光显微照片。荧光只能在突变体中观察到。（标尺：10 μm）

et al，1998）。冲击波处理使分生孢子的活力降低了一个数量级；然而，在所有物种中，该方法与AMT或原生质体实验相比，产生的转化菌落多2～4个数量级（de Groot et al，1998；Meyer et al，2007）。对于这四个物种，该方法获得的转化频率比使用标准方法获得的转化频率高几个数量级。如所预期的那样，由于细胞壁组成的差异，转化效率因真菌而异，证实了转化的稳定性。图7.16为未转化真菌（对照组）和冲击波转化突变体的显微照片。通过一种称为聚合酶链式反应（PCR）技术的DNA扩增，可以检测到所有转化物种中存在的 *hph* 基因。在第一项研究中，冲击波转换高效而快速。与传统方法相比，一个主要优势是无须原生质体。

真菌过氧化物酶是某些工业应用，例如将有毒物质转化为危害较小的物质所需的酶；然而，由于缺乏有效的转化方法，其产量受到限制。黄孢原毛平革菌在多种降解过程中起着重要作用。它分泌氧化还原酶，被认为是有价值的真菌，因为如前述，它会降解木质素和纤维素，而木质素和纤维素是很难降解的聚合物。Coconi-Linares 等人（2014）利用与前述相同的冲击波源和能量设置，显著增加了黄孢原毛平革菌线粒体类核蛋白（MnP1）和木质素过氧化物酶同工酶 H8（LiPH8）的表达。观察到重组菌株的过氧化物酶活性较高，野生型菌株的过氧化物酶活性较低。为了研究漆酶（用于许多工业应用，例如纺织品染色和生物修复的酶）和过氧化酶在黄孢原毛平革菌中的共表达是否可以促进酚和非酚底物的降解，Coconi Linares 等人（2015）使用类似的冲击波源（Piezolith 2501，Richard Wolf GmbH）和上述参数产生冲击波诱导遗传转化，检测了花斑曲霉菌 *Lac III b* 基因和杏鲍菇 *vp12* 基因以及内源基因 *mnp1* 和 *1ipH8* 的共表达。他们的结果表明，与野生型（对照组）相比，实验组过氧化物酶和漆酶的共过表达增加了 5 倍。作者得出的结论是，所测试的酶可以在黄孢原毛平革菌在最小培养基中的单个转化子中固有性表达。在另一项研究（Escobar-Tovar et al,2015）中，导致香蕉和大蕉生产出现重大损失的人黑叶条斑病（也称为黑香蕉叶斑病），致病性真菌斐济球腔菌（*Mycosphaerella fijiensis*），被暴露于前述实验压电冲击波源水槽内产生的 150 次单脉冲冲击波（$p^+ \approx 38\,\mathrm{MPa}$）中进行遗传转化。众所周知，这种真菌难以通过传统方法转化。经 10 代以上的遗传稳定性验证，转化真菌的遗传稳定性较好，产生了具有 GFP 活性的抗生素潮霉素耐药菌落。PCR 和 Southern blot（一种检测特定 DNA 序列的方法）证实了遗传转化成功。冲击波法每 10^6 个分生孢子中产生约 12 000 个转化子，而通常使用耗时的标准技术，每 10^6 个原生质球（细胞壁已部分去除的细胞）产生 80 ～ 160 个转化子（Balint-Kurti et al，2001；Portal et al，2012）。这些结果表明，冲击波诱导的斐济球腔菌的转化可能有助于开发高效的杀菌剂替代品以控制对人类和生态系统构成威胁的黑斑病。

关于冲击波介导的真菌转化机制的细节尚未完全明确；然而，人们认为冲击波通过含有质粒和分生孢子的悬液传播时发生声空化是细胞膜透化的主要机制。与单脉冲冲击波相比，串联冲击波（4.7 节）显著促进了丝状真菌的 DNA 传递（Loske et al，2014）。用于该目的的实验性压电串联冲击波发生器与前述类似（图 7.13），然而在这个实验中，使用了 Piezolith 2501（Richard Wolf GmbH）冲击波源。利用对一种抗生素具有耐药性并含有 GFP 报告基因的质粒对黑曲霉的遗传转化进行了评估。将暴露于 100 次单脉冲冲击波中的装有真菌悬液的聚乙烯袋（图 7.15）与暴露于采用不同延迟时间（200、300、400 和 500 μs）产生的 50 次串联冲击波的样品进行了比较。使用串联冲击波、300 μs 的延迟时间，与使用标准单脉冲冲击波相比，可获得的转化体多出约 84%。采用这一延迟时间，转化体的数量比使用原生质体转化高 420 倍，比采用电穿孔法高 170 倍，比采用 AMT 法高 8 200 倍（Ozeki et al，1994；Meyer et al，2007；de Groot et al，1998）。由于串联冲击波促进了气泡破裂，这些结果表明声空化是主要的转化机制。根据数值模拟（Canseco et al，2011），延迟时间为 270～285 μs 的串联冲击波促进气泡破裂。令人惊讶的是这些值与提高了黑曲霉转化效率的 300 μs 延迟十分接近。

7.7　冲击波的杀菌（细菌及真菌）作用

早在 Gilliland 等（1967）报道非聚焦冲击波对大肠杆菌的作用并不是细菌死亡的重要原因之前，人们就已经知道超声波对微生物具有破坏作用（Davies，1959）。在 1980 年临床引入 SWL 后，人们又恢复了对冲击波诱导细菌灭活的研究。

一些学者报道，尽管最初进行了无菌尿培养，但 SWL 后仍在培养物中检测到了活细菌。在某些病例中，在肾结石 SWL 期间或之后观察到了菌尿（尿中存在细菌）、菌血症（血液中存在细菌）和尿毒症（感染传播到血液中）(Zink et al，1988；Müller-Mattheis et al，1991；Silber et al，1991；Raz et al，1994；Yilmaz et al，2003）。如第 5 章所述，急性细菌性感染患者禁用 SWL，因为细菌可以通过受损的血管进入血流。冲击波引起的空化（4.7 节）以及自由基的产生和流动可能会破坏细菌，并向血液中释放大量的蛋白质，引起感染性休克。感染也是骨科使用冲击波的禁忌证（第 6 章）。

已有许多研究描述了水下冲击波与细菌相互作用；然而，结果是有争议的。不同的压力波形和实验条件，例如所用测试瓶的材料和形状（Cleveland et al，1997）、细胞悬液的量相对于压强场的大小（Dietz-

Laursonn et al，2016）以及悬液的类型和浓度以及温度可能是造成差异的原因。Elbers 及其同事（1988）观察到，用 HM3 碎石机（Dornier MedTech GmbH）在高达 24 kV 的电压下产生的 2 400 次冲击波进行体外处理对致结石细菌没有显著影响。Stoller 等（1990）在体外分析了在电压的 18 kV 时用电液碎石机产生的 1 000 次体外冲击波对鹿角形结石微生物群的影响。他们的结论是，SWL 对感染的鹿角形结石没有明显的杀菌作用。Ohshima 等（1991）报道称，大肠杆菌 JM109/pKPDH2 很难被激波管产生的冲击波灭活。所使用的峰值正压相对较低（$p^+ \approx 0.1\,\mathrm{MPa}$）可能是导致此结果的主要原因。然而，作者观察到，在细胞悬液中加入小气泡可以杀死细菌，这表明声空化是一种杀菌机制。Kerfoot 等（1992）研究了冲击波对铜绿假单胞菌、粪链球菌、金黄色葡萄球菌和大肠杆菌的灭活作用。将 4 个菌株的细菌悬液分别暴露在用 HM3 碎石机（Dornier MedTech GmbH）以 20 kV 电压、每分钟 100 次冲击波的频率产生的 4 000 次冲击波中。使用 Piezolith 2200 压电碎石机（Richard Wolf GmbH）重复该实验，使用相同数量的冲击波，能级为 4，频率为 2 Hz。这项研究的主要结论是冲击波不具有显著的杀菌作用。

SWL 后，小的残余碎片可能会在肾脏集合系统中残留数月。这些碎片通常含有引起持续性菌尿的细菌。Michaels 及其同事（1988）前瞻性地调查了患有奇异变形杆菌（*Pvoters mirabilis*）泌尿道感染和硫酸盐结石的妇女行 SWL 后持久性奇异变形杆菌菌尿的发生率。所有患者均使用 HM3 电液碎石机（Dornier MedTech GmbH）行 SWL。每次 SWL 在 24 kV 电压下产生不到 2 000 次冲击波。作者得出结论，与完整的感染性肾结石相比，SWL 后残留的结石碎片通常易于被抗菌剂灭菌。Pode 等人（1988）发表了另一项纳入 135 例伴有持续性尿路感染的肾或输尿管上段结石患者的前瞻性研究。用 HM3 碎石机进行 SWL 治疗。分析显示大块结石碎片残留的发生率与存在持续感染之间存在相关性。

von Eiff 等（2000）报道了关于冲击波对金黄色葡萄球菌的体外杀菌作用的研究。含有细菌的悬液暴露于使用实验性 XL1 碎石机（Dornier MedTech GmbH）产生的冲击波中，能量水平为临床 SWL 标准值。作者得出结论，在临床应用中使用的冲击波对金黄色葡萄球菌有杀菌作用，并且对于难以治愈的感染病例，冲击波疗法可作为一种替代疗法。

Gollwitzer 及其同事（2004）发现冲击波对革兰氏阳性菌（表皮葡萄球菌和粪肠球菌）和革兰氏阴性菌（铜绿假单胞菌）均具有显著的杀菌作用。Horn 等（2009）研究了冲击波对金黄色葡萄球菌细胞壁完整性的影响。细菌悬液暴露在 12 000 次冲击波中（EFD 在 0.38 ～ 0.96 mJ/mm 之间）。用异丙醇透化的金黄色葡萄球菌悬浮液用作阳性对照。测量并比较冲击波处理、透化和未处理细菌的荧光。正如预期的那样，冲击波显示出显著的能量依赖性抗菌效果；然而，与未经处理的对照组相比，仅高能量和大剂量冲击波会导致荧光显著增加。这些细菌的荧光仍然远低于阳性对照组。因此，作者认为，不仅是膜的渗透作用，细胞内效应可能也参与了冲击波导致金黄色葡萄球菌失活的过程。

Gerdesmeyer 等人（2005）也评估了体外冲击波碎石过程中 EFD 和冲击波数量变化对金黄色葡萄球菌的影响。至少需要 2 000 次 EFD 为 0.96 mJ/mm^2 的冲击波来灭活细菌。进一步增加冲击波数量可显著降低细菌活力。他们还报道，达到抗菌效果需要的 EFD 阈值大约为 0.6 mJ/mm^2。将 EFD 增加到此阈值以上，细菌失活率呈指数增长。因为细菌可能在肾结石内保持活性（McAleer et al，2003）并引发感染性结石，导致内毒素大量释放，Quintero 等（2008）研究了冲击波对肾结石模型中包含的细菌活力的影响。制作鼠伤寒沙门氏菌感染结石模型，并在体外暴露于电液碎石机产生的冲击波中（$p^+ \approx 30$ MPa）。另一组感染结石模型暴露于压电体外碎石机（$p^+ \approx 38.5$ MPa）产生的相同数量的冲击波中。使用电液碎石机，大约 95% 的微生物在 400 次冲击波后失活，但其灭活效果主要与紫外线辐射和冲击波源 F_1 焦点处产生的可见光有关。在约 2 700 次冲击波通过黑色聚丙烯袋保护免受火花隙辐射的结石之后，压电和电液碎石机分别灭活了约 29% 和 14% 的细菌。本研究的主要结论是，在 SWL 过程中，冲击波不应被认为是一种有效的细菌失活机制。在评估接受 SWL 治疗与接受经皮肾取石术（PCNL）治疗的感染性结石患者持续性菌尿的发生率时，Riad 及其同事（2008）发现，PCNL 在消除菌尿方面优于冲击波单一疗法，然而 SWL 对肾盂感染性小结石显示出良好的清除效果。

一旦证实在一定能流密度和冲击波数下，冲击波疗法对泌尿致病微生物具有抗菌作用而不受 SWL 期间冲击波与细菌的相互作用影响（Zimmermann，2013），慢性细菌性前列腺炎便可作为 ESWT 的一个适应证。

冲击波灭活细菌在食品工业中的潜在用途是其非临床用途之一。人们一直在寻求一种非加热食品保鲜方法，该方法可以在保持食品营养、风味、颜色和口味不变的同时灭活不期望的微生物。多种技术，例如静水压、脉冲电场、γ射线辐照和热超声处理已经过测试（Barbosa-Cánovas et al，2000；Marx et al，2011），但它们的工业应用仍然有限。冲击波暴露作为食品保存的一种可能方法曾被分析过（Loske et al，1999；Alvarez et al，2010）。将大肠杆菌暴露于用电液冲击波发生器产生的水下冲击波（$p^+ \approx 44\,MPa$）中，与标准电液冲击波源不同，采用不锈钢抛物面反射器（焦距 = 20 mm）代替椭球面反射器产生平面冲击波阵面。将共计28支聚丙烯移液管装入大肠杆菌悬液，热封，并放置在距抛物面反射器焦点约123 mm处的平面有机玻璃支架（图7.17）上（图7.18）。

图 7.17　平面有机玻璃支架的照片，该支架用于固定装有细菌悬液的聚丙烯测试瓶，以将其暴露在装有抛物面反射器的电液冲击波源中。（摄影：A. Sánchez）

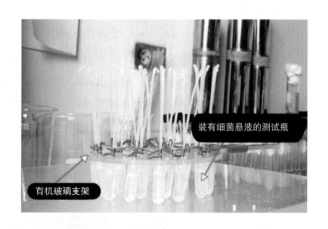

图 7.18　带有不锈钢抛物面反射器的电液冲击波源示意图，用于将一组含有微生物的测试瓶暴露在平面冲击波中

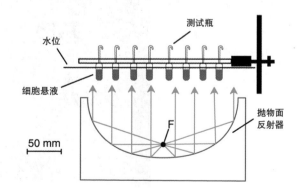

实验重复了几次，每次以 0.4 Hz 的频率向支架施加 500 次冲击波，总共 2 000 次冲击波。从冲击波发生器中随机取出 4 个试管进行分析。同样的方案也适用于非冲击波暴露的对照样品。存活细菌的数量是通过总活菌计数（TVC）方法来确定的，TVC 可以定量估计测试样本中细菌、酵母或真菌的数量。生化分析未检出微生物代谢的变化。大约需要 570 次冲击波才能使微生物的初始数量减少 90%。这种减少似乎遵循指数规律。冲击波引起的微射流发射、自由基产生以及剪切力被认为是其具有杀菌效果的原因。

进一步分析，将大肠杆菌、鼠伤寒沙门氏菌和单核细胞增生李斯特氏菌（*Listeria monocytogenes*）的悬液暴露在开放水浴电液冲击波源产生的冲击波中，发现杀菌效果主要是由冲击波压强、来自 F_1 处火花间隙光脉冲，以及冲击波产生的气穴之间的协同作用产生的（Loske et al，2002；Alvarez et al，2004）。单核细胞增生李斯特氏菌是最敏感的细菌。鼠伤寒沙门氏菌的耐药性与非致病性大肠杆菌相似。一个有趣的发现是致病性大肠杆菌菌株（O157:H7）与非致病性大肠杆菌菌株（ATCC10536）表现出不同的反应模式。大肠杆菌 O157:H7 的失活依赖于其生长阶段而不是冲击波剂量，而大肠杆菌 ATCC10536 则相反。这些研究将微生物悬液暴露于用椭球面反射器聚焦的冲击波中（图 7.19）。结果表明如果要使细菌的冲击波灭活对食品工业产生吸引力，需要采用更高的冲击波剂量、多种食品和多种微生物试验以获取数据。将微生物暴露于串联冲击波中（4.7 节）是一种值得关注的替代方案。

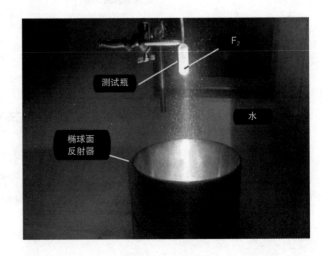

图 7.19 这张照片显示的是装有细菌悬液的测试瓶。暴露于电液冲击波源 F_2 焦点处的冲击波中，该照片是在 F_1 水下放电瞬间拍摄的。在水中沿着冲击波路径可以看到小气泡。
（摄影：F. Fernández）

体外实验将单核细胞增生李斯特氏菌和大肠杆菌 O157:H7 暴露于压电冲击波源内不同剂量的冲击波的作用下，该压电冲击波源经过改良可产生标准（单脉冲）或串联冲击波（4.7 节和 5.4.1 节），这表明相比病原大肠杆菌菌株，单核细胞增生李斯特氏菌对串联冲击波具有更强抵抗力（Alvarez et al，2008）。在这两种情况下，串联冲击波的使用都显著增强了细菌的灭活作用。在以 0.7 Hz 的频率施加 6 800 次单脉冲冲击波（$p^+ \approx 38$ MPa）后，大肠杆菌和单核细胞增生李斯特氏菌基因未失活。但是，将单核细胞增生李斯特氏菌以 900 µs 的延迟暴露于 3 400 次串联冲击波中会使大约 37% 的初始细菌失活。在相同的延迟下使用相同的串联冲击波剂量可灭活约 51% 的大肠杆菌。这些结果表明，空化是冲击波致细菌失活的主要原因，加强空化可以提高灭活效果。

Petrou 和同事（2009）在体外对白色念珠菌板状细胞施加临床剂量冲击波的研究表明，以 3 Hz 的频率施加 4 000 次冲击波可以使 90% 的细胞死亡。这在泌尿外科和牙科领域都具有重要临床意义（7.8 节），因为白色念珠菌是一种在感染部位形成生物膜，阻止免疫系统起作用的真菌。生物膜可能释放细菌引起慢性感染。使用冲击波的前提是有令人信服的证据表明压力脉冲可以破坏细菌生物膜。所有感染中，占了相当大比例的感染源于生物膜，即微生物嵌入由蛋白质和多糖组成的聚合物质基质中。生物膜可以在活体和非活体（如人体组织、宫内节育器、导管和人工关节）表面形成，例如葡萄球菌在受伤组织和医疗植入物上形成生物膜。由此产生的感染很难治疗，因为抗生素无法穿透生物膜。最初，细菌可能通过范德瓦耳斯力（即将中性分子相互吸引的弱电力）黏附在表面上，然而如果细胞在短时间内没有被移除，则会形成强的细胞黏附结构。

Wanner 等人（2011）研究了 500 次压力脉冲（EFD = 0.16 mJ/mm^2）在体外增强抗菌剂对金黄色葡萄球菌和表皮葡萄球菌生物膜渗透性的潜力。结果表明，压力脉冲会破坏生物膜层，促进抗生素的渗透。Divya Prakash 等人（2015）报道了体外和体内生物膜的破坏。类似于 7.2 节中所述的一种小型微爆炸冲击波发生器被用于体外破坏生长在导尿管上的生物膜（Divya Prakash et al，2011；Jagadeesh et al，2011；Rakesh et al，2012）。在装置的开口端产生约 1.25 J 的冲击波。用环丙沙星处理生物膜时，细菌数量没有减少，而环丙沙星处理加上单次冲击波作用能显著降低 TVC 和扫描电镜观察到的细菌数量。尽管冲击波本身没有显著的抗菌作用，但作者假设冲击波的作用会破坏生物膜周围的多糖基质，释放细菌，提高抗生素的效率。研究纳入了革兰氏阳性菌（金黄色葡萄球菌）和革兰氏阴性菌（铜绿假单胞菌和鼠伤寒沙门氏菌）。

在先前经鼻腔感染铜绿假单胞菌的小鼠身上进行了体内试验。小鼠暴露于由 Hariharan 等人（2011）描述的改良型无隔膜激波管发出的冲击波中。第一组小鼠单独用环丙沙星治疗 3 天，第二组只受到单一冲击波治疗，第三组小鼠接受一次冲击波治疗，然后用环丙沙星治疗。第二组和第三组的小鼠被安置在一个与冲击管末端连接的"L"形弯曲腔室中，同时施加冲击波（$p^{+} \approx 48\,\mathrm{MPa}$）（图 7.20）。

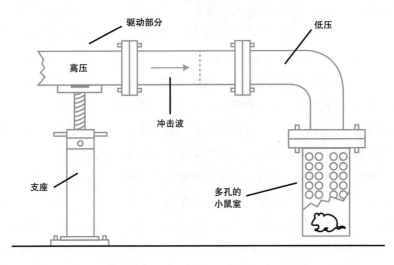

图 7.20 Hariharan 等人（2011）开发的用于小鼠在体低能量冲击波暴露的改良型无隔膜激波管

第二组和第三组小鼠均存活，说明无隔膜激波管可用于研究冲击波对该动物模型肺组织的影响。治疗 3 天后处死动物，观察冲击波对肺组织的影响。扫描电镜观察发现，受感染小鼠 3 天后肺内出现生物膜。在第一组中，均质肺样本中的细菌数量没有减少，但在接受抗生素治疗和冲击波治疗的小鼠中，这种细菌的量显著减少。作者还用他们的激波管研究了冲击波对小鼠金黄色葡萄球菌皮肤缝合感染模型的影响。在所有带有感染缝合线的小鼠中，接受抗生素和冲击波治疗的小鼠感染程度显著降低。利用一次冲击波破坏生物膜以提高抗生素的利用率是一种新的途径。

人们还研究了水下冲击波的抗菌作用，以解决与临床应用截然不同的问题。一个有趣的例子是船舶压载水灭菌。船舶压载水是一个尚未得到充分解决的世界性难题。来自偏远地区的水生动植物物种与船舶压载水一起排放，可能改变或破坏当地海洋生态系统。有人提出了用产生自由基和冲击波诱导气泡破裂后引发第二冲击波的方法来杀菌，对水进行消毒。Abe 等人（2007）研究了用气枪产生的单一冲击波使悬液中的海洋弧菌失活的可能性。弧菌是一种在盐水中发现的革兰氏阴性菌。用活细胞平板计数法评估细菌灭活。在约 200 MPa 的峰值正压下，细胞完全失活。Tsujii 等人（2012）使用电液冲击波源研究了冲击波对某种海洋弧菌的灭活作用。尽管这一研究的目的是使压载水中的微生物失活，它们的实验安排也与为生物医学应用而进行的实验相似。在一部分实验中，放电室和细胞悬液之间的 5 mm 宽的气隙可防止冲击波传播到细胞悬液中，只有水下高压放电产生的电磁辐射才能到达微生物体内。放电频率固定在 0.25 Hz，用平板计数法测定细胞活力。阻断冲击波时，从 100 次放电到 200 次放电，CFU/mL 值减少了约 30%。放电数量相同，当细胞暴露在辐射和冲击波中时，CFU/mL 值减少了大约 98%。即使实验条件不同，峰值正压也低得多（约 4.5 MPa），这些实验的结论也与先前发表的结果一致（Loske et al，1999；Alvarez et al，2004）。

7.8 牙科中的体外冲击波治疗

几项实验研究和临床试验表明，在牙科中，冲击波可能在去除牙齿生物膜、牙槽骨再生、根除牙周病原菌、降低主动正畸移动后的牙齿移动能力等方面具有应用前景。

消除牙根表面的细菌生物膜和黏结物对治疗牙周炎（一种影响牙齿周围组织的炎症性疾病）至关重要。典型技术是使用刮匙和超声波去除牙菌斑和牙结石。Müller 及其同事（2011）开展的一项评估冲击波清除离体人牙结石和生物膜潜力的研究显示，其从牙根表面清除牙石的效果不佳。然而，冲击波能够清除感染表面细菌的生物膜，其程度与超声波相当。这些结果是相关的，因为使用了一个包括 6 种代表性的龈上菌斑的体外生物膜模型。为了评估体外牙结石去除效果，第一组中，10 颗随机选择的牙齿用 Duolith 冲击波源（Storz Medical AG）以 4 mm 的距离进行了处理。在含有 20 mL 无菌生理盐水的培养皿中，以 3 Hz 的频率将牙齿暴露于冲击波（EFD = 0.4 mJ/mm^2）中 1 min。盐水作为耦合液。在第二组中，10 颗牙齿在中等功率下接受常规超声治疗。生物膜在有 18 个羟磷灰石圆盘的 24 孔聚苯乙烯细胞培养板上生长。生物膜的厚度在 30 ~ 40 μm 之间。从孔中取出所有圆盘，浸入含有生理盐水的培养皿中，分为三组。阳性对照组（n = 6）中的圆盘未处理；在第二组中，六个圆盘以前述 EFD、频率和持续时间暴露于冲击波中；而在最后一组中，六个圆盘接受超声治疗。如果在细菌被牙龈组织覆盖的临床情况下，冲击波的杀菌作用没有显著降低，则 ESWT 在牙周炎的治疗中将有广阔的前景。

在进行上述研究之前几年，Novak 等人（2008）使用 DermaGold（MTS Europe GmbH，康斯坦茨，德国）冲击波源将 6 种细菌的悬液暴露在冲击波（EFD 高达 0.3 mJ/mm^2）中，测定冲击波对口腔细菌的影响。结果表明，100 次冲击波显著降低了变形链球菌和一种未包被的牙龈卟啉单胞菌菌株的活力。对于核梭杆菌、内氏放线菌、金黄色葡萄球菌和一种包被的牙龈卟啉单胞菌菌株，冲击波次数高达 500 次均不能达到杀菌效果。

最近，Steinke 和 Rädel（2014）成功地使用电磁冲击波源产生的冲击波治疗了患有难治性龈袋（牙周炎引起的牙齿和周围牙龈组织之间的间隙深度异常）并伴或不伴有骨吸收的患者。冲击波通过脸颊或嘴唇耦合进入待治疗的牙周区。为了定位疼痛区域，患者握住冲击波发生器的手柄。在不做麻醉的情况下进行治疗。使用 Duolith（Storz Medical AG）以 4 Hz 的频率向每个区域施加总共 1 000 次冲击波（EFD = 0.23 mJ/mm^2）。每位患者在一周的间隔内接受了四次治疗，以减少龈袋并诱导牙槽骨形成。通过肉眼评估牙周缺损区域以及测量龈袋深度，以放射成像的方式记录结果。所有 4 例患者的龈袋大小和牙齿活动度均减小，但只有 2 例患者骨修复成功。作者认为 ESWT 是一种诱导内源性骨增量和 / 或改善骨质量的潜在方法。

为了证明冲击波促进牙龈卟啉单胞菌诱导的大鼠牙周炎后牙槽骨再生的假说，Sathishkumar 和同事（2008）用牙龈卟啉单胞菌感染大鼠 10 周，导致牙槽骨吸收。部分大鼠双颊接受 DermaGold 冲击波发生器（MTS Europe GmbH）施加的 100、300 或 1 000 次冲击波（EFD = 0.1 mJ/mm^2）的单独冲击波治疗。将 ESWT 后 0、3、6 和 12 周测定的牙槽骨水平与未治疗对照组进行比较。与未治疗对照组相比，经 300 和 1 000 次冲击波处理的大鼠牙槽骨水平明显提高，表明 ESWT 可作为促进牙周病后牙周组织再生的辅助手段。

由于冲击波对骨相关感染的细菌菌株具有杀菌作用（Gollwitzer et al，2004），并且可能诱导牙槽骨再生（Sathishkumar et al，2008），因此建议将 ESWT 作为种植体周围炎，即骨整合种植体周围组织的破坏性炎症过程的治疗方法（Li et al，2010）。

冲击波引起的牙齿活动度（TM）降低和邻近组织的修复已经在体内进行了研究。经积极的正畸治疗后，TM 增加。牙槽骨器官完全康复需要一年多的时间。通过对牙齿施加力，可对其进行手动和数字评估。Hazan Molina 等人（2012）发现在正畸牙齿移动过程中应用冲击波可能会改变牙周重塑的预期速率。在报告中，他们得出结论，冲击波影响血管内皮生长因子（VEGF）和某些细胞因子的表达，这些细胞因子在调节感染反应中起着核心作用。Falkensammer 等人（2015）报道了另一项关于牙齿正畸对齐后 ESWT 对 TM 影响的研究。用固定矫治器进行正畸治疗的患者，在前庭黏膜、右下犬齿和左下犬齿之间接受局部麻醉后，用 OrthoGold 100 冲击波源（MTS Medical UG）施加 1 000 次聚焦冲击波（EFD 在 $0.19 \sim 0.23 \, mJ/mm^2$ 之间；冲击波频率 = 5 Hz）。在下巴和下唇之间涂抹声波凝胶以确保冲击波耦合。对照组采用声学假手术治疗。在拔除托槽的当天，评估牙齿周围的龈袋深度和探通时的出血（BOP）情况。六个月后又重复了一遍。在冲击波治疗或假治疗后，使用牙动度仪通过测量对施加在牙冠上的可重复的冲击的反应来评估牙周膜（包围和支撑牙齿的组织）的 TM 和阻尼特性（Schulte et al，1992；Goellner et al，2013），每颗牙齿测两次。随后进行手动测试和分类。作者的结论是，与假手术组相比，接受冲击波治疗的患者的牙齿活动度下降更快。此外，假手术组的 BOP 从 30% 下降到 28%，ESWT 组的 BOP 从 29% 下降到 14%。ESWT 的杀菌作用可能有助于进一步促进牙周组织再生，但由于治疗方案不明确和涉及的细胞机制尚不清楚，ESWT 距离常规临床应用仍很遥远。

Falkensammer 等人（2014）报告了一项随机安慰剂对照临床试验的结

果，该试验旨在研究无创性冲击波对正畸负荷下临时支抗装置（TADs）稳定性的可能影响。该试验纳入了 30 例成人下颌第二磨牙近中向正畸移动至下颌第一磨牙拔除部位的病例。固定正畸装置包括主动螺旋弹簧和人牙槽骨 TADs。治疗组采用表面麻醉，将声波凝胶作为耦合介质涂抹于脸颊后，以 5 Hz 的频率，使用 OrthoGold 100（MTS Medical UG）装置，施加 1 000 次压力脉冲（EFD 在 $0.19 \sim 0.23 \, \mathrm{mJ/mm^2}$ 之间）。假手术组的患者使用一种产生的噪声与真正 OrthoGold 100 相似，但不产生压力脉冲的设备进行治疗。在放置当天和 4 个月后测量 TADs 的位置。采用体外模型证实 TADs 印模过程的可靠性。研究结果显示，使用上述剂量，一次治疗不能提高正畸负荷下 TADs 的稳定性。

牙周膜成纤维细胞（PDLF）在脂多糖（LPS）等生物启动子的刺激下可表达促炎性葡萄球菌，参与牙周疾病的发生发展。在正畸治疗过程中使用机械刺激时，它们也能释放炎性细胞因子。为了研究冲击波是否也能诱发 PDLF 的炎症反应，Cai 等（2016）将 DermaGold 100（MTS 欧洲有限公司）非聚焦电液冲击波发生器以 3 Hz 的频率产生的冲击波施加在人牙周膜成纤维细胞（hPDLF）上。将设置在 37℃ 的水浴装置连接至 OP155 治疗探头，以将冲击波能量耦合到装有细胞悬液的聚丙烯管中。冲击波治疗探头与细胞悬液之间的距离维持在 40 mm。在三种不同的能量密度（0.05、0.10 和 $0.19 \, \mathrm{mJ/mm^2}$）和冲击波数（100、300 和 500）下进行了测试。冲击波暴露后，将 hPDLF 重新植入 24 孔板。结果显示，治疗组与对照组之间以及以不同 EFD 和冲击波次数治疗的冲击波治疗组之间的细胞活力和增殖情况均无显著差异。作者的结论是，在 EFD 为 $0.19 \, \mathrm{mJ/mm^2}$ 的条件下，将 hPDLF 暴露于 500 次冲击波后，没有观察到对细胞活力／增殖情况的负面影响。这类研究为 ESWT 的牙科临床应用中冲击波治疗参数的确定提供了一定的参考价值。

参考文献

Abara E, Merguerian P A, McLorie G A, et al. 1990. Lithostar extracorporeal shock wave lithotripsy in children. J Urol, 144: 489–492.

Abdelaziz H, Elabiad Y, Aderrouj I, et al. 2014. The usefulness of stone density and patient stoutness in predicting extracorporeal shock wave efficiency: results in a North African ethnic group. Can Urol Assoc J, 8: E567–E569.

Abdel-Khalek M, Sheir K Z, Mokhtar A A, et al. 2004. Prediction of success rate after extracorporeal shock-wave lithotripsy of renal stones. A multivariate analysis model. Scand J Urol Nephrol, 38: 161–167.

Abe A, Mimura H, Ishida H, et al. 2007. The effect of shock pressures on the inactivation of a marine *Vibrio* sp. Shock Waves, 17: 143–151.

Abid A F. 2014. Success factors of extracorporeal shock wave lithotripsy (ESWL) for renal and ureteric calculi in adult. Open J Urol, 4: 26–32.

Abid N, Ravier E, Codas R, et al. 2013. Nouveau repérage échographique en lithotritie extracorporelle: diminution des temps de scopie et de l'irradiation. Prog Urol, 23: 856–860.

Abid N, Ravier E, Promeyrat X, et al. 2015. Decreased radiation exposure and increased efficacy in extracorporeal lithotripsy using a new ultrasound stone locking system. J Endourol, 29: 1263–1269.

Aboumarzouk O M, Kata S G, Keeley F X, et al. 2012. Extracorporeal shock wave lithotripsy (ESWL) versus ureteroscopic management for ureteric calculi. Cochrane Database Syst Rev, 5: CD006029.

Abrahams C, Lipson S, Ross L. 1988. Pathologic changes in the kidneys and other organs of dogs undergoing extracorporeal shock wave lithotripsy with a tubless lithotripter. J Urol, 140: 391–394.

Abu-Ghanem Y, Kitrey N D, Gruenwald I, et al. 2014. Penile low-intensity shock wave therapy: a promising novel modality for erectile dysfunction. Korean J Urol, 55: 295–299.

Acalovschi M. 2001. Cholesterol gallstones: from epidemiology to prevention. Postgrad Med J, 77: 221–229.

Ackermann D K, Fuhrimann R, Pfluger D, et al. 1994. Prognosis after extracorporeal shock wave lithotripsy of radiopaque renal calculi: a multivariate analysis. Eur Urol, 25: 105–109.

Adatto M, Adatto-Neilson R, Servant J J, et al. 2010. Controlled, randomized study evaluating the effects of treating cellulite with AWT® /EPAT®. J Cosmet Laser Ther, 12: 176–182.

Adatto M, Adatto-Neilson R, Novak P, et al. 2011. Body shaping with acoustic wave therapy AWT®/EPAT®: randomized, controlled study on 14 subjects. J Cosmet Laser Ther, 13: 291–296.

Adatto M, Russe-Wilflingseder K, Raegener K. 2014. Aesthetic dermatology: acoustic wave treatment (AWT) of aesthetic disorders//Lohrer H, Gerdesmeyer L. Multidisciplinary medical applications. Buchverlag: Level 10 Heilbronn: 218–244.

Adhikari U, Goliaei A, Berkowitz M L. 2015. Mechanism of membrane poration by shock wave induced nanobubble collapse: a molecular dynamics study. J Phys Chem B, 119: 6225–6234.

Aeberli D, Müller S, Schmutz R, et al. 2001. Predictive value of radiological criteria for disintegration rates of extracorporeal shock wave lithotripsy. Urol Int, 66: 127–130.

Aicher A, Heeschen C, Sasaki K, et al. 2006. Low-energy shock wave for enhancing recruitment of endothelial progenitor cells: a new modality to increase efficacy of cell therapy in chronic hind limb ischemia. Circulation, 114: 2823–2830.

Aidan P, De Kerviler E, LeDuc A, et al. 1996. Treatment of salivary stones by extracorporeal lithotripsy. Am J Otolaryngol, 17: 246–250.

Akhatov I, Lindau O, Topolnikov A, et al. 2001. Collapse and rebound of a laser-induced cavitation bubble. Phys Fluids, 13: 2805–2819.

Akin Y, Yucel S. 2014. Long-term effects of pediatric extracorporeal shockwave lithotripsy on renal function. J Res Rep Urol, 6: 21–25.

Aksoy Y, Özbey i, Atmaca A F, et al. 2004. Extracorporeal shock wave lithotripsy in children: experience using a MPL-9000 lithotriptor. World J Urol, 22: 115–119.

Al-Abbad H, Simon J V. 2013. The effectiveness of extracorporeal shock wave therapy on chronic Achilles tendinopathy: a systematic review. Foot Ankle Int, 34: 33–41.

Al-Ansari A, As-Sadiq K, Al-Said S, et al. 2006. Prognostic factors of success of extracorporeal shock wave lithotripsy (ESWL) in the treatment of renal stones. Int Urol Nephrol, 38: 63–67.

Alapont J M, Queipo J A, Burgués J P, et al. 2002. Tratamiento con litotricia extracorpórea por ondas de choque en niños: nuestra experiencia. Actas Urol Esp, 26: 15–19.

Al-Awadi K A, Abdul Halim H, Kehinde E O, et al. 1999. Steinstrasse: a comparison of incidence with and without J stenting and the effect of J stenting on subsequent management. Br J Urol Int, 84: 618–622.

Albert J D, Meadeb J, Guggenbuhl P, et al. 2007. High-energy extracorporeal shock-wave therapy for calcifying tendinitis of the rotator cuff: a randomised trial. J Bone Joint Surg Ser B, 89: 335–341.

Alenezi H, Olvera-Posada D, Cadieux P A, et al. 2016. The effect of renal cysts on the fragmentation of renal stones during shockwave lithotripsy: a comparative in vitro study. J Endourol, 30: S12–S17.

Alhashemi J A, Kaki A M. 2006. Anesthesiologist-controlled versus patient-controlled propofol sedation for shockwave lithotripsy. Can J Anesth, 53: 449–455.

Allen J S, Roy R A. 2000. Dynamics of gas bubbles in viscoelastic fluids. II . Nonlinear viscoelasticity. J Acoust Soc Am, 108: 1640–1650.

Alsaikhan B, Andonian S. 2011. Shock wave lithotripsy in patients requiring anticoagulation or antiplatelet agents. Can Urol Assoc J, 5: 53–57.

Alvarez U M, Loske A M. 2010. Bactericidal effect of shock waves: state of the art//Loske A M. New trends in shock wave applications to medicine and biotechnology. Kerala: Research Signpost: 225–244.

Alvarez U M, Loske A M, Castaño-Tostado E, et al. 2004. Inactivation of Escherichia coli O157:H7, Salmonella Typhimurium and Listeria monocytogenes by underwater shock waves. Innovative Food Sci Emerg Technol, 5: 459–463.

Alvarez U M, Ramírez A, Fernández F, et al. 2008. The influence of single-pulse and tandem shock waves on bacteria. Shock Waves, 17: 441–447.

Alvarez R G, Cincere B, Channappa C, et al. 2011. Extracorporeal shock wave treatment of non- or delayed union of proximal metatarsal fractures. Foot Ankle Int, 32: 746–754.

Alves E M, Angrisani A T, Santiago M B. 2009. The use of extracorporeal shock waves in the treatment of osteonecrosis of the femoral head: a systematic review. Clin Rheumatol, 28: 1247–1251.

Amelio E, d'Agostino C. 2014. Bone healing. Shock wave therapy for bone healing disturbances// Lohrer H, Gerdesmeyer L. Multidisciplinary medical applications. Heilbronn: Level 10

Buchverlag: 120–143.

Amelio E, Manganotti P. 2010. Effect of shock wave stimulation on hypertonic plantar flexor muscles in patients with cerebral palsy: a placebo-controlled study. J Rehabil Med, 42: 339–343.

Anderson K R, Kerbl K, Fadden P T, et al. 1995. Effect of piezoelectric energy on porcine kidneys using the EDAP LT.02. J Urol, 153: 1295–1298.

Andersson G, Backman L J, Scott A, et al. 2011. Substance P accelerates hypercellularity and angiogenesis in tendon tissue and enhances paratendinitis in response to Achilles tendon overuse in a tendinopathy model. Br J Sports Med, 45: 1017–1022.

Andreev V G, Veroman V Y, Denisov G A, et al. 1992. Nonlinear acoustical aspects of extracorporeal lithotripsy. Sov Phys Acoust, 38: 325–327.

Andretta M, Tregnaghi A, Prosenikliev V, et al. 2005. Current opinions in sialolithiasis diagnosis and treatment. Acta Otorhinolaryngol Ital, 25: 145–149.

Angehrn F, Kuhn C, Voss A. 2007. Can cellulite be treated with low-energy extracorporeal shock wave therapy? Clin Interv Aging, 2: 623–630.

Angstman N B, Kiessling M C, Frank H G, et al. 2015. High interindividual variability in dose-dependent reduction in speed of movement after exposing C. elegans to shock waves. Front Behav Neurosci, 9: 12.

Anothaisintawee T, Attia J, Nickel J C, et al. 2011. Management of chronic prostatitis/chronic pelvic pain syndrome: a systematic review and network meta-analysis. J Am Med Assoc, 305: 78–86.

Antonic V, Stojadinovic A. 2012. Anti-inflamatory effects of extracorporeal shockwave therapy. Shockwave Int Soc Med Shockwave Treat, 8: 16–18.

Antonic V, Hartmann B, Münch S, et al. 2015. Extracorporeal shockwaves (ESW) promote proliferation and differentiation of keratinocytes in vitro-histology and immunohistochemistry. J Bioeng Biomed Sci, 5: 161.

Aqil A, Siddiqui M R S, Solan M, et al. 2013. Extracorporeal shock wave therapy is effective in treating chronic plantar fasciitis: a meta-analysis of RCTs. Clin Orthop Relat Res, 471: 3645–3652.

Argyropoulos A N, Tolley D A. 2007. Optimizing shock wave lithotripsy in the 21st century. Eur Urol, 52: 344–354.

Arita Y, Torres-Mapa M L, Lee W M, et al. 2011. Spatially optimized gene transfection by laser-induced breakdown of optically trapped nanoparticles. Appl Phys Lett, 98: 093702-1–093702-3.

Armenta E, Varela A, Martínez de la Escalera G, et al. 2006. Transfección de células por medio de ondas de choque. Rev Mex Fis, 52: 352–358.

Arnó A, García O, Hernán I, et al. 2010. Extracorporeal shock waves, a new non-surgical method to treat severe burns. Burns, 36: 844–849.

Arora M, Junge L, Ohl C D. 2005. Cavitation cluster dynamics in shock-wave lithotripsy: Part 1. Free field. Ultrasound Med Biol, 31: 827–839.

Arora M, Ohl C D, Lohse D. 2007. Effect of nuclei concentration on cavitation cluster dynamics. J Acoust Soc Am, 121: 3432–3436.

Asgari M A, Safarinejad M R, Hosseini S Y, et al. 1999. Extracorporeal shock wave lithotripsy of renal calculi during early pregnancy. Br J Urol Int, 84: 615–617.

Ather M H, Noor M A. 2003. Does size and site matter for renal stones up to 30-mm in size in children treated by extracorporeal lithotripsy?. Urology, 61: 212–215.

Ather M H, Shrestha B, Mehmood A. 2009. Does ureteral stenting prior to shock wave lithotripsy influence the need for intervention in Steinstrasse and related complications? Urol Int, 83: 222–225.

Aune T E V, Aachmann F L. 2010. Methodologies to increase the transformation efficiencies and the range of bacteria that can be transformed. Appl Microbiol Biotechnol, 85: 1301–1313.

Averkiou M A, Cleveland R O. 1999. Modeling of an electrohydraulic lithotripter with the KZK equation. J Acoust Soc Am, 106: 102–112.

Bach C, Buchholz N. 2011a. Shock wave lithotripsy for renal and ureteric stones. Eur Urol Suppl, 10: 423–432.

Bach C, Zaman F, Kachrilas S, et al. 2011b. Drugs for pain management in shock wave lithotripsy. Pain Res Treat, 2011: 259426.

Bach C, Karaolides T, Buchholz N. 2012. Extracorporeal shock wave lithotripsy: what is new? Arab J Urol, 10: 289–295.

Bachmann R, Heimbach D, Kersjes W, et al. 2000. A new type of artificial urinary calculi: in vitro study by spiral CT. Investig Radiol, 35: 672–675.

Bader M J, Eisner B, Porpiglia F, et al. 2012. Contemporary management of ureteral stones. Eur Urol, 61: 764–772.

Bae H, Kim H J. 2013. Clinical outcomes of extracorporeal shock wave therapy in patients with secondary lymphedema: a pilot study. Ann Rehabil Med, 37: 229–234.

Baert L, Willemen P. 1990. Immediate in situ ESWLas monotherapy in acute obstructive urolithiasis: useful or not?. J Lithotr Stone Dis, 2: 46–48.

Bailey M R. 1997a. Control of acoustic cavitation with application to lithotripsy. Austin: University of Texas at Austin.

Bailey M R. 1997b. Control of acoustic cavitation with application to lithotripsy. Final report. Applied Research Laboratories Report No: ARL-TR-97-1. Austin: The University of Texas at Austin, Defense Technical Information Center.

Bailey M R, Blackstock D T, Cleveland R O, et al. 1998. Comparison of electrohydraulic lithotripters with rigid and pressure-release ellipsoidal reflectors. I Acoustic fields. J Acoust Soc Am, 104: 2517–2524.

Bailey M R, Blackstock D T, Cleveland R O, et al. 1999. Comparison of electrohydraulic lithotripters with rigid and pressure-release ellipsoidal reflectors. II Cavitation fields. J Acoust Soc Am, 106: 1149–1160.

Bailey M R, Pishchalnikov Y A, Sapozhnikov O A, et al. 2005. Cavitation detection during shock-wave lithotripsy. Ultrasound Med Biol, 31: 1245–1256.

Bailey M R, McAteer J A, Pishchalnikov Y A, et al. 2006. Progress in lithotripsy research. Acoust Today, 2: 18–29.

Balint-Kurti P J, May G D, Churchill A C L. 2001. Development of a transformation system for Mycosphaerella pathogens of banana: a tool for the study of host/pathogen interactions. FEMS Microbiol Lett, 195: 9–15.

Ballance D J, Buxton F P, Turner G. 1983. Transformation of Aspergillus nidulans by the orotidine-5'-phosphate decarboxylase gene of Neurospora crassa . Biochem Biophys Res Commun, 112: 284–289.

Bandi G, Meiners R J, Pickhardt P J, et al. 2009. Stone measurement by volumetric threedimensional computed tomography for predicting the outcome after extracorporeal shock wave lithotripsy. Br J Urol Int, 103: 524–528.

Banner B, Ziesmer D, Collins L A. 1991. Proliferative glomerulopathy following extracorporeal shock wave lithotripsy in the pig. J Urol, 146: 1425–1458.

Bannuru R R, Flavin N E, Vaysbrot E, et al. 2014. High-energy extracorporeal shock-wave therapy for treating chronic calcific tendinitis of the shoulder: a systematic review Ann Intern Med, 160: 542–549.

Bao S, Thrall B D, Miller D L. 1997. Transfection of a reporter plasmid into cultured cells by sonoporation in vitro. Ultrasound Med Biol, 23: 953–959.

Bao S, Thrall B D, Gies R A, et al. 1998. In vivo transfection of melanoma cells by lithotripter shock waves. Cancer Res, 58: 219–221.

Barbosa-Cánovas G, Schaffner D W, Pierson M D, et al. 2000. Pulsed light technology//Weber D E, Katz F R, Mattson C L. Kinetics of microbial inactivation for alternative food processing technologies. J Food Sci Suppl, 2000: 82–85.

Barkun A N G, Ponchon T. 1990. Extracorporeal biliary lithotripsy: review of experimental studies and a clinical update. Ann Intern Med, 112: 126–137.

Baron R L. 1991. Role of CT in characterizing gallstones: an unsettled issue. Radiology 178: 635–636.

Baron R L, Rohrmann C A, Jr, Lee S P, et al. 1988. CT evaluation of gallstones in vitro: correlation with chemical analysis. Am J Roentgenol, 151: 1123–1128.

Battula N, Menezes V, Hosseini H. 2016. A miniature shock wave driven micro-jet injector for needle-free vaccine/drug delivery. Biotechnol Bioen, 113(11): 2507–2512.

Baumgartner B R, Dickey K W, Ambrose S S, et al. 1987. Kidney changes after extracorporeal shock wave lithotripsy: appearance on MR imaging. Radiology, 163: 531–534.

Bayar N, Kaymaz F F, Apan A, et al. 2002. Effects of electrohydraulic extracorporeal shock wave lithotripsy on submandibular gland in the rat: electron microscopic evaluation. Int J Pediatr Otorhinolaryngol, 63: 223–233.

Beck M. 2013. Sonography and ESWT. Heilbronn, Buchverlag.

Becker C D, Nagy A G, Fache J S, et al. 1987. Obstructive jaundice and cholangitis due to choledocholithiasis: treatment by extracorporeal shock-wave lithotripsy. Can J Surg, 30: 418–419.

Becker C D, Gilks C B, Burhenne H J. 1989. Biological effects of biliary shock wave lithotripsy in swine. Investig Radiol, 24: 366–370.

Beissner K. 1987. Radiation force calculations. Acustica, 62: 255–263.

Bekeredjian R, Chen S, Frenkel P A, et al. 2003. Ultrasound-targeted microbubble destruction can repeatedly direct highly specific plasmid expression to the heart. Circulation, 108: 1022–1026.

Bekeredjian R, Bohris C, Hansen A, et al. 2007. Impact of microbubbles on shock wave-mediated DNA uptake in cells in vitro. Ultrasound Med Biol, 5: 743–750.

Belcaro G, Nicolaides A N, Cesarone M R, et al. 1999. Shock waves (SW) noninvasive extracorporeal thrombolysis treatment (NISWT). Angiology, 50: 707–713.

Bell C E, Landt J A. 1967. Laser-induced high-pressure shock waves in water. Appl Phys Lett, 10: 46–48.

Ben-Dor G, Elperin T, Igra O, et al. 2001. Handbook of shock waves. San Diego: Academic.

Benes J, Sunka P, Kralova J, et al. 2007. Biological effects of two successive shock waves focused on liver tissues and melanoma cells. Physiol Res, 56: S1–S4.

Benes J, Pouckova P, Zeman J, et al. 2011. Effects of tandem shock waves combined with photosan and cytostatics on the growth of tumours. Folia Biol, 57: 255–260.

Benes J, Zeman J, Pouckova P, et al. 2012. Biological effects of tandem shock waves demonstrated on magnetic resonance. Bratisl Lek Listy, 113: 335–338.

Berens M E, Welander C E, Griffin A S, et al. 1989. Effect of acoustic shock waves on clonogenic growth and drug sensitivity of human tumor cells in vitro. J Urol, 142: 1090–1094.

Bergsdorf T, Chaussy C. 2010. New trends in shock wave application regarding technology and treatment strategy//Loske AM. New trends in shock wave applications to medicine and biotechnology. Kerala: Research Signpost: 1–19.

Bergsdorf T, Thüroff S, Chaussy C. 2005a. The isolated perfused kidney: an in vitro test system for evaluation of renal tissue damage induced by high-energy shockwave sources. J Endourol, 19: 883–888.

Bergsdorf T, Thüroff S, Chaussy C. 2005b. Siemens: Pulso: first clinical results with a new electromagnetic shockwave source. J Endourol, 19(Suppl 1): A33.

Bergsdorf T, Chaussy C, Thüroff S. 2008. Energy coupling in extracorporeal shock wave lithotripsy—the impact of coupling quality on disintegration efficacy. J Endourol, 22: A161.

Berlinicke M L, Schennetten F. 1951. Über Beeinflussung von Gallensteinen durch Ultraschall in vitro. Klin Wochenschr, 29: 390.

Berthe L, Fabbro R, Peyre P, et al. 1997. Shock waves from a water-confined laser-generated plasma. J Appl Phys, 82: 2826–2832.

Beutler S, Regel G, Pape H C,et al. 1999. Extracorporeal shock wave therapy for delayed union of long bone fractures: preliminary results of a prospective cohort study. Unfallchirurg, 102: 839–847.

Bhat D I, Shukla D, Mahadevan A, et al. 2014. Validation of a blast induced neurotrauma model using modified Reddy tube in rats: a pilot study. Indian J Neurotrauma, 11: 91–96.

Bhatta K M, Prien E L, Jr, Dretler S P. 1989. Cystine calculi-rough and smooth: a new clinical distinction. J Urol, 142: 937–940.

Bhojani N, Mandeville J A, Hameed T A, et al. 2015. Lithotripter outcomes in a community practice setting: comparison of an electromagnetic and an electrohydraulic lithotripter. J Urol, 193: 875–879.

Bierkens A F, Hendrikx A J M, de Kort V J W, et al. 1992. Efficacy of second generation lithotriptors: a multicenter comparative study of 2,206 extracorporeal shock wave lithotripsy treatments with the Siemens Lithostar, Dornier HM4, Wolf Piezolith 2300, Direx Tripter X-1 and Breakstone lithotriptors. J Urol, 148: 1052–1056.

Blackstock D T. 2000. Fundamentals of physical acoustics. New York: Wiley.

Blake J R, Gibson D C. 1987. Cavitation bubbles near boundaries. Annu Rev Fluid Mech, 19: 99–123.

Blake J R, Hooton M C, Robinson P B, et al. 1997. Collapsing cavities, toroidal bubbles and jet impact. Philos Trans A, 355: 537–550.

Bland K I, Jones R S, Maher J W, et al. 1989. Extracorporeal shock-wave lithotripsy of bile duct calculi. An interim report of the Dornier US Bile Duct Lithotripsy Prospective Study. Ann Surg, 209: 743–753.

Bloch W, Suhr F. 2014. Mechanotransduction: mechanical stimulation of biological processes. How shock and pressure waves initiate the healing process//Lohrer H, Gerdesmeyer L. Multidisciplinary medical applications. Heilbronn: Level 10 Buchverlag: 50–69.

Blomgren P M, Connors B A, Lingeman J E, et al. 1997. Quantitation of shock wave lithotripsy-induced lesion in small and large pig kidneys. Anat Rec, 249: 341–348.

Bohris C. 2010. Quality of coupling in ESWL significantly affects the disintegration capacity: how to achieve good coupling with ultrasound gel//Chaussy C, Haupt G, Jocham D, et al. Therapeutic energy applications in urology Ⅱ : standards and recent developments. Stuttgart: Thieme: 61–64.

Bohris C, Bayer T, Lechner C. 2003. Hit/miss monitoring of ESWLby spectral Doppler ultrasound. Ultrasound Med Biol, 29: 705–712.

Bohris C, Roosen A, Dickmann M, et al. 2012. Monitoring the coupling of the lithotripter therapy head with skin during routine shock wave lithotripsy with a surveillance camera. J Urol, 187: 157–163.

Bölles R C. 2014. Klinische Ergebnisse der piezoelektrischen extrakorporalen Stosswellenlithotripsie mit variabler Fokuszone bei der Behandlung von Nieren- und Harnleitersteinen. Saarbrücken: Universität des Saarlandes.

Bon D, Dore B, Irani J, et al. 1996. Radiographic prognostic criteria for extracorporeal shock-wave lithotripsy: a study of 485 patients. Urology, 48: 556–561.

Borkent B M, Arora M, Ohl C D. 2007. Reproducible cavitation activity in water-particle suspensions. J Acoust Soc Am, 121: 1406–1412.

Bosch G, de Mos M, van Binsbergen R, et al. 2009. The effect of focused extracorporeal shock wave therapy on collagen matrix and gene expression in normal tendons and ligaments. Equine Vet J, 41: 335–341.

Boucher Y, Nesbo C L, Doolittle W F. 2001. Microbial genomes: dealing with diversity. Curr Opin Microbiol, 4: 285–289.

Bourlion M, Dancer P, Lacoste F, et al. 1994. Design and characterization of a shock wave generator using canalized electrical discharge: application to lithotripsy. Rev Sci Instrum, 65: 2356–2363.

Brakel K, Laméris J S, Nijs H G, et al. 1990. Predicting gallstone composition with CT: in vivo and in vitro analysis. Radiology, 174: 337–341.

Brand B, Kahl M, Sidhu S, et al. 2000. Prospective evaluation of morphology, function, and quality of life after extracorporeal shockwave lithotripsy and endoscopic treatment of chronic calcific pancreatitis. Am J Gastroenterol, 95: 3428–3438.

Brañes J, Contreras H R, Cabello P, et al. 2012. Shoulder rotator cuff responses to extracorporeal shockwave therapy: morphological and immunohistochemical analysis. Should Elb, 4: 163–168.

Braun W, Claes L, Rüter A, et al. 1992. Effects of extracorporeal shock waves on the stability of the interface between bone and polymethlymethacrylate: an in vitro study on bhuman femoral segments. Clin Biomech, 7: 47–54.

Bräuner T, Brümmer F, Hülser D F. 1989. Histopathology of shock wave treated tumor cell suspensions and multicell tumor spheroids. Ultrasound Med Biol, 15: 451–460.

Brendel W. 1981. Nierensteinzertrümmerung mit Stosswellen. Umsch Wiss Tech, 81: 100–101.

Brendel W. 1986. History of shock-wave treatment of renal concrements//Gravenstein JS, Peter K. Extracorporeal shock-wave lithotripsy for renal stone disease: technical and clinical aspects. London; Butterworth-Heinemann: 5–11.

Brendel W, Enders G. 1983. Shock waves for gallstones: animal studies. Lancet, 321: 1054.

Brennen C E. 1995. Cavitation bubble dynamics. New York: Oxford University Press.

Brink J A, Ferrucci J T. 1991. Use of CT for predicting gallstone composition: a dissenting view. Radiology, 178: 633–634.

Brouns J J, Hendrikx A J, Bierkens A F. 1989. Removal of salivary stones with the aid of a lithotriptor. J Craniomaxillofac Surg, 17: 329–330.

Brown B P, Loening S A, Johlin F C, et al. 1988. Fragmentation of biliary tract stones by lithotripsy using local anesthesia. Arch Surg, 123: 91–93.

Brown K E, Nickels F A, Caron J P, et al. 2005. Investigation of the immediate analgesic effects of extracorporeal shock wave therapy for treatment of navicular disease in horses. Vet Surg, 34: 554–558.

Brown R D, De S, Sarkissian C, et al. 2014. Best practices in shock wave lithotripsy: a comparison of regional practice patterns. Urology, 83: 1060–1064.

Broyer P, Cathignol D, Theillère Y, et al. 1996. High-efficiency shock-wave generator for extracorporeal lithotripsy. Med Biol Eng Comput, 34: 321–328.

Brujan E A. 2008. Shock wave emission from laser-induced cavitation bubbles in polymer solutions. Ultrasonics, 48: 423–426.

Brujan E A, Nahen K, Schmidt P, et al. 2001a. Dynamics of laser-induced cavitation bubbles near an elastic boundary. J Fluid Mech, 433: 251–281.

Brujan E A, Nahen K, Schmidt P, et al. 2001b. Dynamics of laser-induced cavitation bubbles near elastic boundaries: influence of the elastic modulus. J Fluid Mech, 433: 283–314.

Brujan E A, Keen G S, Vogel A, et al. 2002. The final stage of the collapse of a cavitation bubble close to a rigid boundary. Phys Fluids, 14: 85–92.

Brujan E A, Ikeda T, Matsumoto Y. 2005. Jet formation and shock wave emission during collapse of ultrasound-induced cavitation bubbles and their role in the therapeutic applications of highintensity focused ultrasound. Phys Med Biol, 50: 4797–4809.

Brujan E A, Ikeda T, Matsumoto Y. 2008. On the pressure of cavitation bubbles. Exp Thermal Fluid Sci, 32: 1188–1191.

Brujan E A, Ikeda T, Yoshinaka K, et al. 2011. The final stage of the collapse of a cloud of bubbles close to a rigid boundary. Snonochemistry, 18: 59–64.

Brümmer F, Brenner J, Bräuner T, et al. 1989. Effect of shock waves on suspended and immobilized L1210 cells. Ultrasound Med Biol, 15: 229–237.

Brümmer F, Bräuner T, Hülser D F. 1990. Biological effects of shock waves. World J Urol, 8: 224–232.

Brümmer F, Suhr D, Hülser F. 1992. Sensitivity of normal and malignant cells to shock waves. J Stone Dis, 4: 243–248.

Buchbinder R, Ptasznik R, Gordon J, et al. 2002. Ultrasoundguided extracorporeal shock wave therapy for plantar fasciitis: a randomized controlled trial. J Am Med Assoc, 288: 1364–1372.

Buchbinder R, Green S E, Youd J M, et al. 2009. Shock wave therapy for lateral elbow pain. Cochrane Database Syst Rev, 4, CD003524.

Buchholz N, Elhowairis M E A, Bach C, et al. 2011. From 'stone cutting' to high-technology methods: the changing face of stone surgery. Arab J Urol, 9: 25–27.

Budiman-Mak E, Conrad K J, Roach K E. 1991. The Foot Function Index: a measure of foot pain and disability. J Clin Epidemiol, 44: 561–570.

Bürger R A, Witzsch U, Haist J, et al. 1991. Extrakorporale Stosswellenbehandlung bei Pseudarthrose und aseptischer Knochennekrose. Urologe A, 30: A48.

Burhenne H J, Fache J S, Gibney R G, et al. 1988. Biliary lithotripsy by extracorporeal shock waves: integral part of nonsurgical intervention. Am J Roentgenol, 150: 1279–1283.

Burnett D, Ertan A, Jones R, et al. 1989. Use of external shock-wave lithotripsy and adjuvant ursodiol for treatment of radiolucent gallstones: a national multicenter study. Dig Dis Sci, 34: 1011–1015.

Butt A, Khurram M, Ahmed A, et al. 2005. Extracorporeal shock wave lithotripsy. J Coll Physicians Surg Pak, 15: 638–641.

Butterworth P A, Walsh T P, Pennisi Y D, et al. 2015. The effectiveness of extracorporeal shock wave therapy for the treatment of lower limb ulceration: a systematic review. J Foot Ankle Res, 8: 3.

Butz M, Teichert H M. 1998. Treatment of Peyronie's disease (PD) by extracorporeal shock waves (ESW). J Urol, 159(Suppl 5): 118.

Cacchio A, Paoloni M, Barile A, et al. 2006. Effectiveness of radial shock-wave therapy for calcific tendinitis of the shoulder: single-blind, randomized clinical study. Phys Ther, 86: 672–682.

Cacchio A, Giordano L, Colafarina O, et al. 2009. Extracorporeal shock-wave therapy compared with surgery for hypertrophic longbone nonunions. J Bone Joint Surg Am, 91: 2589–2597.

Cai Z, Falkensammer F, Andrukhov O, et al. 2016. Effects of shock waves on expression of IL-6, IL-8, MCP-1, and TNF-α expression by human periodontal ligament fibroblasts: an in vitro study. Med Sci Monit, 22: 914–921.

Cakiroglu B, Eyyupoglu S E, Tas T, et al. 2014. Are Hounsfield densities of ureteral stones a predictive factor for effectiveness of extracorporeal shock wave lithotripsy? Int J Clin Exp Med, 7: 1276–1283.

Campos-Guillén J, Fernández F, Pastrana X, et al. 2012. Relationship between plasmid size and shock wave-mediated bacterial transformation. Ultrasound Med Biol, 38: 1078–1084.

Canaparo R, Serpe L, Catalano M G, et al. 2006. High energy shock waves (HESW) for sonodynamic therapy: effects on HT-29 human colon cancer cells. Anticancer Res, 26: 3337–3342.

Canaparo R, Varchi G, Ballestri M, et al. 2013. polymeric nanoparticles enhance the sonodynamic activity of meso-tetrakis (4-sulfonatophenyl) porphyrin in an in vitro neuroblastoma model. Int J Nanomedicine, 8: 4247–4263.

Canseco G, de Icaza-Herrera M, Fernández F, et al. 2011. Modified shock waves for extracorporeal shock wave lithotripsy: a simulation based on the Gilmore formulation. Ultrasonics, 51: 803–810.

Capaccio P, Ottaviani F, Manzo R, et al. 2004. Extracorporeal lithotripsy for salivary calculi: a long-term clinical experience. Laryngoscope, 114: 1069–1073.

Carnell M T, Emmony D C. 1995a. A schlieren study of the interaction between a lithotripter shock wave and a simulated kidney stone. Ultrasound Med Biol, 21: 721–724

Carnell M T, Emmony D C. 1995b. Optical distortion in the field of a lithotripter shock wave. Appl Opt, 28: 6465–6470.

Carnell M T, Barrington S J, Emmony D C. 1997. A phase-inverting parabolic concentrator for the generation of negative waves in water. J Acoust Soc Am, 102: 2556–2560.

Carrasco G, López-Marín L M, Fernández F, et al. 2016. Biomimetic coat enables the use of sonoporation to assist delivery of silica nanoparticle-cargoes into human cells. Biointerphases, 11: 04B303.

Carstensen E L, Gracewski S, Dalecki D. 2000. The search for cavitation in vivo. Ultrasound Med Biol, 26: 1377–1385.

Caspari G, Erbel R. 1999. Revascularisation with extracorporeal cardiac shock wave therapy: first clinical results. Circulation 100(Suppl): 431.

Cass A S. 1992. In situ extracorporeal shock wave lithotripsy for obstructing ureteral stones with acute renal colic. J Urol, 148: 1786–1787.

Cass A S. 1994. Nonstent or noncatheter extracorporeal shock-wave lithotripsy for ureteral stones. Urology, 43: 178–181.

Cass A S. 1995. Comparison of first-generation (Dornier HM3) and second-generation (Medstone STS) lithotripters: treatment results with 13,864 renal and ureteral calculi. J Urol, 153: 588–592.

Cassar A, Prasad M, Rodriguez-Porcel M, et al. 2014. Safety and efficacy of extracorporeal shock wave myocardial revascularization therapy for refractory angina pectoris. Mayo Clin Proc, 89: 346–354.

Castaño V M. 2014. What I, can not create, I do not understand. Phys Life Rev, 11: 208–209.

Catalano M G, Costantino L, Fortunati N, et al. 2007. High energy shock waves activate 5'-aminolevulinic acid and increase permeability to paclitaxel: antitumor effects of a new combined treatment on anaplastic thyroid cancer cells. Thyroid, 17: 91–99.

Cathignol D, Mestas J L, Gomez F, et al. 1991. Influence of water conductivity on the efficiency and the reproducibility of electrohydraulic shock wave generation. Ultrasound Med Biol, 17: 819–828.

Cathignol D, Birer A, Nachef S, et al. 1995. Electronic beam steering of shock waves. Ultrasound Med Biol, 21: 365–377.

Cathignol E, Tavakkoli J, Birer A, et al. 1998. Comparison between the effects of cavitation induced by two different pressure- time shock waveform pulses. IEEE Trans Ultrason Ferroelectr Freq Control, 45: 788–799.

Cawson R A, Odell E W. 1998. Essentials of oral pathology and oral medicine. 6th ed. Edinburgh: Churchill Livingstone: 239–240.

Cemazar M, Sersa G, Wilson J, et al. 2002. Effective gene transfer to solid tumors using different nonviral gene delivery techniques: electroporation, liposomes, and integrin-targeted vector. Cancer Gene Ther, 9: 399–406.

Chacko J, Moore M, Sankey N, et al. 2006. Does a slower treatment rate impact the efficacy of extracorporeal shock wave lithotripsy for solitary kidney or ureteral stones? J Urol, 175: 1370–1374.

Chan S L, Stothers L, Rowley A, et al. 1995. A prospective trial comparing the efficacy and complications of the modified Dornier HM3 and MFL 5000 lithotriptors for solitary renal calculi. J Urol, 153: 1794–1797.

Chang B, Pamies R J. 1994. Biliary extracorporeal shock-wave lithotripsy: an update. Hosp Pract, 29: 93–98.

Chang H, Chen Y, Kao C. 2000. Acupuncture anesthetic application for extracorporeal shock wave lithotripsy on elders. J Clin Acupunct Moxibustion, 16: 6–8.

Chang C C, Liang S M, Pu Y R, et al. 2001. In vitro study of ultrasound based real-time tracking of renal stones for shock wave lithotripsy: part I. J Urol, 166: 28–32.

Chang C C, Manousakas I, Pu Y R, et al. 2002. In vitro study of ultrasound based real-time tracking for renal stones in shock wave lithotripsy: part II. simulated animal experiment. J Urol, 167: 2594–2597.

Chang K V, Chen S Y, Chen W S, et al. 2012. Comparative effectiveness of focused shock wave therapy of different intensity levels and radial shock wave therapy for treating plantar fasciitis: a systematic review and network meta-analysis. Arch Phys Med Rehabil, 93: 1259–1268.

Chang C C, Pu Y R, Manousakas I, et al. 2013. In vitro study of the revised ultrasound based real-time tracking of renal stones for shock wave lithotripsy: part 1. J Urol, 189: 2357–2363.

Chao Y H, Tsuang Y H, Sun J S, et al. 2008. Effects of shock tenocyte waves on proliferation and extracellular matrix metabolism. Ultrasound Med Biol, 34: 841–852.

Chapman W C, Stephens W H, Williams L F. 1989. Principles of biliary extracorporeal lithotripsy: technical considerations and clinical implications. Am J Surg, 158: 179–183.

Chaussy C. 1986. Extracorporeal shock wave lithotripsy Technical concept, experimental research, and clinical application, 2nd ed. Basel: Karger.

Chaussy C, Fuchs G. 1987. Development of extracorporeal shock wave lithotripsy//Kandel L B, Harrison L H, McCullough D L. State of the art: extracorporeal shock wave lithotripsy. Mount Kisco: Futura Publishing Company: 1–27.

Chaussy C, Fuchs G. 1989. Current state and future-developments of noninvasive treatment of human urinary stones with extracorporeal shock wave lithotripsy. J Urol, 141: 782–789.

Chaussy C, Staehler G. 1980. Berührungsfreie Nierensteinzertrümmerung durch extracorporal erzeugte, fokussierte Stosswellen. Basel: Karger Verlag.

Chaussy C G, Tiselius H G. 2012. What you should know about extracorporeal shock wave lithotripsy and how to improve your performance//Talati J J, Tiselius H G, Albala D, et al. Urolithiasis. London: Springer: 383–393.

Chaussy C G, Tiselius H G. 2015. Engineering better lithotripters. Curr Urol Rep, 16: 52.

Chaussy C, Eisenberger F, Wanner K, et al. 1976. The use of shock waves for the destruction of renal calculi without direct contact. Urol Res, 4: 175.

Chaussy C, Eisenberger F, Wanner K, et al. 1978. Extrakorporale Anwendung von hochenergetischen Stosswellen. Aktuelle Urol, 9: 95–101.

Chaussy C, Eisenberger F, Wanner K. 1979a. Die implantation humaner Nierensteine ein einfanches experimentelles Steinmodel. Urologe A, 16: 35–38.

Chaussy C, Schmiedt E, Forssmann B, et al. 1979b. Contact free renal stone destruction by means of shock waves. Eur Surg Res, 11: 36.

Chaussy C, Brendel W, Schmiedt E. 1980. Extracorporeally induced destruction of kidney stones by shock waves. Lancet, 2: 1265–1268.

Chaussy C, Schmiedt E, Jocham D, et al. 1982. First clinical experience with extracorporeally induced destruction of kidney stones by shock waves. J Urol, 127: 417–420.

Chaussy C, Schmiedt E, Jocham D, et al. 1984. Extracorporeal shock-wave lithotripsy for treatment of urolithiasis. Urology, 23: 59–66.

Chaussy C, Eisenberger F, Forssmann B. 2007. Epochs in endourology; extracorporeal shockwave lithotripsy (ESWL®): a chronology. J Endourol, 21: 1249–1253.

Chaussy C, Tailly G, Forssmann B, et al. 2014. Extracorporeal shock wave lithotripsy in a nutshell, 2nd ed. Munich: Dornier MedTech Europe GmbH.

Chen Y J, Kuo Y R, Yang K D, et al. 2004. Activation of extracellular signal-regulated kinase (ERK) and p38 kinase in shock wave-promoted bone formation of segmental defect in rats. Bone, 34: 466–477.

Chen I, Christie P J, Dubnau D. 2005. The ins and outs of DNA transfer in bacteria. Science, 310: 1456–1460.

Chen C J, Hsu H C, Chung W S, et al. 2009. Clinical experience with ultrasound-based real-time tracking lithotripsy in the single renal stone treatment. J Endourol, 23: 1811–1815.

Chen H, Brayman A A, Bailey M R, et al. 2010. Blood vessel rupture by cavitation. Urol Res, 38: 321–326.

Chen H, Kreider W, Brayman A A, et al. 2011. Blood vessel deformations on microsecond time scales by ultrasonic cavitation. Phys Rev Lett, 106: 034301.

Chen H, Brayman A A, Evan A P, et al. 2012. Preliminary observations on the spatial correlation between short-burst microbubble oscillations and vascular bioeffects. Ultrasound Med Biol, 38: 2151–2162.

Chen W T, Chang F C, Chen Y H, et al. 2014. An evaluation of electroacupuncture at the Weizhong Acupoint (BL-40) as a means of relieving pain induced by extracorporeal shock wave lithotripsy. Evid Based Complement Alternat Med, 2014: 592319.

Cheng J H, Wang C J. 2015. Biological mechanism of shockwave in bone. Int J Surg, 24: 143–146.

Chettab K, Roux S, Mathé D, et al. 2015. Spatial and temporal control of cavitation allows high in vitro transfection efficiency in the absence of transfection reagents or contrast agents. PLoS One, 10(8), e0134247.

Chew B H, Zavaglia B, Sutton C, et al. 2012. Twenty-year prevalence of diabetes mellitus and hypertension in patients receiving shock-wave lithotripsy for urolithiasis. Br J Urol Int, 109: 444–449.

Chi-fai N G. 2009. Extracorporeal shock wave lithotripsy. Hong Kong Med Diary Med Bull, 14: 9–11.

Chin C M, Tay K P, Ng F C, et al. 1997. Use of patient-controlled analgesia in extracorporeal shockwave lithotripsy. Br J Urol, 79: 848–851.

Chiong E, Tay S P H, Li M K, et al. 2005. Randomized controlled study of mechanical percussion, diuresis, and inversion therapy to assist passage of lower pole renal calculi after shock wave lithotripsy. Urology, 65: 1070–1074.

Chitnis P V. 2002. Characterization and comparative analysis of extracorporeal shock wave devices. Boston: Boston University: 108.

Chitnis P V, Cleveland R O. 2006. Quantitative measurements of acoustic emissions from cavitation at the surface of a stone in response to a lithotripter shock wave. J Acoust Soc Am, 119: 1929–1932.

Chitnis P V, Barbone P E, Cleveland R O. 2008. Customization of the acoustic field produced by a piezoelectric array through interelement delays. J Acoust Soc Am, 123: 4174–4185.

Choi K S, Kim M H. 2006. Extracorporeal shock wave lithotripsy for the treatment of pancreatic duct stones. J Hepato-Biliary-Pancreat Surg, 13: 86–93.

Choi M J, Coleman A J, Saunders J E. 1993. The influence of fluid properties and the pulse amplitude on bubble dynamics in the field of a shock wave lithotripter. J Phys Med Biol, 38: 1561–1573.

Choi K S, Kim M H, Lee Y S, et al. 2005. Disintegration of pancreatic duct stones with extracorporeal shockwave lithotripsy. Korean J Gastroenterol, 46: 396–403.

Choi M J, Cho S C, Paeng D G, et al. 2011. Thickness effects of the metallic and insulating membranes of a cylindrical electromagnetic shock wave transducer. J Korean Phys Soc, 59: 3583–3587.

Choong S, Whitfield H, Duffy P, et al. 2000. The management of paediatric urolithiasis. Br J Urol Int, 86: 857–860.

Chow I H W, Cheing G L Y. 2007. Comparison of different energy densities of extracorporeal shock wave therapy (ESWT) for the management of chronic heel pain. Clin Rehabil, 21: 131–141.

Christ C, Brenke R, Sattler G, et al. 2008. Improvement in skin elasticity in the treatment of cellulite and connective tissue weakness by means of extracorporeal pulse activation therapy. Aesthet Surg J, 28: 538–544.

Chuckpaiwong B, Berkson E M, Theodore G H. 2009. Extracorporeal shock wave for chronic proximal plantar fasciitis: 225 patients with results and outcome predictors. J Foot Ankle Surg, 48: 148–155.

Chung B, Wiley J P. 2004. Effectiveness of extracorporeal shock wave therapy in the treatment of previously untreated lateral epicondylitis: a randomized controlled trial. Am J Sports Med, 32: 1660–1667.

Chuong C J, Zhong P, Preminger G M. 1992. A comparison of stone damage caused by different modes of shock wave generation. J Urol, 148: 200–205.

Chuong C J, Zhong P, Preminger G M. 1993. Acoustic and mechanical properties of renal calculi: implications in shock wave lithotripsy. J Endourol, 7: 437–444.

Church C C. 1989. A theoretical study of cavitation generated by an extracorporeal shock wave lithotripter. J Acoust Soc Am, 86: 215–227.

Church C C, Yang X. 2006. A theoretical study of gas bubble dynamics in tissue//Atchley AA, Sparrow VW, Keolian RM. Proceedings of the 17th international symposium on nonlinear acoustics, 18–22 July 2005. Pennsylvania State University, State College, PA, USA: American Institute of Physics, 2006: 217–224. doi: 10.1063/1.2210349.

Clark D L, Connors B A, Evan A P, et al. 2009. Localization of renal oxidative stress and inflammatory response after lithotripsy. Br J Urol Int, 103: 1562–1568.

Clark D L, Connors B A, Handa R K, et al. 2011. Pretreatment with low-energy shock waves reduces the renal oxidative stress and inflammation caused by high-energy shock wave lithotripsy. Urol Res, 39: 437–442.

Classen M, Cremer M, Faustini S, et al. 1990. Electromagnetic shock-wave lithotripsy of gallbladder calculi: multicentered preliminary report on experience with 276 patients. Hepatogastroenterology, 37: 425–427.

Clayman R V, Long S, Marcus M. 1991. High-energy shock waves: in vitro effects. Am J Kidney Dis, 17: 436–444.

Cleveland R O, McAteer J A. 2007. The physics of shock wave lithotripsy//Smith A D, Badlani G H, Bagley D H, et al. Smith's textbook of endourology. Hamilton: BC Decker: 317–332.

Cleveland R O, McAteer J A. 2012. The physics of shock wave lithotripsy//Smith A D, Badlani G H, Preminger G M, et al. Smith's textbook of endourology, 3rd ed. Cichester: Wiley-Blackwell: 529–558.

Cleveland R O, Sapozhnikov O A. 2005. Modeling elastic wave propagation in kidney stones with application to shock wave lithotripsy. J Acoust Soc Am, 118: 2667–2676.

Cleveland R O, van Cauwelaert J. 2005. 1684: stone orientation and structure affect the mechanism of failure in human and artificial kidney stones subject to shock waves// Proceedings of the American Urological Association, San Antonio, TX, USA, 2005.

Cleveland R O, McAteer J A, Andreoli S P, et al. 1997. The effect of polypropylene vials on lithotripter shock waves. Ultrasound Med Biol, 23: 939–952.

Cleveland R O, Lifshitz D A, Connors B A, et al. 1998. In vivo pressure measurements of lithotripsy shock waves in pigs. Ultrasound Med Biol, 24: 293–306.

Cleveland R O, Bailey M R, Fineberg N, et al. 2000a. Design and characterization of a research electrohydraulic lithotripter patterned after the Dornier HM3. Rev Sci Instrum, 71: 2514–2525.

Cleveland R O, Sapozhnikov O A, Bailey M R, et al. 2000b. A dual passive cavitation detector for localized detection of lithotripsy-induced cavitation in vitro. J Acoust Soc Am, 107: 1745–1758.

Cleveland R O, McAteer J A, Müller R. 2001. Time-lapse nondestructive assessment of shock wave damage to kidney stones in vitro using micro-computed tomography. J Acoust Soc Am, 110: 1733–1736.

Cleveland R O, McAteer J A, Williams J C, Jr. 2002. Correlation between the predicted stress field and observed spall-failure in artificial kidney stones treated by shock wave lithotripsy (ESWL) in vitro//Bettucci A. Proceedings of the 17th International Congress on Acoustics, 2002. Rome: ICA: 174–175.

Cleveland R O, Anglade R, Babayan R K. 2004. Effect of stone motion on in vitro comminution efficiency of Storz Modulith SLX. J Endourol, 18: 629–633.

Cleveland R O, Chitnis P V, McClure S R. 2007. Acoustic field of a ballistic shock wave therapy device. Ultrasound Med Biol, 33: 1327–1335.

Coats E. 1956. The application of ultrasonic energy to urinary and biliary calculi. J Urol, 75: 865–874.

Cochran S, Prausnitz M. 2001. Sonoluminescence as an indicator of cell membrane disruption by acoustic cavitation. Ultrasound Med Biol, 27: 841–850.

Coconi-Linares N, Magaña-Ortíz D, Guzmán-Ortiz D A, et al. 2014. High-yield production of manganese peroxidase, lignin peroxidase, and versatile peroxidase in Phanerochaete chrysosporium . Appl Microbiol Biotechnol, 98: 9283–9294.

Coconi-Linares N, Ortiz-Vázquez E, Fernández F, et al. 2015. Recombinant expression of four oxidoreductases in Phanerochaete chrysosporium improves degradation of phenolic and non-phenolic substrates. J Biotechnol, 22: 76–84.

Cohen T D, Ehreth J, King L R, et al. 1996. Pediatric urolithiasis: medical and surgical management. Urology, 47: 292–303.

Coleman A J, Saunders J E. 1989. A survey of the acoustic output of commercial extracorporeal shock wave lithotripters. Ultrasound Med Biol, 15: 213–227.

Coleman A J, Saunders J E. 1993. A review of the physical properties and biological effects of the high amplitude acoustic fields used in extracorporeal lithotripsy. Ultrasonics, 31: 75–89.

Coleman A J, Saunders J E, Crum L A, et al. 1987a. Acoustic cavitation generated by an extracorporeal shock wave lithotripter. Ultrasound Med Biol, 13: 69–76.

Coleman A J, Saunders J E, Preston R C, et al. 1987b. Pressure waveforms generated by a Dornier extra-corporeal shock wave lithotripter. Ultrasound Med Biol, 13: 651–657.

Coleman A J, Saunders J E, Choi M J. 1989. An experimental shock-wave generator for lithotripsy studies. Phys Med Biol, 34: 1733–1742.

Coleman A J, Choi M J, Saunders J E, et al. 1992. Acoustic emission and sonoluminescence due to cavitation at the beam focus of an electrohydraulic shock wave lithotripter. Ultrasound Med Biol, 18: 267–281.

Coleman A J, Whitlock M, Leighton T, et al. 1993. The spatial distribution of cavitation induced acoustic emission, sonoluminescence and cell lysis in the field of a shock wave lithotripter. Phys Med Biol, 38: 1545–1560.

Coleman A J, Choi M J, Saunders J E. 1996. Detection of acoustic emission from cavitation in tissue during clinical extracorporeal lithotripsy. Ultrasound Med Biol, 22: 1079–1087.

Collin J R T, Coussios C C. 2011. Quantitative observations of cavitation activity in a viscoelastic medium. J Acoust Soc Am, 130: 3289–3296.

Conigliaro R, Camellini L, Zuliani C G, et al. 2006. Clearance of irretrievable bile duct and pancreatic duct stones by extracorporeal shockwave lithotripsy, using a transportable device: effectiveness and medium-term results. J Clin Gastroenterol, 40: 213–219.

Connors B A, Evan A P, Willis L R, et al. 2000. The effect of discharge voltage on renal injury and impairment caused by lithotripsy in the pig. J Am Soc Nephrol, 11: 310–318.

Connors B A, Evan A P, Blomgren P M, et al. 2009a. Effect of initial shock wave voltage on shock wave lithotripsy-induced lesion size during step-wise voltage ramping. Br J Urol Int, 103: 104–107.

Connors B A, Evan A P, Blomgren P M, et al. 2009b. Extracorporeal shock wave lithotripsy at 60 shock waves/min reduces renal injury in a porcine model. Br J Urol Int, 104: 1004–1008.

Connors B A, McAteer J A, Evan A P, et al. 2012. Evaluation of shock wave lithotripsy injury in the pig using a narrow focal zone lithotriptor. Br J Urol Int, 110: 1376–1385.

Connors B A, Evan A P, Blomgren P M, et al. 2014. Comparison of tissue injury from a novel technique of focused ultrasonic propulsion of kidney stones versus extracorporeal shock wave lithotripsy. J Urol, 191: 235–241.

Constant C R, Murley A H. 1987. A clinical method of functional assessment of the shoulder. Clin Orthop Relat Res, 214: 160–164.

Contaldo C, Högger D C, Khorrami Borozadi M, et al. 2012. Radial pressure waves mediate apoptosis and functional angiogenesis during wound repair in ApoE deficient mice. Microvasc Res, 84: 24–33.

Coptcoat M J, Miller R A, Wickham J E A. 1987. The end of the stone age. London: BDI Publishing.

Coralic V. 2014. Simulation of shock-induced bubble collapse with application to vascular injury in shockwave lithotripsy. Pasadena: California Institute of Technology.

Cornel E B, Oosterwijk E, van de Streek J D, et al. 1994. High energy shock waves induced increase in the local concentration of systemically given TNF-α. J Urol, 152: 2164–2166.

Cosentino R, Falsetti P, Manca S, et al. 2001. Efficacy of extracorporeal shock wave treatment in calcaneal enthesophytosis. Ann Rheum Dis, 60: 1064–1067.

Cosentino R, De Stefano R, Selvi E, et al. 2003. Extracorporeal shock wave therapy for chronic calcific tendinitis of the shoulder: single blind study. Ann Rheum Dis, 62: 248–250.

Costley D, Mc Ewan C, Fowley C, et al. 2015. Treating cancer with sonodynamic therapy: a review. Int J Hyperth, 31: 107–117.

Crum L A. 1979. Surface oscillations and jet development in pulsating bubbles. J Phys, 40: 213–227.

Crum L A. 1988. Cavitation microjets as a contributory mechanism for renal calculi disintegration in ESWL. J Urol, 140: 1587–1590.

Crum L A. 2015. Resource Paper: sonoluminescence. J Acoust Soc Am, 138: 2181–2205.

Crum L A, Fowlkers J B. 1986. Acoustic cavitation generated by microsecond pulses of ultrasound. Nature, 319: 52–54.

Császár N B M, Angstman N B, Milz S, et al. 2015. Radial shock wave devices generate cavitation. PLoS One, 10(10): e014054.

Cunningham K B, Coleman A J, Leighton T G, et al. 2001. Characterising in vivo acoustic cavitation during lithotripsy with time-frequency methods. Acoust Aust, 26(5): 10–16.

Curhan G C. 2007. Epidemiology of stone disease. Urol Clin N Am, 34: 287–293.

D'A Honey R J, Luymes J, Weir M J, et al. 2000. Mechanical percussion inversion can result in relocation of lower pole stone fragments after shock wave lithotripsy. Urology, 55: 204–206.

D'Addessi A, Bongiovanni L, Sasso F, et al. 2008. Extracorporeal shockwave lithotripsy in pediatrics. J Endourol, 22: 1–12.

D'Agostino C, Romeo P, Amelio E, et al. 2011. Effectiveness of ESWT in the treatment of Kienböck's disease. Ultrasound Med Biol, 37: 1452–1456.

D'Agostino C, Romeo P, Lavanga V, et al. 2014. Effectiveness of extracorporeal shock wave therapy in bone marrow edema syndrome of the hip. Rheumatol Int, 34: 1513–1518.

D'Agostino M C, Craig K, Tibalt E, et al. 2015. Shock wave as biological therapeutic tool: from mechanical stimulation to recovery and healing, through mechanotransduction. Int J Surg, 24: 147–153.

Da Cunha Lima J P, Duarte R J, Cristofani L M, et al. 2007. Extracorporeal shock wave lithotripsy in children: results and short-term complications. Int J Urol, 14: 684–688.

Daecke W, Kusnierczak D, Loew M. 2002. Long-term effects of extracorporeal shockwave therapy in chronic calcific tendinitis of the shoulder. J Shoulder Elb Surg, 11: 476–480.

Dahlberg J A, Fitch G, Evans R B, et al. 2005. The evaluation of extracorporeal shockwave therapy in naturally occurring osteoarthritis of the stifle joint in dogs. Vet Comp Orthop Traumatol, 18: 147–152.

Dahlberg J A, McClure S R, Evans R B, et al. 2006. Force platform evaluation of lameness severity following extracorporeal shock wave therapy in horses with unilateral forelimb lameness. J Am Vet Med Assoc, 229: 100–103.

Dahmen G P, Franke R, Gonchars V, et al. 1995. Behandlung knochennaher Weichteilschmerzen mit extracorporaler Stosswellentherapie (ESWT). Indikation, Technik und bisherige Therapie// Chaussy C, Eisenberger F, Jochum D, et al. Die Stosswelle: Forschung und Klinik. Tübingen: Attempto Verlag: 175–186.

Dalecki D, Raeman C H, Child S Z, et al. 1997. The influence of contrast agents on hemorrhage produced by lithotripter fields. Ultrasound Med Biol, 23: 1435–1439.

Dalrymple N C, Verga M, Anderson K R, et al. 1998. The value of unenhanced helical computerized tomography in the management of acute flank pain. J Urol, 159: 735–740.

Davenport K, Minervini A, Keoghane S, et al. 2006. Does rate matter? The results of a randomized controlled trial of 60 versus 120 shocks per minute for shock wave lithotripsy of renal calculi. J Urol, 176: 2055–2058.

Davies R. 1959. Observations on the use of ultrasound waves for the disruption of micro-organisms. Biochim Biophys Acta, 33: 481–493.

Davis T A, Stojadinovic A, Anam K, et al. 2009. Extracorporeal shock wave therapy suppresses the early proinflammatory immune response to a severe cutaneous burn injury. Int Wound J, 6: 11–21.

Dawson C, Corry D A, Bowsher W G, et al. 1996. Use of image enhancement during lithotripsy. J Endourol, 10: 335–339.

De Groot M J A, Bundock P, Hooykaas P J J, et al. 1998. Agrobacterium tumefaciens - mediated transformation of filamentous fungi. Nat Biotechnol, 16: 839–842.

De Icaza-Herrera M, Fernández F, Loske A M. 2015. Combined short and long-delay tandem shock waves to improve shock wave lithotripsy according to the Gilmore-Akulichev theory. Ultrasonics, 58: 53–59.

De la Casa Almeida M, Suarez Serrano C, Rebollo Roldán J, et al. 2013. Cellulite's aetiology: a review. J Eur Acad Dermatol Venereol, 27: 273–278.

De Sio M, Autorino R, Quarto G, et al. 2007. A new transportable shock-wave lithotripsy machine for managing urinary stones: a single centre experience with a dual-focus lithotripter. Br J Urol Int, 100: 1137–1141.

Deaconson T F, Condon R E, Weitekamp L A, et al. 1989. Biliary lithotripsy: determination of stone fragmentation success and potential tissue injury in swine. Arch Surg, 124: 916–921.

Debus J, Peschke P, Hahn E W, et al. 1991. Treatment of the Dunning prostate rat tumor R3327-AT1 with pulsed high energy ultrasound shock waves (PHEUS): growth delay and histomorphologic changes. J Urol, 164: 1143–1146.

Del Buono A, Papalia R, Khanduja V, et al. 2012. Management of the greater trochanteric pain syndrome: a systematic review. Br Med Bull, 102: 115–131.

Delacrétaz G, Rink K, Pittomvils G, et al. 1995. Importance of the implosion of ESWL-induced cavitation bubbles. Ultrasound Med Biol, 21: 97–103.

Delhaye M, Vandermeeren A, Gabrielli A, et al. 1990. Lithotripsy and endoscopy for pancreatic calculi: the first 104 patients. Gastroenterology, 98: A216.

Delhaye M, Vandermeeren A, Baize M, et al. 1992. Extracorporeal shock-wave lithotripsy of pancreatic calculi. Gastroenterology, 102: 610–620.

Delius M. 1994. Medical applications and bioeffects of extracorporeal shock waves. Shock Waves, 4: 55–72.

Delius M. 1997. Minimal static excess pressure minimises the effect of extracorporeal shock waves on cells and reduces it on gallstones. Ultrasound Med Biol, 23: 611–617.

Delius M, Adams G. 1999. Shock wave permeabilization with ribosome inactivating proteins: a new approach to tumor therapy. Cancer Res, 59: 5227–5232.

Delius M, Brendel W. 1988. A model of extracorporeal shock-wave action: tandem action of shock-waves. Ultrasound Med Biol, 14: 515–518.

Delius M, Brendel W. 1990. Historical roots of lithotripsy. J Lithotr Stone Dis, 2: 161–163.

Delius M, Enders G, Heine G, et al. 1987. Biological effects of shock waves: lung hemorrhage by shock waves in dogs—pressure dependence. Ultrasound Med Biol, 13: 61–67.

Delius M, Brendel W, Heine G. 1988a. A mechanism of gallstone destruction by extracorporeal shock waves. Naturwissenschaften, 75: 200–201.

Delius M, Enders G, Xuan Z. 1988b. Biological effects of shock waves: kidney hemorrhage by shock waves in dogs—dose dependence. Ultrasound Med Biol, 14: 117–122.

Delius M, Heine G, Brendel W. 1988c. A mechanism of gall stone destruction by extracorporeal shock waves. Gastroenterology, 94: A93.

Delius M, Jordan M, Eizenhoefer H, et al. 1988d. Biological effects of shock waves: kidney haemorrhage by shock waves in dogs: administration rate dependence. Ultrasound Med Biol, 14: 689–694.

Delius M, Denk R, Berding C, et al. 1990a. Biological effects of shock waves: cavitation by shock waves in piglet liver. Ultrasound Med Biol, 16: 467–472.

Delius M, Mueller W, Goetz A, et al. 1990b. Biological effects of shock waves: kidney hemorrhage in dogs at a fast shock wave administration rate of fifteen hertz. J Lithotr Stone Dis, 2: 103–110.

Delius M, Xuan Z, Liebich H, et al. 1990c. Biological effects of shock waves: kidney damage by shock waves in dogs: dose dependence. Ultrasound Med Biol, 14: 117–122.

Delius M, Draenert K, Al Diek Y, et al. 1995a. Biological effects of shock waves: in vivo effect of high energy pulses on rabbit bone. Ultrasound Med Biol, 21: 1219–1225.

Delius M, Hofschneider P H, Lauer U, et al. 1995b. Extracorporeal shock waves for gene therapy? Lancet, 345: 1377.

Delius M, Ueberle F, Eisenmenger W. 1998. Extracorporeal shock waves act by shock wave-gas bubble interaction. Ultrasound Med Biol, 24: 1055–1059.

Delvecchio F, Auge B K, Munver R, et al. 2003. Shock wave lithotripsy causes ipsilateral renal injury remote from the focal point: the role of regional vasoconstriction. J Urol, 169: 1526–1529.

Demain A L, Vaishnav P. 2009. Production of recombinant proteins by microbes and higher organisms. Biotechnol Adv, 27: 297–306.

Demirbas M, Kose A C, Samli M, et al. 2004. Extracorporeal shockwave lithotripsy for solitary distal ureteral stones: does the degree of urinary obstruction affect success? J Endourol, 18: 237–240.

Demirci D, Sofikerim M, Yalcin E, et al. 2007. Comparison of conventional and step-wise shockwave lithotripsy in management of urinary calculi. J Endourol, 21: 1407–1410.

Demirkesen O, Önal B, Tansu N, et al. 2006. Efficacy of extracorporeal shock wave lithotripsy for isolated lower caliceal stones in children compared with stones in other renal locations. Urology, 67: 170–174.

Den Toom R, Nijs H G, van Blankenstein M, et al. 1991. Extracorporeal shock wave treatment of common bile duct stones: experience with two different lithotriptors at a single institution. Br J Surg, 78: 809–813.

Denstedt J D, Clayman R V, Preminger G M. 1990. Efficiency quotient as a means of comparing lithotripters. J Endourol, 4(Suppl): S100.

Desmots F, Chossegros C, Salles F, et al. 2014. Lithotripsy for salivary stones with prospective US assessment on our first 25 consecutive patients. J Craniomaxillofac Surg, 42: 577–582.

Dhar N B, Thornton J, Karafa M T, et al. 2004. A multivariate analysis of risk factors associated with subcapsular hematoma formation following electromagnetic shock wave lithotripsy. J Urol, 172: 2271–2274.

Di Grazia E. 2010. Extracorporeal shock wave lithotripsy: detrimental effects and clinical complications//Loske AM. New trends in shock wave applications to medicine and biotechnology. Kerala: Research Signpost: 119–136.

Dias Dos Santos P R, Pereira De Medeiros V, Freire Martins de Moura J P, et al. 2015. Effects of shock wave therapy on glycosaminoglycan expression during bone healing. Int J Surg, 24: 120–123.

Dietz-Laursonn K, Beckmann R, Ginter S, et al. 2016. In-vitro cell treatment with focused shockwaves: influence of the experimental setup on the sound field and biological reaction. J Ther Ultrasound, 4: 10.

Ding Z, Gracewski S M. 1994. Response of constrained and unconstrained bubbles to lithotripter shock wave pulses. J Acoust Soc Am, 96: 3636–3644.

Ding Z, Gracewski S M. 1996. The behaviour of a gas cavity impacted by a weak or strong shock wave. J Fluid Mech, 309: 183–209.

Dingemanse R, Randsdorp M, Koes B W, et al. 2014. Evidence for the effectiveness of electrophysical modalities for treatment of medial and lateral epicondylitis: a systematic review. Br J Sports Med, 48: 957–965.

Dion S, Riel L P, Brouillette M. 2012. Shock wave generation through constructive wave amplification//Kontis K. Shock waves. Heidelberg: Springer: 827–832.

Divya Prakash G, Anish R V, Jagadeesh G, et al. 2011. Bacterial transformation using micro-shock waves. Anal Biochem, 419: 292–301.

Divya Prakash G, Rakesh S G, Chakravortty D, et al. 2012. Micro-shock wave assisted bacterial transformation//Kontis K. Shock waves. Heidelberg: Springer: 1009–1014.

Divya Prakash G, Elango M, Janardhanraj S, et al. 2015. Successful treatment of biofilm infections using shock waves combined with antibiotic therapy. Sci Rep, 5, 17440.

Dizon J N, Gonzalez-Suarez C, Zamora M T, et al. 2013. Effectiveness of extracorporeal shock wave therapy in chronic plantar fasciitis; a meta-analysis. Am J Phys Med Rehabil, 92: 606–620.

Doublet J D, Tchala K, Tligui M, et al. 1997. In situ extracorporeal shock wave lithotripsy for acute renal colic due to obstructing ureteral stones. Scand J Urol Nephrol, 31: 137–139.

Drach G W, Dretler S, Fair W, et al. 1986. Report of the United States cooperative study of extracorporeal shock wave lithotripsy. J Urol, 135: 1127–1133.

Dreisilker U. 2010a. Enthesiopathien. Heilbronn: Level 10 Buchverlag.

Dreisilker U. 2010b. History: an overview//Dreisilker U. Enthesiopathies. Heilbronn: Level 10 Buchverlag: 21–27.

Dreisilker U. 2010c. Mechanisms of action of shock waves//Dreisilker U. Enthesiopathies. Heilbronn: Level 10 Buchverlag: 47–53.

Dretler S P, Polykoff G. 1996. Calcium oxalate stone morphology: fine tuning our therapeutic distinctions. J Urol, 155: 828–833.

Dretler S P, Spencer B A. 2001. CT and stone fragility. J Endourol, 15: 31–36.

Dreyer T, Krauss W, Bauer E, et al. 2000. Investigations of compact self focusing transducers using stacked piezoelectric elements for strong sound pulses in therapy//Schmeider S C, Levy M, McAvoy B R. 2000. Proceeding of the IEEE ultrasonics symposium, San Juan, Puerto Rico, October 22–25 2000. New York: Institute of Electrical and Electronic Engineers: 1239–1242.

Dubnau D. 1999. DNA uptake in bacteria. Annu Rev Microbiol, 53: 217–244.

Duloy A M, Calhoun E A, Clemens J Q. 2007. Economic impact of chronic prostatitis. Curr Urol Rep, 8: 336–339.

Dumfarth J, Zimpfer D, Vögele-Kadletz M, et al. 2008. Prophylactic low-energy shock wave therapy improves wound healing after vein harvesting for coronary artery bypass graft surgery: a prospective, randomized trial. Ann Thorac Surg, 86: 1909–1913.

Dumonceau J M, Costamagna G, Tringali A, et al. 2007. Treatment for painful calcified chronic pancreatitis: extracorporeal shock wave lithotripsy versus endoscopic treatment: a randomised controlled trial. Gut Int J Gastroenterol Hepatol, 56: 545–552.

Dunmire B, Lee F C, Hsi R S, et al. 2015. Tools to improve the accuracy of kidney stone sizing with ultrasound. J Endourol, 29: 147–152.

Dunmire B, Harper J D, Cunitz B W, et al. 2016. Use of the acoustic shadow width to determine kidney stone size with ultrasound. J Urol, 195: 171–177.

Durst H B, Blatter G, Kuster M S. 2002. Osteonecrosis of the humeral head after extracorporeal shock-wave lithotripsy. J Bone Joint Surg, 84B: 744–746.

Duryea A P, Roberts W W, Cain C A, et al. 2013. Controlled cavitation to augment SWLstone comminution: mechanistic insights in vitro. IEEE Trans Ultrason Ferroelectr Freq Control, 60: 301–309.

Duryea A P, Roberts W W, Cain C A, et al. 2014. Acoustic bubble removal to enhance SWLefficacy at high shock rate: an in vitro study. J Endourol, 28: 90–95.

Dymarek R, Halski T, Ptaszkowski K, et al. 2014. Extracorporeal shock wave therapy as an adjunct wound treatment: a systematic review of the literature. Ostomy Wound Manage, 60: 26–39.

Eassa W A, Sheir K Z, Gad H M, et al. 2008. Prospective study of the long-term effects of shock wave lithotripsy on renal function and blood pressure. J Urol, 179: 964–968.

Efe T, Felgentreff M, Heyse T J, et al. 2014. Extracorporeal shock wave therapy for non-calcific supraspinatus tendinitis-10-year follow-up of a randomized placebo-controlled trial. Biomed Eng, 59: 431–437.

Eichel L, Batzold P, Erturk E. 2001. Operator experience and adequate anesthesia improve treatment outcome with third-generation lithotripters. J Endourol, 15: 671–673.

Eisenberger F, Chaussy C, Wanner K. 1977. Extrakorporale Anwendung von hochenergetischen Stosswellen: ein neuer Aspekt in der Behandlung des Harnsteinleidens. Aktuelle Urol, 8: 3–15.

Eisenberger F, Fuchs G, Miller K. 1983. Nierensteintherapie: erste klinische Erfahrungen mit der berührungsfreien Nierensteintherapie (ESWL) am Katharinenhospital Stuttgart. Ärztebl Württ, 12: 504–506.

Eisenberger F, Fuchs G, Miller K, et al. 1985. Extracorporeal shockwave lithotripsy (ESWL) and endourology: an ideal combination for the treatment of kidney stones. World J Urol, 3: 41–47.

Eisenmenger W. 1962. Elektromagnetische Erzeugung von ebenen Druckstössen in Flüssigkeiten. Acust Akustis Beih, 1: 185–202.

Eisenmenger W. 2001. The mechanisms of stone fragmentation in ESWL. Ultrasound Med Biol, 27: 683–693.

Eisenmenger W. 1983. Device for the contactless crushing of concrements in the body of living beings. German patent DE 3312014 C2. [1983-04-02]. Int. Cl. A61B117/22.

Eisenmenger W, Kaatze U. 2007. Physics of stone fragmentation and new concept of wide-focus and low pressure extracorporeal shock wave lithotripsy//Kurz T, Parlitz U, Kaatze U. Oscillations, waves and interactions. Göttingen: Universitätsverlag: 199–216.

Eisenmenger W, Staudenraus J. 1991. Sampling hydrophone. United States Patent US5010248 A, Int. Cl. A61B8/12. [1991-04-23].

Eisenmenger W, Du X, Tang C, et al. 2002. The first clinical results of "wide-focus and low-pressure" ESWL. Ultrasound Med Biol, 28: 769–774.

El-Assmy A, El-Nahas A R, Mohamed E. 2006a. Predictors of success after extracorporeal shock wave lithotripsy (ESWL) for renal calculi between 20–30 mm: a multivariate analysis model. Sci World J, 6: 2388–2390.

El-Assmy A, El-Nahas A R, Sheir K Z. 2006b. Is pre-shock wave lithotripsy stenting necessary for ureteral stones with moderate or severe hydronephrosis? J Urol, 176: 2059–2062.

El-Assmy A, El-Nahas A R, Youssef R F, et al. 2007. Impact of the degree of hydronephrosis on the efficacy of in situ extracorporeal shock-wave lithotripsy for proximal ureteral calculi. Scand J Urol Nephrol, 41: 208–213.

Elbers J, Seline P, Clayman R V. 1988. The effect of shock wave lithotripsy on urease-positive calculogenic bacteria//Lingeman J E, Newman D M. Shock wave lithotripsy, state of the art. New York: Springer Verlag: 391–394.

El-Damanhoury H, Schärfe T, Rüth J, et al. 1991a. Extracorporeal shock wave lithotripsy of urinary calculi: experience in treatment of 3,278 patients using the Siemens Lithostar and Lithostar Plus. J Urol, 145: 484–488.

El-Damanhoury H, Schaub T, Stadtbäumer M, et al. 1991b. Parameters influencing renal damage in extracorporeal shock wave lithotripsy: an experimental study in pigs. J Endourol, 5: 37–40.

El-Husseiny T, Papatsoris A, Masood J, et al. 2010a. The use of extracorporeal shock wave therapy in orthopedics//Loske A M. New trends in shock wave applications to medicine and biotechnology. Kerala: Research Signpost: 165–176.

El-Husseiny T, Papatsoris A, Masood J, et al. 2010b. The use of extracorporeal shock wave therapy in the treatment of Peyronie's disease//Loske AM. New trends in shock wave applications to medicine and biotechnology. Kerala: Research Signpost: 197–210.

Eliasson V. 2007. On focusing of shock waves. Stockholm: Royal Institute of Technology.

Elkoushy M A, Hassan J A, Morehouse D D, et al. 2011. Factors determining stone-free rate in shock wave lithotripsy using standard focus of Storz Modulith SLX-F2 lithotripter. Urology, 78: 759–763.

Ell C, Kerzel W, Heyder N, et al. 1989. Tissue reactions under piezoelectric shockwave application for the fragmentation of biliary calculi. Gut Int J Gastroenterol Hepatol, 30: 680–685.

Ell C, Kerzel W, Schneider H T, et al. 1990. Piezoelectric lithotripsy: stone disintegration and follow-up results in patients with symptomatic gallbladder stones. Gastroenterology, 99: 1439–1444.

El-Nahas A R, El-Assmy A M, Mansour O, et al. 2007. A prospective multivariate analysis of factors predicting stone disintegration by extracorporeal shock wave lithotripsy: the value of high-resolution noncontrast computed tomography. Eur Urol, 51: 1688–1694.

Elsobky E, Sheir K Z, Madbouly K, et al. 2000. Extracorporeal shock wave lithotripsy in children: experience using two second-generation lithotripters. Br J Urol Int, 86: 851–856.

Elster E A, Stojadinovic A, Forsberg J, et al. 2010. Extracorporeal shock wave therapy for nonunion of the tibia. J Orthop Trauma, 24: 133–141.

Emelianov S Y, Hamilton M F, Ilinskii Y A, et al. 2004. Nonlinear dynamics of a gas bubble in an incompressible elastic medium. J Acoust Soc Am, 115: 581–588.

Engebretsen K, Grotle M, Bautz-Holter E, et al. 2011. Supervised exercises compared with radial extracorporeal shock-wave therapy for subacromial shoulder pain: 1-year results of a single-blind randomized controlled trial. Phys Ther, 91: 37–47.

Erdogru T, Kutlu O, Cubuk M, et al. 2005. The stone density: is it a useful parameter for predicting outcome of ESWLin kidney stones? J Endourol, 19(Suppl 1): A86.

Escobar-Tovar L, Magaña-Ortíz D, Fernández F, et al. 2015. Efficient transformation of Mycosphaerella fijiensis by underwater shock waves. J Microbiol Methods, 119: 98–105.

Escudier M P, Brown J E, Drage N A, et al. 2003. Extracorporeal shockwave lithotripsy in the management of salivary calculi. Br J Surg, 90: 482–485.

Escudier M P, Brown J E, Putcha V, et al. 2010. Factors influencing the outcome of extracorporeal shock wave lithotripsy in the management of salivary calculi. Laryngoscope, 120: 1545–1549.

Eterovic D, Juretic-Kuscis L, Capkun V, et al. 1999. Pyelolithotomy improves while extracorporeal lithotripsy impairs kidney function. J Urol, 161: 39–44.

Etienne J, Filipczynski L, Kujawska T, et al. 1997. Electromagnetic hydrophone for pressure determination of shock wave pulses. Ultrasound Med Biol, 23: 747–754.

Evan A P, McAteer J A. 1996a. Current perspectives on shock wave lithotripsy//Lingeman J E, Preminger G M. New developments in the management of urolithiasis. New York: Igaku-Shoin Medical Publications: 3–20.

Evan A P, McAteer J A. 1996b. Q-Effects of shock wave lithotripsy//Coe F L, Favus M J, Pak C Y C, et al. Kidney stones: medical and surgical management. Philadelphia: Lippincott Raven Publishers: 549–570.

Evan A P, Willis L R. 2007. Extracorporeal shock wave lithotripsy: complications//Smith A D, Badlani G H, Bagley D H, et al. Smith's textbook of endourology. Hamilton: BC Decker: 353–365.

Evan A P, Willis L R, Connors B A, et al. 1991. Renal injury by extracorporeal shock wave lithotripsy. J Endourol, 5: 25–35.

Evan A P, Willis L R, Connors B A, et al. 1998a. Can SWL-induced cavitation and renal injury be separated from SWL-induced impairment of renal hemodynamics? J Acoust Soc Am, 103: 3037.

Evan A P, Willis L R, Lingeman J E, et al. 1998b. Renal trauma and the risk of long-term complications in shock wave lithotripsy. Nephron, 78: 1–8.

Evan A P, Willis L R, McAteer J A, et al. 2002. Kidney damage and renal functional changes are minimized by waveform control that suppresses cavitation in SWL. J Urol, 168: 1556–1562.

Evan A P, Willis L R, Lingeman J E. 2003. Shock wave lithotripsy (SWL) induces significant structural and functional changes in the kidney. J Acoust Soc Am, 114: 2454.

Evan A P, McAteer J A, Williams J C, Jr, et al. 2004. Shock wave physics of lithotripsy: mechanisms of shock wave action and progress toward improved SWL//Moore R, Bishoff J T, Loening S, et al. Textbook of minimally invasive urology. London: Martin Dunitz Limited: 425–438.

Evan A P, McAteer J A, Connors B A, et al. 2007. Renal injury during shock wave lithotripsy is significantly reduced by slowing the rate of shock wave delivery. Br J Urol Int, 100: 624–627.

Evan A P, McAteer J A, Connors B A, et al. 2008. Independent assessment of a wide-focus, low-pressure electromagnetic lithotripter: absence of renal bioeffects in the pig. Br J Urol Int, 101: 382–388.

Evan A P, Coe F L, Connors B A, et al. 2015. Mechanism by which shock wave lithotripsy can promote formation of human calcium phosphate stones. Am J Physiol Renal Physiol, 308: F938–F949.

Everke H. 2005a. Die Stosswellenakupunktur. Eine neue Methode zur Stimulation von Akupunkturpunkten. Pilotstudie zu ihrer Anwendung am Beispiel der Gonarthrose. Deutsche Zeitschrift für Akupunktur, 48: 12–21.

Everke H. 2005b. Stosswellenakupunktur. Eine neue Methode zur Behandlung von Schmerzen im Hüftgelenk. Erfahrungsheilkunde, 54: 568–574.

Everke H. 2007. Acupuncture with shockwaves: a new method for the stimulation of acupuncture points. Med Acupunct, 19: 133–136.

Fagnan K M. 2010. High-resolution finite volume methods for extracorporeal shock wave therapy. Seattle: University of Washington Graduate School.

Falahatkar S, Khosropanah I, Vajary A D, et al. 2011. Is there a role for tamsulosin after shock wave lithotripsy in the treatment of renal and ureteral calculi?. J Endourol, 25: 495–498.

Falkensammer F, Rausch-Fan X, Arnhart C, et al. 2014. Impact of extracorporeal shock-wave therapy on the stability of temporary anchorage devices in adults: a single-center, randomized, placebo-controlled clinical trial. Am J Orthod Dentofac Orthop, 146: 413–422.

Falkensammer F, Rausch-Fan X, Schaden W, et al. 2015. Impact of extracorporeal shockwave therapy on tooth mobility in adult orthodontic patients: a randomized single-center placebo-controlled clinical trial. J Clin Periodontol, 42: 294–301.

Faragalla Y, Elsheikh A M, Shehata W G. 2004. Apparatus for extracorporeal shock wave lithotripter using at least two shock wave pulses. United States Patent US 6780161 B2. [2004-08-24]. Int Cl A161B17/22, A61B17/225.

Favela R, Gutiérrez J, Bustos J, et al. 2005. CT attenuation value and shockwave fragmentation. J Endourol, 19: 5–10.

Fayad A, El-Sheikh M G, El-Fayoumy H, et al. 2012. Effect of extracorporeal shock wave lithotripsy on kidney growth in children. J Urol, 188: 928–931.

Felix M P, Ellis A T. 1971. Laser-induced liquid breakdown: a step-by-step account. Appl Phys Lett, 19: 484–486.

Feng Y, Zhao L, ter Har G, et al. 2015. Cavitation mechanobiology and applications//Wan M, Feng Y, ter Haar G. Cavitation in biomedicine: principles and techniques. Heidelberg: Springer Science and Business Media Dordrecht: 457–503.

Fernández F, Loske A M, Zendejas H, et al. 2005. Desarrollo de un litotriptor extracorporal más eficiente. Rev Mex Ingen Bioméd, 21: 7–15.

Fernández F, Fernández G, Loske A M. 2009a. The importance of an expansion chamber during standard and tandem extracorporeal shock wave lithotripsy. J Endourol, 23: 693–697.

Fernández F, Fernández G, Loske A M. 2009b. Treatment time reduction using tandem shockwaves for lithotripsy: an in vivo study. J Endourol, 23: 1247–1253.

Fernández F, Domínguez A, Castaño E, et al. 2013. Out-of-focus low pressure pulse pretreatment to the whole kidney to reduce renal injury during SWL: an in vivo study using a rabbit model. J Endourol, 27: 774–782.

Ferrandino M N, Pierre S A, Simmons W N, et al. 2010. Dual-energy computed tomography with advanced postimage acquisition data processing: improved determination of urinary stone composition. J Endourol, 24: 347–354.

Ferraro G A, De Francesco F, Cataldo C, et al. 2012. Synergistic effects of cryolipolysis and shock waves for noninvasive body contouring. Aesthet Plast Surg, 36: 666–679.

Field J E. 1991. The physics of liquid impact, shock wave interactions with cavities, and the implications to shock wave lithotripsy. Phys Med Biol, 36: 1475–1484.

Filipczynsky L. 1969. Absolute measurements of particle velocity displacements (intensity of ultrasonic pulses in liquids and solids). Acustica, 21: 173–180.

Filipczynsky L, Etienne J. 1990. Capacitance hydrophones for pressure determination in lithotripsy. Ultrasound Med Biol, 16: 157–165.

Filipczynsky L, Wojcik J. 1991. Estimation of transient temperature elevation in lithotripsy and in ultrasonography. Ultrasound Med Biol, 17: 715–721.

Fioramonti P, Cigna E, Onesti M G, et al. 2012. Extracorporeal shock wave therapy for the management of burn scars. Dermatol Surg, 38: 778–782.

Fischer N, Müller H, Gulhan A, et al. 1988. Cavitation effects: a possible cause of tissue injury during extracorporeal shock wave lithotripsy//Lingeman J E. Shock wave lithotripsy. New York: Plenum: 375–376.

Fleissner A, Dersch P. 2010. Expression and export: recombinant protein production systems for Aspergillus. Appl Microbiol Biotechnol, 87: 1255–1270.

Foglietta F, Canaparo R, Francovich A, et al. 2015. Sonodynamic treatment as an innovative bimodal anticancer approach: shockwave-mediated tumor growth inhibition in a syngeneic breast cancer model. Discov Med, 20: 197–205.

Fokas K, Putzer P, Dempf R, et al. 2002. Extracorporeal shockwave lithotripsy for treatment of sialolithiasis of salivary glands. Laryngorhinootologie, 81: 706–711.

Folberth W, Köhler G, Rohwedder A, et al. 1992. Pressure distribution and energy flow in the focal region of two different electromagnetic shock wave sources. J Lithotr Stone Dis, 4: 1–7.

Fonseca R. 2005. Litotricia extracorpórea pre-focal con ondas de choque. Guadalajara: University of Guadalajara.

Forriol F, Solchaga L, Moreno J L, et al. 1994. The effect of shockwaves on mature and healing cortical bone. Int Orthop, 18: 325–329.

Forssmann B. 2006. 25 years of ESWL: From the past to the future//Atchley A A, Sparrow V W, Keolian R M. 2006. Proceedings of the 17th international symposium on nonlinear acoustics, American Institute of Physics, Pennsylvania, USA, July 18–22 2005: 291–298.

Frairia R, Catalano M G, Fortunati N, et al. 2003. High energy shock waves (HESW) enhance paclitaxel cytotoxicity in MCF-7 cells. Breast Cancer Res Treat, 81: 11–19.

Frandsen R J N. 2011. A guide to binary vectors and strategies for targeted genome modification in fungi using Agrobacterium tumefaciens -mediated transformation. J Microbiol Methods, 87: 247–262.

Freund J B. 2008. Suppression of shocked-bubble expansion due to tissue confinement with application to shock-wave lithotripsy. J Acoust Soc Am, 123: 2867–2874.

Freund J B, Colonius T, Evan A P. 2007. A cumulative shear mechanism for tissue damage initiation in shock-wave lithotripsy. Ultrasound Med Biol, 33: 1495–1503.

Freund J B, Shukla R K, Evan A P. 2009. Shock-induced bubble jetting into a viscous fluid with application to tissue injury in shock-wave lithotripsy. J Acoust Soc Am, 126: 2746–2756.

Frey C, Zamora J. 2007. The effects of obesity on orthopaedic foot and ankle pathology. Foot Ankle Int, 28: 996–999.

Frick J, Köhle R, Kunit G. 1998. Extracorporeal shock wave lithotripsy for large stones. Dornier User Lett, 4: 21.

Fu M, Sun C K, Lin Y C, et al. 2011. Extracorporeal shock wave therapy reverses ischemia-related left ventricular dysfunction and remodeling: molecular-cellular and functional assessment. PLoS One, 6(9), e24342.

Fuchs G J, Chaussy C G, Fuchs A M. 1988. Management of complications following extracorporeal shock wave lithotripsy: steinstrasse//Lingeman J E, Newman D M. Shock wave lithotripsy. New York: Springer Science and Business Media: 47–53.

Fukumoto Y, Ito A, Uwatoku T, et al. 2006. Extracorporeal cardiac shock wave therapy ameliorates myocardial ischemia in patients with severe coronary artery disease. Coron Artery Dis, 17: 63–70.

Furia J P. 2005. Safety and efficacy of extracorporeal shock wave therapy for chronic lateral epicondylitis. Am J Orthop, 34: 13–19.

Furia J P. 2006. High-energy extracorporeal shock wave therapy as a treatment for insertional Achilles tendinopathy. Am J Sports Med, 34: 733–740.

Furia J P. 2008. High-energy extracorporeal shock wave therapy as a treatment for chronic noninsertional Achilles tendinopathy. Am J Sports Med, 36: 502–508.

Furia J P, Juliano P J, Wade A M, et al. 2010a. Shock wave therapy compared with intramedullary screw fixation for nonunion of proximal fifth metatarsal metaphyseal-diaphyseal fractures. J Bone Joint Surg Am, 92: 846–853.

Furia J P, Rompe J D, Cacchio A, et al. 2010b. Shock wave therapy as a treatment of nonunions, avascular necrosis, and delayed healing of stress fractures. Foot Ankle Clin, 15: 651–662.

Furia J P, Rompe J D, Cacchio A, et al. 2013. A single application of low-energy radial extracorporeal shock wave therapy is effective for the management of chronic patellar tendinopathy. Knee Surg Sports Traumatol Arthrosc, 21: 346–350.

Fuselier H A, Prats L, Fontenot C, et al. 1999. Comparison of mobile lithotripters at one institution: Healthtronics Lithotron, Dornier MFL-5000 and Dornier Doli. J Endourol, 13: 539–542.

Gaitan D F, Crum L A, Church C C, et al. 1992. Sonoluminescence and bubble dynamics for a single, stable, cavitation bubble. J Acoust Soc Am, 91: 3166–3183.

Galasso O, Amelio E, Riccelli D A, et al. 2012. Short-term outcomes of extracorporeal shock wave therapy for the treatment of chronic non-calcific tendinopathy of the supraspinatus: a double-blind, randomized, placebo-controlled trial. BMC Musculoskelet Disord, 13: 86–94.

Galvin D J, Pearle M S. 2006. The contemporary management of renal and ureteric calculi. Br J Urol Int, 98: 1283–1288.

Gama B A, Lopatnikov S L, Gillespie J W, Jr. 2004. Hopkinson bar experimental technique: a critical review. Appl Mech Rev, 57: 223–250.

Gamarra F, Spelsberg F, Dellian M, et al. 1993a. Complete local tumor remission after therapy with extra-corporeally applied high-energy shock waves (HESW). Int J Cancer, 55: 153–156.

Gamarra F, Spelsberg F, Kuhnle G E H, et al. 1993b. High-energy shock waves induce blood flow reduction in tumors. Cancer Res, 53: 1590–1595.

Gambihler S, Delius M. 1992. In vitro interaction of lithotripter shock waves and cytotoxic drugs. Br J Cancer, 66: 69–73.

Gambihler S, Delius M, Brendel W. 1990. Biological effects of shock waves: cell disruption, viability, and proliferation of L1210 cells exposed to shock waves in vitro. Ultrasound Med Biol, 16: 587–594.

Gambihler S, Delius M, Ellwart J W. 1992. Transient increase in membrane permeability of L1210 cells upon exposure to lithotripter shock waves in vitro. Naturwissenschaften, 79: 328–329.

Gambihler S, Delius M, Ellwart J W. 1994. Permeabilization of the plasma membrane of L1210 mouse leukemia cells using lithotripter shock waves. J Membr Biol, 141: 267–275.

Ganem J P, Carson C C. 1998. Cardiac arrhythmias with external fixed-rate signal generators in shock wave lithotripsy with the Medstone lithotripter. Urology, 51: 548–552.

Gao F, Sun W, Li Z, et al. 2015. Extracorporeal shock wave therapy in the treatment of primary bone marrow edema syndrome of the knee: a prospective randomised controlled study. BMC Musculoskelet Disord, 16: 379–386.

García Marchiñena P, Billordo Peres N, Liyo J, et al. 2009. CT SCAN as a predictor of composition and fragility of urinary lithiasis treated with extracorporeal shock wave lithotripsy in vitro. Arch Esp Urol, 62: 215–221.

Gerber R, Studer U E, Danuser H. 2005. Is newer always better? A comparative study of 3 lithotriptor generations. J Urol, 173: 2013–2016.

Gerdesmeyer L, Krath A. 2014. ESWT and knee arthroplasty: radial shock wave therapy in ligament pain after total knee arthroplasty//Lohrer H, Gerdesmeyer L. Multidisciplinary medical applications. Heilbronn: Level 10 Buchverlag: 84–96.

Gerdesmeyer L, Weil L S. 2007. Extracorporeal shock wave therapy: clinical results, technologies, basics. Towson: Data Trace Publishing Company.

Gerdesmeyer L, Wagenpfeil S, Haake M, et al. 2003. Extracorporeal shock wave therapy for the treatment of chronic calcifying tendonitis of the rotator cuff: a randomized controlled trial. J Am Med Assoc, 290: 2573–2580.

Gerdesmeyer L, von Eiff C, Horn C, et al. 2005. Antibacterial effects of extracorporeal shock waves. Ultrasound Med Biol, 31: 115–119.

Gerdesmeyer L, Henne M, Göbel M, et al. 2007. Physical principles and generation of shockwaves//Gerdsmeyer L. Extracorporeal shock wave therapy: technologies, basics, clinical results, data trace media. Towson: Data Trace Media: 11–20.

Gerdesmeyer L, Frey C, Vester J, et al. 2008. Radial extracorporeal shock wave therapy is safe and effective in the treatment of chronic recalcitrant plantar fasciitis: results of a confirmatory randomized placebo-controlled multicenter study. Am J Sports Med, 36: 2100–2109.

Gerdesmeyer L, Mittermayr R, Fuerst M, et al. 2015a. Current evidence of extracorporeal shock wave therapy in chronic Achilles tendinopathy. Int J Surg, 24: 154–159.

Gerdesmeyer L, Schaden W, Besch L, et al. 2015b. Osteogenetic effect of extracorporeal shock waves in human. Int J Surg, 24: 115–119.

Germann M. 2011. S.W.A.G. Stosswellen-Kombinations-Akupunktur nach Germann. CoMed, 5: 18–20.

Gilliland S E, Speck M L. 1967. Mechanism of the bactericidal action produced by electrohydraulic shock. Appl Microbiol, 15: 1038–1044.

Gillitzer R, Neisius A, Wöllner J, et al. 2009. Low-frequency extracorporeal shock wave lithotripsy improves renal pelvic stone disintegration in a pig model. Br J Urol Int, 103: 1284–1288.

Gilmore F R. 1952. The growth or collapse of a spherical bubble in viscous compressible liquid. Technical Report No 26-4. Pasadena: California Institute of Technology: 1–40.

Ginter S, Krauss W. 2007. Wolf-innovative piezoelectric shock wave systems: Piezolith 3000 and Piezoson 100 plus//Smith A D, Badlani G H, Bagley D H, et al. Smith's textbook of endourology. Hamilton: BC Decker: 175–177.

Ginter S, Liebler M, Steiger E, et al. 2002. Full-wave modeling of therapeutic ultrasound: nonlinear ultrasound propagation in ideal fluids. J Acoust Soc Am, 111: 2049–2059.

Ginter S, Burkhardt M, Vallon P. 2010. Richard Wolf: the piezoelectric ESWL: more than 20 years of clinical success worldwide//Chaussy C, Haupt G, Jocham D, Köhrmann KU. Therapeutic energy: applications in urology II : standards and recent developments. Stuttgart: Thieme: 87–92.

Gleitz M. 2011. Myofaszyale Syndrome und Triggerpunkte [Myofascial syndrome and trigger points]. Heilbronn: Level 10 Buchverlag.

Goellner M, Schmitt J, Holst S, et al. 2013. Correlations between tooth mobility and the periotest method in periodontally involved teeth. Quintessence Int, 44: 307–316.

Goertz O, Lauer H, Hirsch T, et al. 2012. Extracorporeal shock waves improve angiogenesis after full thickness burn. Burns, 38: 1010–1018.

Goertz O, von der Lohe L, Lauer H, et al. 2014. Repetitive extracorporeal shock wave applications are superior in inducing angiogenesis after full thickness burn compared to single application. Burns, 40: 1365–1374.

Goktas C, Akca O, Horuz R, et al. 2011. SWLin lower calyceal calculi: evaluation of the treatment results in children and adults. Urology, 78: 1402–1406.

Gold M H. 2012. Cellulite: an overview of non-invasive therapy with energy-based systems. J Dtsch Dermatol Ges, 10: 553–558.

Gollwitzer H, Horn C, Von Eiff C, et al. 2004. Antibacterial effectiveness of high-energetic extracorporeal shock waves: an in vitro verification. Z Orthop Grenzgeb, 142: 462–466.

Gollwitzer H, Diehl P, von Korff A, et al. 2007. Extracorporeal shock wave therapy for chronic painful heel syndrome: a prospective, double blind, randomized trial assessing the efficacy of a new electromagnetic shock wave device. J Foot Ankle Surg, 46: 348–357.

Gollwitzer H, Gloeck T, Roessner M, et al. 2013. Radial extracorporeal shock wave therapy (rESWT) induces new bone formation in vivo: results of an animal study in rabbits. Ultrasound Med Biol, 39: 126–133.

Gómez-Lim M A, Magaña-Ortíz D, Fernández F, et al. 2015. Transformation of fungi using shock waves//van den Berg M, Maruthachalam K. Genetic transformation systems in fungi, vol 1. Cham: Springer: 209–219.

Gonkova M I, Ilieva E M, Ferriero G, et al. 2013. Effect of radial shock wave therapy on muscle spasticity in children with cerebral palsy. Int J Rehabil Res, 36: 284–290.

González C, Cabrera J, Calahorra F J, et al. 2000. LEOC eficaz, inmediata o de urgencia: una atractiva alternativa estratégica a considerar en el tratamiento del cólico renal. Actas Urol Esp, 24: 721–727.

Gordon R, Lynagh L. 2002. ESWT treatment of stress fractures//Transactions of the ISMST 5th International ISMST Congress, Winterthur.

Gotte G, Amelio E, Russo S, et al. 2002. Short-time non-enzymatic nitric oxide synthesis from L-arginine and hydrogen peroxide induced by shock waves treatment. FEBS Lett, 520: 153–155.

Graber S F, Danuser H, Hochreiter W W, et al. 2003. A prospective randomized trial comparing 2 lithotriptors for stone disintegration and induced renal trauma. J Urol, 169: 54–57.

Graff J, Richter K D, Pastor J. 1988a. Effect of high-energy shock waves on bony tissue. Urol Res, 16: 252–258.

Graff J, Schmidt A, Pastor J, et al. 1988b. New generator for low pressure lithotripsy with the Dornier HM3: preliminary experience of two centers. J Urol, 139: 904–907.

Graff J, Richter K D, Pastor J. 1989. Effect of high-energy shock waves on bony tissue//Walker V R, Sutton R A L, Cameron E C B, et al. Urolithiasis. New York: Springer: 997–998.

Granz B. 1989. PVDF hydrophone for the measurement of shock waves. IEEE Trans Electr Insul, 24: 499–502.

Granz B, Köhler G. 1992. What makes a shock wave efficient in lithotripsy? J Lithotr Stone Dis, 4: 123–128.

Granz B, Nanke R, Fehre J, et al. 2004. Light spot hydrophone, innovation in lithotripsy. Med Solut, 6: 86–87.

Graversen J A, Korets R, Hruby G W, et al. 2011. Evaluation of bioimpedance as novel predictor of extracorporeal shockwave lithotripsy success. J Endourol, 25: 1503–1506.

Grecco M V, Brech G C, Greve J M D. 2013. One-year treatment follow-up of plantar fasciitis: radial shockwaves vs. conventional physiotherapy. Clinics, 68:1089–1095.

Greenstein A, Matzkin H. 1999. Does the rate of extracorporeal shock wave delivery affect stone fragmentation?. Urology, 54: 430–432.

Greenstein A, Sofer M, Matzkin H. 2004. Efficacy of the Duet lithotripter using two energy sources for stone fragmentation by shockwaves: an in vitro study. J Endourol, 18: 942–945.

Greiner L, Münks C, Heil W, et al. 1990. Gallbladder stone fragments in feces after biliary extracorporeal shock-wave lithotripsy. Gastroenterology, 98: 1620–1624.

Grenabo L, Lindquist K, Adami H O, et al. 1997. Extracorporeal shock wave lithotripsy for the treatment of renal stones. Arch Surg, 132: 20–26.

Griffin S J, Margaryan M, Archambaud F, et al. 2010. Safety of shock wave lithotripsy for treatment of pediatric urolithiasis: 20-year experience. J Urol, 183: 2332–2336.

Gronau E, Pannek J, Böhme M, et al. 2003. Results of extracorporeal shock wave lithotripsy with a new electrohydraulic shock wave generator. Urol Int, 71: 355–360.

Gruenwald I, Appel B, Vardi Y. 2012. Low-intensity extracorporeal shock wave therapy: a novel effective treatment for erectile dysfunction in severe ED patients who respond poorly to PDE5 inhibitor therapy. J Sex Med, 9: 259–264.

Gruenwald I, Appel B, Kitrey N D, et al. 2013. Shockwave treatment of erectile dysfunction. Ther Adv Urol, 5: 95–99.

Guda N M, Partington S, Freeman M L. 2005. Extracorporeal shock wave lithotripsy in the management of chronic calcific pancreatitis: a meta-analysis. JOP, 6: 6–12.

Gunasekaran S, Donovan J M, Chvapil M, et al. 1989. Effects of extracorporeal shock wave lithotripsy on the structure and function of rabbit kidney. J Urol, 141: 1250–1254.

Gündüz R, Malas F Ü, Borman P, et al. 2012. Physical therapy, corticosteroid injection, and extracorporeal shock wave treatment in lateral epicondylitis. Clinical and ultrasonographical comparison. Clin Rheumatol, 31: 807–812.

Gupta N P, Ansari M S, Kesarvani P, et al. 2005. Role of computed tomography with no contrast medium enhancement in predicting the outcome of extracorporeal shock wave lithotripsy for urinary calculi. Br J Urol Int, 95: 1285–1288.

Gutersohn A, Caspari G, Erbel R. 2000. Upregulation of vascular endothelial growth factor m-RNA in human umbilical vascular endothelial cells via shock waves. Eur J Heart Fail, 2(Suppl 1): 42.

Gutiérrez J, Alvarez U M, Mues E, et al. 2008. Inactivation of bacteria inoculated inside urinary stone-phantoms using intracorporeal lithotripters. Urol Res, 36: 67–72.

Gutiérrez-Aceves J, Mora U, Mues E, et al. 2006. In vitro inactivation of Escherichia coli inside artificial kidney stones using invasive lithotripters. J Endourol, 20(Suppl 1): A82.

Hernández A C, Ángeles J Á, Campos-Guillén J. 2014. One way but diverse methods for fungi and yeast transformation. Phys Life Rev, 11: 204–205.

Ha C H, Lee S C, Kim S, et al. 2015. Novel mechanism of gene transfection by low-energy shock wave. Sci Rep, 5: 12843.

Haake M, Hünerkopf M, Gerdesmeyer L, et al. 2002a. Extracorporeal shockwave therapy (ESWT) in epicondylitis humeri radialis. A review of the literature. Orthopade, 31: 623–632.

Haake M, König I R, Decker T, et al. 2002b. Extracorporeal shock wave therapy in the treatment of lateral epicondylitis: a randomized multicenter trial. J Bone Joint Surg, 84A: 1982–1991.

Haake M, Buch M, Schöllner C, et al. 2003. Extracorporeal shock wave therapy for plantar fasciitis: randomised controlled multicentre trial. Br Med J, 327: 75–79.

Häcker A, Wess O. 2010. The role of focal size in extracorporeal shock wave lithotripsy//Loske A M. New trends in shock wave applications to medicine and biotechnology. Kerala: Research Signpost: 81–99.

Häcker A, Leistner R, Marlinghaus E, et al. 2005. Evaluation of shockwave- induced renal injury of a new shock wave lithotripter with user selectable dual focus size. J Endourol, 19(Suppl 1): 4.

Hamilton M F, Blackstock D T. 1997. Nonlinear acoustics: theory and application. San Diego: Academic.

Hammad F T, Kaya M, Kazim E. 2009. Pediatric extracorporeal shockwave lithotripsy: its efficiency at various locations in the upper tract. J Endourol, 23: 229–236.

Han T, Hah J, Kim S, et al. 2012. Light syringes based on the laser induced shock wave//Kontis K. Shock waves. Heidelberg: Springer: 819–825.

Handa R K, McAteer J A, Willis L R, et al. 2007. Dual-head lithotripsy in synchronous mode: acute effect on renal function and morphology in the pig. Br J Urol Int, 99: 1134–1142.

Handa R K, Bailey M R, Paun M, et al. 2009a. Pretreatment with low-energy shock waves induces renal vasoconstriction during standard shock wave lithotripsy (SWL): a treatment protocol known to reduce SWL-induced renal injury. Br J Urol Int, 103: 1270–1274.

Handa R K, McAteer J A, Evan A P, et al. 2009b. Assessment of renal injury with a clinical dual head lithotriptor delivering 240 shock waves per minute. J Urol, 181: 884–889.

Handa R K, McAteer J A, Connors B A, et al. 2012. Optimising an escalating shockwave amplitude treatment strategy to protect the kidney from injury during shockwave lithotripsy. Br J Urol Int, 110: E1041–E1047.

Handa R K, Evan A P, Connors B A, et al. 2014. Shock wave lithotripsy targeting of the kidney and pancreas does not increase the severity of metabolic syndrome in a porcine model. J Urol, 192: 1257–1265.

Handa R K, Johnson C D, Connors B A, et al. 2015a. Shock wave lithotripsy does not impair renal function in a swine model of metabolic syndrome. J Endourol, 29: 468–473.

Handa R K, Liu Z, Connors B A, et al. 2015b. Effect of renal shock wave lithotripsy on the development of metabolic syndrome in a juvenile swine model: a pilot study. J Urol, 193: 1409–1416.

Hanna M. 2013. SWL: extracorporeal shock wave lithotripsy tips and tricks//Tiselius HG. Urology. Heilbronn: Level 10 Buchverlag: 73–85.

Harada M, Inaba Y, Okamoto M. 1994. Treatment of ureteral stones by extracorporeal shock wave lithotripsy: with ureteral catheter or in situ?. J Endourol, 8: 9–11.

Hariharan M S, Janardhanraj S, Saravanan S, et al. 2011. Diaphragmless shock wave generators for industrial applications of shock waves. Shock Waves, 21: 301–306.

Harniman E, Carette S, Kennedy C, et al. 2004. Extracorporeal shock wave therapy for calcific and noncalcific tendonitis of the rotator cuff: a systematic review. J Hand Ther, 17: 132–151.

Harper J D, Sorensen M D, Cunitz B W, et al. 2013. Focused ultrasound to expel calculi from the kidney: safety and efficacy of a clinical prototype device. J Urol, 190: 1090–1095.

Harper J D, Dunmire B, Wang Y N, et al. 2014. Preclinical safety and effectiveness studies of ultrasonic propulsion of kidney stones. Urology, 84: 484–489.

Harper J D, Dunmire B, Bailey M R, et al. 2016. Results of a single center first in human feasibility trial for ultrasonic propulsion of kidney stones. J Urol, 195(4 Pt 1): 956–964.

Harrison J D. 2009. Causes, natural history, and incidence of salivary stones and obstructions. Otolaryngol Clin N Am, 42: 927–947.

Hartung A, Schwarze W. 2010. LithoSpace by AST GmbH//Chaussy C, Haupt G, Jocham D, et al. Therapeutic energy applications in urology Ⅱ : standards and recent developments. Stuttgart: Thieme: 53–56.

Hasebe Y, Yamamoto H, Fukuda K, et al. 2015. Development of a novel shock wave catheter ablation system: the first feasibility study in pigs. PLoS One, 10(1): e0116017.

Hassouna M E, Oraby S, Sameh W, et al. 2011. Clinical experience with shock-wave lithotripsy using the Siemens Modularis Vario lithotripter. Arab J Urol, 9: 101–105.

Hauck E W, Altinkilic B M, Ludwig M, et al. 2000. Extracorporal shock wave therapy in the treatment of Peyronie's disease: first results of a case-controlled approach. Eur Urol, 38: 663–670.

Hauck E W, Hauptmann A, Bschleipfer T, et al. 2004a. Questionable efficacy of extracorporeal shock wave therapy for Peyronie's disease: results of a prospective approach. J Urol, 171: 296–299.

Hauck E W, Mueller U O, Bschleipfer T, et al. 2004b. Extracorporeal shock wave therapy for Peyronie's disease: exploratory meta-analysis of clinical trials. J Urol, 171: 740–745.

Haupt G. 1997. Use of extracorporeal shock waves in the treatment of pseudoarthrosis, tendinopathy and other orthopaedic disease. J Urol, 158: 4–11.

Haupt G, Chvapil M. 1990. Effect of shock waves on the healing of partial-thickness wounds in piglets. J Surg Res, 49: 45–48.

Haupt G, Haupt A, Ekkernkamp A, et al. 1992. Influence of shockwave on fracture healing. J Urol, 39: 529–532.

Häusler E. 1985. Physical principles of kidney stone destruction//Proceedings of the Third Congress of the International Society of Urology and Endoscopy, BUA Verlag Werner Steinbruck, University of Karlsruhe. Germany, August 26–30 1984: 433–435.

Häusler E, Kiefer W. 1971. Anregung von Stosswellen in Flüsigkeiten durch Hochgeschwindigkeits wassertropfen. Verh Dtsch Phys Ges, 6: 786.

Hausner T, Pajer K, Halat G, et al. 2012. Improved rate of peripheral nerve regeneration induced by extracorporeal shock wave treatment in the rat. Exp Neurol, 236: 363–370.

Hayer K. 2010. The effect of ultrasound exposure on the transformation efficiency of Escherichia coli HB101. Biosci Horiz, 3: 141–147.

Hazan-Molina H, Reznick A Z, Kaufman H, et al. 2012. Assessment of IL-1β and VEGF concentration in a rat model during orthodontic tooth movement and extracorporeal shock wave therapy. Arch Oral Biol, 58: 142–150.

Heimbach D, Munver R, Zhong P, et al. 2000. Acoustic and mechanical properties of artificial stones in comparison to natural kidney stones. J Urol, 164: 537–544.

Heine N, Prantl L, Eisenmann-Klein M. 2013. Extracorporeal shock wave treatment of capsular fibrosis after mammary augmentation: preliminary results. J Cosmet Laser Ther, 15: 330–333.

Helfmeyer S. 2010. Sports medicine indications//Dreisilker U. Enthesiopathies. Heilbronn: Level 10 Buchverlag: 103–113.

Heller K D, Niethard F. 1997. Der Einsatz der extrakorporalen Stosswellentherapie in der Orthopädie: eine Meta Analyse. Z Orthop Unfall, 136: 390–401.

Hentschel W, Lauterborn W. 1982. Acoustic emission of single laser-produced cavitation bubbles and their dynamics. Appl Sci Res, 38: 225–230.

Hepp W. 1972. Vorversuche zur Zerkleinerung von Nierensteinen durch Stosswellen. Report Number 638. Friedrichshafen: Dornier System GmbH.

Hesse A, Brändle E, Wilbert D, et al. 2003. Study on the prevalence and incidence of urolithiasis in Germany comparing the years 1979 vs. 2000. Eur Urol, 44: 709–713.

Hessling K H, Schlick R W, Luckey R, et al. 1993. Die therapeutische Wertigkeit der ambulanten extrakorporalen Stosswellenlithotripsie von Speichelsteinen. Ergebnisse einer prospektiven Studie. Laryngo-Rhino-Otologie, 72: 109–115.

Hickman M S, Schwesinger W H, Bova J D, et al. 1986. Computed tomographic analysis of gallstones: an in vitro study. Arch Surg, 121: 289–291.

Hill D E, McDougal W S, Stephens H, et al. 1990. Physiologic and pathologic alterations associated with ultrasonically generated shock waves. J Urol, 144: 1531–1534.

Hinnen A, Hicks J B, Fink G R. 1978. Transformation of yeast. Proc Natl Acad Sci USA, 75: 1929–1933.

Hiros M, Spahovic H, Selimovic M, et al. 2011. Extracorporeal shock wave lithotripsy and intravenous contrast media application for localization of radiolucent calculi. Med Arch, 65: 86–88.

Ho C. 2007. Extracorporeal shock wave treatment for chronic lateral epicondylitis (tennis elbow). Issues Emerg Health Technol, 96(Pt 2): 1–4.

Hoff G, Behrendt A. 1976. Apparatus for breaking-up, without contact, concrements present in the body of a living being. United States Patent US3942531 A. [1976-03-09]. Int Cl A61B17/225, A61B17/22, G10K15/04.

Hofmann A, Ritz U, Hessmann M H, et al. 2008. Extracorporeal shock wave-mediated changes in proliferation, differentiation, and gene expression of human osteoblasts. J Trauma, 65: 1402–1410.

Holfeld J, Tepeköylü C, Kozaryn R, et al. 2014a. Shock wave application to cell cultures. J Vis Exp, 86, e51076.

Holfeld J, Zimpfer D, Albrecht-Schgoer K, et al. 2014b. Epicardial shock-wave therapy improves ventricular function in a porcine model of ischaemic heart disease. J Tissue Eng Regen Med, 10(12): 1057–1064.

Holfeld J, Lobenwein D, Tepeköylü C, et al. 2015. Shockwave therapy of the heart. Int J Surg, 24: 218–222.

Holfeld J, Tepeköylü C, Reissig C, et al. 2016. Toll-like receptor 3 signalling mediates angiogenic response upon shock wave treatment of ischaemic muscle. Cardiovasc Res, 109: 331–343.

Holmes R P, Yeaman L I, Li W J, et al. 1990. The combined effects of shock waves and cisplatin therapy on rat prostate tumors. J Urol, 144: 159–163.

Honda M, Maeda S, Takasaki E. 1989. Clinical application of extracorporeal microexplosive lithotripsy. Hinyokika Kiyo, 35: 385–392.

Honey R J, Healy M, Yeung M, et al. 1992. The use of an abdominal compression belt to reduce stone movement during extracorporeal shock wave lithotripsy. J Urol, 148: 1034–1035.

Hood K A, Keightley A, Dowling R H, et al. 1988. Piezo-ceramic lithotripsy of gallbladder stones: initial experience in 38 patients. Lancet, 1: 1322–1324.

Hopkinson B. 1914. A method of measuring the pressure produced in the detonation of high explosives or by the impact of bullets. Philos Trans R Soc, 213: 437–456.

Horn C, Mengele K, Gerdesmeyer L, et al. 2009. The effect of antibacterial acting extracorporeal shockwaves on bacterial cell integrity. Med Sci Monit, 15: BR364–BR369.

Hoshi S, Orikasa S, Kuwahara M, et al. 1991. High energy underwater shock wave treatment on implanted urinary bladder cancer in rabbits. J Urol, 146: 439–443.

Hosseini S H R, Takayama K. 2004. Study of micro shock waves and cavitation generated by Ho: YAG laser beam for medical application//Behnia M, Lin W, McBain G D. Proceedings of the 15th Australasian fluid mechanics conference, University of Sydney, Sydney, Australia, December 13–17 2003.

Hosseini S H R, Kohno Y, Takayama K. 2005. Micro-explosives induced underwater shock waves for medical applications. Sci Technol Energetic Mater, 6: 411–415.

Hosseini S H R, Menezes V, Moosavi-Nejad S, et al. 2006. Development of shock wave assisted therapeutic devices and establishment of shock wave therapy. Minim Invasive Ther Allied Technol, 15: 230–240.

Hosseini S H R, Iwasaki S, Sakugawa T, et al. 2011. Characteristics of micro underwater shock waves produced by pulsed electric discharges for medical applications. J Korean Phys Soc, 59: 3526–3530.

Hotzinger A, Radelb L, Lauber U S, et al. 1999. MRI-guided SWT of multiple stress fractures of the tibia//Transactions of the ESMST, 2nd international ESMST congress, London, May 27–29 1999.

Howard D, Sturtevant B. 1997. In vitro study of the mechanical effects of shock-wave lithotripsy. Ultrasound Med Biol, 23: 1107–1122.

Howle L, Schaeffer D G, Shearer M, et al. 1998. Lithotripsy: the treatment of kidney stones with shock waves. SIAM Rev Soc Ind Appl Math, 40: 356–371.

Hsiao C T, Choi J K, Singh S, et al. 2013. Modelling single- and tandem-bubble dynamics between two parallel plates for biomedical applications. J Fluid Mech, 716: 137–170.

Hsiao M Y, Hung C Y, Chang K V, et al. 2015. Comparative effectiveness of autologous blood-derived products, shock-wave therapy and corticosteroids for treatment of plantar fasciitis: a network meta-analysis. Rheumatology, 54: 1735–1743.

Hsu R W, Tai C L, Chen C Y, et al. 2003. Enhancing mechanical strength during early fracture healing via shockwave treatment: an animal study. Clin Biomech, 18: S33–S39.

Hsu C J, Wang D Y, Tseng K F, et al. 2008. Extracorporeal shock wave therapy for calcifying tendinitis of the shoulder. J Shoulder Elb Surg, 17: 55–59.

Huang H H, Qureshi A A, Biundo J J. 2000. Sports and other soft tissue injuries, tendonitis, bursitis, and occupation-related syndromes. Curr Opin Rheumatol, 12: 150–154.

Huang C, Holfeld J, Schaden W, et al. 2013. Mechanotherapy: revisiting physical therapy and recruiting mechanobiology for a new era in medicine. Trends Mol Med, 19: 555–564.

Huber P E, Debus J. 2001. Tumor cytotoxicity in vivo and radical formation in vitro depend on the shock wave-induced cavitation dose. Radiat Res, 156: 301–309.

Huber P, Debus J, Peschke P, et al. 1994. In vivo detection of ultrasonically induced cavitation by a fibre-optic technique. Ultrasound Med Biol, 20: 811–825.

Huber P, Jöchle K, Debus J. 1998. Influence of shock wave pressure amplitude and pulse repetition frequency on the lifespan, size and number of transient cavities in the field of an electromagnetic lithotripter. Phys Med Biol, 43: 3113–3128.

Huber P, Debus J, Jöchle K, et al. 1999a. Control of cavitation activity by different shockwave pulsing regimes. Phys Med Biol, 44: 1427–1437.

Huber P E, Jenne J, Debus J, et al. 1999b. A comparison of shock wave and sinusoidal-focused ultrasound-induced localized transfection of HeLa cells. Ultrasound Med Biol, 25: 1451–1457.

Huisstede B M A, Gebremariam L, van der Sande R, et al. 2011. Evidence for effectiveness of extracorporal shock-wave therapy (ESWT) to treat calcific and non-calcific rotator cuff tendinosis: a systematic review. Man Ther, 16: 419–433.

Hunter P T, Finlayson B, Hirko R J, et al. 1986. Measurement of shock wave pressures used for lithotripsy. J Urol, 136: 733–738.

Hurtado F, Gutierrez J, Castaño-Tostado E, et al. 2007. In vivo relationship between CT attenuation value and shockwave fragmentation. J Endourol, 21: 343–346.

Hwang I, Jung S I, Kim K H, et al. 2014. Factors influencing the failure of extracorporeal shock wave lithotripsy with Piezolith 3000 in the management of solitary ureteral stone. Urolithiasis, 42: 263–267.

Ibrahim M I, Donatelli R A, Schmitz C, et al. 2010. Chronic plantar fasciitis treated with two sessions of radial extracorporeal shock wave therapy. Foot Ankle Int, 31: 391–397.

Ikeda K, Tomita K, Takayama K. 1999. Application of extracorporeal shock wave on bone: preliminary report. J Trauma, 47: 946–950.

Iloreta J I, Zhou Y, Sankin G N, et al. 2007. Assessment of shock wave lithotripters via cavitation potential. Phys Fluids, 19: 86103.

Inui K, Tazuma S, Yamaguchi T, et al. 2005. Treatment of pancreatic stones with extracorporeal shock wave lithotripsy: results of a multicenter survey. Pancreas, 30: 26–30.

Ioppolo F, Tattoli M, Di Sante L, et al. 2013. Clinical improvement and resorption of calcifications in calcific tendinitis of the shoulder after shock wave therapy at 6 months follow-up: a systematic review and meta-analysis. Arch Phys Med Rehabil, 94: 1699–1706.

Iro H, Nitsche N, Schneider T H, et al. 1989. Extracorporeal shockwave lithotripsy of salivary gland stones. Lancet, 2(8654): 115.

Iro H, Benzel W, Zenk J, et al. 1990a. Gewebereaktionen unter Applikation von piezoelektrischen Stosswellen zur Lithotripsie von Speichelsteinen (Tissue reaction under application of piezoelectric shockwaves to fragment salivary stones). Laryngorhinootologie, 69: 102–107.

Iro H, Schneider T, Nitsche N, et al. 1990b. Extrakorporale Lithotripsie von Speichelsteinen. Erste klinische Erfahrungen (Extracorporeal piezoelectric lithotripsy of salivary calculi. Initial clinical experiences). HNO, 38: 251–255.

Iro H, Nitsche N, Meier J, et al. 1991. Piezoelectric shock wave lithotripsy of salivary gland stones: an in vitro feasibility study. J Lithotr Stone Dis, 3: 211–216.

Iro H, Fodra C, Waitz G, et al. 1992. Shockwave lithotripsy of salivary duct stones. Lancet, 339: 1333–1336.

Iro H, Zenk J, Escudier M P, et al. 2009. Outcome of minimally invasive management of salivary calculi in 4, 691 patients. Laryngoscope, 119: 263–268.

Ise H, Kitayama O, Matsuno S, et al. 1995. Extracorporeal shock wave gallstone lithotripsy//Brun R, Dumitrescu L Z. Shock waves at Marseille III : Shock waves in condensed matter and heterogeneous media. Proceedings of the 19th international symposium on shock waves, July 26–30 1993. Heidelberg: Springer Verlag: 435–438.

Istanbulluoglu M O, Hoscan M B, Tekin M I, et al. 2011. Shock wave lithotripsy for distal ureteric stones: supine or prone. Urol Res, 39: 177–180.

Ito K, Fukumoto Y, Shimokawa H. 2009. Extracorporeal shock wave therapy as a new and non-invasive angiogenic strategy. Tohoku J Exp Med, 219: 1–9.

Ito Y, Ito K, Shiroto T, et al. 2010. Cardiac shock wave therapy ameliorates left ventricular remodeling after myocardial ischemia-reperfusion injury in pigs in vivo. Coron Artery Dis, 21: 304–311.

Ito K, Fukumoto Y, Shimokawa H. 2011. Extracorporeal shock wave therapy for ischemic cardiovascular disorders. Am J Cardiovasc Drugs, 11: 295–302.

Jaalouk D E, Lammerding J. 2009. Mechanotransduction gone awry. Nat Rev Mol Cell Biol, 10: 63–73.

Jaeger P, Redha F, Uhlschmid G, et al. 1988. Morphological changes in canine kidneys following extra-corporeal shock wave treatment. Urol Res, 16: 161–166.

Jagadeesh G, Takayama K. 2002. Novel applications of micro-shock waves in biological sciences. J Indian Inst Sci, 82: 1–10.

Jagadeesh G, Nataraja K N, Udayakumar M. 2004. Shock waves can enhance bacterial transformation with plasmid DNA. Curr Sci India, 87: 734–735.

Jagadeesh G, Divya Prakash G, Rakesh S G, et al. 2011. Needleless vaccine delivery using micro-shock waves. Clin Vaccine Immunol, 18: 539–545.

Jagtap J, Mishra S, Bhattu A, et al. 2014. Evolution of shockwave lithotripsy (SWL) technique: a 25-year single centre experience of >5000 patients. Br J Urol Int, 114: 748–753.

Jain A, Shah T K. 2007. Effect of air bubbles in the coupling medium on efficacy of extracorporeal shock wave lithotripsy. Eur Urol, 51: 1680–1686.

Jakobeit C, Winiarski B, Jakobeit S, et al. 2002. Ultrasound-guided, high-energy extracorporeal shock-wave treatment of symptomatic calcareous tendinopathy of the shoulder. ANZ J Surg, 72: 496–500.

Janetschek G, Frauscher F, Knapp R, et al. 1997. New onset hypertension after extracorporeal shock wave lithotripsy: age related incidence and prediction by intrarenal resistive index. J Urol, 158: 346–351.

Jansen K A, Donato D M, Balcioglu H E, et al. 2015. A guide to mechanobiology: where biology and physics meet. Biochim Biophys Acta, 1853: 3043–3052.

Jayanthi V R, Arnold P M, Koff S A. 1999. Strategies for managing upper tract calculi in young children. J Urol, 162: 1234–1237.

Jenkins A, Gillenwater J. 1988. Extracorporeal shock wave lithotripsy in prone position: treatment of stones in distal ureter or anomalous kidney. J Urol, 139: 911–915.

Jeon J H, Jung Y J, Lee J Y, et al. 2012. The effect of extracorporeal shock wave therapy on myofascial pain syndrome. Ann Rehabil Med, 36: 665–674.

Jocham D. 1987. Historical development of ESWL//Riehle R A, Newman R C. Principles of extracorporeal shock wave lithotripsy. New York: Churchill Livingstone: 1–11.

Jocham D, Liedl B, Chaussy C, et al. 1987. Preliminary clinical experience with the HM-4 bath-free Dornier lithotriptor. World J Urol, 5: 208–212.

Jöchle K, Debus J, Lorenz W J, et al. 1996. A new method of quantitative cavitation assessment in the field of a lithotripter. Ultrasound Med Biol, 22: 329–338.

Johannes E J, Kaulesar Sukul D M, Matura E. 1994. High-energy shock waves for the treatment of nonunions: An experiment on dogs. J Surg Res, 57: 246–252.

Johnsen E, Colonius T. 2006. Implementation of WENO schemes in compressible multicomponent flow problems. J Comput Phys, 219: 715–732.

Johnsen E, Colonius T. 2008. Shock-induced collapse of a gas bubble in shockwave lithotripsy. J Acoust Soc Am, 124: 2011–2020.

Johnsen E, Colonius T. 2009. Numerical simulations of non-spherical bubble collapse. J Fluid Mech, 629: 231–262.

Johnston C, Martin B, Fichant G, et al. 2014. Bacterial transformation: distribution, shared mechanisms and divergent control. Nat Rev Microbiol, 12: 181–196.

Joseph P, Mandal A K, Singh S K, et al. 2002. Computerized tomography attenuation value of renal calculus: can it predict successful fragmentation of the calculus by extracorporeal shock wave lithotripsy? A preliminary study. J Urol, 167: 1968–1971.

Joshi H B, Obadeyi O O, Rao P N. 1999. A comparative analysis of nephrostomy, JJ stent and urgent in situ extracorporeal shock wave lithotripsy for obstructing ureteric stones. Br J Urol, 84: 264–269.

Jung K H, Hwang J H, Chang H J, et al. 2009. Low-energy extracorporeal shock wave therapy on chronic epicondylitis of the elbow: clinical and sonographic study. J Korean Acad Rehabil Med, 33: 77–83.

Junge L, Ohl C D, Wolfrum B, et al. 2003. Cell detachment method using shockwave- induced cavitation. Ultrasound Med Biol, 29: 1769–1776.

Kabisch S, Fahlenkamp D. 2013. ESWT: intersitial cystitis—new promising indication for extracorporeal shock wave therapy?//Tiselius HG. Urology. Heilbronn: Level 10 Buchverlag: 124–127.

Kacker R, Zhao L, Macejko A, et al. 2008. Radiographic parameters on noncontrast computerized tomography predictive of shock wave lithotripsy success. J Urol, 179: 1866–1871.

Kaji D M, Xie H W, Hardy B E, et al. 1991. The effects of extracorporeal shock wave lithotripsy on renal growth, function and arterial blood pressure in an animal model. J Urol, 146: 544–547.

Kamath V, Prosperetti A, Egolfopoulos N. 1993. A theoretical study of sonoluminescence. J Acoust Soc Am, 94: 248–260.

Kambe M, Ioritani N, Kanamaru R. 1997. Enhancement of chemotherapeutic effects with focused shock waves: extracorporeal shock wave chemotherapy (ESWC). Hum Cell 10: 87–94.

Kanao K, Nakashima J, Nakagawa K, et al. 2006. Preoperative nomograms for predicting stone-free rate after extracorporeal shock wave lithotripsy. J Urol, 176: 1453–1456.

Kaneda Y. 2001. Improvements in gene therapy technologies. Mol Urol, 5: 85–89.

Kaneko H, Watanabe H, Takahashi T, et al. 1979. Studies on the application of microexplosion to medicine and biology: IV. Strength of wet and dry urinary calculi. Nihon Hinyokika Gakkai Zasshi, 70: 61–66.

Kang G, Cho S C, Coleman A J, et al. 2014. Characterization of the shock pulse-induced cavitation bubble activities recorded by an optical fiber hydrophone. J Acoust Soc Am, 135: 1139–1148.

Karalezli G, Gögüs O, Bedük Y, et al. 1993. Histopathologic effects of extracorporeal shock wave lithotripsy on rabbit kidney. Urol Res, 21: 67–70.

Karara A L, Bumaschny V F, Fiszman G L, et al. 2002. Lipofection of early passages of cell cultures derived from murine adenocarcinomas: in vitro and ex vivo testing of the thymidine kinase/ganciclovir system. Cancer Gene Ther, 9: 96–99.

Karawi M A A, El-Sheikh Mohamed A R, El-Etaibi K E, et al. 1987. Extracorporeal shock-wave lithotripsy (ESWL)-induced erosions in upper gastrointestinal tract: prospective study in 40 patients. Urology, 30: 224–227.

Karlsen S J, Smevik B, Hovig T. 1991. Acute morphological changes in canine kidneys after exposure to extracorporeal shock waves. Urol Res, 19: 105–115.

Karpman R R, Magee F P, Gruen T W S, et al. 1987. The lithotriptor and its potential use in the revision of total hip arthroplasty. Orthop Rev, 16: 38–42.

Kataoka H. 1995. Cardiac dysrhythmias related to extracorporeal shock wave lithotripsy using a piezoelectric lithotriptor in patients with kidney stones. J Urol, 153: 1390–1394.

Kater W, Meyer W W, Wehrmann T, et al. 1994. Efficacy, risks, and limits of extracorporeal shock wave lithotripsy for salivary gland stones. J Endourol, 8: 21–24.

Kato M, Ioritani N, Suzuki T, et al. 2000. Mechanism of anti-tumor effect of combination of bleomycin and shock waves. Jpn J Cancer Res, 91: 1065–1072.

Kato Y, Yamaguchi S, Hori J, et al. 2006. Improvement of stone comminution by slow delivery rate of shock waves in extracorporeal lithotripsy. Int J Urol, 13: 1461–1465.

Kaude J V, Williams C M, Millner M R, et al. 1985. Renal morphology and function immediately after extracorporeal shock-wave lithotripsy. Am J Roentgenol, 145: 305–313.

Kaufmann K B, Büning H, Galy A, et al. 2013. Gene therapy on the move. EMBO Mol Med, 5: 1642–1661.

Kaulesar Sukul D M, Johannes E J, Pierik E G, et al. 1993. The effect of high energy shock waves focused on cortical bone: an in vitro study. J Surg Res, 54: 46–51.

Kazmi W H, Rasheed S Z, Ahmed S, et al. 2012. Noninvasive therapy for the management of patients with advanced coronary artery disease. Coron Artery Dis, 23: 549–554.

Kearney R, Costa M L. 2010. Insertional Achilles tendinopathy management: a systematic review. Foot Ankle Int, 31: 689–694.

Kerbl K, Rehman J, Landman J, et al. 2002. Current management of urolithiasis: progress or regress? J Endourol, 16: 281–288.

Kerfoot W W, Beshai A Z, Carson C C. 1992. The effect of isolated high-energy shock wave treatments on subsequent bacterial growth. Urol Res, 20: 183–186.

Kersh K D, McClure S R, van Sickle D, et al. 2006. The evaluation of extracorporeal shock wave therapy on collagenase induced superficial digital flexor tendonitis. Vet Comp Orthop Traumatol, 2: 99–105.

Kertzman P, Lenza M, Pedrinelli A, et al. 2015. Shockwave treatment for musculoskeletal diseases and bone consolidation: qualitative analysis of the literature. Rev Bras Ortop, 50: 3–8.

Khan M H, Victor F, Rao B, et al. 2010a. Treatment of cellulite: part I. Pathophysiology. J Am Acad Dermatol, 62: 361–370.

Khan M H, Victor F, Rao B, et al. 2010b. Treatment of cellulite: part II. Advances and controversies. J Am Acad Dermatol, 62: 373–384.

Khattab A A, Brodersen B, Schuermann-Kuchenbrandt D, et al. 2007. Extracorporeal cardiac shock wave therapy: first experience in the everyday practice for treatment of chronic refractory angina pectoris. Int J Cardiol, 121: 84–85.

Kiessling M C, Milz S, Frank H G, et al. 2015. Radial extracorporeal shock wave treatment harms developing chicken embryos. Sci Rep, 5: 828.

Kikuchi Y, Ito K, Ito Y, et al. 2010. Double-blind and placebo-controlled study of the effectiveness and safety of extracorporeal cardiac shock wave therapy for severe angina pectoris. Circ J, 74: 589–591.

Kim H G. 2005. Role of extracorporeal shockwave lithotripsy for the treatment of pancreatic duct stone. Korean J Gastroenterol, 46: 418–422.

Kim S C, Moon Y T. 1997. Experience with EDAP LT02 extracorporeal shockwave lithotripsy in 1363 patients: comparison with results of LT01 SWLin 1586 patients. J Endourol, 11: 103–111.

Kim S C, Burns E K, Lingeman J E, et al. 2007. Cystine calculi: correlation of CT-visible structure, CT number, and stone morphology with fragmentation by shock wave lithotripsy. Urol Res, 35: 319–324.

Kim J Y, Lee J S, Park C W. 2012. Extracorporeal shock wave therapy is not useful after arthroscopic rotator cuff repair. Knee Surg Sports Traumatol Arthrosc, 20: 2567–2572.

Kim Y W, Shin J C, Yoon J, et al. 2013. Usefulness of radial extracorporeal shock wave therapy for the spasticity of the subscapularis in patients with stroke: a pilot study. Chin Med J, 126: 4638–4643.

Kisch T, Sorg H, Forstmeier V, et al. 2015. Fractionated repetitive extracorporeal shock wave therapy: a new standard in shock wave therapy? Biomed Res Int, 2015, 454981.

Kiyota H, Ohishi Y, Asano K, et al. 2002. Extracorporeal shock wave treatment for Peyronie's disease using EDAP LT-02; preliminary results. Int J Urol, 9: 110–113.

Klaseboer E, Khoo B C. 2006. A modified Rayleigh-Plesset model for a non-spherically symmetric oscillating bubble with applications to boundary integral methods. Eng Anal Bound Elem, 30: 59–71.

Klaseboer E, Fong S W, Turangan C K, et al. 2007. Interaction of lithotripter shockwaves with single inertial cavitation bubbles. J Fluid Mech, 593: 33–56.

Klein-Nulend J, Bakker A D, Bacabac R G, et al. 2013. Mechanosensation and transduction in osteocytes. Bone, 54: 182–190.

Knapp P M, Kulb T B, Lingeman J E, et al. 1988. Extracorporeal shock wave lithotripsy-induced perirenal hematomas. J Urol, 139: 700–703.

Knobloch K, Kraemer R. 2015. Extracorporeal shock wave therapy (ESWT) for the treatment of cellulite: a current metaanalysis. Int J Surg, 24: 210–217.

Knobloch K, Joest B, Krämer R, et al. 2013. Cellulite and focused extracorporeal shockwave therapy for non-invasive body contouring: a randomized trial. Dermatol Ther, 3: 143–155.

Knoll T, Pearle M S. 2013. Clinical management of urolithiasis. Berlin: Springer.

Knoll T, Fritsche H M, Rassweiler J. 2011. Aktuelle medizinische und ökonomische Aspekte der extrakorporalen Stosswellenlithotripsie (Medical and economic aspects of extracorporeal shock wave lithotripsy). Aktuelle Urol, 42: 363–367.

Kobayashi K, Kodama T, Takahira H. 2011. Shock wave-bubble interaction near soft and rigid boundaries during lithotripsy: numerical analysis by the improved ghost fluid method. Phys Med Biol, 56: 6421–6440.

Koch S, Pohl P, Cobet U, et al. 2000. Ultrasound enhancement of liposome-mediated cell transfection is caused by cavitation effects. Ultrasound Med Biol, 26: 897–903.

Kochanski A M, Mejnartowicz J P, Latos-Bielenska A, et al. 2001. DNA damage induced by lithotripter generated shock waves: short report. Int Urol Nephrol, 32: 419–422.

Kodama T, Takayama K. 1998. Dynamic behavior of bubbles during extracorporeal shock-wave lithotripsy. Ultrasound Med Biol, 24: 723–738.

Kodama T, Tomita Y. 2000. Cavitation bubble behavior and bubble-shockwave interaction near a gelatin surface as a study of in vivo bubble dynamics. Appl Phys B, 70: 139–149.

Kodama T, Tatsuno M, Sugimoto S, et al. 1999. Liquid jets, accelerated thrombolysis: a study for revascularization of cerebral embolism. Ultrasound Med Biol, 25: 977–983.

Kodama T, Hamblin M R, Doukas A G. 2000. Cytoplasmic molecular delivery with shock waves: importance of impulse. Biophys J, 79: 1821–1832.

Kohri K, Uemura T, Iguchi M, et al. 1990. Effect of high energy shock waves on tumor cells. Urol Res, 18: 101–105.

Köhrmann K U. 2007. The future of SWL: a global perspective//Evan A P, Lingeman J E, Williams J C, Jr. Renal stone disease, 1st annual international urolithiasis research symposium, Proceeding, Indianapolis, American Institute of Physics, Melville, New York, November 2–3 2006: 340–350.

Köhrmann K U, Back W, Bensemann J, et al. 1994. The isolated perfused kidney of the pig: new model to evaluate shock wave-induced lesions. J Endourol, 8: 105–110.

Köhrmann K U, Rassweiller J J, Manning M, et al. 1995. The clinical introduction of a third generation lithotriptor: Modulith SL 20. J Urol, 153: 1379–1383.

Kolacek K, Babicky V, Preinhaelter J, et al. 1988. Pressure distribution measurements at the shock wave focus in water by schlieren photography. J Phys D Appl Phys, 21: 463–469.

Kolk A, Yang K G, Tamminga R, et al. 2013. Radial extracorporeal shock-wave therapy in patients with chronic rotator cuff tendinitis: a prospective randomised double-blind placebo-controlled multicentre trial. Bone Joint J, 95: 1521–1526.

Koo V, Beattie I, Young M. 2010. Improved cost-effectiveness and efficiency with a slower shockwave delivery rate. Br J Urol Int, 105: 692–696.

Kornfeld M, Suvorov L. 1944. On the destructive action of cavitation. J Appl Phys, 15: 495–506.

Koshiyama K, Kodama T, Yano T, et al. 2006. Structural change in lipid bilayers and water penetration induced by shock waves: molecular dynamics simulations. Biophys J, 91: 2198–2205.

Kozarek R A, Brandabur J J, Ball T J, et al. 2002. Clinical outcomes in patients who undergo extracorporeal shock wave lithotripsy for chronic calcific pancreatitis. Gastrointest Endosc, 56: 496–500.

Král R, Krhut J, Míka D. 2010. Srovnání účinnosti litotrypse litotryptorem Piezolith 3000 Wolf a litotryptorem Medilit M6. Urologie pro praxi, 11: 216–217.

Krambeck A E, Gettman M T, Rohlinger A L, et al. 2006. Diabetes mellitus and hypertension associated with shock wave lithotripsy of renal and proximal ureteral stones at 19 years of follow-up. J Urol, 175: 1742–1747.

Krambeck A E, Rule A D, Li X, et al. 2011. Shock wave lithotripsy is not predictive of hypertension among community stone formers at long-term followup. J Urol, 185: 164–169.

Krasny C, Enenkel M, Aigner N, et al. 2005. Ultrasound-guided needling combined with shock-wave therapy for the treatment of calcifying tendonitis of the shoulder. J Bone Joint Surg Br Vol, 87: 501–507.

Krause H. 1997. Physik und Technik medizinischer Stosswellensysteme//Rompe J D. Extrakorporale Stosswellentherapie. Weinheim: Chapman and Hall: 15–34.

Kraushaar B S, Nirschl R P. 1999. Tendinosis of the elbow (tennis elbow). Clinical features and findings of histological, immunohistochemical, and electron microscopy studies. J Bone Joint Surg, 81: 259–278.

Kravchick S, Bunkin I, Stepnov E, et al. 2005. Emergency extracorporeal shockwave lithotripsy for acute renal colic caused by upper urinary-tract stones. J Endourol, 19: 1–4.

Kredrinskii V K. 1997. The role of cavitation effects in the mechanisms of destruction and explosive processes. Shock Waves, 7: 63–76.

Kreider W, Bailey M R, Ketterling J A. 2009. Beamwidth measurement of individual lithotripter shock waves. J Acoust Soc Am, 125: 1240–1245.

Kreider W, Crum L A, Bailey M R, et al. 2011a. A reduced-order, single-bubble cavitation model with applications to therapeutic ultrasound. J Acoust Soc Am, 130: 3511–3530.

Kreider W, Crum L A, Bailey M R, et al. 2011b. Observations of the collapses and rebounds of millimeter-sized lithotripsy bubbles. J Acoust Soc Am, 130: 3531–3540.

Krimmel J. 2010. Numerical simulation of wave focusing and scattering in shock wave lithotripsy. Pasadena: California Institute of Technology.

Krishnamurthi V, Streem S B. 1995. Long-term radiographic and functional outcome of extracorporeal shock wave lithotripsy induced perirenal hematomas. J Urol, 154: 1673–1675.

Krishnamurthy M S, Ferucci P G, Sankey N, et al. 2005. Is stone radiodensity a useful parameter for predicting outcome of extracorporeal shockwave lithotripsy for stones ≤ 2 cm?. Int Braz J Urol, 31: 3–9.

Kroovand R L. 1997. Pediatric urolithiasis. Urol Clin N Am, 24: 173–184.

Krücker J, Eisenberg A, Krix M, et al. 2000. Rigid piston approximation for computing the transfer function and angular response of a fiber-optic hydrophone. J Acoust Soc Am, 107: 1994–2003.

Kudo P, Dainty K, Clarfield M, et al. 2006. Randomized, placebo-controlled, double-blind clinical trial evaluating the treatment of plantar fasciitis with an extracoporeal shockwave therapy (ESWT) device: a North American confirmatory study. J Orthop Res, 24: 115–123.

Küfer R, Thamasett S, Volkmer B, et al. 2001. New-generation lithotripters for treatment of patients with implantable cardioverter defibrillator: experimental approach and review of literature. J Endourol, 15: 479–484.

Kuhn C, Angehrn F, Sonnabend O, et al. 2008. Impact of extracorporeal shock waves on the human skin with cellulite: a case study of an unique instance. Clin Interv Aging, 3: 201–210.

Kumar C S, Reddy K P J. 2016. Experiments in hand-operated, hypersonic shock tunnel facility. Shock Waves, 9: 1–5.

Kumar A, Gupta N P, Hemal A K, et al. 2007. Comparison of three analgesic regimens for pain control during shockwave lithotripsy using Dornier Delta Compact lithotripter: a randomized clinical trial. J Endourol, 21: 578–582.

Kuo Y R, Wang C T, Wang F S, et al. 2009. Extracorporeal shock-wave therapy enhanced wound healing via increasing topical blood perfusion and tissue regeneration in a rat model of STZ-induced diabetes. Wound Repair Regen, 17: 522–530.

Kuo S J, Su I C, Wang C J, et al. 2015. Extracorporeal shockwave therapy (ESWT) in the treatment of atrophic non-unions of femoral shaft fractures. Int J Surg, 24: 131–134.

Kuroki M, Hachimine K, Abe H, et al. 2007. Sonodynamic therapy of cancer using novel sonosensitizers. Anticancer Res, 27: 3673–3677.

Kurtze G, Reidlinger R. 1988. Piezoelectric transducer for the destruction of concretions within an animal body. United States Patent 07/253,884. [1988-10-05].

Kusnierczak D, Brocai D R, Vettel U, et al. 2000. Effect of extracorporeal shockwave administration on biological behavior of bone cells in vitro. Z Orthop Grenzgeb, 138: 29–33.

Kusz D, Franek A, Wilk R, et al. 2012. The effects of treatment the avascular necrosis of the femoral head with extracorporeal focused shockwave therapy. Ortop Traumatol Rehabil, 14: 435–442.

Kuwahara M, Kambe K, Kurosu S, et al. 1986. Extracorporeal stone disintegration using chemical explosive pellets as an energy source of underwater shock waves. J Urol, 135: 814–817.

Kuwahara M, Kambe K, Kurosu S, et al. 1987. Clinical application of extracorporeal shock wave lithotripsy using microexplosions. J Urol, 137: 837–840.

Labek G, Auersperg V, Ziernhöld M, et al. 2005. Influence of local anesthesia and energy level on the clinical outcome of extracorporeal shock wave-treatment of chronic plantar fasciitis. Z Orthop Grenzgeb, 143: 240–246.

Lafond M, Mestas J L, Prieur F, et al. 2016. Unseeded inertial cavitation for enhancing the delivery of chemotherapies: a safety study. Ultrasound Med Biol, 42: 220–231.

Lambert E H, Walsh R, Moreno M W, et al. 2010. Effect of escalating versus fixed voltage treatment on stone comminution and renal injury during extracorporeal shock wave lithotripsy: a prospective randomized trial. J Urol, 183: 580–584.

Lamport H, Newman H F, Eichhorn R D. 1950. Fragmentation of biliary calculi by ultrasound. Fed Probat, 9: 73–74.

Lanski M, Ulucan N, Burnes L. 2010. Lithoskop: discover the future of urology today//Chaussy C, Haupt G, Jocham D, et al. Therapeutic energy applications in urology II : standards and recent developments. Stuttgart: Thieme: 71–77.

Laudone V P, Morgan T R, Huryk R F, et al. 1989. Cytotoxicity of high energy shock waves: methodologic considerations. J Urol, 141: 965–968.

Lauer U, Bürgelt E, Squire Z, et al. 1997. Shock wave permeabilization as a new gene transfer method. Gene Ther, 4: 710–715.

Lauterborn W, Bolle H. 1975. Experimental investigations of cavitation-bubble collapse in the neighbourhood of a solid boundary. J Fluid Mech, 72: 391–399.

Lauterborn W, Kurz T. 2010. Physics of bubble oscillations. Rep Prog Phys, 73: 106501.

Lauterborn W, Ohl C D. 1998. The peculiar dynamics of cavitation bubbles. Appl Sci Res, 58: 63–76.

Lauterborn W, Vogel A. 2013. Shock wave emission by laser generated bubbles//Delale C F. Bubble dynamics and shock waves, vol 8. Berlin: Springer: 67–103.

Lautz J, Sankin G, Zhong P. 2013. Turbulent water coupling in shock wave lithotripsy. Phys Med Biol, 58: 735–748.

Le Gac S, Zwaan E, van den Berg A, et al. 2007. Sonoporation of suspension cells with a single cavitation bubble in a microfluidic confinement. Lab Chip, 7: 1666–1672.

Leal C. 2006. Shockwave biosurgery for stress fractures//Transactions of the ISMST 9th international ISMST congress, Rio de Janeiro, April 20–23 2006.

Leal C, Herrera J M, Murillo M, et al. 2002. ESWT in high performance athletes with tibial stress fractures//Transactions of the ISMST 5th international ISMST congress, Winterthur.

Leal C A, Thiele R, Marx S. 2007. Tratamiento con ondas de choque en lesiones osteocondrales. Rev Soc Latinoam Artroscop Traumatol Deporte, 4: 43–49.

Leal C, D'Agostino C, Gomez Garcia S, et al. 2015. Current concepts of shockwave therapy in stress fractures. Int J Surg, 24: 195–200.

Lebret T, Hervé J M, Lugagne P M, et al. 2000. Extra-corporeal lithotripsy in the treatment of Peyronie's disease. Use of a standard lithotripter (Multiline Siemens) on "young" (less than 6 months old) plaques. Prog Urol, 10: 65–70.

Lebret T, Loison G, Herve J M, et al. 2002. Extracorporeal shock wave therapy in the treatment of Peyronie's disease: experience with standard lithotriptor (Siemens-Multiline). Urology, 59: 657–661.

Lee J Y, Moon Y T. 2011. Evaluation of the optimal frequency of and pretreatment with shock waves in patients with renal stones. Korean J Urol, 52: 776–781.

Lee K E, Smith P, Cockett A T. 1990. Influence of high-energy shock waves and cisplatin on antitumor effect in murine bladder cancer. Urology, 36: 440–444.

Lee J H, Choi B K, Lee S J, et al. 2005. The effect of piezoelectric shock wave lithotripsy (EDAP LT02. for pediatric urolithiasis. Korean J Urol, 46: 25–31.

Lee S Y, Cheng B, Grimmer-Somers K. 2011. The midterm effectiveness of extracorporeal shockwave therapy in the management of chronic calcific shoulder tendinitis. J Shoulder Elb Surg, 20: 845–854.

Lee S S, Kang S, Park N K, et al. 2012. Effectiveness of initial extracorporeal shock wave therapy on the newly diagnosed lateral or medial epicondylitis. Ann Rehabil Med, 36: 681–687.

Lee F, His R, Sorensen M, et al. 2015. Renal vasoconstriction occurs early during clinical SWLusing a renal protection protocol. J Endourol, 12: 1392–1395.

Legat M. 2014. Neglected entity: fascia. Shock wave treatment of musculoskeletal disorders of fascial origin//Lohrer H, Gerdesmeyer L. Multidisciplinary medical applications. Heilbronn: Level 10 Buchverlag: 98–119.

Lei H, Liu J, Li H, et al. 2013. Low-intensity shock wave therapy and its application to erectile dysfunction. World J Mens Health, 31: 208–214.

Leighton T G. 1994. The acoustic bubble. Academic, London Leighton T G, Fedele F, Coleman A J, et al. 2008. A passive acoustic device for real-time monitoring of the efficacy of shockwave lithotripsy treatment. Ultrasound Med Biol, 34: 1651–1665.

Leistner R, Wendt-Nordahl G, Grobholz R, et al. 2007. A new electromagnetic shock-wave generator "SLX-F2" with user-selectable dual focus size: ex vivo evaluation of renal injury. Urol Res, 35: 165–171.

Lemont H, Ammirati K M, Usen N. 2003. Plantar fasciitis: A degenerative process (fasciosis) without inflammation. J Am Podiatr Med Assoc, 93: 234–237.

Leveillee R J, Zabbo A, Barrette D. 1994. Stryker frame adaptation of the HM3 lithotriptor for treatment of distal ureteral calculi. J Urol, 151: 391–393.

Lewin P A, Chapelon J Y, Mestas J L, et al. 1990. A novel method to control p+/p- ratio of the shock wave pulses used in the extracorporeal piezoelectric lithotripsy (EPL). Ultrasound Med Biol, 16: 473–488.

Li X, Chen M, Li L, et al. 2010. Extracorporeal shock wave therapy: a potential adjuvant treatment for peri-implantitis. Med Hypotheses, 74: 120–122.

Li Z G, Ohl C D, Zhang J B, et al. 2012. Fast localized single cell membrane poration by bubble-induced jetting flow//IEEE 25th international conference on micro electromechanical systems, IEEE, Paris, France, January 29–February 2 2012: 819–822.

Li Z, Jin T, Shao Z. 2013. Meta-analysis of high-energy extracorporeal shock wave therapy in recalcitrant plantar fasciitis. Swiss Med Wkly, 143: w13825.

Liebler M. 2006. Modellierung der dynamischen Wechselwirkung von hochintensiven Ultraschallfeldern mit Kavitationsblasen//Wiesbeck W. Forschungsberichte aus dem Institut für Höchstfrequenztechnik und Elektronik (IHE) der Universität Karlsruhe (TH), vol 48. Karlsruhe: IHE.

Lifshitz D A, Williams J C, Jr, Sturtevant B, et al. 1997. Quantitation of shock wave cavitation damage in vitro. Ultrasound Med Biol, 23: 461–471.

Lifshitz D A, Lingeman J E, Zafar F S, et al. 1998. Alterations in predicted growth rates of pediatric kidneys treated with extracorporeal shockwave lithotripsy. J Endourol, 12: 469–475.

Lin P C, Wang C J, Yang K D, et al. 2006. Extracorporeal shockwave treatment of osteonecrosis of the femoral head in systemic lupus erythematosus. J Arthroplasty, 21: 911–915.

Lingeman J E. 1996. Extracorporeal shock wave lithotripsy devices: are we making progress? // Lingeman J E, Preminger G M. Topics in clinical urology. New York: Igaku-Shoin Medical Publishers: 79–96.

Lingeman J E. 1997. Extracorporeal shock wave lithotripsy: development, instrumentation, and current status. Urol Clin N Am, 24: 185–211.

Lingeman J E. 2007. Lithotripsy systems//Smith A D, Badlani G H, Bagley D H, et al. Smith's textbook of endourology. Hamilton: BC Decker: 333–342.

Lingeman J E, Safar F S. 1996. Lithotipsy systems//Smith S D, Badlani G H, Bagley D H, et al. Smith's textbook of endourology. St. Louis: Quality Medical Publishers: 553–589.

Lingeman J E, Smith L H, Woods J R, et al. 1989. Urinary Calculi: ESWL, endourology and medical therapy. Philadelphia: Lea and Febiger.

Lingeman J E, Kim S C, Kuo R L, et al. 2003. Shockwave lithotripsy: anecdotes and insights. J Endourol, 17: 687–689.

Lingeman J E, McAteer J A, Gnessin E, et al. 2009. Shock wave lithotripsy: advances in technology and technique. Nat Rev Urol, 6: 660–670.

Littleton R H, Melser M, Kupin W. 1989. Acute renal failure following bilateral extracorporeal shock wave lithotripsy without ureteral obstruction//Lingeman JE, Newman D M. Shock wave lithotripsy 2: urinary and biliary lithotripsy. New York: Plenum Press: 197–201.

Liu H M, Chao C M, Hsieh J Y, et al. 2006. Humeral head osteonecrosis after extracorporeal shock-wave treatment for rotator cuff tendinopathy: a case report. J Bone Joint Surg, 88: 1353–1356.

Liu Y, Yan J, Prausnitz M R. 2012a. Can ultrasound enable efficient intracellular uptake of molecules? A retrospective literature review and analysis. Ultrasound Med Biol, 38: 876–888.

Liu S, Zhai L, Shi Z, et al. 2012b. Radial extracorporeal pressure pulse therapy for the primary long bicipital tenosynovitis: a prospective randomized controlled study. Ultrasound Med Biol, 38: 727–735.

Lo C W, Desjouy C, Chen S R, et al. 2014. Stabilizing in vitro ultrasound-mediated gene transfection by regulating cavitation. Ultrason Sonochem, 21: 833–839.

Loew M, Jurgowski W, Thomsen M. 1995. Calcareous tendinitis of the shoulder: first experiences with a treatment by extracorporeal shock wave application (ESWA). Urologe A, 34: 49–53.

Lohr F, Lo D Y, Zaharoff D A, et al. 2001. Effective tumor therapy with plasmid-encoded cytokines combined with in vivo electroporation. Cancer Res, 61: 3281–3284.

Lohrer H, Gerdesmeyer L. 2014. Multidisciplinary medical applications. Heilbronn: Level 10 Buchverlag.

Lohrer H, Nauck T, Dorn-Lange N V, et al. 2010. Comparison of radial versus focused extracorporeal shock waves in plantar fasciitis using functional measures. Foot Ankle Int, 31: 1–9.

Lohse-Busch H. 2014. Neurology. Shock waves in neurological rehabilitation: a review of earlier studies//Lohrer H, Gerdesmeyer L. Multidisciplinary medical applications. Heilbronn: Level 10 Buchverlag: 246–262.

Lohse-Busch H, Kraemer M, Reime U. 1997. A pilot investigation into the effects of extracorporeal shock waves on muscular dysfunction in children with spastic movement disorders. Schmerz, 18: 108–112.

Lokhandwalla M, Sturtevant B. 2000. Fracture mechanics model of stone comminution in ESWLand implications for tissue damage. Phys Med Biol, 45: 1923–1940.

Lokhandwalla M, Sturtevant B. 2001. Mechanical haemolysis in shock wave lithotripsy (SWL): I. Analysis of cell deformation due to SWLflow-fields. Phys Med Biol, 46: 413–437.

Lokhandwalla M, McAteer J A, Williams J C, Jr, et al. 2001. Mechanical haemolysis in shock wave lithotripsy (SWL): II. In vitro cell lysis due to shear. Phys Med Biol, 46: 1245–1264.

López-Marín L M, Millán-Chiu B E, Castaño-González K, et al. 2016. Shock wave-induced damage and poration in eukaryotic cell membranes. J Memb Biol, 250(1): 41–52.

Lorito M, Hayes C K, Di Pietro A, et al. 1993. Biolistic transformation of Trichoderma harzianum and Gliocladium virens using plasmid and genomic DNA. Curr Genet, 24: 349–356.

Losek R L, Mauro L S. 2008. Efficacy of tamsulosin with extracorporeal shock wave lithotripsy for passage of renal and ureteral calculi. Ann Pharmacother, 42: 692–697.

Loske A M. 2007. Shock wave physics for urologists. Querétaro: Centro de Física Aplicada y Tecnología Avanzada, UNAM.

Loske A M. 2010. The role of energy density and acoustic cavitation in shock wave lithotripsy. Ultrasonics, 50: 300–305.

Loske A M. 2011. What are shock waves?//Nagaraja P R, Kavanagh J P, Preminger GM. Urinary tract stone disease. London: Springer: 253–262.

Loske A M, Fernández F. 2010. The development of tandem extracorporeal shock wave lithotripsy//Loske A M. New trends in shock wave applications to medicine and biotechnology. Kerala: Research Signpost: 137–149.

Loske A M, Prieto F E. 1993. The influence of electrode shape on the performance of electrohydraulic lithotripters. J Lithotr Stone Dis, 5: 228–239.

Loske A M, Prieto F E. 1996. Improving underwater shock wave focusing efficiency//Pak CYC, Resnick MI, Preminger GM. Urolithiasis. Dallas: Millet The Printer: 401–402.

Loske A M, Prieto F E. 1999. Fundamentos técnicos de litotripsia extracorporal. Mexico City: JGH Editores.

Loske A M, Prieto F E. 2001. Dual-phase reflectors for extracorporeal shock wave lithotripsy. Phys Med, 17: 141–149.

Loske A M, Prieto F E. 2002. Pressure-release versus rigid reflector for extracorporeal shockwave lithotripsy. J Endourol, 16: 273–280.

Loske A M, Prieto F E, Zavala M L, et al. 1999. Repeated application of shock waves as a possible method for food preservation. Shock Waves, 9: 49–55.

Loske A M, Alvarez U M, Hernández-Galicia C, et al. 2002a. Bactericidal effect of underwater shock waves on Escherichia coli ATCC 10536 suspensions. Innov Food Sci Emerg Technol, 3: 321–327.

Loske A M, Prieto F E, Fernández F, et al. 2002b. Tandem shock wave cavitation enhancement for extracorporeal lithotripsy. J Phys Med Biol, 47: 3945–3957.

Loske A M, Prieto F E, van Cauwelaert J, et al. 2002c. Piezoelectric tandem shockwave generation for extracorporeal shock wave lithotripters. Phys Med, 18: 7–14.

Loske A M, Méndez A, Fernández F, et al. 2003. Conversion of an HM3 lithotripter into a research device. J Endourol, 17: 709–717.

Loske A M, Gutiérrez J, Di Grazia E, et al. 2004a. Out-of-focus shockwaves: a new tissue-protecting therapy? Arch Ital Urol Androl, 76: 159–162.

Loske A M, Prieto F E, Gutiérrez J, et al. 2004b. Evaluation of a bifocal reflector on a clinical lithotripter. J Endourol, 18: 7–16.

Loske A M, Fernández F, Zendejas H, et al. 2005. Dual pulse shock wave lithotripsy: in vitro and in vivo study. J Urol, 174: 2388–2392.

Loske A M, Campos-Guillen J, Fernández F, et al. 2011. Enhanced shockwave-assisted transformation of Escherichia coli . Ultrasound Med Biol, 37: 502–510.

Loske A M, Campos-Guillen J, de Icaza M, et al. 2012. Improved shockwave-assisted bacteria transformation//Kontis K. Shock waves. Heidelberg: Springer: 813–818.

Loske A M, Fernández F, Magaña-Ortíz D, et al. 2014. Tandem shock waves to enhance genetic transformation of Aspergillus niger. Ultrasonics, 54: 1656–1662.

Lottmann H, Gagnadoux M F, Daudon M. 2010. Urolithiasis in children//Gearhart J P, Rink R C, Mouriquand P D E. Pediatric urology, 2nd ed. Philadelphia: Saunders: 631–661.

Lu J, Sun X, He L. 2010. Sciaticum majus foramen and sciaticum minus foramen as the path of SWLin the supine position to treat distal ureteral stone. Urol Res, 38: 417–420.

Lubertozzi D, Keasling J D. 2009. Developing Aspergillus as a host for heterologous expression. Biotechnol Adv, 27: 53–75.

Lucio I I J, Korkes F, Corrêa Lopes-Neto A, et al. 2011. Steinstrasse predictive factors and outcomes after extracorporeal shockwave lithotripsy. Int Braz J Urol, 37: 477–482.

Ludwig J, Lauber S, Lauber H J, et al. 2001. High-energy shock wave treatment of femoral head necrosis in adults. Clin Orthop Relat Res, 387: 119–126.

Lukes P, Clupek M, Babicky V, et al. 2008. Pulsed electrical discharge in water generated using porous-ceramic-coated electrodes. IEEE Trans Plasma Sci, 36: 1146–1147.

Lukes P, Sunka P, Hoffer P, et al. 2012a. Generation of focused shock waves in water for biomedical applications//Machala Z, Hensel K, Akishev Y. Plasma for bio-decontamination, medicine and food security, NATO science for peace and security series A: chemistry and biology. Rotterdam: Springer: 403–416.

Lukes P, Sunka P, Hoffer P, et al. 2012b. Focused tandem shock waves in water and their potential application in cancer treatment//Kontis K. Shock waves. Heidelberg: Springer: 839–845.

Lukes P, Sunka P, Hoffer P, et al. 2014. Focused tandem shock waves in water and their potential application in cancer treatment. Shock Waves, 24: 51–57.

Lukes P, Zeman J, Horák V, et al. 2015. In vivo effects of focused shock waves on tumor tissue visualized by fluorescence staining techniques. J Bioelectrochem, 103: 103–110.

Lukes P, Fernández F, Gutiérrez-Aceves J, et al. 2016. Tandem shock waves in medicine and biology: a review of potential applications and successes. Shock Waves, 26: 1–23.

Lund L, Hanna M. 2013. ESWT: treatment of erectile dysfunction—preliminary study report//Tiselius HG. Urology. Heilbronn: Level 10 Buchverlag: 128–134.

Ma H Z, Zeng B F, Li X L. 2007. Upregulation of VEGF in subchondral bone of necrotic femoral heads in rabbits with use of extracorporeal shock waves. Calcif Tissue Int, 81: 124–131.

Ma H Z, Zeng B F, Li X L, et al. 2008. Temporal and spatial expression of BMP-2 in sub-chondral bone of necrotic femoral heads in rabbits by use of extracorporeal shock waves. Acta Orthop, 79: 98–105.

Madbouly K, El-Tiraifi A M, Seida M, et al. 2005. Slow versus fast shock wave lithotripsy rate for urolithiasis: a prospective randomized study. J Urol, 173: 127–130.

Magaña-Ortíz D, Coconi-Linares N, Ortiz-Vazquez E, et al. 2013. A novel and highly efficient method for genetic transformation of fungi employing shock waves. Fungal Genet Biol, 56: 9–16.

Maglinte D D, Graffis R, Jordan L, et al. 1991. Extracorporeal shock wave lithotripsy of gallbladder stones: a pessimistic view. Radiology, 178: 29–32.

Maier M, Milz S, Wirtz D C, et al. 2002. Basic research of applying extracorporeal shockwaves on the musculoskeletal system. An assessment of current status. Orthopade, 31: 667–677.

Maier M, Averbeck B, Milz S, et al. 2003. Substance P and prostaglandin E2 release after shock wave application to the rabbit femur. Clin Orthop Relat Res, 406: 237–245.

Maker V, Layke J. 2004. Gastrointestinal injury secondary to extracorporeal shock wave lithotripsy: a review of the literature since its inception. J Am Coll Surg, 198: 128–135.

Makhlouf A A, Thorner D, Ugarte R, et al. 2009. Shock wave lithotripsy not associated with development of diabetes mellitus at 6 years of follow-up. Urology, 73: 4–8.

Maloney M E, Marguet C G, Zhou Y, et al. 2006. Progressive increase of lithotripter output produces better in vivo stone comminution. J Endourol, 20: 603–606.

Mancini J G, Neisius A, Smith N, et al. 2013. Assessment of a modified acoustic lens for electromagnetic shock wave lithotripters in a swine model. J Urol, 190: 1096–1101.

Manganotti P, Amelio E. 2005. Long-term effect of shock wave therapy on upper limb hypertonia in patients affected by stroke. Stroke, 36: 1967–1971.

Manganotti P, Amelio E, Guerra C. 2012. Shock wave over hand muscles: a neurophysiological study on peripheral conduction nerves in normal subjects. Muscles Ligaments Tendons J, 2: 104–107.

Manikandan R, Islam W, Srinivasan V, et al. 2002. Evaluation of extracorporeal shock wave therapy in Peyronie's disease. Urology, 60: 795–799.

Marberger M, Türk C, Steinkogler I. 1988. Painless piezoelectric extracorporeal lithotripsy. J Urol, 139: 695–699.

Marberger M, Türk C, Steinkogler I. 1989. Piezoelectric extracorporeal shock wave lithotripsy in children. J Urol, 142: 349–352.

Mariotto S, Cavalieri E, Amelio E, et al. 2005. Extracorporal shock waves: from lithotripsy to anti-inflammatory action by NO production. Nitric Oxide, 12: 89–96.

Mariotto S, de Prati A C, Cavalieri E, et al. 2009. Extracorporeal shock wave therapy in inflammatory diseases: molecular mechanism that triggers ant-iinflammatory action. Curr Med Chem, 16: 2366–2372.

Marks W, Jackiewicz A, Witkowski Z, et al. 2008. Extracorporeal shock-wave therapy (ESWT) with a new-generation pneumatic device in the treatment of heel pain. A double blind randomised controlled trial. Acta Orthop Belg, 74: 98–101.

Marmary Y. 1986. A novel and non-invasive method for the removal of salivary gland stones. Int J Oral Maxillofac Surg, 15: 585–587.

Marszalek M, Wehrberger C, Temml C, et al. 2008. Chronic pelvic pain and lower urinary tract symptoms in both sexes: analysis of 2749 participants of an urban health screening project. Eur Urol, 55: 499–507.

Marszalek M, Berger I, Madersbacher S. 2009. Low-energy extracorporeal shock wave therapy for chronic pelvic pain syndrome: finally, the magic bullet?. Eur Urol, 56: 425–426.

Martini L, Giavaresi G, Fini M, et al. 2005. Shock wave therapy as an innovative technology in skeletal disorders: study on transmembrane current in stimulated osteoblast-like cells. Int J Artif Organs, 28: 841–847.

Marwan Y, Husain W, Alhajii W, et al. 2014. Extracorporeal shock wave therapy relieved pain in patients with coccydynia: a report of two cases. Spine J, 14: e1–e4.

Marx G, Moody A, Bermúdez-Aguirre D. 2011. A comparative study on the structure of Saccharomyces cerevisiae under nonthermal technologies: high hydrostatic pressure, pulsed electric fields and thermo-sonication. Int J Food Microbiol, 151: 327–337.

Mastikhin I V, Nikolin V P, Teslenko B S, et al. 1995. Increase in sensitivity of tumor cells to cyclophosphamide as a result of exposure to shock waves. Dokl Akad Nauk, 342: 262–264.

Mastikhin I V, Teslenko V S, Nikolin V P, et al. 2010. Tumor growth inhibition by combined action of shock waves and cytostatics//Loske AM. New trends in shock wave applications to medicine and biotechnology. Kerala: Research Signpost: 151–164.

Matlaga B R, Semins M J. 2009. How to improve results with extracorporeal shock wave lithotripsy. Ther Adv Urol, 1: 99–105.

Matlaga B R, McAteer J A, Connors B A, et al. 2008. Potential for cavitation-mediated tissue damage in shockwave lithotripsy. J Endourol, 22: 121–126.

Mattelaer P, Schroder T, Fischer N, et al. 1994. In situ extracorporeal shockwave lithotripsy of distal ureteral stones: parameters for therapeutic success. Urol Int, 53: 87–91.

Matula T J, Roy R A, Mourad P D. 1997. Optical pulse width measurements of sonoluminescence in cavitation-bubble fields. J Acoust Soc Am, 101: 1994–2002.

Matula T J, Hallaj I M, Cleveland R O, et al. 1998. The acoustic emissions from single-bubble sonoluminescence. J Acoust Soc Am, 103: 1377–1382.

Matula T J, Hilmo P R, Bailey M R, et al. 2002a. In vitro sonoluminescence and sonochemistry studies with an electrohydraulic shock-wave lithotripter. Ultrasound Med Biol, 28: 1199–1207.

Matula T J, Hilmo P R, Storey B D, et al. 2002b. Radial response of individual bubbles subjected to shock wave lithotripsy pulses in vitro. Phys Fluids, 14: 913–921.

Maxwell A D, Sapozhnikov O A, Bailey M R. 2006. A new PVDF membrane hydrophone for measurement of medical shock waves//Proceedings of the IEEE ultrasonics symposium, IEEE, Vancouver, BC, October 2–6 2006: 1608–1611

Maxwell A D, Sapozhnikov O A, Bailey M R, et al. 2012. Disintegration of tissue using high intensity focused ultrasound: two approaches that utilize shock waves. Acoust Today, 8: 24–37.

Maxwell A D, Cunitz B W, Kreider W, et al. 2015. Fragmentation of urinary calculi in vitro by burst wave lithotripsy. J Urol, 193: 338–344.

Mayer R, Schenk E, Child S, et al. 1990. Pressure threshold for shock wave induced renal hemorrhage. J Urol, 144: 1505–1509.

Mazzucchi E, Brito A H, Danilovic A, et al. 2010. Comparison between two shock wave regimens using frequencies of 60 and 90 impulses per minute for urinary stones. Clinics (Sao Paulo), 65: 961–965.

McAleer I M, Kaplan G W, Bradley J S, et al. 2003. Endotoxin content in renal calculi. J Urol, 169: 1813–1814.

McAteer J A, Evan A P. 2008. The acute and long-term adverse effects of shock wave lithotripsy. Semin Nephrol, 28: 200–213.

McAteer J A, Baird T, Williams J C, Jr, et al. 2003. Voltage-stepping during SWLinfluences stone breakage independent of total energy delivered: in vitro studies with model stones. J Urol, 169(Suppl): 487.

McAteer J A, Bailey M R, Williams J C, Jr, et al. 2005a. Strategies for improved shock wave lithotripsy. Minerva Urol Nefrol, 57: 271–287.

McAteer J A, Williams J C, Jr, Cleveland R O, et al. 2005b. Ultracal-30 gypsum artificial stones for research on the mechanisms of stone breakage in shock wave lithotripsy. Urol Res, 33: 429–434.

McAteer J A, Evan A P, Williams J C, et al. 2009. Treatment protocols to reduce renal injury during shock wave lithotripsy. Curr Opin Urol, 19: 192–195.

McClure S R, VanSickle D, Evans R, et al. 2004a. The effects of extracorporeal shock-wave therapy on the ultrasonographic and histologic appearance of collagenase-induced equine forelimb suspensory ligament desmitis. Ultrasound Med Biol, 30: 461–467.

McClure S R, Van Sickle D, White M R. 2004b. Effects of extracorporeal shock wave therapy on bone. Vet Surg, 33: 40–48.

McGurk M, Escudier M P, Brown J E. 2005. Modern management of salivary calculi. Br J Surg, 92: 107–112.

McNicholas T A, Jones D J, Russell G, et al. 1989. Piezolithotripsy: experience with the Wolf Piezolith 2300//Lingeman J E, Newman D M. Shock wave lithotripsy 2: urinary and biliary lithotripsy, Part IV. New York: Plenum Press: 381–385.

Meirer R, Brunner A, Deibl M, et al. 2007. Shock wave therapy reduces necrotic flap zones and induces VEGF expression in animal epigastric skin flap model. J Reconstr Microsurg, 23: 231–236.

Menezes V, Mathew Y, Takayama K, et al. 2012. Laser plasma jet driven microparticles for DNA/drug delivery. PLoS One, 7(11), e50823.

Menon M, Parulkar B G, Drach G B. 1998. Urinary lithiasis//Walsh P C, Retik A B, Vanghan E D, et al. Campbell's urology, 7th ed. Philadelphia: WB Saunders: 2659–2734.

Mestas J L, Chettab K, Roux S, et al. 2015. Development of a confocal ultrasound device using an inertial cavitation control for transfection in vitro. J Phys Conf Ser, 656(1): 012003.

Metzner G, Dohnalek C, Aigner E. 2010. High-energy extracorporeal shock-wave therapy (ESWT) for the treatment of chronic plantar fasciitis. Foot Ankle Int, 31: 790–796.

Meyer V. 2008. Genetic engineering of filamentous fungi: progress, obstacles and future trends. Biotechnol Adv, 26: 177–185.

Meyer V, Arentshorst M, El-Ghezal A, et al. 2007. Highly efficient gene targeting in the Aspergillus niger kusA mutant. J Biotechnol, 128: 770–775.

Mezentsev V A. 2005. Extracorporeal shock wave lithotripsy in the treatment of renal pelvicalyceal stones in morbidly obese patients. Int Braz J Urol, 31: 105–110.

Miao H, Gracewski S M, Dalecki D. 2008. Ultrasonic excitation of a bubble inside a deformable tube: implications for ultrasonically induced hemorrhage. J Acoust Soc Am, 124: 2374–2384.

Micali S, Grande M, Sighinolfi M C, et al. 2007. Efficacy of expulsive therapy using nifedipine or tamsulosin, both associated with ketoprofene, after shock wave lithotripsy of ureteral stones. Urol Res, 35: 133–137.

Michaels E K, Fowler J E, Mariano M. 1988. Bacteriuria following extracorporeal shock wave lithotripsy of infection stones. J Urol, 140: 254–256.

Michel M S, Erben P, Trojan L, et al. 2003. Prostate cancer transfection by acoustic energy using pEGFP-N1 as reporter gene in the solid Dunning R-3327-MatLu tumor. Prostate Cancer Prostatic Dis, 6: 290–293.

Michel M S, Erben P, Trojan L, et al. 2004. Acoustic energy: a new transfection method for cancer of the prostate, cancer of the bladder and benign kidney cells. Anticancer Res, 24: 2303–2308.

Michielse C B, Hooykaas P J, van den Hondel C A, et al. 2005. Agrobacterium -mediated transformation as a tool for functional genomics in fungi. Curr Genet, 48: 1–17.

Miernik A, Wilhelm K, Ardelt P, et al. 2012. Modern urinary stone therapy: is the era of extracorporeal shock wave lithotripsy at an end? Urologe A, 51: 372–378.

Millán-Chiu B, Camacho G, Varela-Echavarría A, et al. 2014. Shock waves and DNA-cationic lipid assemblies: a synergistic approach to express exogenous genes in human cells. Ultrasound Med Biol, 40: 1599–1608.

Miller M W. 2000. Gene transfection and drug delivery. Ultrasound Med Biol, 26(Suppl 1): S59–S69.

Miller D L, Song J. 2002. Lithotripter shock waves with cavitation nucleation agents produce tumor growth reduction and gene transfer in vivo. Ultrasound Med Biol, 28: 1343–1348.

Miller D L, Song J. 2003. Tumor growth reduction and DNA transfer by cavitation-enhanced highintensity focused ultrasound in vivo. Ultrasound Med Biol, 29: 887–893.

Miller H C, Collins L A, Turbow A M, et al. 1989. Initial EDAP LT-01 lithotripsy group experience in the United States. J Urol, 142: 1412–1414.

Miller D L, Thomas R M, Thrall B. 1996. The role of ultraviolet light in the induction of cellular DNA damage by a spark-gap lithotripter in vitro. J Urol, 156: 286–290.

Miller D L, Pislaru S V, Greenleaf J F. 2002. Sonoporation: mechanical DNA delivery by ultrasonic cavitation. Somat Cell Mol Genet, 27: 115–134.

Milovic V, Wehrmann T, Dietrich C F, et al. 2011. Extracorporeal shock wave lithotripsy with a transportable mini-lithotripter and subsequent endoscopic treatment improves clinical outcome in obstructive calcific chronic pancreatitis. Gastrointest Endosc, 74: 1294–1299.

Mishriki S F. 1994. Quality assurance: monitoring lithotriptor output and its clinical implications. J Urol, 152: 57–61.

Mitcheson H D, Zamenhof R G, Bankoff M S, et al. 1983. Determination of the chemical composition of urinary calculi by computerized tomography. J Urol, 130: 814–819.

Mittermayr R, Hartinger J, Antonic V, et al. 2011. Extracorporeal shock wave therapy (ESWT) minimizes ischemic tissue necrosis irrespective of application time and promotes tissue revascularization by stimulating angiogenesis. Ann Surg, 253: 1024–1032.

Mittermayr R, Antonic V, Hartinger J, et al. 2012. Extracorporeal shock wave therapy (ESWT) for wound healing: technology, mechanisms, and clinical efficacy. Wound Repair Regen, 20: 456–465.

Moalli M R, Caldwell N J, Patil P V, et al. 2000. An in vivo model for investigations of mechanical signal transduction in trabecular bone. J Bone Miner Res, 15: 1346–1353.

Moayednia A, Haghdani S, Khosrawi S, et al. 2014. Long-term effect of extracorporeal shock wave therapy on the treatment of chronic pelvic pain syndrome due to non bacterial prostatitis. J Res Med Sci, 19: 293–296.

Mobley T B, Myers D A, Grine W B, et al. 1993. Low energy lithotripsy with the Lithostar: treatment results with 19,962 renal and ureteral calculi. J Urol, 149: 1419–1424.

Montag S, Andonian S, Smith A D. 2010. Extracorporeal shock wave lithotripsy: what is its current role in treating nephrolithiasis? What is the evidence for its long term complications?// Loske A M. New trends in shock wave applications to medicine and biotechnology. Kerala: Research Signpost: 21–45.

Moody J A, Evan A P, Lingeman J E. 2001. Extracorporeal shock wave lithotripsy//Weiss R M, George N J R, O'Reilly P H. Comprehensive urology. New York: Doody Publishing: 623–636.

Moon S W, Kim J I I, Jung M J, et al. 2013. The effect of extracorporeal shock wave therapy on lower limb spasticity in subacute stroke patients. Ann Rehabil Med, 37: 461–470.

Moosavi-Nejad S F, Hosseini S H R, Satoh M, et al. 2006. Shock wave induced cytoskeletal and morphological deformations in a human renal carcinoma cell line. Cancer Sci, 97: 296–304.

Moretti B, Notarnicola A, Garofalo R, et al. 2009a. Shock waves in the treatment of stress fractures. Ultrasound Med Biol, 35: 1042–1049.

Moretti B, Notarnicola A, Maggio G, et al. 2009b. The management of neuropathic ulcers of the foot in diabetes by shock wave therapy. BMC Musculoskelet Disord, 10: 54.

Morgan T R, Laudone V P, Heston W D W, et al. 1988. Free radical production by high energy shock waves-comparison with ionizing radiation. J Urol, 139: 186–189.

Mori L, Marinelli L, Pelosin E, et al. 2014. Shock waves in the treatment of muscle hypertonia and dystonia. Biomed Res Int, 2014: 637450.

Morille M, Passirani C, Vonarbourg A, et al. 2008. Progress in developing cationic vectors for non-viral systemic gene therapy against cancer. Biomaterials, 29: 3477–3496.

Mostafavi M R, Ernst R D, Saltzman B. 1998. Accurate determination of chemical composition of urinary calculi by spiral computerized tomography. J Urol, 159: 673–675.

Motley G, Dalrymple N, Keesling C, et al. 2001. Hounsfield unit density in the determination of urinary stone composition. Urology, 58: 170–173.

Mouzopoulos G, Stamatakos M, Mouzopoulos D, et al. 2007. Extracorporeal shock wave treatment for shoulder calcific tendonitis: a systematic review. Skelet Radiol, 36: 803–811.

Moya D, Patiño O. 2012. Resultados de la terapia por onda de choque focal en calcificaciones del manguito rotador. Rev Asociación Argent Ortop Traumatol, 77: 223–232.

Moya D, Ramón S, Guiloff L, et al. 2015. Current knowledge on evidence-based shockwave treatments for shoulder pathology. Int J Surg, 24: 171–178.

Mulagha E, Fromm H. 2000. Extracorporeal shock wave lithotripsy of gallstones revisited: current status and future promises. J Gastroenterol Hepatol, 15: 239–243.

Müller M. 1987. Experimental investigations on focusing of weak spherical shock waves in water by shallow ellipsoidal reflectors. Acustica, 64: 85–93.

Müller M. 1990. Dornier-Lithotripter im Vergleich. Vermessung der Stosswellenfelder und Fragmentationswirkungen. Biomed Tech, 35: 250–262.

Müller R. 2002. Einfache ambulante Form der Stein-Therapie; eine Bilanz der extrakorporalen piezoelektrischen Lithotripsie mit dem neuen Piezolith 3000 mit integriertem C-Bogen. Urol Nachr, 8: 14–15.

Müller M, Platte M. 1985. Einsatz einer breitbandigen Drucksonde auf PVDF-Basis zur Untersuchung konvergierender Stosswellen in Wasser. Acustica, 58: 215–222.

Müller P, Guggenheim B, Attin T, et al. 2011. Potential of shock waves to remove calculus and biofilm. Clin Oral Invest, 15: 959–965.

Müller-Mattheis V G, Schmale D, Seewald M, et al. 1991. Bacteremia during extracorporeal shock wave lithotripsy of renal calculi. J Urol, 146: 733–736.

Mulvaney W P. 1953. Attempted disintegration of calculi by ultrasonic vibrations. J Urol, 70: 704–707.

Munver R, Delvecchio F C, Kuo R L, et al. 2002. In vivo assessment of free radical activity during shock wave lithotripsy using a microdialysis system: the renoprotective action of allopurinol. J Urol, 167: 327–334.

Murata S, Watanabe H, Takahashi T, et al. 1977. Studies on the application of microexplosion to medicine and biology. II. Construction and strength of urinary calculi. Nihon Hinyokika Gakkai Zasshi, 68: 249–257.

Muslumanoglu A Y, Tefekli A, Sarilar O, et al. 2003. Extracorporeal shock wave lithotripsy as first line treatment alternative for urinary tract stones in children: a large scale retrospective analysis. J Urol, 170: 2405–2408.

Muzio G, Vernè E, Canuto R A, et al. 2010. Shock waves induc activity of human osteoblast-like cells in bioactive scaffolds. J Trauma, 68: 1439–1444.

Myers D A, Mobley T B, Jenkins J M, et al. 1995. Pediatric low energy lithotripsy with the lithostar. J Urol, 153: 453–457.

Nahrwold D L. 1993. Gallstone lithotripsy. Am J Surg, 165: 431–434.

Naja V, Agarwal M M, Mandal A K, et al. 2008. Tamsulosin facilitates earlier clearance of stone fragments and reduces pain after shockwave lithotripsy for renal calculi: results from an openlabel randomized study. Urology, 72: 1006–1011.

Nakagawa K, Tsukamoto A, Arafune T, et al. 2012. Shock wave forceps for drug delivery and gene transfection//Long M. World Congress on Medical Physics and Biomedical Engineering, International Federation for Medical and Biological Engineering (IFMBE), Proceedings, May 26–31 2012. Berlin: Springer Verlag: 1–3.

Nakasato T, Morita J, Ogawa Y. 2015. Evaluation of Hounsfield units as a predictive factor for the outcome of extracorporeal shock wave lithotripsy and stone composition. Urolithiasis, 43: 69–75.

Nassar A H, Dorizas A S, Shafai A, et al. 2015. A randomized, controlled clinical study to investigate the safety and efficacy of acoustic wave therapy in body contouring. Dermatol Surg, 41: 366–370.

Nauck T, Lohrer H, Schöll J. 2014. Paradigm shift: ESWT applied to growth plates: radial shock wave therapy in patients with apophysitis calcanei//Lohrer H, Gerdesmeyer L. Multidisciplinary medical applications. Heilbronn: Level 10 Buchverlag: 70–82.

Naudé C F, Ellis A T. 1961. On the mechanism of cavitation damage by nonhemispherical cavities collapsing in contact with a solid boundary. J Basic Eng, 83: 648–654.

Neisius D. 2006. Clinical experience with the latest generation piezoelectric extracorporeal shockwave lithotripsy system. Eur Kidney Urol Dis,2006: 1–3.

Neisius D, Gebhardt T, Seitz G, et al. 1989a. Histological examination and laboratory analysis of the liver and gallbladder after application of extracorporeal shock waves to the gallbladder with the Piezolith 2200. J Lithotr Stone Dis, 1: 26–33.

Neisius D, Seitz G, Gebhardt T, et al. 1989b. Dose-dependent influence on canine renal morphology after application of extracorporeal shock waves with Wolf Piezolith. J Endourol, 3: 337–345.

Neisius A, Smith N B, Sankin G, et al. 2014. Improving the lens design and performance of a contemporary electromagnetic shock wave lithotripter. Proc Natl Acad Sci USA, 111: E1167–E1175.

Neisius A, Lipkin M E, Rassweiler J J, et al. 2015. Shock wave lithotripsy: the new phoenix? World J Urol, 33: 213–221.

Neucks J S, Pishchalnikov Y A, Zancanaro A J, et al. 2008. Improved acoustic coupling for shock wave lithotripsy. Urol Res, 36: 61–66.

Neuman E, Schäfer-Ridder M, Wang Y, et al. 1982. Gene transfer into mouse lyoma cells by electroporation in high electric fields. EMBO J, 1: 841–845.

Newman C M H, Bettinger T. 2007. Gene therapy progress and prospects: ultrasound for gene transfer. Gene Ther, 14: 465–475.

Newman D M, Coury T, Lingeman J E, et al. 1986. Extracorporeal shock wave lithotripsy experience in children. J Urol, 136(1 Pt 2): 238–240.

Ng C F, Luke S, Chiu P K F, et al. 2015. The effect of renal cortical thickness on the treatment outcomes of kidney stones treated with shockwave lithotripsy. Korean J Urol, 56: 379–385.

Nickel J C. 2003. Classification and diagnosis of prostatitis: a gold standard. Andrologia, 35: 160–167.

Nirschl R P. 1992. Elbow tendinosis/tennis elbow. Clin Sports Med, 11: 851–870.

Nirschl R P, Ashman E S. 2004. Tennis elbow tendinosis (epicondylitis). Instr Course Lect, 53: 587–598.

Nishida T, Shimokawa H, Oi K, et al. 2004. Extracorporeal cardiac shock wave therapy markedly ameliorates ischemia-induced myocardial dysfunction in pigs in vivo. Circulation, 110: 3055–3061.

Nishiyama R, Kubota M, Kanno T, et al. 2014. Does SWL for ureteral stone with less than 60 shock waves per minute improve treatment results? Nihon Hinyokika Gakkai Zasshi, 105: 97–101.

Noack J, Vogel A. 1998. Single-shot spatially resolved characterization of laser-induced shock waves in water. Appl Opt, 37: 4092–4099.

Nomikos M S, Sowter S J, Tolley D A. 2007. Outcomes using a fourth-generation lithotripter: a new benchmark for comparison? Br J Urol Int, 100: 1356–1360.

Norris D M, Eickmeier K M, Werber B R. 2005. Effectiveness of extracorporeal shockwave treatment in 353 patients with chronic plantar fasciitis. J Am Podiatr Med Assoc, 95: 517–524.

Notarnicola A, Moretti L, Tafuri S, et al. 2010. Extracorporeal shockwaves versus surgery in the treatment of pseudoarthrosis of the carpal scaphoid. Ultrasound Med Biol, 36: 1306–1313.

Notarnicola A, Tamma R, Moretti L, et al. 2012. Effects of radial shock waves therapy on osteoblasts activities. Musculoskelet Surg, 96: 183–189.

Notarnicola A, Silvano C, Moretti L, et al. 2014. Dermatology. Wound healing, clinical experience in the management of neuropathic ulcers of the foot in diabetes and literature review of wound healing by shock wave therapy//Lohrer H, Gerdesmeyer L. Multidisciplinary medical applications. Heilbronn: Level 10 Buchverlag: 202–216.

Novak P. 2014. Physics: F-SW and R-SW. Basic information on focused and radial shock wave physics//Lohrer H, Gerdesmeyer L. Multidisciplinary medical applications. Heilbronn: Level 10 Buchverlag: 28–49.

Novak K F, Govindaswami M, Ebersole J L, et al. 2008. Effects of low-energy shock waves on oral bacteria. J Dent Res, 87: 928–931.

Numa H, Yoshida K, Kageyama Y, et al. 1994. In situ extracorporeal shock wave lithotripsy for ureteral stones causing acute renal failure. Hinyokika Kiyo, 40: 291–294.

Nurzynska D, Di Meglio F, Castaldo C, et al. 2008. Shock waves activate in vitro cultured progenitors and precursors of cardiac cell lineages from the human heart. Ultrasound Med Biol, 34: 334–342.

Nyame Y A, De S, Sarkissian C, et al. 2015. Kidney stone models for in vitro lithotripsy research: a comprehensive review. J Endourol, 29: 1106–1109.

O'Brien J A, Lummis S C R. 2011. Nano-biolistics: a method of biolistic transfection of cells and tissues using a gene gun with novel nanometer-sized projectiles. BMC Biotechnol, 11: 66–71.

O'Konski M S, White F C, Longhurst J, et al. 1987. Ameroid constriction of the proximal left circumflex coronary artery in swine. A model of limited coronary collateral circulation. Am J Cardiovasc Pathol, 1: 69–77.

Ogden J A, Alvarez R G, Levitt R, et al. 2001a. Shock wave therapy (orthotripsy) in musculoskeletal disorders. Clin Orthop Relat Res, 387: 22–40.

Ogden J A, Tóth-Kischkat A, Schultheiss R. 2001b. Principles of shock wave therapy. Clin Orthop Relat Res, 387: 8–17.

Ogden J A, Alvarez R G, Levitt R L, et al. 2004. Electrohydraulic high-energy shock-wave treatment for chronic plantar fasciitis. J Bone Joint Surg Am, 86: 2216–2228.

Ohl C D, Ikink R. 2003. Shock-wave-induced jetting of micron-size bubbles. Phys Rev Lett, 90: 214502-1–214502-4.

Ohl C D, Kurz T, Geisler R, et al. 1999. Bubble dynamics, shock waves and sonoluminescence. Philos Trans A Roy Soc, 357: 269–294.

Ohl C D, Arora M, Ikink R, et al. 2006. Sonoporation from jetting cavitation bubbles. Biophys J, 91: 4285–4295.

Ohshima T, Tanaka S, Teshima K. 1991. Effects of shock wave on microorganisms: an evaluation method of the effects//Takayama K. Shock waves. New York: Springer Verlag: 1215–1219.

Ohtori S, Inoue G, Mannoji C, et al. 2001. Shock wave application to rat skin induces degeneration and reinnervation of sensory nerve fibres. Neurosci Lett, 315: 57–60.

Okuda Y, Hosseini S H R, Oshita D, et al. 2011. Production of uniform underwater shock waves by pulsed electric discharge//IEEE Pulsed Power Conference, IEEE, Chicago, IL, June 19–23 2011:

1216–1220.

Olsen A B, Persiani M, Boie S, et al. 2015. Can low-intensity extracorporeal shockwave therapy improve erectile dysfunction? A prospective, randomized, double-blind, placebo-controlled study. Scand J Urol, 49: 329–333.

Omar M T A, Alghadir A, Al-Wahhabi K K, et al. 2014. Efficacy of shock wave therapy on chronic diabetic foot ulcer: a single-blinded randomized controlled clinical trial. Diabetes Res Clin Pract, 106: 548–554.

Ong W C, Tandan M, Reddy V, et al. 2006. Multiple main pancreatic duct stones in tropical pancreatitis: safe clearance with extracorporeal shockwave lithotripsy. J Gastroenterol Hepatol, 21: 1514–1518.

Oosterhof G O N, Smits G A H J, de Ruyter J E, et al. 1989. The in vitro effect of electromagnetically generated shock waves (Lithostar) on the Dunning R3327 PAT-2 rat prostatic cancer cell-line. Urol Res, 17: 13–19.

Oosterhof G O N, Smits G A H J, de Ruyter J E, et al. 1990a. Effects of high-energy shock waves combined with biological response modifiers or Adriamycin on a human kidney cancer xenograft. Urol Res, 18: 419–424.

Oosterhof G O N, Smits G A H J, de Ruyter A E, et al. 1990b. In vivo effects of high-energy shock waves on urological tumors: an evaluation of treatment modalities. J Urol, 144: 785–789.

Oosterhof G O N, Smits G A H J, de Ruyter A E, et al. 1991. Effects of high-energy shock waves combined with biological response modifiers in different human kidney cancer xenografts. Ultrasound Med Biol, 17: 391–399.

Oosterhof G O N, Cornel E B, Smits G A H J, et al. 1996. The influence of high-energy shock waves on the development of metastases. Ultrasound Med Biol, 22: 339–344.

Orkisz M, Farchtchian T, Saighi D, et al. 1998. Image based renal stone tracking to improve efficacy in extracorporeal lithotripsy. J Urol, 160: 1237–1240.

Oshita D, Hosseini S H R, Okuda Y, et al. 2012. Time-resolved high-speed visualization and analysis of underwater shock wave focusing generated by a magnetic pulse compression unit. IEEE Trans Plasma Sci, 40: 2395–2400.

Oshita D, Hosseini S H R, Mawatari K, et al. 2014. Two successive shock waves generated by underwater pulse electric discharge for medical applications. IEEE Trans Plasma Sci, 42: 3209–3214.

Osornio-Sánchez V, Preciado-Estrella D A, Gómez-Sánchez J, et al. 2015. Effect of lowintensity shock wave therapy in patients with erectile dysfunction of vascular origin: case reports. Reva Mex Urol, 75: 82–88.

Ottaviani F, Capaccio P, Campi M, et al. 1996. Extracorporeal electromagnetic shock-wave lithotripsy for salivary gland stones. Laryngoscope, 106: 761–764.

Ottomann C, Hartmann B, Tyler J, et al. 2010. Prospective randomized trial of accelerated re-epithelization of skin graft donor sites using extracorporeal shock wave therapy. J Am Coll Surg, 211: 361–367.

Ottomann C, Stojadinovic A, Lavin P T, et al. 2012. Prospective randomized phase Ⅱ trial of accelerated reepithelialization of superficial second-degree burn wounds using extracorporeal shock wave therapy. Ann Surg, 255: 23–29.

Ouzaid I, Al-qahtani S, Dominique S, et al. 2012. A 970 Hounsfield units (HU) threshold of kidney stone density on non-contrast computed tomography (NCCT) improves patients' selection for extracorporeal shockwave lithotripsy (ESWL): evidence from a prospective study. Br J Urol Int, 110: E438–E442.

Owen N R, Bailey M R, Maxwell A, et al. 2004. Vibro-acoustography for targeting kidney stones during lithotripsy. J Acoust Soc Am, 116: 2509.

Owen N R, Bailey M R, Crum L A, et al. 2007. The use of resonant scattering to identify stone fracture in shock wave lithotripsy. J Acoust Soc Am Express Lett, 121: 41–47.

Ozeki K, Kyoya F, Hizume K, et al. 1994. Transformation of intact Aspergillus niger by electroporation. Biosci Biotechnol Biochem, 58: 2224–2247.

Ozgür Tan M, Karaoglan U, Sözen S, et al. 2003. Extracorporeal shock-wave lithotripsy for treatment of ureteral calculi in paediatric patients. Pediatr Surg Int, 19: 471–474.

Ozgür B C, Irkilata L, Ekici M, et al. 2016. Pediatric extracorporeal shock wave lithotripsy: multiinstitutional results. Urologia, 24(83): 83–86.

Ozkan F, Erdemir F, Erkorkmaz U, et al. 2012. Comparison of three different analgesic protocols during shockwave lithotripsy. J Endourol, 26: 691–696.

Ozturan K E, Yucel I, Cakici H, et al. 2010. Autologous blood and corticosteroid injection and extracoporeal shock wave therapy in the treatment of lateral epicondylitis. Orthopedics, 33: 84–91.

Ozturk H, Bulut O, Oztemur Z, et al. 2008. Effect of high-energy extracorporeal shock waves on the immature epiphysis in a rabbit model. Arch Orthop Trauma Surg, 128: 627–631.

Pace K T, Tariq N, Dyer S J, et al. 2001. Mechanical percussion, inversion and diuresis for residual lower pole fragments after shock wave lithotripsy: a prospective, single blind, randomized controlled trial. J Urol, 166: 2065–2071.

Pace K T, Ghiculete D, Harju M, et al. 2005. Shock wave lithotripsy at 60 or at 120 shocks per minute: a randomized, double-blind trial. J Urol, 174: 595–599.

Palmero A, Berger M, Venturi C, et al. 2006. High energy shock waves enhance the cytotoxic effect of doxorubicin and methotrexate to human osteosarcoma cell lines. Oncol Rep, 15: 267–273.

Palmieri A, Imbimbo C, Longo N, et al. 2009. A first prospective, randomized, double-blind, placebo-controlled clinical trial evaluating extracorporeal shock wave therapy for the treatment of Peyronie's disease. Eur Urol, 56: 363–370.

Pan P J, Chou C L, Chiou H J, et al. 2003. Extracorporeal shock wave therapy for chronic calcific tendinitis of the shoulders: a functional and sonographic study. Arch Phys Med Rehabil, 84: 988–993.

Paonessa J, Lingeman J E. 2014. Extracorporeal shock wave lithotripsy: generators and treatment techniques//Grasso M, Golfarb D S. Urinary stones: medical and surgical management. Oxford: Wiley-Blackwell: 216–226.

Pareek G, Armenakas N A, Fracchia J A. 2003. Hounsfield units on computerized tomography predict stone-free rates after extracorporeal shock wave lithotripsy. J Urol, 169: 1679–1681.

Pareek G, Armenakas N A, Panagopoulos G, et al. 2005a. Extracorporeal shock wave lithotripsy success based on body mass index and Hounsfield units. Urology, 65: 33–36.

Pareek G, Hedican S P, Lee F T, et al. 2005b. Shock wave lithotripsy success determined by skin-to-stone distance on computed tomography. Urology, 66: 941–944.

Park B H, Choi H, Kim J B, et al. 2012. Analyzing the effect of distance from skin to stone by computed tomography scan on the extracorporeal shock wave lithotripsy stone-free rate of renal stones. Korean J Urol, 53: 40–43.

Park Y H, Lee H E, Park J Y, et al. 2013. A prospective randomized controlled trial of the efficacy of tamsulosin after extracorporeal shock wave lithotripsy for a single proximal ureteral stone. Korean J Urol, 54: 527–530.

Parker J, Buga S, Sarria J E, et al. 2010. Advancements in the management of urologic chronic pelvic pain: what is new and what do we know? Curr Urol Rep, 11: 286–291.

Parsi M A, Stevens T, Lopez R, et al. 2010. Extracorporeal shock wave lithotripsy for prevention of recurrent pancreatitis caused by obstructive pancreatic stones. Pancreas, 39: 153–155.

Parsons J E, Cain C A, Abrams G D, et al. 2006a. Pulsed cavitational ultrasound therapy for controlled tissue homogenization. Ultrasound Med Biol, 32: 115–129.

Parsons J E, Cain C A, Fowlkes J B. 2006b. Cost-effective assembly of a basic fiber-optic hydrophone for measurement of high-amplitude therapeutic ultrasound fields. J Acoust Soc Am, 119: 1432–1440.

Partheymüller P. 2010. Sonolith i-sys: the new standard in lithotripy//Chaussy C, Haupt G, Jocham D, et al. Therapeutic energy applications in urology II : standards and recent developments. Stuttgart: Thieme Medical Publishers: 65–70.

Patel T, Kozakowski K, Hruby G, et al. 2009. Skin to stone distance is an independent predictor of stone-free status following shockwave lithotripsy. J Endourol, 23: 1383–1385.

Paterson R F, Lifshitz D A, Lingeman J E, et al. 2002. Stone fragmentation during shock wave lithotripsy is improved by slowing the shock wave rate: studies with a new animal model. J Urol, 168: 2211–2215.

Sauter G, Kullak-Ublick G, Schum acher R, et al. 1997. Safety and efficacy of repeated shockwave lithotripsy of gallstones with and without adjuvant bile acid therapy. Gastroenterology, 112: 1603–1609.

Pearle M S. 2002. Kidney damage and renal functional changes are minimized by waveform control that suppresses cavitation in shock wave lithotripsy. Int Braz J Urol, 28: 472–473.

Pearle M S, Calhoun E A, Curhan G C, et al. 2005. Urologic diseases in America Project: urolithiasis. J Urol, 173: 848–857.

Peers K H, Lysens R J, Brys P, et al. 2003. Cross-sectional outcome analysis of athletes with chronic patellar tendinopathy treated surgically and by extracorporeal shock wave therapy. Clin J Sport Med, 13: 79–83.

Pemberton R J, Tolley D A. 2006. Comparison of a new-generation electroconductive spark lithotripter and the Dornier Compact Delta for ureteral calculi in a quaternary referral center. J Endourol, 20: 732–736.

Peng Q, Warloe T, Berg K, et al. 1997. 5-Aminolevulinic acid-based photodynamic therapy. Clinical research and future challenges. Cancer, 79: 2282–2308.

Perez C, Chen H, Matula T J, et al. 2013. Acoustic field characterization of the Duolith: measurements and modeling of a clinical shock wave therapy device. J Acoust Soc Am, 134: 1663–1674.

Perks A E, Schuler T D, Lee J, et al. 2008. Stone attenuation and skin-to-stone distance on computed tomography predicts for stone fragmentation by shock wave lithotripsy. Urology, 72: 765–769.

Peters J, Luboldt W, Schwarz W, et al. 2004. Extracorporeal shock wave therapy in calcific tendinitis of the shoulder. Skelet Radiol, 33: 712–718.

Petrou A, Hanna A, Munshi A, et al. 2009. The use of shock waves for the killing of candida albicans //24th annual EAU congress, European Association of Urology, European Urology Supplements, Stockholm, March 17–21 2009.

Philipp A, Lauterborn W. 1998. Cavitation erosion by single laser-produced bubbles. J Fluid Mech, 361: 75–116.

Philipp A, Delius M, Scheffczyk C, et al. 1993. Interaction of lithotripter-generated shock waves with air bubbles. J Acoust Soc Am, 93: 2496–2509.

Philippou P, Lamrani D, Moraitis K, et al. 2012. Is shock wave lithotripsy efficient for the elderly stone formers? Results of a matched-pair analysis. Urol Res, 40: 299–304.

Phipps S, Stephenson C, Tolley D. 2013. Extracorporeal shockwave lithotripsy to distal ureteric stones: the transgluteal approach significantly increases stone-free rates. Br J Urol Int, 112: E129–E133.

Pickard R, Starr K, MacLennan G, et al. 2015. Medical expulsive therapy in adults with ureteric colic: a multicentre, randomised, placebo-controlled trial. Lancet, 386: 341–349.

Pierre S A, Ferrandino M N, Simmons W N, et al. 2008. Improvement in stone comminution of modern electromagnetic lithotripters by tandem pulse sequence. J Urol, 179: 590.

Piontkowski U, Dreisilker U, Raegener K. 2010. Classic and extended indications//Dreisilker U. Enthesiopathies. Heilbronn: Level 10 Buchverlag: 69–102.

Piper N Y, Dalrymple N, Bishoff J T. 2001. Incidence of renal hematoma formation after ESWLusing Dornier Doli-S lithotripter. J Urol, 15(Suppl): S377.

Pishchalnikov Y A, Sapozhnikov O A, Bailey M R, et al. 2003. Cavitation bubble cluster activity in the breakage of kidney stones by lithotripter shockwaves. J Endourol, 17: 435–446.

Pishchalnikov Y A, Sapozhnikov O A, Bailey M R, et al. 2005. Cavitation selectively reduces the negative-pressure phase of lithotripter shock pulses. Acoust Res Lett Online, 6: 280–286.

Pishchalnikov Y A, McAteer J A, Williams J C, Jr, et al. 2006a. Why stones break better at slow shockwave rates than at fast rates: in vitro study with a research electrohydraulic lithotripter. J Endourol, 20: 537–541.

Pishchalnikov Y A, Neucks J S, Von der Haar R J, et al. 2006b. Air pockets trapped during routine coupling in dry head lithotripsy can significantly reduce the delivery of shock wave energy. J Urol, 176: 2706–2710.

Pishchalnikov Y A, McAteer J A, Williams J C, Jr, et al. 2013. Evaluation of the LithoGold LG-380 lithotripter: in vitro acoustic characterization and assessment of renal injury in the pig model. J Endourol, 27: 631–639.

Platonov M A, Gillis A M, Kavanagh K M. 2008. Pacemakers, implantable cardioverter/defibrillators, and extracorporeal shockwave lithotripsy: evidence-based guidelines for the modern era. J Endourol, 22: 243–247.

Platte M. 1985. A polyvinylidene fluoride needle hydrophone for ultrasonic applications. Ultrasonics, 23: 113–118.

Pleiner J, Crevenna R, Langenberger H, et al. 2004. Extracorporeal shockwave treatment is effective in calcific tendonitis of the shoulder. A randomized controlled trial. Wien Klin Wochenschr, 116: 536–541.

Plesset M. 1949. The dynamics of cavitation bubbles. J Appl Mech, 16: 228–231.

Plesset M, Prosperetti A. 1977. Bubble dynamics and cavitation. Annu Rev Fluid Mech, 9: 145–185.

Pode D, Lenkovsky Z, Shapiro A, et al. 1988. Can extracorporeal shock wave lithotripsy eradicate persistent urinary infection associated with infected stones? J Urol, 140: 257–259.

Ponchon T, Barkun A N, Berger F, et al. 1989a. Experimental tissue lesions related to extracorporeal lithotripsy of gallbladder. Surg Gynecol Obstet, 169: 435–441.

Ponchon T, Barkun A N, Pujol B, et al. 1989b. Gallstone disappearance after extracorporeal lithotripsy and oral bile acid dissolution. Gastroenterology, 97: 457–463.

Pontari M A, Ruggieri M R. 2004. Mechanisms in prostatitis/chronic pelvic pain syndrome. J Urol, 172: 839–845.

Portal O, Acosta-Suárez M, Ocaña B, et al. 2012. A green fluorescent protein-transformed Mycosphaerella fijiensis strain shows increased aggressiveness on banana. Australas Plant Pathol, 41: 645–647.

Portincasa P, van Erpecum K J, van De Meeberg P C, et al. 1996. Apolipoprotein E4 genotype and gallbladder motility influence speed of gallstone clearance and risk of recurrence after extracorporeal shock-wave lithotripsy. Hepatology, 24: 580–587.

Portincasa P, Moschetta A, Palasciano G. 2006. Cholesterol gallstone disease. Lancet, 368: 230–239.

Portincasa P, Di Ciaula A, Bonfrate L, et al. 2012. Therapy of gallstone disease: what it was, what it is, what it will be. World J Gastrointest Pharmacol Ther, 3: 7–20.

Portis A J, Yan Y, Pattaras J G, et al. 2003. Matched pair analysis of shock wave lithotripsy effectiveness for comparison of lithotripters. J Urol, 169: 58–62.

Poulakis V, Skriapas K, de Vries R, et al. 2006. Extracorporeal shockwave therapy for Peyronie's disease: an alternative treatment? Asian J Androl, 8: 361–366.

Prat F, Arefiev A. 1995. Cellular and tissular effects of shock wave induced cavitation: potential application to digestive cancers//Brun R, Dumitrescu L Z. Shock waves in condensed matter and heterogeneous media: Proceedings of the 19th international symposium on shock waves, Marseille, France. Berlin: Springer Verlag: 21–28.

Prat F, Chapelon J Y, Chauffert B, et al. 1991. Cytotoxic effects of acoustic cavitation on HT-29 cells and a rat peritoneal carcinomatosis in vitro. Cancer Res, 51: 3024–3029.

Prat F, Sibille A, Luccioni C, et al. 1994. Increased chemocytotoxicity to colon cancer cells by shock wave-induced cavitation. Gastroenterology, 106: 937–944.

Preminger G M. 1989. Sonographic piezoelectric lithotripsy: more bang for your buck//Lingeman J E, Newman D M. Shock wave lithotripsy 2: urinary and biliary lithotripsy, Part VI. New York: Plenum: 437–443.

Preminger G M. 1995. Shock wave lithotripsy: what progress have we made? are refinements needed? J Urol, 153: 602–603.

Preminger G, Badlani G, Kavoussi L. 2012. Smith's textbook on endourology. West Sussex: John Wiley and Sons.

Preston R C, Bacon D R, Livett A J, et al. 1983. PVDF membrane hydrophone performance properties and their relevance to the measurement of the acoustic output of medical ultrasonic equipment. J Phys E, 16: 786–796.

Prieto F E, Loske A M. 1999. Bifocal reflector for electrohydraulic lithotripters. J Endourol, 13: 65–75.

Prieto F E, Loske A M, Yarger F L. 1991. An underwater shock wave research device. Rev Sci Instrum, 62: 1849–1854.

Prosperetti A. 1984. Bubble phenomena in sound fields: part one. Ultrasonics, 22: 69–77.

Prosperetti A, Lezzi A. 1986. Bubble dynamics in a compressible liquid: Part 1. First-order theory. J Fluid Mech, 168: 457–478.

Pryor J L, Jenkins A D. 1990. Use of double-pigtail stents in extracorporeal shock wave lithotripsy. J Urol, 143: 475–478.

Pryor J P, Ralph D J. 2002. Clinical presentations of Peyronie's disease. Int J Impot Res, 14: 414–417.

Puppo P. 2006. Steinstrasse 20 years later: still a problem after ESWL?. Eur Urol, 50: 643–647.

Qin J, Simmons W N, Sankin G, et al. 2010. Effect of lithotripter focal width on stone comminution in shock wave lithotripsy. J Acoust Soc Am, 127: 2635–2645.

Qiu X, Lin G, Xin Z, et al. 2013. Effects of low-energy shockwave therapy on the erectile function and tissue of a diabetic rat model. J Sex Med, 10: 738–746.

Quintero M, Alvarez U M, Wacher C, et al. 2008. Interaction of shockwaves with infected kidney stones: is there a bactericidal effect?. J Endourol, 22: 1629–1637.

Qureshi A A, Ross K M, Ogawa R, et al. 2011. Shock wave therapy in wound healing. Plast Reconstr Surg, 128: 721e–727e.

Rabenstein T, Radespiel-Troger M, Hopfner L, et al. 2005. Ten years experience with piezoelectric extracorporeal shockwave lithotripsy of gallbladder stones. Eur J Gastroenterol Hepatol, 17: 525–527.

Rad A J, Ueberle F, Krueger K. 2014. Investigation on the comparability of the light spot hydrophone and the fiber optic hydrophone in lithotripter field measurements. Rev Sci Instrum, 85: 014902-1–014902-6.

Radwan Y A, ElSobhi G, Badawy W S, et al. 2008. Resistant tennis elbow: shoc-kwave therapy versus percutaneous tenotomy. Int Orthop, 32: 671–677.

Raeman C H, Child S Z, Dalecki D, et al. 1994. Damage to murine kidney and intestine from exposure to the fields of a piezoelectric lithotripter. Ultrasound Med Biol, 20: 589–594.

Rakesh S G, Gnanadhas D P, Allam U S, et al. 2012. Development of micro-shock wave assisted dry particle and fluid jet delivery system. Appl Microbiol Biotechnol, 96: 647–662.

Ramaswamy K, Marx V, Laser D, et al. 2015. Targeted microbubbles: a novel application for the treatment of kidney stones. Br J Urol Int, 116: 9–16.

Ramon S, Gleitz M, Hernandez L, et al. 2015a. Update on the efficacy of extracorporeal shockwave treatment for myofascial pain syndrome and fibromyalgia. Int J Surg, 24: 201–206.

Ramon S, Leal C, Schaden W, et al. 2015b. Improving methodology when analyzing shockwave evidence. Spine J, 15: 1508–1509.

Randazzo R F, Chaussy C G, Fuchs G J, et al. 1988. The in vitro and in vivo effects of extracorporeal shock waves on malignant cells. Urol Res, 16: 419–426.

Rasmussen S, Christensen M, Mathiesen I, et al. 2008. Shockwave therapy for chronic Achilles tendinopathy: a double-blind, randomized clinical trial of efficacy. Acta Orthop, 79: 249–256.

Rassweiler J, Alken P. 1990. ESWL, 90: state of the art. limitations and future trends of shock-wave lithotripsy. Urol Res, 18(Suppl 1): 13–23.

Rassweiler J, Gumpinger R, Mayer R, et al. 1987. Extracorporeal piezoelectric lithotripsy using the Wolf-lithotriptor versus low energy lithotripsy with the modified Dornier HM-3: a cooperative study. World J Urol, 5: 218–224.

Rassweiler J, Gumpinge R, Bub P, et al. 1989. Wolf Piezolith 2200 versus the modified Dornier HM3. Eur Urol, 16: 1–6.

Rassweiler J, Henkel T, Köhrmann K, et al. 1992. Lithotripter technology. Present and future. J Endourol, 6: 1–13.

Rassweiler J, Köhrmann K U, Back W, et al. 1993. Experimental basis of shockwave-induced renal trauma in the model of the canine kidney. World J Urol, 11: 43–53.

Rassweiler J, Renner C, Chaussy C, et al. 2001. Treatment of renal stones by extracorporeal shock-wave lithotripsy: an update. Eur Urol, 39: 187–199.

Rassweiler J, Tailly G G, Chaussy C. 2005. Progress in lithotriptor technology. EAU Updat Ser, 3: 17–36.

Rassweiler J, Bergsdorf T, Bohris C, et al. 2010. Consensus: shock wave technology and application: state of the art in 2010//Chaussy C, Haupt G, Jocham D, et al. Therapeutic energy applications in urology II: standards and recent developments. Stuttgart: Thieme: 37–52.

Rassweiler J, Knoll T, Köhrmann K U, et al. 2011. Shock wave technology and application: an update. Eur Urol, 59: 784–796.

Rassweiler J, Fritsche H M, Tailly G, et al. 2012. Shock wave lithotripsy in the year 2012//Knoll T, Perale M S. Clinical management of urolithiasis. Berlin: Springer Verlag: 51–75.

Rassweiler J, Rassweiler M C, Kenngott H, et al. 2013. The past, present and future of minimally invasive therapy in urology: a review and speculative outlook. Minim Invasive Ther Allied Technol, 22: 200–209.

Rassweiler J, Rassweiler M C, Frede T, et al. 2014. Extracorporeal shock wave lithotripsy: an opinion on its future. Indian J Urol, 30: 73–79.

Raveendran K. 2015. ESWT is a force to be reckoned with. Int J Surg 24: 113–114.

Rawat B, Fache J S, Burhenne H J. 1990. Biliary lithotripsy with the Siemens Lithostar Plus overhead module. J Lithotr Stone Dis, 2: 111–116.

Raz R, Zoabi A, Sudarsky M, et al. 1994. The incidence of urinary tract infection in patients without bacteriuria who underwent extracorporeal shock wave lithotripsy. J Urol, 151: 329–330.

Razvi H, Fuller A, Nott L, et al. 2012. Risk factors for perinephric hematoma formation after shockwave lithotripsy: a matched case-control analysis. J Endourol, 26: 1478–1482.

Recker F, Ruebben H, Bex A, et al. 1989. Morphological changes following ESWLin the rat kidney. Urol Res, 17: 229–233.

Reddy K P J, Sharath N. 2013. Manually operated piston-driven shock tube. Curr Sci, 104: 172–176.

Reisman Y, Hind A, Varaneckas A. 2015. Initial experience with linear focused shockwave treatment for erectile dysfunction: a 6-month follow-up pilot study. Int J Impot Res, 27: 108–112.

Renner C, Rassweiler J. 1999. Treatment of renal stones by extracorporeal shock wave lithotripsy. Nephron, 81: 71–81.

Reslan L, Mestas J L, Herveau S, et al. 2010. Transfection of cells in suspension by ultrasound cavitation. J Control Release, 142: 251–258.

Riad E M, Roshdy M, Ismail M A, et al. 2008. Extracorporeal shock wave lithotripsy (ESWL) versus percutaneous nephrolithotomy (PCNL) in the eradication of persistent bacteruria associated with infected stones. Aust J Basic Appl Sci, 2: 672–676.

Rieber F. 1947. Shock wave generator. United States patent US2559227 A. [1947-05-24]. Int Cl A61N7/02, G10K15/06, A61H23/00.

Riedlinger R, Dreyer T, Krauss W. 2002. Small aperture piezo sources for lithotripsy//Bettucci A. Proceedings of the 17th international congress on acoustics, vol IV, ICA, Rome, Italy, September 2–7 2001.

Ringdén I, Tiselius H G. 2007. Composition and clinically determined hardness of urinary tract stones. Scand J Urol Nephrol, 41: 316–323.

Rink K, Delacrétaz G, Salathé R P. 1992. Fragmentation process induced by microsecond laser pulses during lithotripsy. Appl Phys Lett, 61: 258–260.

Rink K, Delacrétaz G, Pittomvils G, et al. 1994. Incidence of cavitation in the fragmentation process of extracorporeal shock wave lithotripters. Appl Phys Lett, 64: 2596–2598.

Rink K, Delacrétaz G, Salathé R P. 1995. Fragmentation process of current laser lithotriptors. Lasers Surg Med, 16: 134–146.

Rivera A L, Magaña-Ortíz D, Gómez-Lim M, et al. 2014. Physical methods for genetic transformation of fungi and yeast. Phys Life Rev, 11: 184–203.

Robinson D E, Kossoff G. 1978. Pulse echo visualization//Fry FJ. Ultrasound: its applications in medicine and biology, vol 3. Amsterdam: Elsevier: 593–596.

Rodrigues Netto N, Lemos G C, Claro J F A, et al. 1992. Extracorporeal shock wave lithotripsy with Lithostar lithotripter. Urology, 40: 430–434.

Rodrigues Netto N, Longo J A, Ikonomidis J A, et al. 2002. Extracorporeal shock wave lithotripsy in children. J Urol, 167: 2164–2166.

Rodriguez-Merchan E C, Forriol F. 2004. Nonunion: general principles and experimental data. Clin Orthop Relat Res, 419: 4–12.

Roessler W, Steinbach P, Nicolai H, et al. 1993. Effects of high energy shock waves on the viable human kidney. Urol Res, 21: 273–277.

Rogenhofer S, Wimmer K, Blana A, et al. 2004. Acupuncture for pain in extracorporeal shockwave lithotripsy. J Endourol, 18: 634–637.

Roles N C, Maudsley R H. 1972. Radial tunnel syndrome: resistant tennis elbow as a nerve entrapment. J Bone Joint Surg, 54: 499–508.

Romeo P, Lavanga V, Pagani D, et al. 2014. Extracorporeal shock wave therapy in musculoskeletal disorders: a review. Med Princ Pract, 23: 7–13.

Rompe J D. 2009. Plantar fasciopathy. Sports Med Arthrosc Rev, 17: 100–104.

Rompe J D, Maffulli N. 2007. Repetitive shock wave therapy for lateral elbow tendinopathy (tennis elbow): a systematic and qualitative analysis. Br Med Bull, 83: 355–378.

Rompe J D, Hopf C, Eysel P, et al. 1995a. Extrakorporale Stosswellentherapie des therapieresistenten Tennisellenbogens: erste Ergebnisse von 150 Patienten//Chaussy C, Eisenberger F, Jocham D, et al. Die Stosswelle. Tübingen: Attempto Verlag.

Rompe J D, Rumler F, Hopf C, et al. 1995b. Extracorporal shock wave therapy for calcifying tendinitis of the shoulder. Clin Orthop Relat Res, 321: 196–201.

Rompe J D, Hopf C, Küllmer K, et al. 1996. Analgesic effect of extracorporeal shock-wave therapy on chronic tennis elbow. J Bone Joint Surg, 78: 233–237.

Rompe J D, Eysel D, Hopf C. 1997a. Extracorporeal shockwave treatment of delayed bone healing. A critical assessment. Unfallchirurg, 100: 845–849.

Rompe J D, Eysel D, Hopf C, et al. 1997b. Extracorporeal shockwave therapy in orthopedics. Positive results in tennis elbow and tendinosis calcarea of the shoulder. Fortschr Med, 26: 29–33.

Rompe J D, Burger D, Hopf C, et al. 1998a. Shoulder function after extracorporeal shock wave therapy for calcific tendinitis. J Shoulder Elb Surg, 7: 505–509.

Rompe J D, Kirkpatrick C J, Küllmer K, et al. 1998b. Dose-related effects of shock waves on rabbit tendo Achillis: a sonographic and histological study. J Bone Joint Surg Br Vol, 80: 546–552.

Rompe J D, Rosendahl T, Schöllner C, et al. 2001a. High-energy extracorporeal shock wave treatment of nonunions. Clin Orthop Relat Res, 387: 102–111.

Rompe J D, Zoellner J, Nafe B. 2001b. Shock wave therapy versus conventional surgery in the treatment of calcifying tendinitis of the shoulder. Clin Orthop Relat Res, 387: 72–82.

Rompe J D, Schöllner C, Nafe B. 2002. Evaluation of low-energy extracorporeal shock-wave application for treatment of chronic plantar fasciitis. J Bone Joint Surg Am, 84: 35–341.

Rompe J D, Decking J, Schöllner C, et al. 2003. Shock wave application for chronic plantar fasciitis in running athletes. A prospective, randomized, placebo-controlled trial. Am J Sports Med, 31: 268–275.

Rompe J D, Decking J, Schöllner C, et al. 2004. Repetitive low-energy shock wave treatment for chronic lateral epicondylitis in tennis players. Am J Sports Med, 32: 734–743.

Rompe J D, Nafe B, Furia J P, et al. 2007. Eccentric loading, shock-wave treatment, or a wait-and-see policy for tendinopathy of the main body of tendo achillis: a randomized controlled trial. Am J Sports Med, 35: 374–383.

Rompe J D, Furia J, Maffulli N. 2008. Eccentric loading compared with shock wave treatment for chronic insertional Achilles tendinopathy: a randomized, controlled trial. J Bone Joint Surg Am, 90: 52–61.

Rompe J D, Cacchio A, Furia J P, et al. 2010. Low-energy extracorporeal shock wave therapy as a treatment for medial tibial stress syndrome. Am J Sports Med, 38: 125–132.

Rompe J D, Furia J, Cacchio A, et al. 2015. Radial shock wave treatment alone is less efficient than radial shock wave treatment combined with tissue-specific plantar fascia-stretching in patients with chronic plantar heel pain. Int J Surg, 24: 135–142.

Rosenschein U, Yakubov S J, Guberinich D, et al. 1992. Shock-wave thrombus ablation, a new method for noninvasive mechanical thrombolysis. Am J Cardiol, 70: 1358–1361.

Rosenthal I, Sostaric J Z, Riesz P. 2004. Sonodynamic therapy: a review of the synergistic effects of drugs and ultrasound. Ultrason Snonochem, 11: 349–363.

Roth R A, Beckmann C F. 1988. Complications of extracorporeal shock-wave lithotripsy and percutaneous nephrolithotomy. Urol Clin N Am, 15: 155–166.

Roxas M. 2005. Plantar fasciitis: diagnosis and therapeutic considerations. Altern Med Rev, 10: 83–93.

Rubenstein J N, Parsons W G, Kim S C, et al. 2002. Extracorporeal shock wave lithotripsy of pancreatic duct stones using the Healthtronics LithoTron lithotriptor and the Dornier HM3 lithotripsy machine. J Urol, 167: 485–487.

Rubin J I, Arger P H, Pollack H M, et al. 1987. Kidney changes after extracorporeal shock wave lithotripsy: CT evaluation. Radiology, 162: 21–24.

Ruiz-Díez B. 2002. Strategies for the transformation of filamentous fungi. J Appl Microbiol, 92: 189–195.

Ruoppolo M, Bellorofonte C, Tombolini P. 1989. The Wolf Piezolith 2300 lithotriptor: a technical note. Arch Ital Urol Androl, 61: 373–378.

Russe-Wilflingseder K, Russe E, Vester J C, et al. 2013. Placebo controlled, prospectively randomized, double-blinded study for the investigation of the effectiveness and safety of the acoustic wave therapy (AWT®) for cellulite treatment. J Cosmet Laser Ther, 15: 155–162.

Russo S. 2014. Avascular osteonecrosis of the femoral head//Lohrer H, Gerdesmeyer L. Multidisciplinary medical applications. Heilbronn: Level 10 Buchverlag: 144–161.

Russo P, Stephenson R A, Mies C, et al. 1986. High energy shock waves suppress tumor growth in vitro and in vivo. J Urol, 135: 626–628.

Russo P, Mies C, Huryk R, et al. 1987. Histopathologic and ultrastructural correlates of tumor growth suppression by high energy shock waves. J Urol, 137: 338–341.

Russo S, Sadile F, Esposito R, et al. 2015. Italian experience on use of E.S.W. therapy for avascular necrosis of femoral head. Int J Surg, 24: 188–190.

Ryan P C, Jones B J, Kay E W, et al. 1991. Acute and chronic bioeffects of single and multiple doses of piezoelectric shockwaves (EDAP LT.01). J Urol, 145: 399–404.

Sackmann M. 1992. Gallbladder stones: shockwave therapy. Baillieres Clin Gastroenterol, 6: 697–714.

Sackmann M, Delius M, Sauerbruch T, et al. 1988. Shock-wave lithotripsy of gallbladder stones. The first 175 patients. N Engl J Med, 318: 393–397.

Sackmann M, Eder H, Spengler U, et al. 1993. Gallbladder emptying is an important factor in fragment disappearance after shock wave lithotripsy. J Hepatol, 17: 62–66.

Sackmann M, Holl J, Sauter G H, et al. 2001. Extracorporeal shock wave lithotripsy for clearance of bile duct stones resistant to endoscopic extraction. Gastrointest Endosc, 53: 27–32.

Saggini R, Figus A, Troccola A, et al. 2008. Extracorporeal shock wave therapy for management of chronic ulcers in the lower extremities. Ultrasound Med Biol, 34: 1261–1271.

Sauter G, Kullak-Ublick G, Schum acher R, et al. 1997. Safety and efficacy of repeated shockwave lithotripsy of gallstones with and without adjuvant bile acid therapy. Gastroenterology, 112: 1603–1609.

Saiko Y, Saito I. 1994. Experience with Yachiyoda SZ-5000 extracorporeal shock wave lithotripsy. Hinyokika Kiyo, 40: 273–277.

Saisu T, Takahashi K, Kamegaya M, et al. 2004. Effects of extracorporeal shock waves on immature rabbit femurs. J Pediatr Orthop B, 13: 176–183.

Saithna A, Jenkinson E, Boer R, et al. 2009. Is extracorporeal shockwave therapy for calcifying tendinitis of the rotator cuff associated with a significant improvement in the Constant-Murley score? A systematic review. Curr Orthop Pract, 20: 566–571.

Sánchez O, Navarro R E, Aguirre J. 1998. Increased transformation frequency and tagging of developmental genes in Aspergillus nidulans by restriction enzyme-mediated integration (REMI). Mol Gen Genet, 258: 89–94.

Sankin G N, Simmons W N, Zhu S L, et al. 2005. Shock wave interaction with laser-generated single bubbles. Phys Rev Lett, 95: 034501-1–034501-4.

Sankin G N, Zhou Y, Zhong P. 2008. Focusing of shock waves induced by optical breakdown in water. J Acoust Soc Am, 123: 4071–4081.

Sankin G N, Yuan F, Zhong P. 2010. Pulsating tandem microbubble for localized and directional single-cell membrane poration. Phys Rev Lett, 105: 078101-1–078101-9.

Sansone V, D'Agostino M C, Bonora C, et al. 2012. Early angiogenic response to shock waves in a three-dimensional model of human microvascular endothelial cell culture (HMEC-1). J Biol Regul Homeost Agents, 26: 29–37.

Santamato A, Notarnicola A, Panza F, et al. 2013. SBOTE study: extracorporeal shock wave therapy versus electrical stimulation after botulinum toxin type A injection for post-stroke spasticity: a prospective randomized trial. Ultrasound Med Biol, 39: 283–291.

Santamato A, Micello M F, Panza F, et al. 2014. Extracorporeal shock wave therapy for the treatment of poststroke plantar-flexor muscles spasticity: a prospective open-label study. Top Stroke Rehabil, 21: S17–S24.

Sapozhnikov O A, Bailey M R. 2013. Radiation force on an elastic sphere in an acoustic beam of arbitrary structure. J Acoust Soc Am, 133: 661–676.

Sapozhnikov O A, Bailey M R, Crum L A, et al. 2001. Ultrasound-guided localized detection of cavitation during lithotripsy in pig kidney in vivo. Proc IEEE Ultrason Symp, 2: 1437–1440.

Sapozhnikov O A, Khokhlova V A, Bailey M R, et al. 2002. Effect of overpressure and pulse repetition frequency on cavitation in shock wave lithotripsy. J Acoust Soc Am, 112: 1183–1195.

Sapozhnikov O A, Maxwell A D, MacConaghy B, et al. 2007. A mechanistic analysis of stone fracture in lithotripsy. J Acoust Soc Am, 121: 1190–1202.

Sarica K, Yencilek F. 2008. Prevention of shockwave induced functional and morphological alterations: an overview. Arch Ital Urol Androl, 80: 27–33.

Sarica K, Kosar A, Yaman O, et al. 1996. Evaluation of ischemia after ESWL: Detection of free oxygen radical scavenger enzymes in renal parenchyma subjected to high-energy shock waves. Urol Int, 57: 221–223.

Sas D J, Hulsey T C, Shatat I F, et al. 2010. Increasing incidence of kidney stones in children evaluated in the emergency department. J Pediatr, 157: 132–137.

Sass W, Braunlich M, Dreyer H, et al. 1991. The mechanisms of stone disintegration by shock waves. Ultrasound Med Biol, 17: 239–243.

Sathishkumar S, Meka A, Dawson D, et al. 2008. Extracorporeal shock wave therapy induces alveolar bone regeneration. J Dent Res, 87: 687–691.

Sato Y, Tanda H, Kato S, et al. 2008. Shock wave lithotripsy for renal stones is not associated with hypertension and diabetes mellitus. Urology, 71: 586–591.

Sauerbruch T, Stern M. 1989. Study group for shock-wave lithotripsy of bile duct stones. Fragmentation of bile duct stones by extracorporeal shock waves. A new appraoch to biliary calculi after failure of routine endoscopic measures. Gastroenterology, 96: 146–152.

Sauerbruch T, Delius M, Paumgartner G, et al. 1986. Fragmentation of gallstones by extracorporeal shock waves. N Engl J Med, 314: 818–822.

Sauerbruch T, Holl J, Sackmann M, et al. 1987. Disintegration of a pancreatic duct stone with extracorporeal shock waves in a patient with chronic pancreatitis. Endoscopy, 19: 207–208.

Sauerbruch T, Holl J, Sackmann M, et al. 1989. Extracorporeal shock wave lithotripsy of pancreatic stones. Gut Int J Gastroenterol Hepatol, 30: 1406–1411.

Saw K C, McAteer J A, Fineberg N S, et al. 2000a. Calcium stone fragility is predicted by helical CT attenuation values. J Endourol, 14: 471–474.

Saw K C, McAteer J A, Monga A G, et al. 2000b. Helical CT of urinary calculi: effect of stone composition, stone size, and scan collimation. Am J Roentgenol, 175: 329–332.

Saxena A, Ramdath S, O'Halloran P, et al. 2011. Extra-corporeal pulsed-activated therapy ("EPAT" sound wave) for Achilles tendinopathy: a prospective study. J Foot Ankle Surg, 50: 315–319.

Sayed M A, el-Taher A M, Aboul-Ella H A, et al. 2001. Steinstrasse after extracorporeal shockwave lithotripsy: aetiology, prevention and management. Br J Urol Int, 88: 675–678.

Scales C D, Smith A C, Hanley J M, et al. 2012. Prevalence of kidney stones in the United States. Eur Urol, 62: 160–165.

Schaaf A, Langbein S, Knoll T, et al. 2003. In vitro transfection of human bladder cancer cells by acoustic energy. Anticancer Res, 23: 4871–4876.

Schaden W, Fischer A, Sailler A. 2001. Extracorporeal shock wave therapy of nonunion or delayed osseous union. Clin Orthop Relat Res, 387: 90–94.

Schaden W, Thiele R, Kölpl C, et al. 2007. Shock wave therapy for acute and chronic soft tissue wounds: a feasibility study. J Surg Res, 143: 1–12.

Schaden W, Mittermayr R, Haffner N, et al. 2015. Extracorporeal shockwave therapy (ESWT): first choice treatment of fracture non-unions? Int J Surg, 24: 179–183.

Schafer M E. 1993. Cost effective shock wave hydrophones. J Stone Dis, 5: 73–76.

Schelling G, Delius M, Gschwender M, et al. 1994. Extracorporeal shock waves stimulate frog sciatic nerves indirectly via a cavitation-mediated mechanism. Biophys J, 66: 133–140.

Schelling G, Weber W, Mendl G, et al. 1996. Patient controlled analgesia for shock wave lithotripsy: the effect of self-administered alfentanil on pain intensity and drug requirement. J Urol, 155: 43–47.

Schlaudraff K-U, Kiessling M C, Császár N B M, et al. 2014. Predictability of the individual clinical outcome of extracorporeal shock wave therapy for cellulite. Clin Cosmet Investig Dermatol, 7: 171–183.

Schleberger R, Senge T. 1992. Non-invasive treatment of long-bone pseudarthrosis by shock waves (ESWL). Arch Orthop Trauma Surg, 111: 224–227.

Schlicher R K, Radhakrishna H, Tolentino T P, et al. 2006. Mechanism of intracellular delivery by acoustic cavitation. Ultrasound Med Biol, 32: 915–924.

Schmid J P. 2014. Cardiology: angina pectoris. Treatment of angina pectoris and upcoming indications//Lohrer H, Gerdesmeyer L. Multidisciplinary medical applications. Heilbronn: Level 10 Buchverlag: 180–200.

Schmitz S, Zengel P, Alvir I, et al. 2008. Long-term evaluation of extracorporeal shock wave lithotripsy in the treatment of salivary stones. J Laryngol Otol, 122: 65–71.

Schmitz C, Császár N B M, Rompe J D, et al. 2013. Treatment of chronic plantar fasciopathy with extracorporeal shock waves (review). J Orthop Surg Res, 8: 31–42.

Schmitz C, Császár N B M, Milz S, et al. 2015. Efficacy and safety of extracorporeal shock wave therapy for orthopedic conditions: a systematic review on studies listed in the PEDro database. Br Med Bull, 116: 115–138.

Schnabel M J, Brummeisl W, Burger M, et al. 2015. Stosswellenlithotripsie in Deutschland: ergebnisse einer deutschlandweiten Umfrage. Der Urol, 54: 1277–1282.

Schoenfield L J, Berci G, Carnovale R L, et al. 1990. The effect of ursodiol on the efficacy and safety of extracorporeal shock-wave lithotripsy of gallstones. The Dornier National Biliary Lithotripsy Study. N Engl J Med, 323: 1239–1245.

Schofer M D, Hinrichs F, Peterlein C D, et al. 2009. High- versus low-energy extracorporeal shock wave therapy of rotator cuff tendinopathy: a prospective, randomised, controlled study. Acta Orthop Belg, 75: 452–458.

Schöll J, Lohrer H. 2001. Fasciitis plantaris: eine Indikation zur Stosswellentherapie. Orthopädieschuhtechnik, 7/8: 66–70.

Schulte W, Lukas D. 1992. The periotest method. Int Dent J, 42: 433–440.

Schultz-Lampel D, Lampel A. 2001. The surgical management of stones in children. Br J Urol Int, 87: 732–740.

Scott J, Huskisson E C. 1976. Graphic representation of pain. Pain, 2: 175–184.

Seidl M, Steinbach P, Wörle K, et al. 1994. Induction of stress fibres and intercellular gaps in human vascular endothelium by shock-waves. Ultrasonics, 32: 397–400.

Seitz C. 2010. Medical expulsive therapy of ureteral calculi and supportive therapy after extracorporeal shock wave lithotripsy. Eur Urol Suppl, 9: 807–813.

Seitz C, Fajkovic H, Waldert M, et al. 2006. Extracorporeal shock wave lithotripsy in the treatment of proximal ureteral stones: does the presence and degree of hydronephrosis affect success? Eur Urol, 49: 378–383.

Seitz C, Fritsche H M, Siebert T, et al. 2009. Novel electromagnetic lithotriptor for upper tract stones with and without a ureteral stent. J Urol, 182: 1424–1429.

Semins M J, Matlaga B R. 2010. Novel instrumentation in urologic surgery: shock wave lithotripsy. Indian J Urol, 26: 423–426.

Semins M J, Trock B J, Matlaga B R. 2008. The effect of shock wave rate on the outcome of shock wave lithotripsy: a meta-analysis. J Urol, 179: 194–197.

Serpe L, Canaparo R, Berta L, et al. 2011. High energy shock waves and 5-aminolevulinic for sonodynamic therapy: effects in a syngeneic model of colon cancer. Technol Cancer Res Treat, 10: 85–93.

Servadio C, Livne P, Winkler H. 1988. Extracorporeal shock wave lithotripsy using a new, compact and portable unit. J Urol, 139: 685–688.

Settles G S. 2001. Schlieren and shadowgraph techniques: visualizing phenomena in transparent media. Berlin: Springer.

Seven G, Schreiner M A, Ross A S, et al. 2012. Long-term outcomes associated with pancreatic extracorporeal shock wave lithotripsy for chronic calcific pancreatitis. Gastrointest Endosc, 75: 997–1004.

Shaffer E A. 2006. Epidemiology of gallbladder stone disease. Best Pract Res Clin Gastroenterol, 20: 981–996.

Shah K, Kurien A, Mishra S, et al. 2010a. Predicting effectiveness of extracorporeal shockwave lithotripsy by stone attenuation value. J Endourol, 24: 1169–1173.

Shah A, Owen N R, Lu W, et al. 2010b. Novel ultrasound method to reposition kidney stones. Urol Res, 38: 491–495.

Shah A, Harper J D, Cunitz B W, et al. 2012. Focused ultrasound to expel calculi from the kidney. J Urol, 187: 739–743.

Shamloul R, Ghanem H. 2013. Erectile dysfunction. Lancet, 381: 153–165.

Shao Y Z, Connors B A, Evan A P, et al. 2003. Morphological changes induced in the pig kidney by extracorporeal shock wave lithotripsy: nephron injury. Anat Rec A, 275A: 979–989.

Sheir K Z, El-Sheikh A M, Ghoneim M A. 2001. Synchronous twin-pulse technique to improve efficacy of SWL: preliminary results of an experimental study. J Endourol, 15: 965–974.

Sheir K Z, Lee D, Humphrey P A, et al. 2003a. Evaluation of synchronous twin pulse technique for shock wave lithotripsy: in vivo tissue effects. Urology, 62: 964–967.

Sheir K Z, Madbouly K, Elsobky E. 2003b. Prospective randomized comparative study of the effectiveness and safety of electrohydraulic and electromagnetic extracorporeal shock wave lithotriptors. J Urol, 170: 389–392.

Sheir K Z, El-Diasty T A, Ismail A M. 2005. Evaluation of a synchronous twin-pulse technique for shock wave lithotripsy: the first prospective clinical study. Br J Urol Int, 95: 389–393.

Sheir K Z, Elhalwagy S M, Abo-Elghar M E, et al. 2007. Evaluation of a synchronous twin-pulse technique for shock wave lithotripsy: a prospective randomized study of effectiveness and safety in comparison to standard single-pulse technique. Br J Urol Int, 101: 1420–1426.

Shen P, Jiang M, Yang J, et al. 2011. Use of ureteral stent in extracorporeal shock wave lithotripsy for upper urinary calculi: a systematic review and meta-analysis. J Urol, 186: 1328–1335.

Shima A, Nakajima K. 1977. The collapse of a non-hemispherical bubble attached to a solid wall. J Fluid Mech, 80: 369–391.

Shimokawa H, Ito K. 2010. Extracorporeal cardiac shock wave therapy for ischemic heart disease// Loske AM. New trends in shock wave applications to medicine and biotechnology. Kerala: Research Signpost: 211–224.

Shimokawa H, Ito K, Fukumoto Y, et al. 2008. Extracorporeal cardiac shock wave therapy for ischemic heart disease. Shock Waves, 17: 449–455.

Shokeir A A, Sheir K Z, El-Nahas A R, et al. 2006. Treatment of renal stones in children: a comparison between percutaneous nephrolithotomy and shock wave lithotripsy. J Urol, 176: 706–710.

Shoskes D A, Berger R, Elmi A, et al. 2008. Muscle tenderness in men with chronic prostatitis/chronic pelvic pain syndrome: the chronic prostatitis cohort study. J Urol, 179: 556–560.

Shouman A M, Ghoneim I A, ElShenoufy A, et al. 2009. Safety of ungated shockwave lithotripsy in pediatric patients. J Pediatr Urol, 5: 119–121.

Siebert W, Buch M. 1997. Extracorporeal shock wave in orthopaedics. Heidelberg: Springer Verlag.

Siems W, Grune T, Voss P, et al. 2005. Anti-fibrosclerotic effects of shock wave therapy in lipedema and cellulite. BioFactors, 24: 275–282.

Sighinolfi M C, Micali S, Grande M, et al. 2008. Extracorporeal shock wave lithotripsy in an elderly population: how to prevent complications and make the treatment safe and effective. J Endourol, 22: 2223–2226.

Silber N, Kremer I, Gaton D D, et al. 1991. Severe sepsis following extracorporeal shock wave lithotripsy. J Urol, 145: 1045–1046.

Silk Z M, Alhuwaila R S, Calder J D. 2012. Low-energy extracorporeal shock wave therapy to treat lesser metatarsal fracture nonunion: case report. Foot Ankle Int, 33: 1128–1132.

Simon J C, Sapozhnikov O A, Khokhlova V A, et al. 2012. Ultrasonic atomization of tissue and its role in tissue fractionation by high intensity focused ultrasound. Phys Med Biol, 57: 8061–8078.

Singh V, Agarwal R. 1990. Mechanical and ultrasonic parameters of kidney stones. J Lithotr Stone Dis, 2: 117–123.

Singh S K, Mandal A, Goswami A, et al. 2004. Density of renal stone on computerized tomography: predictor of stone fragmentation by extracorporeal shockwave lithotripsy but not of chemical composition of stone. Br J Urol Int Suppl, 2: 9.

Skolarikos A, Alargof E, Rigas A, et al. 2005. Shockwave therapy as first-line treatment for Peyronie's disease: a prospective study. J Endourol, 19: 11–14.

Skolarikos A, Alivizatos G, de la Rosette J. 2006. Extracorporeal shock wave lithotripsy 25 years later: complications and their prevention. Eur Urol, 50: 981–990.

Smith N, Zhong P. 2012. Stone comminution correlates with the average peak pressure incident on a stone during shock wave lithotripsy. J Biomech, 45: 2520–2525.

Smith N, Sankin G N, Simmons W N, et al. 2012. A comparison of light spot hydrophone and fiber optic probe hydrophone for lithotripter field characterization. Rev Sci Instrum, 83: 014301.

Soccol C R, Vandenberghe L P, Rodrigues C, et al. 2006. New perspectives for citric acid production and application. Food Technol Biotechnol, 44: 141–149.

Sohn M K, Cho K H, Kim Y J, et al. 2011. Spasticity and electrophysiologic changes after extracorporeal shock wave therapy on gastrocnemius. Ann Rehabil Med, 35: 599–604.

Sokolov D L, Bailey M R, Crum L A. 2000. Effect of dual-reflector lithotripter on stone fragmentation and cell damage. J Acoust Soc Am, 108: 2518.

Sokolov D L, Bailey M R, Crum L A. 2001. Use of a dual-pulse lithotripter to generate a localized and intensified cavitation field. J Acoust Soc Am, 110: 1685–1695.

Sokolov D L, Bailey M R, Crum L A, et al. 2002. Prefocal alignment improves stone comminution in shockwave lithotripsy. J Endourol, 16: 709–715.

Sokolov D L, Bailey M R, Crum L A. 2003. Dual-pulse lithotripter accelerates stone fragmentation and reduces cell lysis in vitro. Ultrasound Med Biol, 29: 1045–1052.

Sommerfeld M, Müller M. 1988. Experimental and numerical studies of shock wave focusing in water. Exp Fluids, 6: 209–216.

Song J, Tata D, Li L, et al. 2002. Combined shock-wave and immunogene therapy of mouse melanoma and renal carcinoma tumors. Ultrasound Med Biol, 28: 957–964.

Song D, Yue W, Li Z, et al. 2014. Study of the mechanism of sonodynamic therapy in a rat glioma model. Onco Targets Ther, 7: 1801–1810.

Sorensen C, Chandhoke P. 2002. Is lower pole caliceal anatomy predictive of extracorporeal shock wave lithotripsy success for primary lower pole kidney stones? J Urol, 168: 2377–2382.

Sorensen C, Chandhoke P, Moore M, et al. 2002. Comparison of intravenous sedation versus general anesthesia on the efficacy of the Doli 50 lithotriptor. J Urol, 168: 35–37.

Sorensen M D, Bailey M R, Shah A R, et al. 2012. Quantitative assessment of shockwave lithotripsy accuracy and the effect of respiratory motion. J Endourol, 26: 1070–1074.

Sorensen M D, Bailey M R, Hsi R S, et al. 2013. Focused ultrasonic propulsion of kidney stones: review and update of preclinical technology. J Endourol, 27: 1183–1186.

Soto-Alonso G, Cruz-Medina J A, Caballero-Pérez J, et al. 2015. Isolation of a conjugative F-like plasmid from a multidrug-resistant Escherichia coli strain CM6 using tandem shock wave-mediated transformation. J Microbiol Methods, 114: 1–8.

Spacca G, Necozione S, Cacchio A. 2005. Radial shock wave therapy for lateral epicondylitis: a prospective randomised controlled single-blind study. Eura Medicophys, 41: 17–25.

Speed C A. 2004. Extracorporeal shock-wave therapy in the management of chronic soft-tissue conditions. J Bone Joint Surg Br, 86: 165–171.

Speed C A. 2014. A systematic review of shockwave therapies in soft tissue conditions: focusing on the evidence. Br J Sports Med, 48: 1538–1542.

Speed C A, Nichols D, Richards C, et al. 2002. Extracorporeal shock wave therapy for lateral epicondylitis: a double blind randomised controlled trial. J Orthop Res, 22: 895–898.

Speed C A, Nichols D, Wies J, et al. 2003. Extracorporeal shock wave therapy for plantar fasciitis. A double blind randomised controlled trial. J Orthop Res, 21: 937–940.

Spindler A, Berman A, Lucero E, et al. 1998. Extracorporeal shock wave treatment for chronic calcific tendinitis of the shoulder. J Rheumatol, 25: 1161–1163.

Springhart W P, Preminger G M. 2004. Advanced imaging in stone management. Curr Opin Urol, 14: 95–98.

Srini V S, Reddy R K, Shultz T, et al. 2015. Low intensity extracorporeal shockwave therapy for erectile dysfunction: a study in an Indian population. Can J Urol, 22: 7393–7401.

Stamatelou K K, Francis M E, Jones C A, et al. 2003. Time trends in reported prevalence of kidney stones in the United States: 1976–1994. Kidney Int, 63: 1817–1823.

Staples M P, Forbes A, Ptasznik R, et al. 2008. A randomized controlled trial of extracorporeal shock wave therapy for lateral epicondylitis (tennis elbow). J Rheumatol, 35: 2038–2046.

Starr N T, Middleton R G. 1992. Extracorporeal piezoelectric lithotripsy in unanesthetized children. Pediatrics, 89: 1226–1229.

Stasinopoulos D, Johnson M I. 2005. Effectiveness of extracorporeal shock wave therapy for tennis elbow (lateral epicondylitis). Br J Sports Med, 39: 132–136.

Staudenraus J. 1991. Erzeugung und Ausbreitung freifeldfokussierter Hochenergiedruckimpulse in Wasser. Stuttgart: University of Stuttgart.

Staudenraus J, Eisenmenger W. 1993. Fibre-optic probe hydrophone for ultrasonic and shock wave measurements in water. Ultrasonics, 31: 267–273.

Steinbach P, Hofstädter F, Nicolai H, et al. 1992. In vitro investigations on cellular damage induced by high energy shock waves. Ultrasound Med Biol, 18: 691–699.

Steinberg P L, Williams S, Hoenig D. 2010. Adjuncts to improve outcomes of shock wave lithotripsy. Curr Urol Rep, 11: 93–97.

Steinhauser M O, Schmidt M. 2014. Destruction of cancer cells by laser-induced shockwaves: recent developments in experimental treatments and multiscale computer simulations. Soft Matter, 10: 4778–4788.

Steinke H, Rädel R F. 2014. Dentistry Treatment of gingival pockets with shock waves//Lohrer H, Gerdesmeyer L. Multidisciplinary medical applications. Heilbronn: Level 10 Buchverlag: 264–275.

Stelmashuk V, Hoffer P. 2012. Shock waves generated by an electrical discharge on composite electrode immersed in water with different conductivities. IEEE Trans Plasma Sci, 40: 1907–1912.

Stelmashuk V, Sunka P. 2006. Mutual interaction of two shock waves with a different time delay. Czechoslov J Phys, 56(Suppl 2): B396–B400.

Stephenson T J, Johnson A G, Ross B. 1989. Short-term effects of extracorporeal shock wave lithotripsy on the human gallbladder. J Pathol, 158: 239–246.

Stevenson D J, Gunn-Moore F J, Campbell P, et al. 2010. Single cell optical transfection. J R Soc Interface, 7: 863–871.

Stewart G, Johnson L, Ganesh H, et al. 2015. Stone size limits the use of Hounsfield units for prediction of calcium oxalate stone composition. Urology, 85: 292–295.

Stojadinovic A, Elster E A, Anam K, et al. 2008. Angiogenic response to extracorporeal shock wave treatment in murine skin isografts. Angiogenesis, 11: 369–380.

Stojadinovic A, Kyle Potter B, Eberhardt J, et al. 2011. Development of a prognostic naive Bayesian classifier for successful treatment of nonunions. J Bone Joint Surg Am, 93: 187–194.

Stoller M L, Bolton D M. 2000. Urinary stone disease//Tanogho EA, McAninch JW. Smith's general urology, 15th ed. San Francisco: Lange Medical Books: 291–320.

Stoller M L, Workman S J. 1990. The effect of extracorporeal shock wave lithotripsy on the microbiological flora of urinary calculi. J Urol, 144: 619–621.

Straub M, Gschwend J, Zorn C. 2010. Pediatric urolithiasis: the current surgical management. Pediatr Nephrol, 25: 1239–1244.

Sugihara T, Yasunaga H, Horiguchi H, et al. 2012. Renal haemorrhage risk after extracorporeal shockwave lithotripsy: results from the Japanese Diagnosis Procedure Combination Database. Br J Urol Int, 110: E332–E338.

Suhr F, Bloch W. 2012. Mechanotransduction - role in tissue adaptation. Shockwave Int Soc Med Schockwave Treat, 8: 14–16.

Suhr F, Delhasse Y, Bungartz G, et al. 2013. Cell biological effects of mechanical stimulations generated by focused extracorporeal shock wave applications on cultured human bone marrow stromal cells. Stem Cell Res, 11: 951–964.

Sukubo N G, Tibalt E, Respizzi S, et al. 2015. Effect of shock waves on macrophages: a possible role in tissue regeneration and remodeling. Int J Surg, 24: 124–130.

Sun X, He L, Lu J, et al. 2010. Greater and lesser ischiadic foramina as path of shock wave lithotripsy for distal ureteral stone in children. J Urol, 184: 665–668.

Sun D, Junger WG, Yuan C, et al. 2013. Shockwaves induce osteogenic differentiation of human mesenchymal stem cells through ATP release and activation of P2X7 receptors. Stem Cells, 31: 1170–1180.

Sunka P. 2001. Pulse electrical discharges in water and their applications. Phys Plasmas, 8: 2587–2594.

Sunka P, Stelmashuk V, Babicky V, et al. 2006. Generation of two successive shock waves focused to a common focal point. IEEE Trans Plasma Sci, 34: 1382–1385.

Surana K S, Reddy K P J, Joy A D, et al. 2014. Riemann shock tube: 1D normal shocks in air, simulations and experiments. Int J Comput Fluid Dyn, 28: 251–271.

Suzuki Y, Sugiyama M, Inui K, et al. 2013. Management for pancreatolithiasis: a Japanese multicenter study. Pancreas, 42: 584–588.

Tachibana K, Feril L B, Jr, Ikeda-Dantsuji Y. 2008. Sonodynamic therapy. Ultrasonics, 48: 253–259.

Tadenuma H, Ishihara T, Yamaguchi T, et al. 2005. Long-term results of extracorporeal shockwave lithotripsy and endoscopic therapy for pancreatic stones. Clin Gastroenterol Hepatol, 3: 1128–1135.

Tailly G G. 1989. Experience with a Dornier HM4 lithotripter in urinary stone treatment//Lingeman J E, Newman D M. Shock wave lithotripsy 2: urinary and biliary lithotripsy, part VI. New York: Springer Science and Business Media: 421–426.

Tailly G G. 1990. Experience with the Dornier HM4 and the MPL 9000 lithotriptors in urinary stone treatment. J Urol, 144: 622–627.

Tailly G G. 1999. Consecutive experience with four Dornier lithotripters: HM4, MPL9000, Compact, and U/50. J Endourol, 13: 329–338.

Tailly G G. 2010. Introduction to lithotripter technology//Loske AM. New trends in shock wave applications to medicine and biotechnology. Kerala: Research Signpost: 47–80.

Tailly G G. 2012. Lithotripsy systems//Smith AD, Badlani G, Preminger G, Kavousi LR. Smith's textbook of endourology, 3rd ed. New Jersey: Wiley-Blackwell: 559–575.

Tailly G G. 2013a. Extracorporeal shock wave lithotripsy today. Indian J Urol, 29: 200–207.

Tailly G G. 2013b. Optical coupling control in extracorporeal shock wave lithotripsy. J Endourol, 27(Suppl 1): A130.

Tailly G G, Tailly-Cusse M M. 2014. Optical coupling control: an important step toward better shockwave lithotripsy. J Endourol, 28: 1368–1373.

Tailly G G, Marcelo J B, Schneider I A, et al. 2001. Patient-controlled analgesia during SWLtreatments. J Endourol, 15: 465–471.

Tailly G G, Baert J A, Hente K R, et al. 2008. Twenty years of single center experience in ESWL 1987–2007: an evaluation of 3079 patients. J Endourol, 22: 2211–2222.

Takahashi N, Wada Y, Ohtori S, et al. 2003. Application of shock waves to rat skin decreases calcitonin gene-related peptide immunoreactivity in dorsal root ganglion neurons. Auton Neurosci, 107: 81–84.

Takayama K. 1983. Application of holographic interferometry to shock wave research//Fagan W F. Industrial applications of laser technology, Proceedings of SPIE, the international society for optical engineering, vol 398, SPIE, Bellingham, Washington, April 19–22 1983: 174–181.

Takayama K. 1993. Application of underwater shock wave focusing to the development of extracorporeal shock wave lithotripsy. Jpn J Appl Phys, 32: 2192–2198.

Takayama K, Saito T. 2004. Shock wave/geophysical and medical applications. Annu Rev Fluid Mech, 36: 347–379.

Taki M, Iwata O, Shiono M, et al. 2007. Extracorporeal shock wave therapy for resistant stress fracture in athletes. Am J Sports Med, 35: 1188–1192.

Tamma R, dell'Endice S, Notarnicola A, et al. 2009. Extracorporeal shock waves stimulate osteoblast activities. Ultrasound Med Biol, 35: 93–100.

Tan E C, Tung K H, Foo K T. 1991. Comparative studies of extracorporeal shockwave lithotripsy by Dornier HM3, EDAP LT 01 and Sonolith 2000 devices. J Urol, 148: 294–297.

Tan A H, Al-Omar M, Watterson J D, et al. 2004. Results of shockwave lithotripsy for pediatric urolithiasis. J Endourol, 18: 527–530.

Tandan M, Reddy D N. 2011. Extracorporeal shock wave lithotripsy for pancreatic and large common bile duct stones. World J Gastroenterol, 17: 4365–4371.

Tandan M, Reddy D N, Santosh D, et al. 2010. Extracorporeal shock wave lithotripsy and endotherapy for pancreatic calculi: a large single center experience. Indian J Gastroenterol, 29: 143–148.

Tandan M, Reddy D N, Talukdar R, et al. 2013. Long-term clinical outcomes of extracorporeal shockwave lithotripsy in painful chronic calcific pancreatitis. Gastrointest Endosc, 78: 726–733.

Tanguay M, Colonius T. 2001. Numerical simulation of bubble cavitation flow in shock wave lithotripsy//CAV2001, Fourth international symposium on cavitation, California Institute of Technology, Pasadena, USA, June 20–23 2001.

Tanguay M, Colonius T. 2003. Progress in modeling and simulation of shock wave lithotripsy (SWL)//Proceedings of the CAV2003. Fifth international symposium on cavitation. New utilization of cavitation in biomedical, environment and material processing fields, Osaka University, Osaka, Japan, November 1–4 2003.

Taunton K M, Taunton J E, Khan K M. 2003. Treatment of patellar tendinopathy with extracorporeal shock wave therapy. BC Med J, 45: 500–507.

Tavakkoli J, Birer A, Arefiev A, et al. 1997. A piezocomposite shock wave generator with electronic focusing capability: application for producing cavitation-induced lesions in rabbit liver. Ultrasound Med Biol, 23: 107–115.

Teichman J M H, Portis A J, Cecconi P P, et al. 2000. In vitro comparison of shock wave lithotripsy machines. J Urol, 164: 1259–1264.

Tepeköylü C, Wang F S, Kozaryn R, et al. 2013. Shock wave treatment induces angiogenesis and mobilizes endogenous CD31/CD34-positive endothelial cells in a hindlimb ischemia model: implications for angiogenesis and vasculogenesis. J Thorac Cardiovasc Surg, 146: 971–978.

Terakawa M, Ogura M, Sato S, et al. 2004. Gene transfer into mammalian cells by use of a nanosecond pulsed laser-induced stress wave. Opt Lett, 29: 1227–1229.

Tham L M, Lee H P, Lu C. 2007. Enhanced kidney stone fragmentation by short delay tandem conventional and modified lithotriptor shock waves: a numerical analysis. J Urol, 178: 314–319.

Thiel M. 2001. Application of shock waves in medicine. Clin Orthop Relat Res, 387: 18–21.

Thiele S, Thiele R, Gerdesmeyer L. 2015a. Lateral epicondylitis: this is still a main indication for extracorporeal shockwave therapy. Int J Surg, 24: 165–170.

Thiele S, Thiele R, Gerdesmeyer L. 2015b. Adult osteochondritis dissecans and focussed ESWT: a successful treatment option. Int J Surg, 24: 191–194.

Thoma C. 2014. Bursting through limitations of SWL. Nat Rev Urol, 11: 540.

Thomas R, Cass A S. 1993. Extracorporeal shock wave lithotripsy in morbidly obese patients. J Urol, 150: 30–32.

Thomas V M, Sosa R E. 1998. Shock wave lithotripsy//Wlash P C, Retik A B, Vaughn E D. Campbell's urology, 7th ed. Philadelphia: WB Saunders.

Thomas R, Roberts J, Sloane B, et al. 1988. Effect of extracorporeal shock wave lithotripsy on renal function. J Endourol, 2: 141–144.

Thomas R, Cherry R, Neal D W. 1991. The use of extracorporeal shock wave lithotripsy in patients with aortic aneurysms. J Urol, 146: 409–410.

Thomas J L, Wu F, Fink M. 1996. Time reversal focusing applied to lithotripsy. Ultrason Imaging, 18: 106–121.

Thomas J L, Christensen J C, Kravitz S R, et al. 2010. The diagnosis and treatment of heel pain: a clinical practice guideline-revision 2010. J Foot Ankle Surg, 49: S1–S19.

Thomson E C, Crawford F, Murray G D. 2005. The effectiveness of extra corporeal shock wave therapy for plantar heel pain: a systematic review and meta analysis. BMC Musculoskelet Disord, 6: 19–30.

Tilburn J, Scazzocchio C, Taylor G G, et al. 1983. Transformation by integration in Aspergillus nidulans. Gene, 26: 205–221.

Tinazzi E, Amelio E, Marangoni E, et al. 2011. Effects of shock wave therapy in the skin of patients with progressive systemic sclerosis: a pilot study. Rheumatol Int, 31: 651–656.

Tischer T, Milz S, Weiler C, et al. 2008. Dose-dependent new bone formation by extracorporeal shock wave application on the intact femur of rabbits. Eur Surg Res, 41: 44–53.

Tiselius H G. 2008. How efficient is extracorporeal shockwave lithotripsy with modern lithotripters for removal of ureteral stones?. J Endourol, 22: 249–256.

Tiselius H G. 2013a. Urology. Heilbronn: Level 10 Buchverlag.

Tiselius H G. 2013b. SWL: factors of importance for optimizing SWLof urinary tract concrements// Tiselius H G. Urology. Heilbronn: Level 10 Buchverlag: 40–72.

Tiselius H G, Chaussy C G. 2012. Aspects on how extracorporeal shockwave lithotripsy should be carried out in order to be maximally effective. Urol Res, 40: 433–446.

Tiselius H G, Hellgren E, Andersson A, et al. 1999. Minimally invasive treatment of infection staghorn stones with shock wave lithotripsy and chemolysis. Scand J Urol Nephrol, 33: 286–290.

Tiselius H G, Aronsen T, Bohgard S, et al. 2010. Is high diuresis an important prerequisite for successful SWL-disintegration of ureteral stones?. Urol Res, 38: 143–146.

Tligui M, El Khadime M R, Tchala K, et al. 2003. Emergency extracorporeal shock wave lithotripsy (ESWL) for obstructing ureteral stones. Eur Urol, 43: 552–555.

Tolley D A, Wallace D M A, Tiptaft R C. 1991. First UK consensus conference on lithotriptor terminology. Br J Urol, 67: 9–12.

Tombal B, Mawlawi H, Feyaerts A, et al. 2005. Prospective randomized evaluation of emergency extracorporeal shock wave lithotripsy (ESWL) on the short-time outcome of symptomatic ureteral stones. Eur Urol, 47: 855–859.

Tombolini P, Ruoppolo M, Bellorofonte C, et al. 1989. The Wolf Piezolith 2300: lights and shadows. Arch Ital Urol Androl, 61: 379–391.

Tombolini P, Ruoppolo M, Bellorofonte C, et al. 2000. Lithotripsy in the treatment of urinary lithiasis. J Nephrol, 13: S71–S82.

Tominaga T, Nakagawa A, Hirano T, et al. 2006. Application of underwater shock wave and laser-induced liquid jet to neurosurgery. Shock Waves, 15: 55–67.

Torr G R. 1984. The acoustic radiation force. Am J Phys, 52: 402–408.

Tran T Y, McGillen K, Cone E B, et al. 2015. Triple D score is a reportable predictor of shockwave lithotripsy stone-free rates. J Endourol, 29: 226–230.

Trompetto C, Avanzino L, Bove M, et al. 2009. External shock waves therapy in dystonia: preliminary results. Eur J Neurol, 16: 517–521.

Tschoep K, Hartmann G, Jox R, et al. 2001. Shock waves: a novel method for cytoplasmic delivery of antisense oligonucleotides. J Mol Med, 79: 306–313.

Tsujii N, Wan B, Mimura H, et al. 2012. Experimental study on inactivation of marine bacteria using electrodischarge shock waves//Kontis K. Shock waves. Heidelberg: Springer: 915–921.

Tu J, Matula T J, Bailey M R, et al. 2007. Evaluation of a shock wave induced cavitation activity both in vitro and in vivo. Phys Med Biol, 52: 5933–5944.

Tuncer M, Erdogan B A, Yazici O, et al. 2014. Does extracorporeal shock wave lithotripsy cause hearing impairment?. Urology, 84: 12–15.

Turangan C K, Jamaluddin A R, Ball G J, et al. 2008. Free-Lagrange simulations of the expansion and jetting collapse of air bubbles in water. J Fluid Mech, 598: 1–25.

Türk C, Knoll T, Petrik A, et al. 2015. Guidelines on urolithiasis. Arnhem: European Association of Urology.

Turney B W, Reynard J M, Noble J G, et al. 2011. Trends in urological stone disease. Br J Urol Int, 109: 1082–1087.

Uchida M, Li X W, Mertens P, et al. 1790. Transfection by particle bombardment: delivery of plasmid DNA into mammalian cells using gene gun. Biochim Biophys Acta Gen Subj, 2009: 754–764.

Ueberle F. 2011. Application of shock waves and pressure pulses in medicine//Kramme R, Hoffmann K P, Pozos R S. Springer handbook of medical technology. Berlin: Springer-Verlag: 641–675.

Ueberle F, Rad A J. 2011. Pressure pulse measurements using optical hydrophone principles. Advanced metrology for ultrasound in medicine. J Phys Conf Ser, 279: 012003.

Ueberle F, Rad A J. 2012. Ballistic pain therapy devices: measurement of pressure pulse parameters. Biomed Tech (Berl), 57(Suppl 1): 700–703.

Umemura S, Yumita N, Nishigaki R, et al. 1990. Mechanism of cell damage by ultrasound in combination with hematoporphyrin. Jpn J Cancer Res, 81: 962–966.

Uwatoku T, Ito K, Abe K, et al. 2007. Extracorporeal cardiac shock wave therapy improves left ventricular remodeling after acute myocardial infarction in pigs. Coron Artery Dis, 18: 397–404.

Vahdatpour B, Alizadeh F, Moayednia A, et al. 2013. Efficacy of extracorporeal shock wave therapy for the treatment of chronic pelvic pain syndrome: a randomized, controlled trial. ISRN Urol, 2013: 972601.

Vakalopoulos I. 2009. Development of a mathematical model to predict extracorporeal shockwave lithotripsy outcome. J Endourol, 23: 891–897.

Vakil N. 1991. Relationship of model stone properties to fragmentation mechanisms during lithotripsy. J Lithotr Stone Dis, 4: 304–310.

Vakil N, Everbach E C. 1993. Transient acoustic cavitation in gallstone fragmentation: a study of gallstones fragmented in vivo. Ultrasound Med Biol, 19: 331–342.

Valchanou V D, Michailov P. 1991. High energy shock waves in the treatment of delayed and nonunion of fractures. Int Orthop, 15: 181–184.

Vallancien G, Aviles J, Munoz R, et al. 1988. Piezoelectric extracorporeal lithotripsy by ultrashort waves with the EDAP LT01 device. J Urol, 139: 689–694.

Van Arsdalen K N, Kurzweil S, Smith J, et al. 1991. Effect of lithotripsy on immature rabbit bone and kidney development. J Urol, 146: 213–216.

Van Cauwelaert J. 2004. Use of micro-computed tomography to follow the progression of crack formation in artificial and human stones during shock wave lithotripsy. Boston: Boston University.

Van den Berg M A, Maruthachalam K. 2015a. Genetic transformation systems in fungi, vol 1. Cham: Springer International Publishing.

Van den Berg M A, Maruthachalam K. 2015b. Genetic transformation systems in fungi, vol 2. Cham: Springer International Publishing.

Van der Hul R, Plaisier P, den Room R, et al. 1993. Schokgolfvergruising van steenen in het pancreas; de eerste 16 in Rotterdam- Dijkzigt behandelde patienten. Ned Tijdschr Geneeskd, 137: 763–766.

Van der Hul R, Plaisier P, Jeekel J, et al. 1994. Extracorporeal shock-wave lithotripsy of pancreatic duct stones: immediate and long-term results. Endoscopy, 26: 573–578.

Van der Jagt O P, van der Linden J C, Schaden W, et al. 2009. Unfocused extracorporeal shock wave therapy as potential treatment for osteoporosis. J Orthop Res, 27: 1528–1533.

Van der Worp H, van den Akker-Scheek I, van Schie H, et al. 2013. ESWT for tendinopathy: technology and clinical implications. Knee Surg Sports Traumatol Arthrosc, 21: 1451–1458.

Van Kampen D A, van Beers L W, Scholtes V A, et al. 2012. Validation of the Dutch version of the simple shoulder test. J Shoulder Elb Surg, 21: 808–814.

Van Leeuwen T G, Meertens J H, Velema E, et al. 1993. Intraluminal vapor bubble induced by excimer laser-pulse causes microsecond arterial dilation and invagination leading to extensive wall damage in the rabbit. Circulation, 87: 1258–1263.

Van Leeuwen M T, Zwerver J, van den Akker-Scheek I. 2009. Extracorporeal shockwave therapy for patellar tendinopathy: a review of the literature. Br J Sports Med, 43: 163–168.

Vandeursen E, DeRidder D, Pittomvils G, et al. 1993. High pressure versus low pressure electromagnetic extracorporeal lithotripsy. J Urol, 149: 988–991.

Vardi Y, Appel B, Jacob G, et al. 2010. Can low-intensity extracorporeal shockwave therapy improve erectile function? A 6-month follow-up pilot study in patients with organic erectile dysfunction. Eur Urol, 58: 243–248.

Vardi Y, Appel B, Kilchevsky A, et al. 2012. Does low intensity extracorporeal shock wave therapy have a physiological effect on erectile function? Short-term results of a randomized, double-blind, sham controlled study. J Urol, 187: 1769–1775.

Vassolas G, Roth R A, Venditti F J. 1993. Effect of extracorporeal shock wave lithotripsy on implantable cardioverter defibrillator. Pacing Clin Electrophysiol, 16: 1245–1258.

Väterlein N, Lüssenhop S, Hahn M, et al. 2000. The effect of extracorporeal shock waves on joint cartilage: an in vivo study in rabbits. Arch Orthop Trauma Surg, 120: 403–406.

Vavken P, Holinka J, Dorotka R, et al. 2009. Focused extracorporeal shock wave therapy in calcifying tendinitis of the shoulder: a meta-analysis. Sports Health, 1: 137–144.

Venditti F J, Martin D, Long A L, et al. 1991. Renal extracorporeal shock wave lithotripsy performed in patient with implantable cardioverter defibrillator. Pacing Clin Electrophysiol, 14: 1323–1325.

Venneman N G, van Berge-Henegouwen G P, Portincasa P, et al. 2001. Absence of apolipoprotein E4 genotype, good gallbladder motility and presence of solitary stones delay rather than prevent gallstone recurrence after extracorporeal shock wave lithotripsy. J Hepatol, 35: 10–16.

Vergunst H, Terpstra O T, Brakel K, et al. 1989. Extracorporeal shock-wave lithotripsy of gallstones: possibilities and limitations. Ann Surg, 210: 565–575.

Vergunst H, Terpstra O T, Schröder F H, et al. 1990. In vivo assessment of shock-wave pressures: implication for biliary lithotripsy. Gastroenterology, 99: 1467–1474.

Vergunst H, Brakel K, Nijs H G T, et al. 1993a. Electromagnetic shock wave lithotripsy of gallbladder stones in vitro: the role of different stone characteristics and treatment variables. J Lithotr Stone Dis, 5: 105–112.

Vergunst H, Terpstra O T, Brakel K, et al. 1993b. Biliary extracorporeal shockwave lithotripsy: short-term and long-term observations in an animal model. Hepatogastroenterology, 40: 388–395.

Vergunst H, Brakel K, Nijs H G, et al. 1994. Methyl tert-butyl ether improves the efficacy of extracorporeal shock wave lithotripsy of human gallstones implanted in pigs. Eur J Surg, 160: 619–625.

Vetrano M, D'Alessandro F, Torrisi M R, et al. 2011. Extracorporeal shock wave therapy promotes cell proliferation and collagen synthesis of primary cultured human tenocytes. Knee Surg Sports Traumatol Arthrosc, 19: 2159–2168.

Vetrano M, Castorina A, Vulpiani M C, et al. 2013. Platelet-rich plasma versus focused shock waves in the treatment of jumper's knee in athletes. Am J Sports Med, 41: 795–803.

Vicentini F C, Mazzucchi E, Brito A H, et al. 2011. Adjuvant tamsulosin or nifedipine after extracorporeal shock wave lithotripsy for renal stones: a double blind, randomized, placebo-controlled trial. Urology, 78: 1016–1021.

Vidal X, Morral A, Costa L, et al. 2011. Radial extracorporeal shock wave therapy (rESWT) in the treatment of spasticity in cerebral palsy: a randomized, placebo-controlled clinical trial. Neuro Rehabil, 29: 413–419.

Villányi K K, Székely J G, Farkas L M, et al. 2001. Short-term changes in renal function after extracorporeal shock wave lithotripsy in children. J Urol, 166: 222–224.

Vivaldi B, Fernández M I, López J F, et al. 2011. Single-session extracorporeal shock wave lithotripsy for urinary calculi: factors predicting success after three weeks of follow-up. Actas Urol Esp, 35: 529–533.

Vlaisavljevich E, Maxwell A, Warnez M, et al. 2014. Histotripsy-induced cavitation cloud initiation thresholds in tissues of different mechanical properties. IEEE Trans Ultrason Ferroelectr Freq Control, 61: 341–351.

Vogel A. 1997. Nonlinear absorption: intraocular microsurgery and laser lithotripsy. Phys Med Biol, 42: 895–912.

Vogel A, Lauterborn W. 1988. Acoustic transient generation by laser-produced cavitation bubbles near solid boundaries. J Acoust Soc Am, 84: 719–731.

Vogel A, Busch S, Parlitz U. 1996a. Shock wave emission and cavitation bubble generation by picosecond and nanosecond optical breakdown in water. J Acoust Soc Am, 100: 148–165.

Vogel A, Nahen K, Theisen D, et al. 1996b. Plasma formation in water by picosecond and nanosecond Nd:YAG laser pulses: I. optical breakdown at threshold and superthreshold irradiance. IEEE J Sel Top Quantum Electron, 2: 847–860.

Vogel J, Hopf C, Eysel P, et al. 1997. Application of extracorporeal shock-waves in the treatment of pseudarthrosis of the lower extremity: preliminary results. Arch Orthop Trauma Surg, 116: 480–483.

Von Eiff C, Overbeck J, Haupt G, et al. 2000. Bactericidal effect of extracorporeal shock waves on Staphylococcus aureus . J Med Microbiol, 49: 709–712.

Vona D F, Miller M W, Maillie H D, et al. 1995. A test of the hypothesis that cavitation at the focal area of an extracorporeal shock wave lithotripter produces far ultraviolet and soft X-ray emissions. J Acoust Soc Am, 98: 706–711.

Vulpiani M C, Vetrano M, Savoia V, et al. 2007. Jumper's knee treatment with extracorporeal shock wave therapy: a long-term follow-up observational study. J Sports Med Phys Fitness, 47: 323–328.

Vulpiani M C, Trischitta D, Trovato P, et al. 2009. Extracorporeal shockwave therapy (ESWT) in Achilles tendinopathy. A long-term follow-up observational study. J Sports Med Phys Fitness, 49: 171–176.

Vulpiani M C, Vetrano M, Trischitta D, et al. 2012. Extracorporeal shock wave therapy in early osteonecrosis of the femoral head: prospective clinical study with long-term follow-up. Arch Orthop Trauma Surg, 132: 499–508.

Wadhwa P. 2011. Shock wave lithotripsy for urolithiasis: where do we stand today? J Int Med Sci Acad, 24: 111–113.

Wadhwa P, Aron M, Seth A, et al. 2007. Pediatric shockwave lithotripsy: size matters. J Endourol, 21: 141–144.

Walton A J, Reynolds G T. 1984. Sonoluminescence. Adv Phys, 33: 595–660.

Wan M, Feng Y, ter Haar G. 2015. Cavitation in biomedicine: principles and techniques. Heidelberg: Springer Science and Business Media.

Wang C J. 2003. An overview of shock wave therapy in musculoskeletal disorders. Chang Gung Med J, 26: 220–232.

Wang C J. 2012. Extracorporeal shockwave therapy in musculoskeletal disorders. J Orthop Surg Res, 7: 11.

Wang C J, Chen H S. 2002. Shock wave therapy for patients with lateral epicondylitis of the elbow: a one- to two-year follow-up study. Am J Sports Med, 30: 422–425.

Wang J C, Zhou Y. 2016. Shifting the split reflectors to enhance stone fragmentation of shock wave lithotripsy. Ultrasound Med Biol, 42: 1876–1889.

Wang Y H, Grenabo L, Hedelin H, et al. 1993. Analysis of stone fragility in vitro and in vivo with piezoelectric shock waves using the EDAP LT-01. J Urol, 149: 699–702.

Wang S C, Chang S Y, Feng S P. 1994. Initial observation of alleviation effects induced by acupuncture to relieve pain from extracorporeal shock wave lithotripsy (ESWL). Chin J Anesthesiol, 14: 381–382.

Wang Z Q, Lauxmann P, Wurster C, et al. 1999a. Impluse response of a fiber optic probe hydrophone determined with shock waves in water. J Appl Phys, 85: 2514–2516.

Wang Z Q, Pecha R, Gompf B, et al. 1999b. Single bubble sonoluminescence: investigations of the emitted pressure wave with a fiber optic probe hydrophone. Phys Rev E 59: 1777–1780.

Wang C J, Chen H S, Chen C E, et al. 2001a. Treatment of nonunions of long bone fractures with shock waves. Clin Orthop Relat Res, 387: 95–101.

Wang C J, Huang H Y, Chen H H, et al. 2001b. Effect of shock wave therapy on acute fractures of the tibia: a study in a dog model. Clin Orthop Relat Res, 387: 112–118.

Wang C J, Ko J Y, Chen H S. 2001c. Treatment of calcifying tendinitis of the shoulder with shock wave therapy. Clin Orthop Relat Res, 387: 83–89.

Wang F S, Wang C J, Huang H J, et al. 2001d. Physical shock wave mediates membrane hyperpolarization and Ras activation for osteogenesis in human bone marrow stromal cells. Biochem Biophys Res Commun, 287: 648–655.

Wang C J, Huang H Y, Pai C H. 2002a. Shock wave-enhances neovascularization at the tendon-bone junction: an experiment in dog. J Foot Ankle Surg, 41: 16–22.

Wang F S, Wang C J, Sheen-Chen S M, et al. 2002b. Superoxide mediates shock wave induction of ERK-dependent osteogenic transcription factor (CBFA1) and mesenchymal cell differentiation toward osteoprogenitors. J Biol Chem, 277: 10931–10937.

Wang S J, Yip M C, Hsu Y S, et al. 2002c. The modulus of toughness of urinary calculi. J Biomech Eng, 124: 133–134.

Wang C J, Wang F S, Yang K D, et al. 2003a. Shock wave therapy induces neovascularization at the tendon-bone junction. a study in rabbits. J Orthop Res, 21: 984–989.

Wang F S, Yang K D, Kuo Y R, et al. 2003b. Temporal and spatial expression of bone morphogenetic proteins in extracorporeal shock wave-promoted healing of segmental defect. Bone, 32: 387–396.

Wang C J, Yang K D, Wang F S, et al. 2003c. Shock wave therapy for calcific tendinitis of the shoulder: a prospective clinical study with two-year follow-up. Am J Sports Med, 31: 425–530.

Wang F S, Wang C J, Chen Y J, et al. 2004a. Ras induction of superoxide activates ERK-dependent angiogenic transcription factor HIF-1α and VEGF-A expression in shock wave-stimulated osteoblasts. J Biol Chem, 279: 10331–10337.

Wang C J, Yang K D, Wang F S, et al. 2004b. Shock wave treatment shows dose-dependent enhancement of bone mass and bone strength after fracture of the femur. Bone, 34: 225–230.

Wang C J, Wang F S, Huang C C, et al. 2005. Treatment for osteonecrosis of the femoral head: comparison of extracorporeal shock waves with core decompression and bone-grafting. J Bone Joint Surg Am, 87: 2380–2387.

Wang C J, Wang F S, Yang K D, et al. 2006. Long-term results of extracorporeal shockwave treatment for plantar fasciitis. Am J Sports Med, 34: 592–596.

Wang C J, Ko J Y, Chan Y S, et al. 2007. Extracorporeal shockwave for chronic patellar tendinopathy. Am J Sports Med, 35: 972–978.

Wang L, Qin L, Lu H, et al. 2008a. Extracorporeal shock wave therapy in treatment of delayed bone-tendon healing. Am J Sports Med, 36: 340–347.

Wang C J, Wang F S, Ko J Y, et al. 2008b. Extracorporeal shockwave therapy shows regeneration in hip necrosis. Rheumatology, 47: 542–546.

Wang R, Faerber G J, Roberts W W, et al. 2009a. Single-center North American experience with Wolf Piezolith 3000 in management of urinary calculi. Urology, 73: 958–963.

Wang C J, Ko J Y, Chan Y S, et al. 2009b. Extracorporeal shockwave for hip necrosis in systemic lupus erythematosus. Lupus, 18: 1082–1086.

Wang C J, Kuo Y R, Wu R W, et al. 2009c. Extracorporeal shockwave treatment for chronic diabetic foot ulcers. J Surg Res, 152: 96–103.

Wang N, Tytell J D, Ingber D E. 2009d. Mechanotransduction at a distance: mechanically coupling the extracellular matrix with the nucleus. Nat Rev Mol Cell Biol, 10: 75–82.

Wang C J, Yang K D, Ko J Y, et al. 2009e. The effects of shockwave on bone healing and systemic concentrations of nitric oxide (NO), TGF-β 1, VEGF and BMP-2 in long bone non-unions. Nitric Oxide, 20: 298–303.

Wang Y, Guo T, Cai H Y, et al. 2010. Cardiac shock wave therapy reduces angina and improves myocardial function in patients with refractory coronary artery disease. Clin Cardiol, 33: 693–699.

Wang C J, Ko J Y, Kuo Y R, et al. 2011a. Molecular changes in diabetic foot ulcers. Diabetes Res Clin Pract, 94: 105–110.

Wang C J, Wu R W, Yang Y J. 2011b. Treatment of diabetic foot ulcers: a comparative study of extracorporeal shockwave therapy and hyperbaric oxygen therapy. Diabetes Res Clin Pract, 92: 187–193.

Wang Y, Guo T, Ma T K, et al. 2012a. A modified regimen of extracorporeal cardiac shock wave therapy for treatment of coronary artery disease. Cardiovasc Ultrasound, 17: 10–35.

Wang C J, Huang C C, Wang J W, et al. 2012b. Long-term results of extracorporeal shockwave therapy and core decompression in osteonecrosis of the femoral head with eight- to nine-year follow-up. Biomed J, 35: 481–485.

Wang C J, Sun Y C, Wong T, et al. 2012c. Extracorporeal shockwave therapy shows time-dependent chondroprotective effects in osteoarthritis of the knee in rats. J Surg Res, 178: 196–205.

Wang C J, Wu C T, Yang Y J, et al. 2014. Long-term outcomes of extracorporeal shockwave therapy for chronic foot ulcers. J Surg Res, 189: 366–372.

Wang C J, Cheng J H, Huang C C, et al. 2015a. Extracorporeal shockwave therapy for avascular necrosis of femoral head. Int J Surg, 24: 184–187.

Wang C J, Cheng J H, Kuo Y R, et al. 2015b. Extracorporeal shockwave therapy in diabetic foot ulcers. Int J Surg, 24: 207–209.

Wanner S, Gstöttner M, Meirer R, et al. 2011. Low-energy shock waves enhance the susceptibility of staphylococcal biofilms to antimicrobial agents in vitro. J Bone Joint Surg, 93-B: 824–827.

Ward O. 2012. Production of recombinant proteins by filamentous fungi. Biotechnol Adv, 30: 1119–1139.

Watanabe H, Oinuma S. 1977. Studies on the application of microexplosion to medicine and biology: I. Development of special explosive for the experiments. Japanese J Urol, 68: 243–248.

Watanabe H, Watanabe K, Shiino K, et al. 1983. Microexplosion cystolithotripsy. J Urol, 129: 23–28.

Watkins C L, Leathley M J, Gregson J M, et al. 2002. Prevalence of spasticity post stroke. Clin Rehabil, 16: 515–522.

Weber C, Moran M E, Braun E J, et al. 1992. Injury of rat renal vessels following extracorporeal shock wave treatment. J Urol, 147: 476–481.

Weihs A M, Fuchs C, Teuschl A H, et al. 2014. Shock wave treatment enhances cell proliferation and improves wound healing by ATP release-coupled extracellular signal-regulated kinase (ERK) activation. J Biol Chem, 289: 27090–27104.

Weil L. 2011. ESWT for plantar fasciitis: what do the long-term results reveal?. Podiatry Today, 24. http://www.podiatrytoday.com/eswt-plantar-fasciitis-what-do-long-term-results-reveal.

Weinstein J N, Wroble R R, Loening S. 1986. Revision total joint arthrosplaty facilitated by extracorporeal shock wave lithotripsy: a case report. Iowa Orthop J, 6: 121–124.

Weizer A Z, Zhong P, Preminger G M. 2007. New concepts in shock wave lithotripsy. Urol Clin N Am, 34: 375–382.

Wendt-Nordahl G, Krombach P, Hannak D, et al. 2007. Prospective evaluation of acute endocrine pancreatic injury as collateral damage of shock-wave lithotripsy for upper urinary tract stones. Br J Urol Int, 100: 1339–1343.

Wenzel H, Greiner L, Jakobeit C H, et al. 1989. Extrakorporale Stosswellenlithotripsie von Gallengangsteinen. Dtsch Med Wochenschr, 114: 738–743.

Wese S, Opsomer R J, Feyaerts A, et al. 2003. Extracorporeal shock-wave lithotripsy in children. J Endourol, 17(Suppl): 1.

Wess O. 2004. Physikalische Grundlagen der extrakorporalen Stosswellentherapie. J Mineralstoffwechsel, 4: 7–18.

Wess O. 2005. Shock wave lithotripsy (SWL) and focal size//Chaussy C, Haupt G, Jocham D, et al. Therapeutic energy applications in urology: standards and recent developments. Stuttgart: Thieme-Verlag: 26–34.

Wess O. 2008. A neural model for chronic pain and pain relief by extracorporeal shock wave treatment. Urol Res, 36: 327–334.

Wess O. 2009. Der schwebende Patient//Schaack H, Küchle A, Sträter B. Dornier erlebt: Berichte und persönliche Erlebnisse von Dornier Mitarbeitern und Freunden. Tettnang: Verlag Senn: 303–310.

Wess O. 2010. Storz Medical: shock wave technology for medical applications//Chaussy C, Haupt G, Jocham D, et al. Therapeutic energy applications in urology II: standards and recent developments. Stuttgart: Thieme: 78–81.

Wess O. 2012. Physics and technique of shock wave lithotripsy (SWL)//Talati J, Tiselius HG, Albala DM, et al. Urolithiasis. Basic science and clinical practice. London: Springer Verlag: 301–311.

Wess O. 2013. Shock wave technology for stone fragmentation//Tiselius HG. Urology. Level 10 Buchverlag: 14–39.

Wess O. 1984. Stosswellenreflektor. European Patent EP 0108190 A2. [1984-05-16]. Int Cl G10K11/28, A61B17/22, A61B17/225.

Wess O J, Marlinghaus E H, Katona J. 1990. A new design of an optimal acoustic source for extracorporeal lithotripsy//Burhenne J. Billiary lithotripsy II：改编自 the proceedings of the second international inter-disciplinary symposium on biliary lithotripsy, Year Book Medical Publishers, Chicago, April 24–26 1989: 211–214.

Wess O J, Stojan L, Rachel U K. 1995. Untersuchungen zur Präzision der Ultraschallortung in vivo am Beispiel der extrakorporal induzierten Lithotripsie//Chaussy C, Eisenberger F, Jocham D. Die Stosswelle, Forschung und Klinik. Tübingen: Atempto Verlag: 37–44.

Wess O J, Ueberle F, Dührßen R N, et al. 1997. Working group technical developments: consensus report//Chaussy C, Eisenberger F, Jocham D, et al. High energy shock waves in medicine. Stuttgart: Thieme Verlag: 59–71.

Wess O, Leal C A, Cortes M, et al. 2007. Biocirugía por ondas de choque: principios básicos y tecnología. Rev Soc Latinoam Artoscop Traumatol Dep, 4: 8–17.

Westermark S, Nelson E, Kinn A C, et al. 1998. Effect of concentration of dissolved gases in the coupling media on focal pressure in ESWLtreatment. Phys Med, 14:51–53.

Whelan J P, Finlayson B. 1988. An experimental model for the systematic investigation of stone fracture by extracorporeal shock wave lithotripsy. J Urol, 140: 395–400.

Whelan J P, Finlayson B, Welch J, et al. 1988. The blast path: theoretical basis, experimental data and clinical application. J Urol, 140: 401–404.

Whitham G B. 1959. On the propagation of shock waves through regions of non-uniform area or flow. J Fluid Mech, 2: 337–360.

Wiesenthal J D, Ghiculete D, D'A Honey R J, et al. 2010. Evaluating the importance of mean stone density and skin-to-stone distance in predicting successful shock wave lithotripsy of renal and ureteric calculi. Urol Res, 38: 307–313.

Wiesenthal J D, Ghiculete D, Ray A A, et al. 2011. A clinical nomogram to predict the successful shock wave lithotripsy of renal and ureteral calculi. J Urol, 186: 556–562.

Wijerathne M L L, Hori M, Sakaguchi H, et al. 2010. 3D dynamic simulation of crack propagation in extracorporeal shock wave lithotripsy. IOP Conf Ser Mater Sci Eng, 10(1): 012120.

Wiksell H, Kinn A C. 1995. Implications of cavitation phenomena for shot intervals in extracorporeal shock wave lithotripsy. Br J Urol, 75: 720–723.

Wilbert D M, Reichenberger H, Noske E, et al. 1987. New generation shock wave lithotripsy. J Urol, 138: 563–565.

Williams J C, Jr, Rietjens D L, Zarse C A, et al. 2002. Breakage of membrane vesicles by shock waves is independent of cavitation//Bettucci A. Proceedings of the 17th international congress on acoustics, vol V II , Shock waves in medicine and lithotripsy, ICA, Rome, Italy: 182–183.

Williams J C, Jr, Zarse C A, Jackson M E, et al. 2007. Using helical CT to predict stone fragility in shock wave lithotripsy (SWL)//Evan A P, Lingeman J E, Williams J C, Jr. Renal stone disease: proceedings of the first international urolithiasis research symposium, AIP Conference Proceedings, Indianapolis, IN, November 2–3 2006.

Williams J C, Jr, Woodward J F, Stonehill M A, et al. 1999. Cell damage by lithotripter shock waves at high pressure to preclude cavitation. Ultrasound Med Biol, 25: 1445–1449.

Williams J C, Jr, Paterson R F, Kopecky K K, et al. 2001. High resolution detection of internal structure of renal calculi by helical computerized tomography. J Urol, 167: 322–326.

Williams J C, Jr, Saw K C, Paterson R F, et al. 2003. Variability of renal stone fragility in shock wave lithotripsy. Urology, 61: 1092–1096.

Williams J C, Jr, Kim S C, Zarse C A, et al. 2004. Progress in the use of helical CT for imaging urinary calculi. J Endourol, 18: 937–941.

Willis L R, Evan A P, Connors B A, et al. 1996. Effects of extracorporeal shock wave lithotripsy to one kidney on bilateral glomerular filtration rate and PAH clearance in minipigs. J Urol, 156: 1502–1506.

Willis L R, Evan A P, Connors B A, et al. 1999. Relationship between kidney size renal injury, and renal impairment induced by shock wave lithotripsy. J Am Soc Nephrol, 10: 1753–1762.

Willis L R, Evan A P, Connors B A, et al. 2002. The application of low-energy shock waves to one renal pole prevents hemorrhagic injury induced by high-energy shock waves in the other pole//Bettucci A. Proceedings of the 17th international congress on acoustics, vol IV, Acoustic in Medicine, ICA, Rome, Italy, September 2–7 2001.

Willis L R, Evan A P, Connors B A, et al. 2005. Shockwave lithotripsy: dose-related effects on renal structure, hemodynamics and tubular function. J Endourol, 19: 90–101.

Willis L R, Evan A P, Connors B A, et al. 2006. Prevention of lithotripsy-induced renal injury by pretreating kidneys with low-energy shock waves. J Am Soc Nephrol, 17: 663–673.

Wilmer A, Gambihler S, Delius M, et al. 1989. In vitro cytotoxic activity of lithotripter shock waves combined with Adriamycin or with cisplatin on L1210 mouse leukemia cells. J Cancer Res Clin Oncol, 115: 229–234.

Wilson W T, Preminger G M. 1990. Extracorporeal shock wave lithotripsy: an update. Urol Clin N Am, 17: 231–242.

Wilson M, Stacy J. 2011. Shock wave therapy for Achilles tendinopathy. Curr Rev Musculoskelet Med, 4: 6–10.

Wissel J, Ward A B, Erztgaard P, et al. 2009. European consensus table on the use of botulinum toxin type A in adult spasticity. J Rehabil Med, 41: 13–25.

Wolff K S, Wibmer A, Pusch M, et al. 2011. The influence of comorbidities and etiologies on the success of extracorporeal shock wave therapy for chronic soft tissue wounds: midterm results. Ultrasound Med Biol, 37: 1111–1119.

Woodruff R, Kandel L. 1987. Effect of ESWLon the kidney and adjacent tissue//Kandel L. State of the art: extracorporeal shock wave lithotripsy. Mount Kisco: Futura Publishing Company: 29–36.

Wörle K, Steinbach P, Hofstädter F. 1994. The combined effects of high-energy shock waves and cytostatic drugs or cytokines on human bladder cancer cells. Br J Cancer, 69: 58–65.

Xi X F, Zhong P. 2000. Improvement of stone fragmentation during shock wave lithotripsy using a combined EH/PEAA shock-wave generator: in vitro experiments. Ultrasound Med Biol, 26: 457–467.

Xi X F, Zhong P. 2001. Dynamic photoelastic study of the transient stress field in solids during shock wave lithotripsy. J Acoust Soc Am, 109: 1226–1239.

Xu Z, Ludomirsky A, Eun L Y, et al. 2004. Controlled ultrasound tissue erosion. IEEE Trans Ultrason Ferroelectr Freq Control, 51: 726–736.

Yalcin E, Keskin Akca A, Selcuk B, et al. 2012. Effects of extracorporal shock wave therapy on symptomatic heel spurs: a correlation between clinical outcome and radiologic changes. Rheumatol Int, 32: 343–347.

Yamamoto S, Tagawa Y, Kameda M. 2014. The evolution of a shock wave pressure induced by a laser pulse in a liquid filled thin tube using the background-oriented schlieren technique// Proceedings of the 17th international symposium on applications of laser techniques to fluid mechanics. [2014-06-28]. http://ltces.dem.ist.utl.pt/lxlaser/lxlaser2014/finalworks2014/abstracts/02.11_6.pdf.

Yamamoto S, Tagawa Y, Kameda M. 2015. Application of background-oriented schlieren (BOS) technique to a laser-induced underwater shock wave. Exp Fluids, 56: 93.

Yang X, Church C C. 2005. A model for the dynamics of gas bubbles in soft tissue. J Acoust Soc Am, 118: 3595–3606.

Yang N S, Burkholder J, Roberts B, et al. 1990. In vivo and in vitro gene transfer to mammalian somatic cells by particle bombardment. Proc Natl Acad Sci USA, 87: 9568–9572.

Yang P, Guo T, Wang W, et al. 2013. Randomized and double-blind controlled clinical trial of extracorporeal cardiac shock wave therapy for coronary heart disease. Heart Vessel, 28: 284–291.

Yao C P, Zhang Z X, Rahmanzadeh R, et al. 2008. Laser-based gene transfection and gene therapy. IEEE Trans Nanobiosci, 7: 111–119.

Ye T, Bull J L. 2006. Microbubble expansion in a flexible tube. J Biomech Eng, 128: 554–563.

Yeaman L D, Jerome C P, McCullough D L. 1989. Effects of shock waves on the structure and growth of the immature rat epiphysis. J Urol, 141: 670–674.

Yilmaz E, Batislam E. 2010. Two different current topics during shock wave lithotripsy: frequency and analgesia//Loske AM. New trends in shock wave applications to medicine and biotechnology. Kerala: Research Signpost: 101–118.

Yilmaz E, Batislam E, Tuglu D, et al. 2003. C-reactive protein in early detection of bacteriemia and bacteriuria after extracorporeal shock wave lithotripsy. Eur Urol, 43: 270–274.

Yin T C, Wang C J, Yang K D, et al. 2011. Shockwaves enhance the osteogenetic gene expression in marrow stromal cells from hips with osteonecrosis. Chang Gung Med J, 34: 367–374.

Young FR. 1999. Cavitation. London: Imperial College Press.

Yu T, Junger W G, Yuan C, et al. 2010. Shockwaves increase T-cell proliferation and IL-2 expression through ATP release, P2X7 receptors, and FAK activation. Am J Physiol Cell Physiol, 298: C457–C464.

Yuan F, Sankin G, Zhong P. 2011. Dynamics of tandem bubble interaction in a microfluidic channel. J Acoust Soc Am, 130: 3339–3346.

Zarse C A, McAteer J A, Sommer A J, et al. 2004a. Nondestructive analysis of urinary calculi using micro computed tomography. Biomed Cent Urol, 4: 15–22.

Zarse C A, McAteer J A, Tann M, et al. 2004b. Helical CT accurately reports urinary stone composition using attenuation values: in vitro verification using high resolution micro CT calibrated to FT-IR microspectroscopy. Urology, 63: 828–833.

Zarse C A, Hameed T A, Jackson M E, et al. 2007. CT visible internal stone structure—but not Hounsfield unit value—of calcium oxalate monohydrate (COM) calculi predicts lithotripsy fragility in vitro. Urol Res, 35: 201–206.

Zehnder P, Roth B, Birkhäuser F, et al. 2011. A prospective randomized trial comparing the modified HM3 with the Modulith® SLX-F2 lithotripter. Eur Urol, 59: 637–644.

Zelle B A, Gollwitzer H, Zlowodzki M, et al. 2010. Extracorporeal shock wave therapy: current evidence. J Orthop Trauma, 24(Suppl 1): S66–S70.

Zenk J, Bozzato A, Winter M, et al. 2004. Extracorporeal shock wave lithotripsy of submandibular stones: evaluation after 10 years. Ann Otol Rhinol Laryngol, 113: 378–383.

Zenk J, Koch M, Schapher M, et al. 2014. Otorhinolaryngology. Shock wave lithotripsy in sialolithiasis therapy: state of the art//Lohrer H, Gerdesmeyer L. Multidisciplinary medical applications. Heilbronn: Level 10 Buchverlag: 276–301.

Zhang Y X, Chen J Q, Zeng Z, et al. 2009. Numerical simulation of the evolution of focusing shock wave in extracorporeal shock wave lithotripsy by using space-time conservation element and solution element scheme//Yao Z H, Yuan M W. Computational mechanics, proceedings of the international symposium on computational mechanics. Beijing: Springer Verlag.

Zhao Z, Ji H, Jing R, et al. 2012. Extracorporeal shock-wave therapy reduces progression of knee osteoarthritis in rabbits by reducing nitric oxide level and chondrocyte apoptosis. Arch Orthop Trauma Surg, 132: 1547–1553.

Zhong P. 2013. Shock wave lithotripsy//Delale CF. Bubble dynamics and shock waves. Heidelberg: Springer-Verlag: 291–338.

Zhong P, Preminger G M. 1994. Mechanisms of differing stone fragility in extracorporeal shockwave lithotripsy. J Endourol, 8: 263–268.

Zhong P, Chuong C J, Preminger G M. 1993. Propagation of shock waves in elastic solids caused by the impact of cavitation microjets: II Application to extracorporeal shock wave lithotripsy. J Acoust Soc Am, 94: 29–36.

Zhong P, Cioanta I, Cocks F H, et al. 1997a. Inertial cavitation and associated acoustic emission produced during electrohydraulic shock wave lithotripsy. J Acoust Soc Am, 101: 2940–2950.

Zhong P, Cocks F H, Cioanta I, et al. 1997b. Controlled, forced collapse of cavitation bubbles for improved stone fragmentation during shockwave lithotripsy. J Urol, 158: 2323–2328.

Zhong P, Cioanta I, Zhu S, et al. 1998a. Effects of tissue constraint on shock wave-induced bubble expansion in vivo. J Acoust Soc Am, 104: 3126–3129.

Zhong P, Tong H L, Cocks F H, et al. 1998b. Transient cavitation and acoustic emission produced by different laser lithotripters. J Endourol, 12: 371–378.

Zhong P, Lin H, Xi X, et al. 1999a. Shock wave-inertial microbubble interaction: methodology, physical characterization, and bioeffect study. J Acoust Soc Am, 105: 1997–2009.

Zhong P, Xi X, Zhu S, et al. 1999b. Recent developments in SWLphysics research. J Endourol, 13: 611–617.

Zhong P, Zhou Y. 2001a. Suppression of large intraluminal bubble expansion in shock wave lithotripsy without compromising stone comminution: methodology and in vitro experiments. J Acoust Soc Am, 110: 3283–3291.

Zhong P, Zhou Y, Zhu S. 2001b. Dynamics of bubble oscillation in constrained media and mechanisms of vessel rupture in SWL. Ultrasound Med Biol, 27: 119–134.

Zhong P, Smith N, Simmons N W, et al. 2011. A new acoustic lens design for electromagnetic shock wave lithotripters. Am Inst Phys Conf Proc, 1359: 42–47.

Zhou Y. 2012. Reduction of bubble cavitation by modifying the diffraction wave from a lithotripter aperture. J Endourol, 26: 1075–1084.

Zhou Y, Zhong P. 2003. Suppression of large intraluminal bubble expansion in shock wave lithotripsy without compromising stone comminution: refinement of reflector geometry. J Acoust Soc Am, 113: 586–597.

Zhou Y, Zhong P. 2006. The effect of reflector geometry on the acoustic field and bubble dynamics produced by an electrohydraulic shock wave lithotripter. J Acoust Soc Am, 119: 3625–3636.

Zhou Y, Cocks F H, Preminger G M, et al. 2004a. The effect of treatment strategy on stone comminution efficiency in shock wave lithotripsy. J Urol, 172: 349–354.

Zhou Y, Cocks F R, Preminger G M, et al. 2004b. Innovations in shock wave lithotripsy technology: updates in experimental studies. J Urol, 172: 1892–1898.

Zhou Y, Shi J, Cui J, et al. 2008. Effects of extracellular calcium on cell membrane resealing in sonoporation. J Control Release, 126: 34–43.

Zhu S L, Zhong P. 1999. Shock wave-inertial microbubble interaction: a theoretical study based on the Gilmore formulation for bubble dynamics. J Acoust Soc Am, 106: 3024–3033.

Zhu S L, Cocks F H, Preminger G M, et al. 2002. The role of stress waves and cavitation in stone comminution in shock wave lithotripsy. Ultrasound Med Biol, 28: 661–671.

Zhu S, Dreyer T, Liebler M, et al. 2004. Reduction of tissue injury in shock-wave lithotripsy by using an acoustic diode. Ultrasound Med Biol, 30: 675–682.

Ziegler M, Kopper B, Riedlinger R, et al. 1986. Die Zertrümmerung von Nierensteinen mit einem piezoelektrischen Gerätesystem. Urologe A, 25: 188–192.

Ziegler M, Mast G, Neisius D, et al. 1988. Results in the use of extracorporeal piezoelectric lithotripsy (EPL) for treatment of urinary calculi. Urol Int, 43: 35–41.

Zijlstra A, Ohl C D. 2008. On fiber optic probe hydrophone measurements in a cavitating liquid. J Acoust Soc Am, 123: 29–32.

Zilberman D E, Ferrandino M N, Preminger G M, et al. 2010. In vivo determination of urinary stone composition using dual energy computerized tomography with advanced post-acquisition processing. J Urol, 184: 2354–2359.

Zimmermann R. 2013. ESWT: extracorporeal shock wave therapy in urology—current treatment indications, scientific background and new aspects//Tiselius HG. Urology. Heilbronn: Level 10 Buchverlag: 73–85.

Zimmermann R, Janetschek G. 2010. Extracorporeal shock wave therapy for treatment of chronic pelvic pain syndrome//Loske AM. New trends in shock wave applications to medicine and biotechnology. Kerala: Research Signpost: 177–196.

Zimmermann R P, Merseburger A S, Nagele U, et al. 2005. Extracorporeal shock wave therapy (ESWT) for treatment of chronic pelvic pain syndrome (CPPS): first results of a new therapeutic approach. J Endourol, 19(Suppl 1): A276.

Zimmermann R, Cumpanas A, Hoeltl L, et al. 2008. Extracorporeal shock-wave therapy for treating chronic pelvic pain syndrome: a feasibility study and the first clinical results. Br J Urol Int, 102: 976–980.

Zimmermann R, Cumpanas A, Miclea F, et al. 2009. Extracorporeal shock wave therapy for the treatment of chronic pelvic pain syndrome in males: a randomised, double-blind, placebo-controlled study. Eur Urol, 56: 418–424.

Zimpfer D, Aharinejad S, Holfeld J, et al. 2009. Direct epicardial shock wave therapy improves ventricular function and induces angiogenesis in ischemic heart failure. J Thorac Cardiovasc Surg, 137: 963–970.

Zink R A, Frohmueller H G, Eberhardt J E. 1988. Urosepsis following ESWL. J Urol, 139: 265A.

Zins S R, Amare M F, Tadaki D K, et al. 2010. Comparative analysis of angiogenic gene expression in normal and impaired wound healing in diabetic mice: effects of extracorporeal shock wave therapy. Angiogenesis, 13: 293–304.

Zommick J, Leveille R, Zabbo A, et al. 1996. Comparison of general anesthesia and intravenous sedation: analgesia for SWL. J Endourol, 10: 489–491.

Zuoziene G, Laucevicius A, Leibowitz D. 2012. Extracorporeal shockwave myocardial revascularization improves clinical symptoms and left ventricular function in patients with refractory angina. Coron Artery Dis, 23: 62–67.

Zwerver J, Dekker F, Pepping G J. 2010. Patient guided piezo-electric extracorporeal shockwave therapy as treatment for chronic severe patellar tendinopathy: a pilot study. J Back Musculoskelet Rehabil, 23: 111–115.

Zwerver J, Hartgens F, Verhagen E, et al. 2011. No effect of extracorporeal shockwave therapy on patellar tendinopathy in jumping athletes during the competitive season: a randomized clinical trial. Am J Sports Med, 39: 1191–1199.